尋回中醫失落的元神

壹 易之篇・道之篇

潘毅 著

目錄

此書尋回失落之精華
中醫理論研究之力作也
中醫基本理論之研
究不應是大小白亂之
天下

潘毅同志

二〇一二年七月

鄧鐵濤記

此書尋回失落之精華，中醫理論研究之力作也，
中醫基本理論之研究不應是大小白鼠之天下。

——國醫大師　鄧鐵濤

緣起

中醫失落了些什麼？

為什麼中醫人常覺得現時的中醫有所變味？這裡面似乎失落了些什麼。

中醫到底失落了什麼？答曰：「元神！」

什麼是「元神」？

元神，是人最本底的存在，與生俱來，為人體生命活動的主宰之神，是生命活動自存的內在機制及規律。可視為人類祖祖輩輩在適應自然、適應社會、調適自身進化的過程中獲得的某些重要基本屬性的精神印記。它是人體之神的最深層部分，如果把人的精神活動比作一座海島，那麼元神就如綿延在深海下的海床。

由此，我們不妨思考一下：

現今常見露出水面如海島般的醫學知識是否就是中醫學的全部？

中醫人為什麼常覺得現時的中醫有所變味？

中醫最本底、最原味的精神印記——醫學知識的「深海下的海床」，在現今的學醫者、行醫者心中還烙下多少？

這些，實際都歸結到中醫的「元神」上！

然而中醫的「元神」在哪兒？

在中華文化中！在中國人—中醫人應有的思維方式中！

中醫學本是文化醫學，但就如我們所見，近現代的教育，在引入西方科學的同時，卻有意無意地對中華傳統主流文化採取了「浮雲」化的態度。今人之所以更易認同西醫之理，皆因我們所受教育中的數學、物理、化學、生物等科目之設，早已為接受西醫作好了知識上的充分準備及思維方式上的順習。但中醫有這樣的文化鋪墊嗎？試想，如果有，又如何？難道陽虛、氣虛、血瘀、濕阻這些名詞真比「血卟啉病」、「嗜鉻細胞瘤」等更難理解？

我泱泱文明古國難道就沒有自己的文化與文明可教？《周易》、《道德經》、《孫子兵法》、《論語》這些中華文明的精神支柱我們接觸過多少？「精華」、「糟粕」之議時有所聞，但見貶時多來譽時少，以致天干地支不懂，乾坤天地不知，中國古代文化基礎知識幾乎為零。如果說，中華文化是我們的母體文化，則捫心自問，除了認識中文，我們真的會用母體文化的方式來思考嗎？

中醫在現代常受一種責難，就是現代人看不懂，這成了中醫需要改造的理由之一。這是中醫之錯還是教育之誤？責難前是否要先弄清楚？

在這樣一個缺少中國文化的文化環境中，中醫學幾乎失去了賴以生存的文化土壤，作為本國文化有機部分的中醫，在學習的時候居然會讓人產生文化隔閡感，這實在令人困惑。在毫無中國古代文化知識的基礎上學中醫，用中醫，就猶如無源之水，無根之木，再努力也僅能得其形而失其神。

今人對「知」的理解，常常局限在「知識」範疇，這實是西式的理解。「知」的本義應是「知性」，包含了智慧與知識，即道與理並舉。中醫與西醫的區別要點就在於：西醫本質上沒有求道的欲望，故為析理之醫學；中醫是以理證道，以道統理，道理合一的醫學。中西醫二者在「知」上的取向與所含範疇並不完全一樣。因此，借鑒西方思維或技術無妨，他山之石，可以攻玉，但若不考慮與中醫體系是否相洽而一律頂禮膜拜，就真是不必了！以此來全面取代東方思維就更屬不智。因為中醫不純粹是知識之學，它更接近智慧之學。

中醫並非「醫學」、「醫術」或「醫技」所能涵蓋，這些僅是露出水面的知識部分；中醫更大的氣象在其「醫道」，這才是「深海下的海床」。中醫若要謀求自身的進一步發展，則與這「海床」重新接氣就成為必須。

中醫發展的步履為何走得如此蹣跚？

中醫這些年的發展到底走了什麼樣的路？為何步履走得如此蹣跚？實須反思！回顧中醫發展近些年來走過的路，不少僅是追求致小知的「理」，而忽視了充滿靈氣的全體上致大知的「道」。常常是將活生生的天人之道格式化為純粹的知識體系或供熟練操作的術、技，雖時有所得，但亦不能說無所失。在未透徹理解中醫內涵上的以淺評深、以今審古、以外範中、捨證就病、以物觀人，漸已成業界時尚。他山之石的道理大家都懂，但這石的選擇卻貴乎其對中醫研究是否相洽與無偏。

須知「研究中醫」與「中醫研究」並非同義。恰當的他山之石式的「研究中醫」對人類醫學或中醫的發展自有一定啟示，但這類研究目前與從學科自身內源性上自然而然生發的「中醫研究」相較，無論從內洽性還是實用性上仍存差異，我們也應有所認識。

近現代隨著科學的巨大進步，人們眼界大開，越來越感受到大千世界的豐富多彩與複雜變化。面對複雜多變的世界，人們已從最初對還原論方式取得炫目成功的驚訝中逐漸冷靜下來，並不斷反思。線性、簡單性、分割性、靜態性思維難以完全解決複雜性系統問題也漸成共識。因此複雜性科學正在興起，以彌補還原科學在處理複雜系統時的不足。回看中醫，若從還原論的角度看，中醫的確存在不少「問題」，但若從中醫研究或複雜性科學的視野看，這些所謂的「問題」未必是什麼大問題，甚至不一定是問題，更多的是因視野、視角、文化表述或認知習慣的不同而被誤讀、誤解而已。既然還原論思維不可能完全認識複雜世界的所有層面，因此，以之作為判斷每一學科或思維方式是否科學的標準，其不合理性就顯而易見了。

二十世紀以來，關於科學劃界問題的討論在西方大體經歷了邏輯主義的一元標準—歷史主義的相對標準—消解科學劃界—多元標準等階段，顯示出科學劃界標準從清晰走向模糊、從剛性走向彈性、從一元走向多元的傾向。這說明了什麼？至少說明了科學劃界難以找到普遍的、絕對的標準！為什麼？因為科學的發展是歷史的、動態的、各種形態互呈的，其內涵與外延在不斷地演變。因此，作為科學劃界的標準就應該是歷史的、動態的、相對的、多元的。若以歷史的、多元格局的眼光看中醫，中醫自然是現代主流科學之外的另一種科學形態，一門以古貫今的複雜性科學。

可我們今天評判中醫是否科學，用的是什麼標準？基本上是最原始、最剛性、最苛刻，也是被詬病最多、將科學理想化的邏輯主義的一元標準！慣性思維下的人們，因為所受的基礎科學教育是以物理、化學為代表的學科，就下意識地把物理、化學類學科當作唯一的科學形態，因此也以為科學有著唯一的劃界標準。也就是說，中醫界可能一直在從眾意識下恍恍惚惚地走著一條去向朦朧之路，或為了自證「科學」而好高騖遠地拿了一個與自身體系或科學形態並不完全相洽的最嚴苛標準來作繭自縛。這就可歎了！為了適應這個一元的絕對標準，把本來可以多向發展之路，自我封閉成幾乎只有華山一條路。

現今一些「失中道」的運作已導致中醫自身理論某種程度的淺化與異化，這種失真的淺化與異化又導致中醫臨床一定程度的弱化與西化。中醫的軀幹雖在運作，但元神漸已失落。不少有識之士指出，現時的中醫是「表面輝煌，內涵萎縮」，國醫大師鄧鐵濤把這種現象稱作「泡沫中醫」，因為「在五顏六色的表象下面，已經沒有了中醫的內涵」，可謂一針見血。

我們常聽到：中醫是中華文化軟實力的重要體現或代表。但如果中醫本身的文化含金量及其內蘊在不斷地減少或被減少，它還能代表什麼？

近現代中醫出現「學術心靈」的六神無主而處百年困惑之中，實源於本土文化上的斷根及對外來文化不加選擇的過度膜拜。

如何尋回中醫失落的「元神」？

鑒於中醫界「學術心靈」六神無主的現狀，因此，中醫要復興，中醫人要真正把握中醫的精髓，就須尋回中醫失落的元神！

如何尋？何處尋？

筆者多年來常對海內外不同對象以易、道、象、數、時、和等範疇的觀念或原理詮醫，更滲入儒、釋、道、兵、武、藝、氣象、曆法、天文、地理等領域或學科的知識為輔，較之純就教材而教會得心應手得多，習者也非常樂於接受。他們的體會是：圖文並舉，就圖理明，理雖深卻可淺出，道似遠而實近，至繁之見可成至簡之括，闡道說理每附實例，理透則行明，所闡所發，多有古著為本，並非杜撰。

好玩的是，當筆者一用太極圖、河圖、洛書、干支、卦象來闡述醫理時，習者的表情往往變化甚豐：初為錯愕—驚訝—不解—一臉無辜，潛意識當然是：這不是在一向的教育語境中被渲染成陳舊、腐朽，甚至……的東西嗎？為什麼與中醫有關？但筆者以之將醫理一一簡明、形象、意蘊無窮又精到地解釋完後，他們的表情往往轉為感慨、興奮、嘆服！轉而發問：如此理簡味原的思維方式為什麼教材少見？越是臨床經驗豐富的醫師聽完後往往越有感慨——為什麼我們感覺這才是原味的中醫，既往所學雖然體系較全，但深度上似乎只在皮肉而未及筋骨，更遑論得其精髓了！

雖然筆者對教學有些自信，但觸動習者（尤其是有臨床實踐者）的，絕不僅僅是口才，而主要是其中原生態的中醫精神內核，這易使習者有一種學問尋回根的踏實感。

由是筆者不斷得到建議或受到催促，何不將所言所論形成文字，讓有心者對中醫的元神內蘊有一個直接的感知，以致為用？

但說時容易做時難，以上每一範疇，有哪一個不是見仁見智，話題多多，是非不斷，甚至地雷滿布的？

然感當代的醫書多優於對知識的篩選、充實與系統化，卻往往弱於與「深海下的海床」——母體文化接氣。而中醫要走出誤區，把握本真，開闊視野，則中醫人本身素質的提高、自信的建立就十分重要。這些均需古文化知識的充實，思維方式的引導，原味中醫的體悟，原生態中醫精神內核（元神）的尋回。

既自以為略窺接氣門徑，前又有劉力紅博士《思考中醫》的斬棘，重校《圓運動的古中醫學》的啟示、李可老先生的臨床證道……人們開始尋找中醫的真諦，中醫再見復興之浪。則何不放下榮辱之心，不揣淺陋，隨本心所指，以心證道，冀著書立說能在中醫復興浪潮中再推波助瀾？恰逢出版社來約稿，一拍即合！

現以易、道、象、數、時、和等一氣相牽又可各自發揮的範疇來下筆，不但利於內容的鋪陳與展開，亦方便旁及百家之學以頻接中華地氣，更可形成開放式結構，便於在聽取讀者意見後不斷補充、更正、修改、完善。

是次先出版易、道、象三篇，餘篇在思考、整理之中。

《易》的思維方式就是中醫的思維方式。這種思維方式，不是單一的、線性的、對稱的、純邏輯的、順向的，而是輻射的、多角度的、多層次的、縱橫交錯的、立體交叉的、邏輯與形象相合、透徹與混沌相映、宏觀與微觀相參、動態與靜態相襯、形而上與形而下相照、順向與逆向相激，故能更整體地把握全局，這是一種「彌綸天地之道」的思維，一種「智慧」式的思維。

中醫為什麼要學《易》？張景岳云：「醫不可以無易，易不可以無醫，設能兼而有之，則易之變化出乎天，醫之運用由乎我。運一尋之木，轉萬斛之舟；撥一寸之機，發千鈞之弩。」

〈易之篇〉主要從《易》的基本結構與基本知識入手，與醫學內容相互印證，這種印證不局限在觀念上，更多的是落實到知識的運用上，企望能起授人以漁之效。

〈道之篇〉探討的目的是「推天道以明醫事」。先賢立「道」的目的之一是「推天道以明人事」，中醫所涉，正是典型的天道與人事。作為宇宙本原、萬物法則的「道」，在中醫理論體系構建時，自然就成為所效的規律與準則。若未明此「道」，僅有醫學知識的疊架，就難說已得中醫之真。

老子云：「道可道，非常道。」其論說的難度可想而知。而要將「道」之悟落到醫學之實處，就更非易事。但「道」的魅力就在於，一旦有所悟，原來百思不得其解的學、術、技、藝上的阻礙處、疑難處，都有可能撥開雲霧見青天，豁然開朗，使原有的識見更上層樓。中醫的學、理、術、技均須在「道」的統貫下方能機圓法活，清澈空靈而顯活潑生機。

本篇主要從天人之道、氣之道、陰陽之道、五行之道上進行發揮。中醫是實用性科學，是以筆者不會懸空論道，諸般妙想都要穩穩立足於氣—陰陽—五行化的天人之道與證之有效的臨床實踐中。

〈象之篇〉突顯的是中醫的思維方式。學科的理論特色往往由思維方式彰顯。文化觀念決定著價值取向及對世界的感悟方式，象數思維是最具特色的中國—中醫傳統思維方式。當代中醫學術之漸失本真，緣由之一就是罔顧學科特點，對抽象思維獨沽一味，卻漠視與學科特點相洽的象數思維而致。

若從「推天道以明人事」的大視野來把握中醫這樣一個整體不分割、不定格、變化、關聯、有形無形相通、主客體相融的統一體對象，最佳審視形式當是「象思維」。以象思維的視點自然而然就會進入與還原論實體思維不完全相同的現象層面，所得就不盡相同。

因此，對中醫的研究，當先判方法學的合適與否。合適，才是科學研究的最起碼出發點！

本篇是最好玩，也是最實用的一篇。是篇著重於藏象、經絡象、體質象、病邪象、藥象、方象等內容在象思維引領下的演繹與運用。學會觀物取象、觸類而通、觀象明理、以意為法、法象而行、得象悟道是學習中華文化與中醫的基本功。

如果說〈易之篇〉、〈道之篇〉更有嚼頭，則〈象之篇〉更有看頭，前兩篇消化後的內容再與〈象之篇〉觀念交融於此而顯大用。

因此，本書可有兩種讀法：一，按易—基礎、道—橋梁、象—應用的次序而進，這是一種扎實、貫通的讀法；二，先讀實用、易懂、有趣的〈象之篇〉，逢不解處，再回溯前兩篇，這是一種於學術中先尋趣味而後求解的讀法。

以上範疇的討論，最易成高談闊論，說起道理，似意境深遠，但若不落到應用實處，則成霧裡看花。所以本書的宗旨有二：一是簡易明白，不故作高深，以合「易」簡之意；二是實用，醫學是一門應用學科，任何道理，均要落到實處方顯意義。

任何一個學科都有其自身發展的規律與動力源頭，基於中醫的理論現狀與臨床發展之需，在傳統主幹上挖掘自身內蘊，不斷自我完善，實應是目前中醫研究所最易做、也最能見到實效的操作。易、道內涵的重新審視與透徹理解，象思維的外拓與深化、細化、淨化應是一條可行之路。中醫人應撥開迷霧，以清風明月胸襟，開拓出學科未來發展的海闊天空氣象！

「一人獨釣一江秋」的寫作既有釣秋之寂，亦該有釣秋之獲。

然自認之獲，不知能中您之意否？期可引出眾多智者之智及釣秋之人，以促中醫學術的繁榮！

書涉範圍既廣且雜，以一孔之見實難全然看得通透，錯漏之處，在所難免，祈請教正！不求字字發奇香，但願千慮有一得。

潘毅

二〇一一年，立秋

易之篇

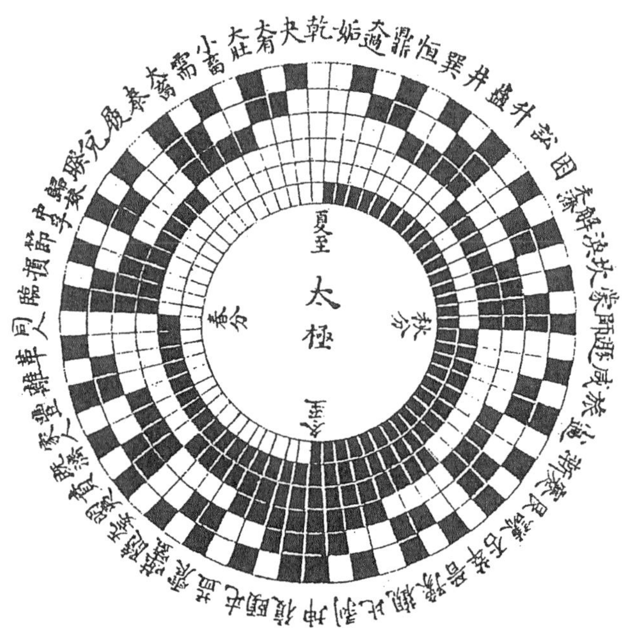

易與天地準，故能彌綸天地之道。

——《周易・繫辭上》

《周易》是一本什麼書？

第一節 《易》蘊各見

《周易》是一本什麼樣的書？這可能是讀者們最想問的，但這一問，已接近天問了。因為對這本書，實難一言以括之，還能使大家公認為持論不偏。

為什麼？

這就好像魯迅說《紅樓夢》一樣：「單是命意，就因讀者的眼光而有種種，經學家看見《易》，道學家看見淫，才子看見纏綿，革命家看見排滿，流言家看見宮闈祕事……」

但若說到褒貶毀譽，則《周易》比《紅樓夢》尤有過之，甚至可說在人類文化史上，難出其右。

占卜之書——術數家如是說！

論道之書——覓道者如是說！

天書——道聽塗說者如是說！

迷信之書——人云亦云者如是說！

經世致用之書——儒者如是說！

治國、平天下之書——政治家如是說！

智慧之書——哲學家如是說！

教化之書——教育家如是說！

兵法之書——軍事家如是說！

管理之書——企業家如是說！

人生百態之書——社會學家如是說！

職場攻略之書——白領如是說！

詮武之書——武術家如是說！

引修之書——養生家如是說！

紋枰之書——棋士如是說！

符號之書——善破譯者如是說！

方法學之書——眼光獨具者如是說！

……

那麼醫家又如何說？

「易之為書，一言一字，皆藏醫學之指南；一象一爻，咸寓尊生之心鑒」（《類經附翼・醫易義》），張景岳如是說！

「故深於易者，必善於醫；精於醫者，必由通於易……故曰：不知易者，不足以言太醫」（《醫旨緒餘》），孫一奎如是說！

眾說紛紜，莫衷一是，到底誰對？誰錯？

其實無關對錯！仁者見仁，智者見智，各得欲見，各取所需而已！

但僅僅六十四卦，三百八十六爻（音ㄧㄠˊ），字不足五千的《易經》，即使輔翼以《易傳》，又怎能如此經天緯地，吞吐萬象，無所不包？

《周易》更未刻意言醫，又怎麼能「藏醫學之指南」？

欲知《易》的廬山真面目，欲體醫易相通之妙，就讓我們先溯源，再順流，一起來領略《易》與醫是如何天人互啟，道理相證，又相互輝映吧。

第二節 《易》道溯源

說到《易》的源頭，少不得要從典籍中尋找依據，《周禮・大卜》有「大卜……掌三易之法；一曰《連山》，二曰《歸藏》，三曰《周易》。其經卦皆八，其別皆六十有四」之說，這就是人們常說的上古三代有「三易」。而三代與「三易」又是什麼關係呢？一般認為，夏代有《連山易》，為神農之《易》，又名《夏易》，因神農為炎帝，號連山氏，故稱《連山易》；商代有《歸藏易》，為黃帝之《易》；周代則為《周易》。可惜的是《連山易》、《歸藏易》丟失得早，所以我們通常說的《易》，是指《周易》，或在《周易》基礎上不斷發展起來的易學體系。三易之說見圖1。

《周易》在先秦指的是《易經》，樸實得很，只有卦、爻符號和簡單的經文。但儒者尊奉的經典，多有經有傳，自孔子對《易經》青眼有加，孔門著《易傳》以闡釋《易經》後，《周易》變為由《易經》與《易傳》共同組成就漸成共識。有了名人效應及內涵的充實與昇華，其學術價值自然就彰顯出來而被廣而告之了。

《周易》是中華文明的源頭之一，是先人們從童蒙步向文明的歷史記錄，它彙集了中國古代符號學、卜筮、哲學和倫理等文化精

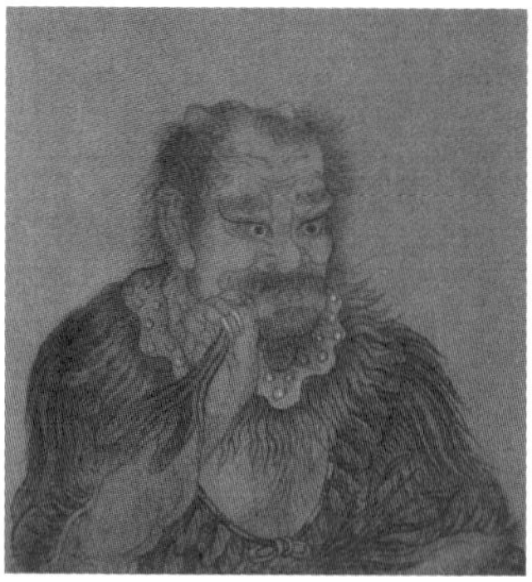
炎帝《連山易》

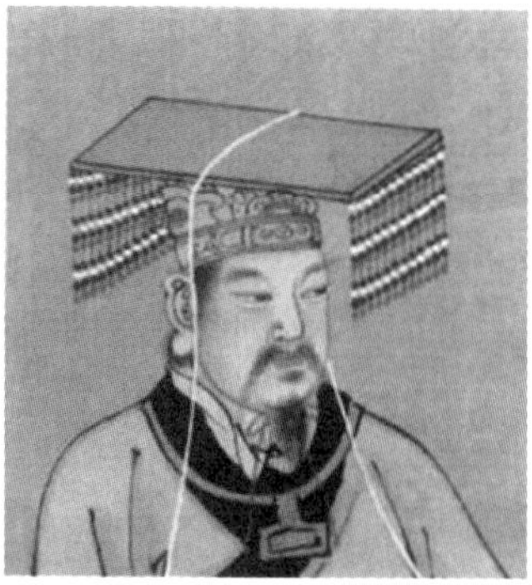
黃帝《歸藏易》

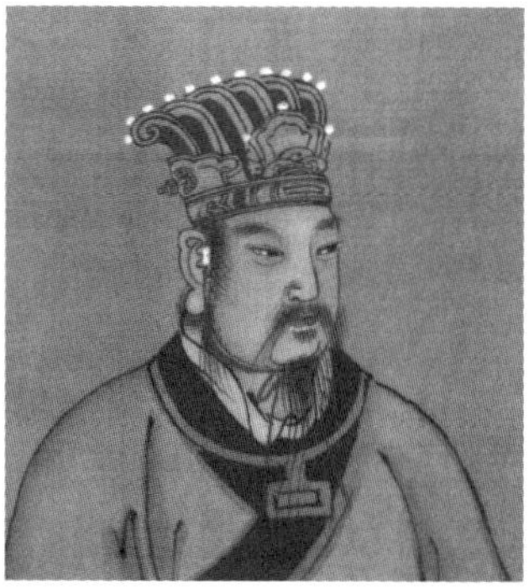
周文王《周易》

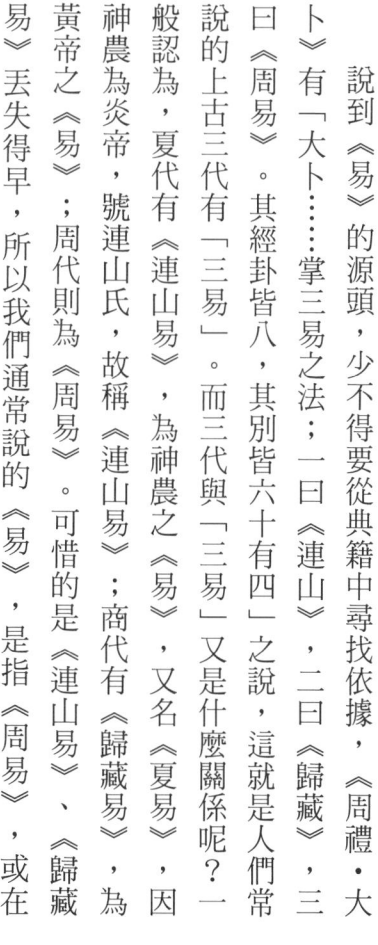

圖1　上古三易

粹，為戰國以前中國古代文化最大的一次總結。雖帶幾分蒙昧，但更多顯示的卻是灼見與智慧，或許還帶幾分幽深。在中華文化歷史長河中，易學之潮奔湧不息，滲透到中國古代各領域、各學科，以不同的具體形態出現，合匯成了悠悠數千年的中華文明主流。

關於《周易》的作者，東漢班固《漢書・藝文志》概括為「人更三聖，世歷三古」。說得白一點就是上古伏羲氏畫八卦；中古周文王演六十四卦並作卦爻辭（一說文王作卦辭、周公作爻辭），司馬遷在《報任安書》中記為「文王拘而演周易」，即言周文王被拘於羑里之後，將八卦推演為六十四卦，構建了《易經》的雛形；下古孔子作《易傳》十翼。由於孔子晚年研《易》愛不釋手，以致串聯《易經》竹簡的熟牛皮繩數斷數續，所以有了「韋編三絕」的成語。後人考證，夫子的著述習慣通常是「述而不作」，因此，《易傳》一般認為是孔子及其門人共作，但亦有研究認為《易傳》可能有著更大的作者群。

至於《周易》的成書年代，比較一致的看法是，經文部分成書於西周前期，傳文部分，由於有十翼，故是先後而出，成書於春秋至戰國中期。

《周易》之所以名聲日隆，一方面是因為《易》體系所呈現出的以卦爻符號及易圖為特徵的認知模型，實在是獨特，這個簡易、動態、開放、無所不包的結構徹底整合了人們觀察世界的多種視角，成為「究天人之際，通古今之變」（司馬遷《報任安書》）的論「道」之學。《四庫全書總目提要・易類一》讚道：「故易之為書，推天道以明人事者也。」另一方面，孔子的個人魅力及其影響也發揮了很大作用。孔子喜好《易經》，將之列為六經（《詩經》、《尚書》、《禮記》、《樂經》、《周易》、《春秋》）之一。所謂經者，天地之道，人生之則也。夫子還意猶未盡，而為之作《易傳》以解。到了漢代，隨著儒學地位的逐漸提高，作為儒學經典的《周易》便被奉為六經之首。魏晉時期，玄學興起，由於《周易》是論「道」之學，因此又被列為三玄（周易、老子、莊子）之冠，成為道家的經典。儒、道、佛，是中國古代文化的三條主線，《周易》占其二，若只論源於本土的儒、道兩線，《周易》則占全。於是《周易》就成為經典中的經典。隋唐時期，《周易》被定為十三經之首，至宋元時期，易學大興，時如乾卦之九五爻，「飛龍在天」，《周易》更被奉為群經之首，從此處於中國文化的核心，甚至統領地位。

第三節 《易》河流布

有源自有流，源深且遠則流廣而長。所謂流，是指易學之潮奔流、滲透、交匯到中華文明的各領域、各學科之用。關於源與流的關係，《四庫全書總目提要・易類一》說得明白：「又易道廣大，無所不包，旁及天文、地理、樂律、兵法、韻學、算術，以逮方外之爐火，皆可援易以為說。」

這段話裡有兩個關鍵詞：第一個是「無所不包」。意為《易》涵蓋了中華文明各領域、學科。有讀者可能會忍不住問了，「易道」為何能無所不包？《周易・繫辭下》解說得好：「易之為書也，廣大悉備，有天道焉，有人道焉，有地道焉。」既然天、地、人之道悉具，道可統理，則萬事萬理均在其中，自然就能無所不包了；第二個是「援易以為說」，點明了各領域、學科用《易》之法就是援《易》之道，以《易》之象、數、義、理為己說或為己用。

而夫子的「神無方而易無體」、「易與天地準，故能彌綸天地之道」（《周易・繫辭上》）可為之作注。在這裡，「神」與「道」相通，道蘊無窮無盡變化，《易》也變化無窮，故可以《易》測道。

綜合起來，在古代各領域和各學科中將易道或易理用得最廣或最直接的應是術數、軍事、醫學、天文、氣象、算學、建築、武學、文學、藝術等。這裡，除術數外的領域，大多較為專業，老百姓們一般關注不多，也沒有足夠的能力去關注。但在古代落後又複雜多變的生活環境中，大多數人的生活朝不保夕，心中沒有安全感的人最喜求神問卜，而占卜又是《易經》的最基本功能，並由此衍生出五花八門的術數門類。因此，對於《周易》的評價，就形成了一種奇特的現象，與專業領域對易道、易理的推崇不同，一些老百姓斥它為旁門左道而嗤之以鼻，還有一些則對它時有應驗又言之鑿鑿或嘖嘖稱奇。

想深一層，這真不算奇怪，因為各領域「援易以為說」時，或重象數，或重義理，或象義並舉，各取所需，各「援」各的，因此《易》河所流、所滲、所溉之處，真可說是枝繁葉茂，蔚為奇觀。而中醫，正是其中養分較足的一朵奇葩。

說到這裡，就不得不一提近現代的教育，正如大家所見、所感，我們的教育在引入西方科學的同時，有意無意地對中華傳統文化採取了「浮雲」化的態度。我泱泱文明古國難道就沒有自己的文化與文明可教？《周易》、《道德經》、《孫子兵法》、《論語》這些中華文明的精神支柱我們接觸過多少？在古代科舉考試中《周易》幾屬必修，現在卻成了必不修，以致學生乾坤天地不知，天干地支不懂，中國古代文化基礎知識幾乎為零。如果說，中華文化是我們的母體文化，則捫心自問，除了認識中文，我們真的會用母體文化的方式來思考嗎？中國古代文化基本知識的缺失，對其他學科影響如何，不在本書評價範圍內，但對中醫學的影響則無疑是負面的。

在這樣一個缺少中國文化的文化環境下，中醫學幾乎失去了賴以生存的文化土壤，作為本國文化有機部分的中醫，在學習的時候居然會讓人產生文化隔閡感，這實在令人困惑。不誇張地說，在毫無中國古代文化知識的基礎上學中醫，就猶如無源之水，無根之木，再努力也僅能得其形而失其神。在這種環境下，中醫不但難學，也難教。筆者早在二十年前就開始將《周易》的一些理念與實用知識引入中醫的教學中，但引入之前，先對其作出較為充分的評價是必不可少的步驟。之所以如此小心翼翼，實是怕被誤會成宣揚迷信思想。要知道，近現代的教育在弘揚中華主流文化上不但不給力，「精華」、「糟粕」之議還時有所聞。在中國的土地上教本土的醫學會教得如此憋屈，感受最多的就是無奈。但若知《易》而教醫不授《易》，實又不忍，這個不忍，是不忍復不敢誤人子弟！皆因欲探中醫奧祕，知《易》是一條捷徑。

因緣和合易與醫

第一節 醫易因

易與醫的關係，明代醫家張景岳在《類經附翼・醫易義》中說得明白：「乃知天地之道，以陰陽二氣而造化萬物；人生之理，以陰陽二氣而長養百骸。易者，易也，具陰陽動靜之妙；醫者，意也，合陰陽消長之機。雖陰陽已備於《內經》，而變化莫大乎《周易》。故曰：天人一理者，一此陰陽也；醫易同原者，同此變化也。豈非醫易相通，理無二致？可以醫而不知易乎？」

這裡，張景岳認為易與醫的研究對象雖有不同，但本質上卻是陰陽一理，實則將《周易》「推天道以明人事」的功用結合醫學內容演繹了一遍。易關注的是「天地之道」，醫重視的是「人生之理」；「天地之道」在於「以陰陽二氣而造化萬物」，「人生之理」則在「以陰陽二氣而長養百骸」，其理均在陰陽二氣之用，只是作用一宏一專。

在作用方式上，兩者幾乎如出一轍，易「具陰陽動靜之妙」，醫「合陰陽消長之機」。所以醫、易「理無二致」，同就同在陰陽的變化上。

可見，天人相應，醫易相通、同源，是因為它們均建立在以陰陽變化為規律的自然整體觀基礎上，哲學之道與醫學科學之理在此交相貫通。但易與醫畢竟有所不同，其差異主要呈現在陰陽變化的廣度、深度及層面上，故「雖陰陽已備於《內經》，而變化莫大乎《周易》」。

有同行曾頗為自得地說：「我不懂《周易》，但多年來不是一樣行醫？」筆者無話可說。不少中醫從業人員似乎都有類似的感覺，就是醫書的知識加臨床經驗的積累就是醫學的全部，這或許是西醫學的全部，但絕不是中醫學的全部。的確，醫學知識的熟練掌握與臨床經驗的積累是為醫者的基本功，有此積澱，就算不明《周易》，也可以是個不錯的中醫師，但或許就僅此而已，若想再進階，一個字，難！因為真正的境界都是表現在思維層次上的。

如果能進一步明瞭《易》的基本原理及運用技巧，您可能會因視野的開闊與高遠而感識到更高的醫學境界。須知真正的中醫臨證不是格式化的機械操作，而是深思熟慮後的智慧與知識運作。若光憑經驗行醫，滿足於一己之得，思路狹窄，屬低層次，可能幾十年日復一日地行醫，實際上就在重複一日；經驗加學識行醫則高於純憑經驗，這是另一層次；但如果經驗與學識再加智慧，就是為醫的更高層次。這就好比登山，不同的高度可覽不同的景觀，為醫亦如是，未達那一層次就無法體悟到相應的境界。

《周易》就是這麼一道讓您不斷邁上更高遠醫學境界的階梯。

誰都希望自己能「會當凌絕頂，一覽眾山小」。但可歎的是，不少人稍有所成，卻由於雲遮霧罩，只是站在小土坡上，就以為自己站到了絕頂。因此，張景岳才有這樣的感歎：「學醫不學易，必謂醫學無難，如斯而已也，抑孰知目視者有所不見，耳聽者有所不聞，終不免一曲之陋。」（《類經附翼・醫易義》）孫一奎也說：「不知易者，不足以言太醫……彼知醫而不知易者，拘方之學，一隅之見也；以小道視醫，以卜筮視易者，亦蠡測之識，窺豹之觀也，惡足以語此。」（《醫旨緒餘・不知易者不足以言太醫論》）這裡要說明一下，孫先生所說的「太醫」，可不是古代太醫院的太醫，此處太通大，太醫即大醫，能稱大醫者一定是有大境界者。

「不知易者，不足以言太醫」是因為易學要解決的是智慧問題。為什麼這樣說？皆因易學所揭示的「天地之道」是宇宙間最一般的本質和規律，具有最廣泛的普遍性，可涵蓋一切領域，醫學所研究的僅是人身生理、病理這一特殊領域。普遍規律可包含特殊規律，大道自然可以包含醫理。正是：「易之變化出乎天，醫之運用由乎我。運一尋之木，轉萬斛之舟；撥一寸之機，發千鈞之弩。」（《類經附翼・醫易義》）如果懂得易學的陰陽變化後，您就會發現教材裡的陰陽內容實在太淺了，淺到幾乎只能說是陰陽之理而不是陰陽之道。甚至在一些對臨床已麻木了的醫生那裡，連陰陽之理也沒有了，剩下的僅是諸如陰虛養陰、陽虛補陽、陰盛散寒、陽盛清熱這些可供操作的名稱的簡單對應而已。醫學之陰陽，不是僅供操作的名詞，也不僅是「理」之陰陽，而應是「道」之陰陽。只有這樣認識與把握，才能學與術進乎道！

中醫並非「醫學」、「醫術」或「醫技」所能涵蓋，這些僅是海島露出水面的部分；中醫更大的氣象在其「醫道」，這才是深海下的海床。

第二節 醫易緣

幾乎從《周易》流傳開始，易學與中醫學就在漫長的發展過程中不斷互動，而漸使「易具醫之理，醫得易之用」（《類經附翼・醫易義》）。

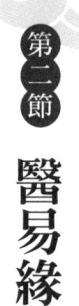

在《黃帝內經》寫作的年代援易入醫已見端倪。其陰陽觀念、天地人相參思想、四象之用等多源於《易》，或與《易》共鳴；《易》取象比類方法對《黃帝內經》構建生理、病理體系，尤其是藏象理論起著模式性的啟示；《黃帝內經》九宮八風更與《易》之洛書一致。

漢代是易學中「象數易」獨領風騷的時期。在此期間，孟喜、京房、鄭玄等對前人在象數領域的諸多創見進行了系統的整理和總結，並著力將「象」、「數」的推衍之術模式化，通過改變卦序結構，融入五行學說，並與律曆之學相附，完成了對筮法的改造。可說是對《周易》筮法的變法，創造出可以通過形式的運演來推算未來的新占法。隨著五行學說的融入，《易》之陰陽與五行生克相得益彰，在陰陽之氣的基礎上更精確地運演陰陽五行以體現一陰一陽變易、五行往復之天道成為潮流，從而構建出一個有系統且精密的天人關係規則。成書於此期的《易緯》是繼《易經》之後，象數易學具里程碑意義的建構，其中融合了大量當時最先進的天文、氣象等方面的知識，拓展了天地人溝通的視域，一經一緯，相互範圍、相互輝映。

我們都熟悉的張仲景的《傷寒雜病論》即成書於這一時期，書中六經辨證的三陰三陽方式，所據雖在《黃帝內經》，其本卻直通易學，其模式實際上就是《周易》構卦之六爻的投影。六氣變化亦能窺見漢易卦氣說的影子，更不用說它在疾病的診治中直接運用《易》之河圖數了。這些內容，本書在相關篇章會逐漸闡述。

漢代以後，由於天文、曆法、醫學、氣象等學科領域的長足發展，易學因此而獲得了豐富的結構性資源，反過來又催化著醫學的發展。

隨著魏晉玄學興起，漸呈東風壓倒西風之勢，象數被迫暫時讓位於老、莊玄理。此期「義理易」風行，但在醫易學學術發展上的建樹卻不算大。較有影響的有晉代王叔和的《傷寒例》和唐代楊上善的《黃帝內經太素》，兩書均採卦氣說，借卦爻以說明四時陰陽變化與人體生理病理相應；而唐代孫思邈在《備急千金要方・論大醫習業》中提出「凡欲為大醫」，除了熟諳《黃帝內經》等醫著外，「又須妙解陰陽祿命、諸家相法，及灼龜五兆、周易六壬，並須精熟，如此乃得為大醫」，這種將易學及其分流作為名醫知識結構的觀念對後世醫家產生了一定的影響。

有宋一代，易學發展再攀高峰，且是象數易與義理易雙峰並峙，其潮之興，從北宋解易著家的豪華陣容即可見一斑：周敦頤、邵雍、程顥、程頤、張載、蘇軾、歐陽修、王安石、司馬光……真是隨便擺一個出來置於其他領域都是宗師級的人物。此時「太極圖」、「河圖」、「洛書」等圖式紛紛披露，象數易中的圖（河圖）書（洛書）學大興。易學史上精於用數的奇人邵雍，亦創出形式結構更加精緻，或許更加合乎卦符本身的數理邏輯結構。此時亦逢宋明理學初創，義理派藉此深研《周易》所蘊微言大義，並將其原理進一步哲理化，與象數派相互輝映。與之相應，金元四大家紛紛援易入醫，劉完素借易理「乾陽離火」以闡發「火熱論」，朱丹溪援易以論「君火相火」，張從正則善用卦象以喻人體器官，李東垣以易理論脾胃與藥性。這些醫學大家的探索，為醫易結合在明代達到鼎盛，在清代走向成熟樹立了典範。

明代，醫易同源說得到了充分肯定。孫一奎說：「易理明，則可以範圍天地，曲成民物，通知乎晝夜。《靈》、《素》、《難經》明，則可以節宣化機，拯理民物，調燮札瘥疵癘而登太和。故深於易者，必善於醫；精於醫者，必由通於易。術業有專攻，而理無二致也。」（《醫旨緒餘‧不知易者不足以言太醫論》）而張景岳的「天人一理者，一此陰陽也；醫易同原者，同此變化也。豈非醫易相通，理無二致？可以醫不知易乎？」（《類經附翼‧醫易義》）更將「醫易同原」觀點一錘定音。其醫易學著作亦甚豐。因「火」象徵了《易》之生生不息，趙獻可獨創性地提出人身的太極為命門（見圖2），其動力為無形之火，這是他運用易學原理於醫學的一大貢獻。他在《醫巫閭子醫貫序》

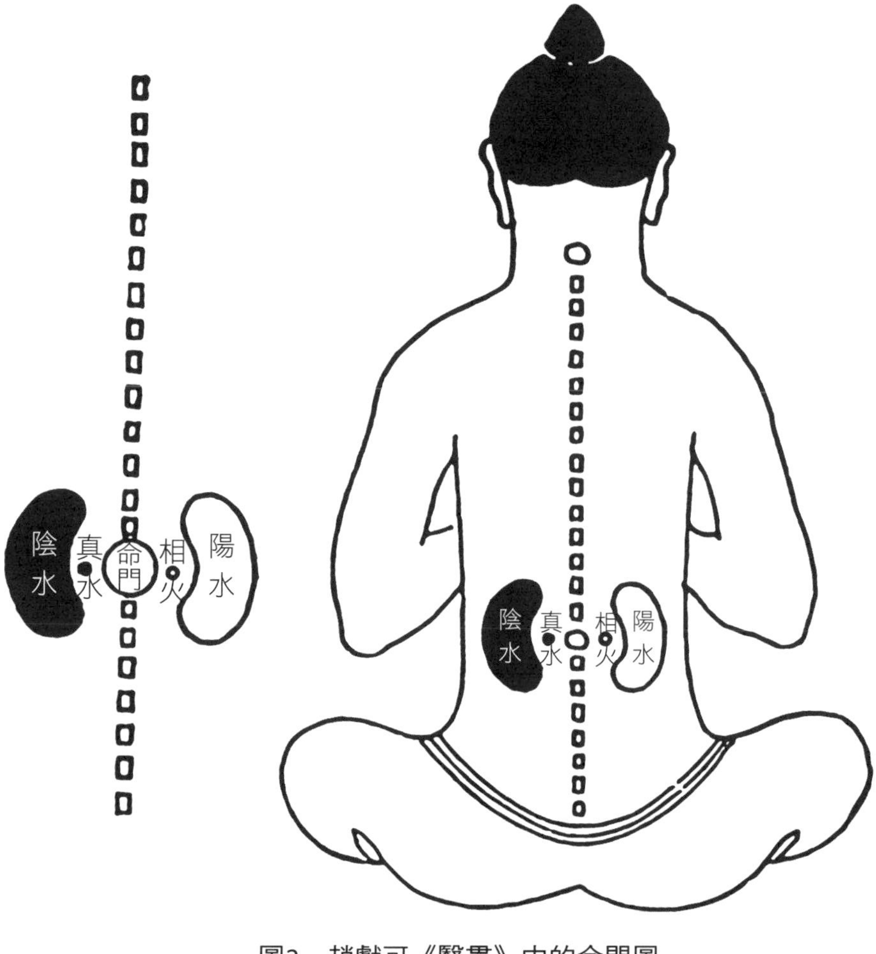

圖2　趙獻可《醫貫》中的命門圖

中說道：「余所重先天之火者，非第火也，人之所以立命也。仙煉之為丹，釋傳之為燈，儒明之為德者，皆是物也，一以貫之也，故命其名曰《醫貫》。」在命門這個命題上張景岳、孫一奎也作了充分的發揮。李時珍在《本草綱目》中以取象比類方式闡發中藥之理的內容不時顯現。在此氛圍下，不少醫家紛紛以易學原理闡發如五運六氣、天人合一、陰陽五行、臟腑經絡等內容。

上承明代鼎盛之勢，醫易學在清代日漸普及並走向成熟，可謂錦上添花。雍、乾盛世的醫學大家黃元御在其《四聖心源・天人解》中說：「善言天者，必有驗於人，然則善言人者，必有驗於天矣。天人一也，未識天道，焉知人理。」以象、數、理為紐帶將人與自然化合，並謂：「人身一太極也。」其論性命之理，談病候變化，多參《易》而推究天地日月之變，陰陽水火之理，其醫學思想當今尤得醫界欣賞。何夢瑤的《醫碥・五藏配五行八卦說》借卦、爻而論臟腑甚具啟示性。《溫病條辨・草木各得一太極論》對植物藥的概括性論述，文雖短而意尤長。鄭欽安的《醫理真傳》妙論乾坤坎離諸卦與君相二火，現今當紅的「火神派」的開山祖師正是其人。

第三節 醫易果

易與醫的因緣際會自然結出豐碩成果，現簡列其要於下表（見表1），目的是給懂醫又好《易》者一個索引，行個方便。

表1 古代醫易相關書目簡表

年代	書名
漢	《黃帝內經》受《周易》的影響主要體現在一些觀念的滲透或模式的啟示上，部分篇章見直接彰示
	張仲景《傷寒雜病論》的六經辨證與《周易》六爻模式相關，亦難排除受卦氣說影響，部分內容可覓易數蹤跡
晉	王叔和《傷寒例》採卦氣說以應自然與人體
	皇甫謐《帝王世紀》見醫源於易之論
唐	孫思邈《備急千金要方》論及醫易關係
	楊上善《黃帝內經太素》借卦氣說以闡述自然與人體現象

年代	書名
宋～元	劉完素《素問病機原病式》肯定醫易同宗 陳無擇《三因極一病證方論・藏府配天地論》中河圖、地支與醫學內容相配 李東垣《脾胃論・陰陽升降論》以易理論脾胃 朱丹溪《格致餘論》見以易論醫
明	張景岳《景岳全書》、《類經》、《類經圖翼》及所附的《類經附翼》中有大量醫易相關論述，其中《類經》的序、攝生類、陰陽類、藏象類、脈色類、經絡類、論治類、疾病類、針刺類、運氣類，《類經圖翼》的太虛圖・太極圖論、陰陽圖・陰陽體象、五行圖、五行生成數圖、干支所屬五行圖、五行生成數解、五行統論、氣數統論，《類經附翼》的醫易義、卦氣方隅論、求正錄，《景岳全書》的明理、逆數論、夏月伏陰續論、誤謬論、保天吟等均是醫易名篇 孫一奎《醫旨緒餘》中的太極圖抄引、太極圖說、不知易者不足以言太醫論、問三才所同者於人身何以見之、命門圖說、右腎水火辯等與張景岳諸篇齊名 李時珍《瀕湖脈學》、《奇經八脈考》、《脈訣考證》，趙獻可《醫貫》，傅山《霜紅龕集》，楊繼洲《針灸大成》每見涉易內容 李時珍《本草綱目》、陳嘉謨《本草蒙筌》、盧之頤《本草乘雅半偈》等時見援象論藥

清	唐容川《醫易通說》、《醫易詳解》可視為醫易專著，《本草問答》論藥涉象而言理 何夢瑤《醫碥》的五藏配五行八卦說、水火說、命門說闡易較詳 章虛谷《醫門棒喝》論易理、太極五行，發揮的影響較大 金理《醫原圖說》的命門三焦考中記有較多的醫易應用圖 邵同珍《醫易一理》，鄭欽安《醫理真傳》、《醫法圓通》，黃元御《四聖心源》論醫易詳而當 吳鞠通《溫病條辨》每見以易解藥與論方 汪昂《本草備要》、張璐《本經逢原》、黃宮繡《本草求真》、徐靈胎《神農本草經百種錄》、張志聰《侶山堂類辯》及《本草崇原》、張錫純《醫學衷中參西錄》以象論藥，精彩各現

實際上，古代醫易相關的著作很多，這裡只能摘其要而錄，遺珠難免。

以上這些在醫易互動發展過程中作出大貢獻的醫家，亦多是中國醫學史上的風雲人物，面對這串名字及其著述，為醫者尚可無動於衷，心安理得地說，可以知醫而不知《易》乎？

第四節 醫易義

好醫者或問：《周易》象義對醫學到底有什麼啟示？

答曰：方法學的啟示！這大抵就如兵家之戰略。大家不妨想一想，戰爭的目的僅僅是為了戰爭本身嗎？其背後不是一定有著某些政治、經濟、版圖，或難以言說的利益的戰略博弈嗎？如何才能以最小的損失獲取最大的利益？《孫子兵法・謀攻》裡的「上兵伐謀，其次伐交，其次伐兵，其下攻城」給出了指引。退一步來說，如果伐謀、伐交失效，真的要伐兵，不是還有個知彼知己、知天知地、審時度勢、運籌帷幄的問題嗎？因此，高明者行的是智慧之戰，而不是絞肉機之戰。張景岳在《類經附翼・醫易義》中明言：「易之為書，一言一字，皆藏醫學之指南；一象一爻，咸寓尊生之心鑒。」「雖不言醫，而義盡其中矣。」《周易》象義對醫的啟示，就如同對一國如何伐謀、如何伐交的啟示，當然，也可成為具體伐兵、攻城的戰略戰術。知《易》，就可如張景岳般「謹摭易理精義，用資醫學變通」。以易理來拓展醫理，啟示醫行。打仗，需要實力、士氣、上下同心、知己知彼，再結合正確的戰略戰術，方能百戰不殆！行醫又何嘗不是靠對病、證、方、藥、針的熟悉，再以智慧來遣方、用藥、行針，才能藥到病除，針到疾瘳？

再者，學《易》可讓我們的思維真正觸及中醫的本真，而與中醫「醫道」這「深海下的海床」接氣。也許有人會不以為然地認為：中醫學的進步成果我們有現代教材，中醫學的根源我們有四大經典，這些我們都學過，難道我們還沒有把握到中醫的本真？這一問問得好，難道我們不覺得當代醫書往往是長於對知識的篩選、充實與系統化，卻弱於與「深海下的海床」——母體文化的接氣嗎？我們更不妨自問：《黃帝內經》、《傷寒雜病論》之後的醫學原著我們看過幾本？對在格物致知觀念指導下，說理更具理性，從內容到形式更深廣的明清醫學我們有多少了解？或問：我們不是學過各家學說嗎？對不起！各家學說教材大多僅僅是告訴了我們各大家臨證或思考的結果，卻較少告訴我們這些大家是如何利用深厚的古代文化知識來進行有效的思考，也就是說，對發展到鼎盛時期的中醫學，我們缺乏有深度的了解。這就造成了當今相當比例的中醫師只會使用格式化的醫學知識，卻不太會以真正原味的中醫思維展開自己的理論與臨床思考，這也可說是近年來中醫學科自身內源性發展缺乏有深度的突破的緣由之一。這些現狀該如何改觀？源於文化的醫學，最好還是回到文化上探尋吧！《易》是中華文化的源頭之一，因此，學《易》就是中醫人的尋根之旅。

那麼，醫易學探討的到底是什麼？簡明地說，它探討的是易學哲理、象數思維模式、方法論等對中醫學體系的影響，對具體知識的融滲和對臨床的智慧式指導。

常聽到這樣的說法：不是不知道《周易》對中醫具指導意義，實是該書出名的難，自學不了。這話該能代表不少人的真實感覺。的確，如果學習《周易》未得其法，這話是對的。所謂未得其法，就是找一本含注解的《周易》，從頭開始，一卦一卦地看下去，想從文字中學習或揣摩出些什麼。或者學習起卦，再直接查相應的卦爻辭。後一法是重《易》之玄用，談不上是針對醫學之研習，在此不論；而前一法卻是不得其門而入。如果《周易》能這樣學，早就普及天下了。以《易經》而言，區區不足五千字，就算文言文再難也可借助白話譯注啊！可見《易》之重心不在文字。《醫門棒喝・論易理》就說過：「善易者，不言易。良以易理不在語言文字故也。世人但知文字語言，所以仍不能明易也。」

現在一些談《易》的書或節目，走的似乎也是以文字解釋為主的路子，一卦一卦地幫你解，看似讓你逐卦明白，其實最後是似明白而實不明白，得其形，失其神。授人以魚，而非授人以漁。

筆者教《易》從不這樣教，也不需要這樣教。萬事萬物都有其內在規律，作為論道之《易》就更不用說了，只要抓住規律，循道而行就是了。《易》如果能被一個字一個字灌出來的話，它就不會千古都在雲遮霧罩中了。若言以文字解《易》的教法是「假傳萬卷書」或有失厚道，但這至少難說是「真傳一句話」。

學《易》強調的是一個「悟」字，「悟」的線索就是易學中所蘊含的規律或原理，在明白《易》的基本原理後能自悟才稱得上是初懂《易》。「易」字的本義之一就是簡易，《周易・繫辭上》說：「易簡而天下之理得矣。」如果《易經》很繁難的話，就不該如此命名，而應該叫《難經》或《繁經》。《易》是論「道」之學，「大道至簡」，而不會是「大道至繁」。道多以規律昭顯，因此，學《易》入門的關鍵是把握《易》的規律，而《易》的規律或線索主要就藏在卦爻的排列組合、位置分布及所類之「象」上，只要大致弄清這些內容的來龍去脈、基本原理及評價標準，則每個卦爻的內容，自己也可根據了解而初步推斷，當一門學問自己能夠初步推斷時，不是已經「思過半」了嗎？再借助其中的文字及前人的注解，學起來還會繁難嗎？

《周易》究竟有多難？不妨與以前學過的數、理、化科目作一下比較。就中醫需掌握的《周易》知識來說，肯定要比學數、理、化容易，而且容易得多。為什麼這麼說？

首先，從學習所花的時間來說，系統的非高等數學內容從小學算術開始，再到中學數學，我們花了整整十二年時間；物理、化學我們也得花個三五年時間。上課之餘，還有大量作業，這才算是初步掌握。而《周易》內容，若作為正規課程來教，五六十節課時足矣，若再做些作業，加個二三十節課時也就差不多了。若能提綱挈領，把握好規律來教，這個時間還可以縮短。

其次，現代人覺得《周易》難，一是從自學的角度來感覺的。但試想，如果沒有老師教，數、理、化自學容易嗎？我們學過的科目，有哪一科是容易自學的？二是從思維習慣角度來看的。由於中國古代文化知識教育的缺失，使得現代人不太習慣浸於古代語境中學習，則除基礎知識之缺外，更多的應是心態習慣問題，而不是真正的學科難度有多大。

再者，以現代人的知識水平，《周易》最難理解的其實是文字部分，而中醫所需的《周易》知識，主要是卦符、易圖（太極圖、先天八卦圖、後天八卦圖、河圖、洛書等）以及《易》的一些基本觀念。正如《醫門棒喝・論易理》所言：「卦象，月也；易辭，指也……世之讀易者，多執指作月，鮮能因指見月者。苟能見月，自然忘指，何至拘執文字語言，而費脣舌哉。」看看，醫之《易》無意之中又繞過了最難，也最煩人的文字，還怎麼能說難呢？

當然，筆者不敢保證本書的內容您能一看就全懂，但看一遍就能會其意者當不在少數，若能重溫一下，明瞭者自會更多。若如此，《周易》算難嗎？

其實，前人對習《易》的態度是很瀟灑的，一般不叫研《易》，而叫玩《易》。易學大家邵雍謂：「君子於易，玩象，玩數，玩辭，玩意。」（《皇極經世・觀物外篇》）以下筆者不故弄玄虛，不故作高深地寫，您就輕鬆瀟灑地玩，若玩得有興，別忘了適時溫故，回味一下，鞏固所知。

明白了學《易》的難易後，我們再以古聖賢的心語來感受一下習《易》的意義。夫子自道：「加我數年，五十以學易，可以無大過矣。」（《論語・述而》）張景岳亦云：「至精至微，蒙聖人之教誨；其得其失，由自己之惰勤。五十學易，詎云已晚？一朝聞道，立證羲黃。」（《類經附翼・醫易義》）

夫子與大醫，都是得失寸心知。那麼，您呢？欲聞道、欲無過、欲至精至微而證羲黃嗎？如是，則接下來的內容應該是適合您的，下面，就讓我們一起體悟藏於《周易》中的奧祕吧！

《周易》架構層剖析

不少人會有感而發地說：我也知道《周易》是經典，可每次翻開書一看，感覺就是如觀天書，符號複雜，語言艱澀，太難懂了，古人玩深度也不該是這樣玩的吧？其實，這只是表面現象，我們都知道，凡事都有其模式及規律，看不懂，主要是不明白它的模式及規律，如果明白了，思路自然就會清晰，念頭自然也就通達了。我們不妨學學庖丁解牛，先從了解它的結構入手，從宏到微，層層而進，順其關節、肌理而行刀，看看問題能不能迎刃而解？要相信自己的智力，只要是人寫出來的東西，人就能破解開來！

如果把《周易》當作一個大系統來看，它是由《易經》與《易傳》兩個子系統組成，每個子系統內部又有各自的組配件。下面我們就從宏觀開始，先看看《周易》的大框架結構（見圖3）。

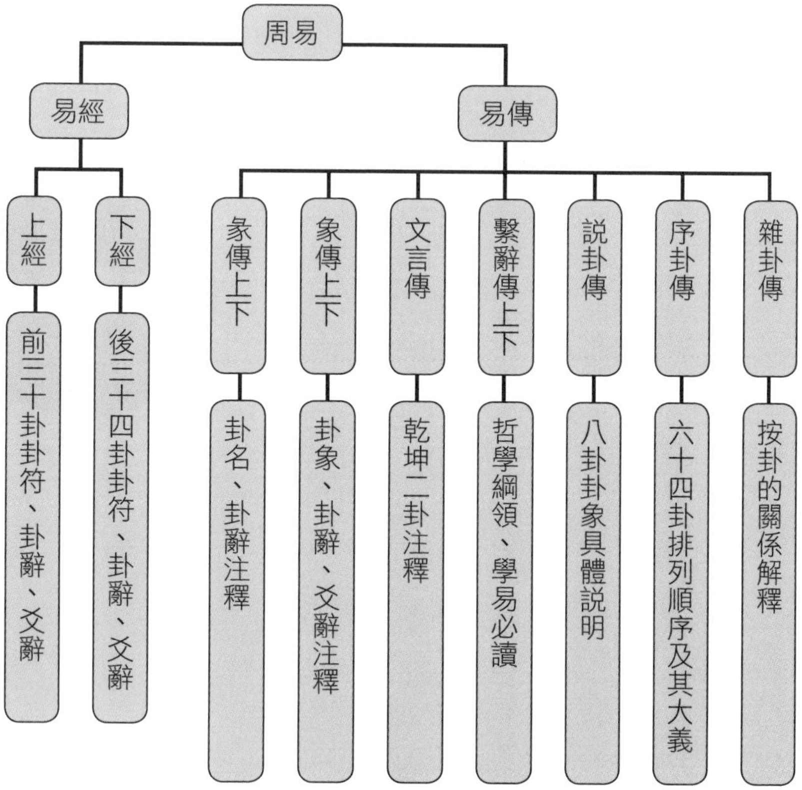

圖3　《周易》基本架構

第一節

《易經》組件龍點睛

《易經》形式上是一部占卜書，卻蘊含豐富哲理，是易學理論的始發點。學《易》，自「經」開始是自然而然的。不少人覺得《易經》難學，實源於理路不清，陌生的卦符與艱澀的文辭互相交纏，怎一個亂字了得！如果我們能像醫學解剖般先將其大體結構弄清，再順藤摸瓜，剖析其零部件的功用及組配方式，那麼，看似凌亂的內容，自會頭頭是道，如同龍被點睛而化活龍。

（一）卦、爻、辭——《易經》的基本組件

我們先看看，《易經》到底有什麼零部件？這些零部件又各有什麼功用？

《易經》由六十四卦組成，每卦六個爻，共三百八十四爻，見圖4。由於乾、坤兩卦代表化生萬物的天地，萬物均由是而來，地位較為特殊，故卦符雖然仍是六個爻，但在相應的六條爻辭外，乾卦多出一條爻辭曰「用九」，坤卦多出一條爻辭曰「用六」，則兩卦名義上就有七個爻。故六十四卦實算為三百八十六爻。

再具體些，《易經》由六十四卦卦符（又稱卦畫、卦形）、卦名、六十四卦卦辭、三百八十六條爻辭組成。卦辭和爻辭共四百五十條，共四千九百多個字。其文是古代一些占筮記錄，或者是一些事件或哲理的引載，與六十四卦及相應的爻相參而看。以下，我們將卦、爻及其所繫之辭這些零部件逐一拆開來看。

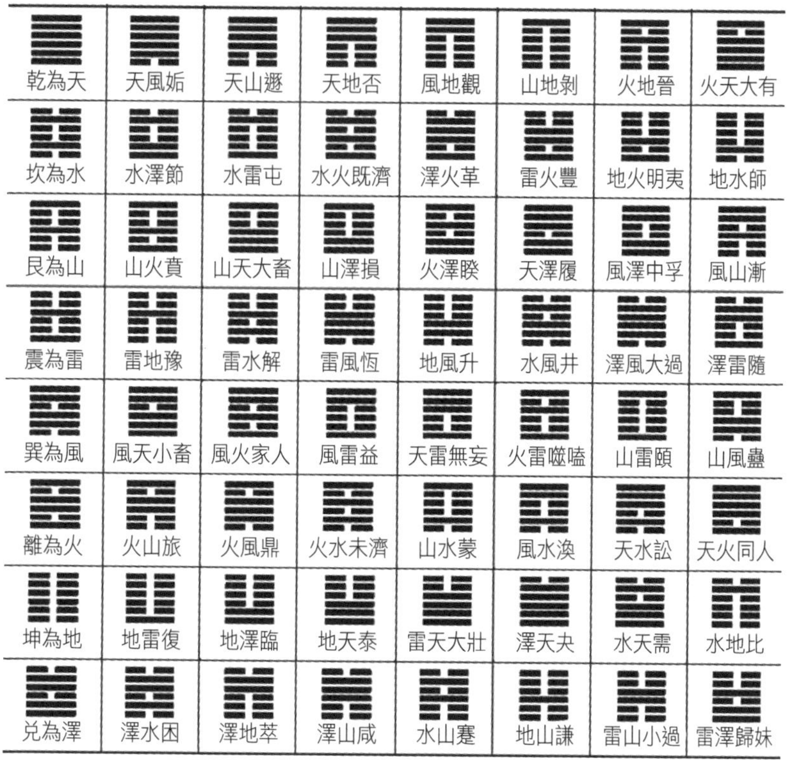

乾為天	天風姤	天山遯	天地否	風地觀	山地剝	火地晉	火天大有
坎為水	水澤節	水雷屯	水火既濟	澤火革	雷火豐	地火明夷	地水師
艮為山	山火賁	山天大畜	山澤損	火澤睽	天澤履	風澤中孚	風山漸
震為雷	雷地豫	雷水解	雷風恆	地風升	水風井	澤風大過	澤雷隨
巽為風	風天小畜	風火家人	風雷益	天雷無妄	火雷噬嗑	山雷頤	山風蠱
離為火	火山旅	火風鼎	火水未濟	山水蒙	風水渙	天水訟	天火同人
坤為地	地雷復	地澤臨	地天泰	雷天大壯	澤天夬	水天需	水地比
兌為澤	澤水困	澤地萃	澤山咸	水山蹇	地山謙	雷山小過	雷澤歸妹

圖4　《易經》六十四卦

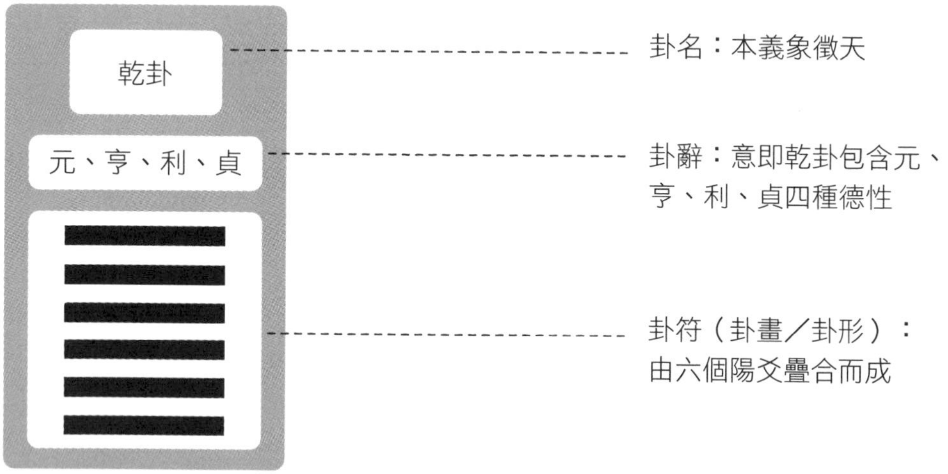

圖5　乾卦卦符、卦名和卦辭

（二）卦——易的基本單元

六十四卦每卦各列卦符、卦名、卦辭。

卦符，也叫卦畫或卦形，就是一個卦的形象符號，由六個爻（爻分陰陽，陽爻的符號是⚊；陰爻的符號是⚋）以不同的排列組合方式疊合而成。

卦名比較好理解，就像誰叫張三，誰叫李四一樣，卦名就是卦的名號。

卦辭，就是說明《易經》某卦卦義的文辭，一般認為是卜筮者的記錄。《易經》共有六十四條卦辭，內容主要有：自然現象變化、歷史人物事件、人事行為得失、吉凶斷語。涉及經商、婚姻、爭訟、戰爭、飲食、狩獵、旅行、享祀、孕育、疾病、農牧等內容。

這裡以乾卦䷀為例，看看其各個組件，見圖5。

（三）爻——卦的基本單元

卦的基本單元是爻，再復習一下，爻分陰陽，

圖6　陽爻和陰爻

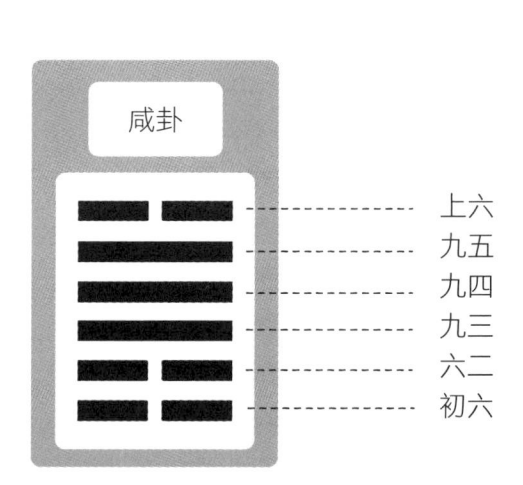

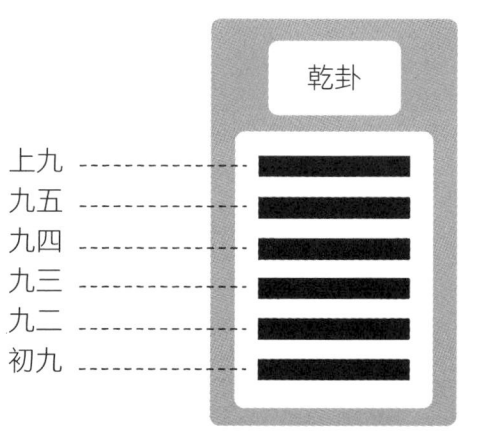

圖7　爻題表示方法

其中一橫不斷的是陽爻，符號是⚊；一橫從中而斷的是陰爻，符號是⚋，見圖6。若與卦符相應，這兩個符號可理解為爻符。卦中每爻各列爻題、爻辭。

爻題皆由兩字組成：一個字表示爻的次序，爻的次序是從下往上，第一爻用「初」、第二爻用「二」、第三爻用「三」、第四爻用「四」、第五爻用「五」、第六爻用「上」；另一個字代表爻的性質，陽爻用「九」表示，陰爻用「六」表示。這裡以乾卦䷀和咸卦䷞為例，見圖7。

爻辭即說明爻義的文辭。爻辭是解釋各卦細節——每一爻內容的部分。其體例內容、取材範圍與卦辭相類。一卦有六個爻，故一般有六條爻辭（乾、坤兩卦各有七條爻辭）。

這裡以乾卦䷀為例，看看其爻題與爻辭，見圖8。乾卦的爻辭看著很眼熟吧？在哪裡見過？沒錯，大多數讀者會憶起金庸武俠小說中的降龍十八掌，金庸大才，降龍之掌，招式就從以龍言理的乾卦中取材。

「初九，潛龍勿用」這句中，「初九」是爻題，即言乾卦自下而上的第一個爻為陽爻；「潛龍勿用」為爻辭，意為卦處此爻階段為陽氣尚微，宜潛藏而勿過用。

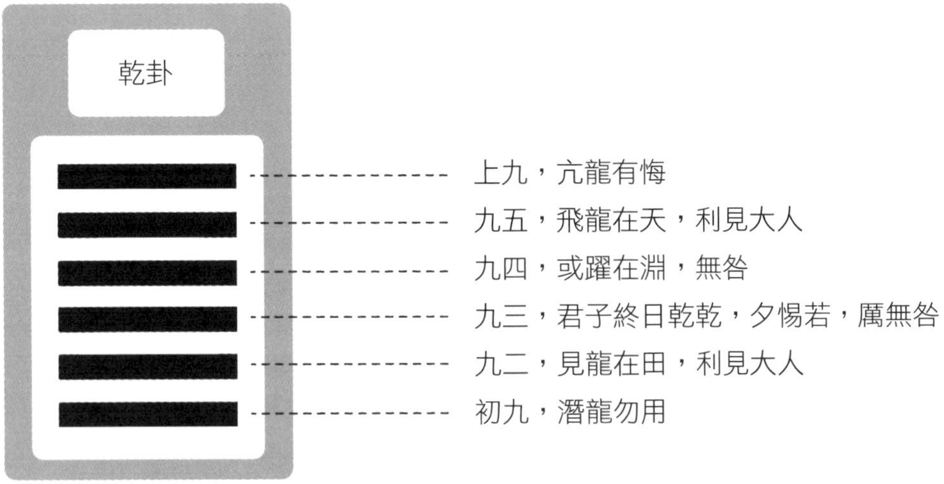

乾卦
上九，亢龍有悔
九五，飛龍在天，利見大人
九四，或躍在淵，無咎
九三，君子終日乾乾，夕惕若，厲無咎
九二，見龍在田，利見大人
初九，潛龍勿用

圖8 乾卦爻題與爻辭

然此爻義又如何應世事呢？假設以下幾種情況，所得均是乾卦之初爻，我們看看能有什麼啟示？若要打仗，有否勝算？放心，在乾「元、亨、利、貞」的卦義籠罩下，己方的戰爭前景是光明的，但「潛龍勿用」卻告誡欲戰者，目前尚未是進入戰爭狀態的最佳時機，當下要做的是別讓對方知道你的戰鬥實力，同時做好各種戰爭準備，待機而動，現時靜如龍潛深淵，一旦開戰就能動如龍騰九天。那麼，欲炒股，又如何？同理，得此爻，則少安毋躁，反正「元、亨、利、貞」已預示了銀行只是暫時替你保管你將得的錢，但現在卻未為入市之時，應先準備好資金，待最好時機到了才出手。再如求職而得此爻，即示現在未是求職的最佳時機，先充實自己吧，人生總會遇到伯樂的！不難看出，以上幾種情況的預示其實大致一樣，即前途是光明的，但目前先做好充分準備，再相機而動吧！《周易》對人生的啟迪大抵如是，即每一個人都可因應自己的具體情況，在乾卦義的前提下，結合「潛龍勿用」這四個字所啟而作當下的踐行。《易》為什麼能因應萬事，為什麼能「無所不包」，這下心中大概有個譜了吧。

同理，「九二，見龍在田，利見大人」這句中，「九二」是爻題，言自下而上第二爻為陽爻；「見龍在田，利見大人」為爻辭，意為此階段陽已漸增，龍可以出潛活動於田地上，有所作為。

「九三，君子終日乾乾，夕惕若，厲無咎」這句中，「九三」是爻題，言自下而上第三爻為陽爻；「君子終日乾乾，夕惕若，厲無咎」為爻辭，言處乾之三爻，君子要效法乾元本身陽剛至健、如日經天的精神，晝夜警惕自省，只要有這種惕厲的精神，修學行道的君子，才不會有禍患。

「九四，或躍在淵，無咎」這句中，「九四」是爻題，言自下而上第四爻為陽爻；「或躍在淵，無咎」為爻辭，言卦處第四爻，陽已旺盛而升，原潛淵中的龍可以或躍或潛，或進或退而靈活變化施其用了。

「九五，飛龍在天，利見大人」這句中，「九五」是爻題，言自下而上第五爻為陽爻；「飛龍在天，利見大人」為爻辭，言當原在四爻或躍或潛的龍升至第五爻時，則陽已大盛，一飛沖天，有了無可限量的空間，可以充分發揮它的功能而盡施陽剛之德了。

九五？讀者可能會眼熟，這是否就是「九五之尊」的出處？猜對了！但疑慮可能就會跟著而來，在一卦之中，九五並非最高位，為何卻是至尊？問得好！這就牽涉到看爻位的得中、得正、居尊位等技術細節了，這並不是在這裡三言兩語就能說清楚的，所以我們暫且按下不表，留待之後的「複雜爻位變」中內容介紹，學《易》就是這樣，不斷地發現問題、提出問題，又不斷地解決問題，在解決問題中體會其中義蘊。

「上九，亢龍有悔」這句中，「上九」是爻題，言自下而上第六爻為陽爻；「亢龍，有悔」為爻辭，言至第六爻，該卦陽已盛極，象徵處在高亢極點的龍，知進而忘退，進退失據，必有悔悶的結果，「有悔」含盈不可久，物極必反之意。

除以上與六爻符號相配的六條爻辭外，乾卦又多出的一條爻辭為：「用九，見群龍無首，吉。」意為群龍出現於天空，其首被雲所遮。

這裡，可能很多人會有不解，「群龍無首」現在不是被當作貶義詞來用的嗎，怎麼會是「吉」？其實，這個成語是隨著封建社會的發展而集權漸重，人治色彩漸濃，人們已不習慣做事沒人來領導而在使用過程中逐漸被轉變了原意。在上古時代，崇尚的是以道治國，講究的是自由無拘，自然而然狀態。您看群龍均出現在天空，其首雖被雲所遮，其身卻活現。既然群龍都出現於天空，逍遙遨遊，俱為得志而飛騰，就代表了乾之六爻全體都能各施其用而不受制於任何一個爻位，各能為己所能為，自然就為吉了。看到沒有，其實古人很早就推崇既自由發展，又和衷共濟，集體協作的理念了。

聰慧如您，自然會看出，卦，猶醫學中的病，不同的卦，分別代表某一疾病的整體過程，而從初到上的六爻遞變則如中醫不同的證，代表疾病發展過程中不同階段所表現出的不同狀態。卦，看的是整體背景；爻，看的是當下階段。如遇事得「乾」卦，而當下是處在「九五」階段，則行事就如「飛龍在天」無往而不利了。但怎樣才能知道自己是處何卦的何爻狀態呢？這要談到爻位之變時才能展開。中醫看病診證，既參疾病背景，但更關注病人的當前狀態（證），然後病證結合而調。看卦論爻，大抵也是這個意思。

《易經》中的卦爻辭可視為對六十四卦所作的第一次系統解讀。

第二節 《易傳》釋經虎添翼

拆解完《易經》，我們再剖析《易傳》。《易傳》為解經之作，主要是對《易經》經義的闡釋和哲理的發揮。

《易傳》傳文有七種，稱為七翼。即：彖（音ㄊㄨㄢˋ）、象、繫辭、文言、說卦、序卦、雜卦。其中，彖、象、繫辭各分上下兩篇，共十篇，故又可稱十翼。翼者，羽翼也，其意是輔翼《易經》以發揚光大。《易傳》的組件比《易經》簡單、清晰多了，見圖9。

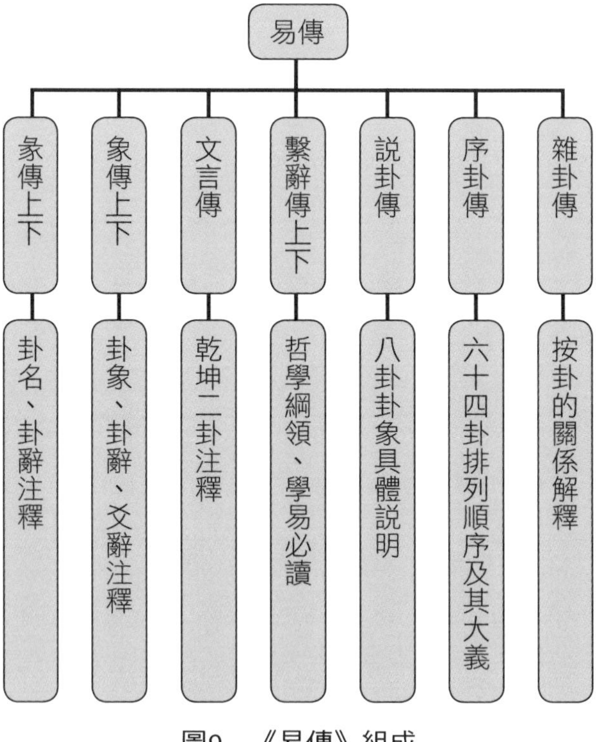

圖9　《易傳》組成

（一）裁斷卦義參〈彖傳〉

〈彖傳〉分上下二篇，上篇解說《易經》前三十卦，下篇解說《易經》後三十四卦。彖，斷也，裁斷之意，乃斷卦義之文，是對一卦吉凶之總述。只解《易經》卦象、卦名和卦辭，不解爻辭。

如乾卦之彖曰：「大哉乾元，萬物資始，乃統天。雲行雨施，品物流形。大明終始，六位時成，時乘六龍以御天。乾道變化，各正性命，保合大和，乃利貞。首出庶物，萬國咸寧。」這句話主要從義理、德行等方面解釋卦義。

（二）卦爻辭釋考〈象傳〉

〈象傳〉也分上下二篇，名為〈大象〉與〈小象〉，乃釋卦爻辭之文。其中解卦辭的為〈大象〉，釋爻辭的為〈小象〉。

①**〈大象〉**：主要用取象法，是對六十四卦卦象的解釋。

我們先看這一句話：「天行健，君子以自強不息。」很熟悉吧？這就是乾卦䷀的大象。這句話的意思是：乾為天，乾之象就如天道一樣永恆地運行不息，所以有志的君子要成就自身的德行、學問、功業，就應效法天道而發憤圖強，剛毅堅卓，不斷地努力進取。或問：什麼才算是「自強不息」呢？境遇上，王勃的「窮且益堅，不墜青雲之志」；精神意志上，鄭板橋的「咬定青山不放鬆，立根原在破巖中。千磨萬擊還堅勁，任爾東西南北風」；學問追尋上，屈原的「路曼曼其修遠兮，吾將上下而求索」當可作參。

我們再看與之成對的一句：「地勢坤，君子以厚德載物。」這是坤卦䷁的大象。言坤之象就如大地般氣勢厚實而和順，君子應增益自身的美德，接物度量時方能如豐厚的大地，什麼東西都能承載。何謂德？從德的構形（見圖10）看，其本義當為「心、行之所值」，儒家所崇之「德」包含了仁、義、

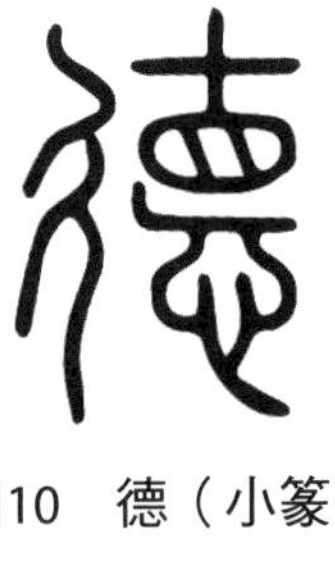

圖10　德（小篆）

信、忠、孝、禮、悌、溫、良、恭、儉、讓等內蘊。如何才能做到日厚其德？夫子既有「厚德載物」的要求，自然就有相應的踐行方式。《論語・里仁》謂：「見賢思齊焉，見不賢而內自省也。」而進一步的考量指標則是：「吾日三省吾身。」可見，不是吃飯或吃藥才一天三次的，反躬自省也須Tid（一日三次）。

清華大學的校訓就是「自強不息，厚德載物」這八個字，天地氣象都在其中，夠氣勢吧！不難看出，〈大象〉是有格式的，即每條的前一句如「天行健」、「地勢坤」是通過分析卦象來解釋卦名，尋出卦義；後一句如「君子以自強不息」、「君子以厚德載物」則是講「君子」、「先王」等如何通過觀象來得到做人處事的啟示。〈大象〉發揮的多是儒家「修身、齊家、治國、平天下」的經世致用之道。

彖與象的區別：彖居象前，彖詳而象較略。彖，重在釋一卦之卦「義」；象則偏解一卦之卦「象」。

②**〈小象〉**：主要用爻位及取義法，以解釋爻象。我們仍參之前乾卦䷀從下往上六個爻的爻辭，看其小象：

「潛龍勿用，陽在下也。」（初九）
「見龍在田，德施普也。」（九二）
「終日乾乾，反復道也。」（九三）
「或躍在淵，進無咎也。」（九四）
「飛龍在天，大人造也。」（九五）
「亢龍有悔，盈不可久也。」（上九）

〈小象〉論爻，或基於爻位、爻象以及爻與爻之間的關係來闡釋，或順應《易經》的爻辭而發揮。

主要發揮易理中的陰陽、時義、位變、中和等哲學理念。

這些哲學理念，又可隨習者各自所處領域不同而各有所悟，甚至在不同的時段，這種體悟還可與時俱進。以金庸小說《射雕英雄傳》和《神雕俠侶》為例，筆者認為，在小說描述的招式中，最具哲學意味的應是「亢龍有悔」這一招，您不單能通過這一招的描述來體會出該爻的真意，還可隨著郭靖武功的不斷進步而參悟日深。且看金大俠是如何解易，郭靖又是如何身體力行而終臻化境的：

釋理之段——洪七公道：「這一招叫作『亢龍有悔』，掌法的精要不在『亢』字而在『悔』字。倘若只求剛猛狠辣，亢奮凌厲，只要有幾百斤蠻力，誰都會使了。這招又怎能教黃藥師佩服？『亢龍有悔，盈不可久』，因此有發必須有收。打出去的力道有十分，留在自身的力道卻還有二十分。哪一天你領會到了這『悔』的味道，這一招就算是學會了三成。好比陳年美酒，上口不辣，後勁卻是醇厚無比，那便在於這個『悔』字。」

小進步之境——郭靖練到後來，意與神會，發勁收勢，漸漸能運用自如，丹田中吸一口氣，猛力一掌，立即收勁，那松樹竟是紋絲不動。郭靖大喜，第二掌照式發招，但力在掌緣，只聽得格格數聲，那棵小松樹被他擊得彎折了下來。

再進步之境——郭靖踏上兩步，呼的一聲，一招「亢龍有悔」當胸擊去。他這降龍十八掌功夫此時已非同小可，這一掌六分發，四分收，勁道去而復回。裘千仞忙側過身子，想閃避來勢，但仍被他掌風帶到，不由自主的不向後退，反而前跌。

爐火純青之境——郭靖知道師父雖然摔下，並不礙事，但歐陽鋒若乘勢追擊，後著可凌厲之極，當下叫道：「看招！」左腿微屈，右掌畫了個圓圈，平推出去，正是降龍十八掌中的「亢龍有悔」。這一招他日夕勤練不輟，初學時便已非同小可，加上這十餘年苦功，實已到爐火純青之境，初推出去時看似輕描淡寫，但一遇阻力，能在霎時之間連加一十三道後勁，一道強似一道，重重疊疊，直是無堅不摧、無強不破。這是他從九陰真經中悟出來的妙境，縱是洪七公當年，單以這招而論，也無如此精奧的造詣。

易之有趣，易之妙悟，大抵就如郭靖學拳，郭靖的魯鈍可是出了名的，他練拳都能大有所得，我們資質高得多的學醫者又怎麼可能反倒不如？其實學東西、做學問關鍵是看是否有心。

《易經》與《易傳》本來各自獨立成書，後來儒生解經時，為闡釋與相參方便，把〈彖傳〉與〈象傳〉的內容附列於相應的卦爻之後。這就是經傳逐漸合一的緣由之一。

（三）解說乾坤〈文言傳〉

〈文言傳〉為釋乾、坤兩卦之文。「文」指的是乾、坤兩卦的經文，「言」是指解說經文的言詞。即依文而言理，按經文申說其理。在對乾、坤二卦的卦爻辭進行逐字、逐句或重點詞語解釋的基礎上，著重闡發卦爻辭的義蘊，附於乾、坤兩卦之後。

在這裡，隨便抽幾句出來欣賞一下。乾文言說：「君子進德修業，欲及時也。」提點大家，要成為君子，就要提高道德修養，擴大功業建樹，還須把握好時機，做到與時俱進。此句進德在前，修業在後，隱有厚德才能載物，德與業具有主從關係之意，即以德馭才，才方能得其正用。為醫者多以君子自處，那麼為醫者的立德建功有沒有標準呢？《臨證指南醫案・華岫雲序》給出了參考：「故良醫處世，不矜名，不計利，此其立德也；挽回造化，立起沉痾，此其立功也；闡發蘊奧，聿著方書，此其立言也。一藝而三善咸備，醫道之有關於世，豈不重且大耶？」立德、立功、立言這「三不朽」實蘊為人、處事、做學問的大道理，也是儒家的最高人生理想，有志者當銘記！

乾文言又說：「君子學以聚之，問以辯之，寬以居之，仁以行之。」即言君子進德修業，要通過學習積累來使學問淵博，通過討論來明辨事理，以寬厚的態度來處世待人，以仁恕的情懷來行事接物。或問：醫者當如何積聚學問？孫思邈《備急千金要方・論大醫精誠》曰：「故學者必須博極醫源，精勤不倦。」張景岳《類經・序》謂：「上極天文，下窮地紀，中悉人事，大而陰陽變化，小而草木昆蟲，音律象數之肇端，藏府經絡之曲折，靡不縷指而臚列焉。」或又問：醫者又當如何行其仁？《萬密齋醫學全書・育嬰家祕》答曰：「醫者，仁術也，博愛之心也，當以天地之心為心，視人之子猶己之子，勿以勢利之心易之也。」

再看看坤文言中的一句：「積善之家，必有餘慶；積不善之家，必有餘殃。」這句話很白，大家想必也很熟，其意就不作注解了。為醫者須警覺的是：為醫，客觀上就是積善之舉，行善就在自然而然的日常工作中，古人常說，這是幾生修來！但業醫也特別容易受到物利之惑而做出積不善之行。王肯堂在《靈蘭要覽・重訂緒言》就告誡道：「欲濟世而習醫則是，欲謀利而習醫則非。」所以「吾日三省吾身」對業醫者尤其必要。

翻開《周易》，只要您有一雙慧眼，這樣的佳詞警句，俯拾皆是。看吧，這就是我們的文明，我們的文化！這是應該採取「浮雲化」態度對待的東西嗎？

由於乾、坤兩卦的特殊地位，故〈文言傳〉帶有總論的性質。

（四）哲理發揮〈繫辭傳〉

〈繫辭傳〉分為上下兩篇，上篇稱〈繫辭上〉、下篇稱〈繫辭下〉。

「繫」有連綴之意，繫辭，即連綴於《易經》之下的言詞。意為《易經》之解說。〈繫辭傳〉實質上是對《易經》的通論。

〈繫辭傳〉也是釋卦爻辭之文，但不同於〈彖傳〉、〈象傳〉逐條解釋，較忠實於原文的「我注六經」法，其採取的是全篇總論、通釋的方法。其中涉及《易》的來源、《易》的占筮方法、《易》所蘊含的道理、《易》的神妙功用、卦爻的象徵意義及分析方法等。實則主要是按照作者的哲學觀念對《易經》的義理進行發揮，近似於「六經注我」法，是《易傳》哲學思想的集中代表。當中蘊含著許多彌足珍貴的哲理，提出了許多重要命題，如「一陰一陽之謂道」、「剛柔相推而生變化」、「易窮則變，變則通，通則久」、「神無方而易無體」、「生生之謂易」、「立象以盡意」、「形而上者謂之道，形而下者謂之器」、「易簡而天下之理得矣」等，歸納了《易》的精髓，說其將一部占筮著作解讀或提升為哲學著作也不為過。

（五）八卦象義〈說卦傳〉

〈說卦傳〉為解說《易經》中八個經卦象徵意義的文章。其「天地定位，山澤通氣，雷風相薄，水火不相射，八卦相錯」指出了八卦所取的象：乾☰象天，坤☷象地，艮☶象山，兌☱象澤，坎☵象水，離☲象火，震☳象雷，巽☴象風，這是《易》的基礎，見圖11。而八卦相錯，即八卦（三爻卦）間按排列組合兩兩相疊重之為六十四卦（六爻卦），則生變化。

〈說卦傳〉闡述的主要是《易》的來源，卦的構成，八卦的基本象、引申象及義理，八卦的排列方位等內容。

（六）卦列有序〈序卦傳〉

〈序卦傳〉用十分簡明的語言說明通行本《易經》六十四卦排列先後次序的內涵及其大義。六十四卦排列順序具有一定的規律性，即兩兩相從，非綜即錯。至於何為綜、何為錯，我們將在後文解釋。

（七）雜糅眾卦〈雜卦傳〉

雜卦是雜糅眾卦之意，主要對六十四卦中一正一反的兩卦，錯綜其義，不完全按卦序，而是按卦名、卦辭的含義或與卦象義蘊相關者加以精要的解釋。

〈繫辭傳〉、〈說卦傳〉、〈序卦傳〉、〈雜卦傳〉四篇附於全書之末，經傳不分而總稱《周易》。

如果說《易經》中的卦爻辭為對六十四卦所作的第一次系統解讀，則《易傳》中的各傳是對六十四卦從不同角度進行的第二次

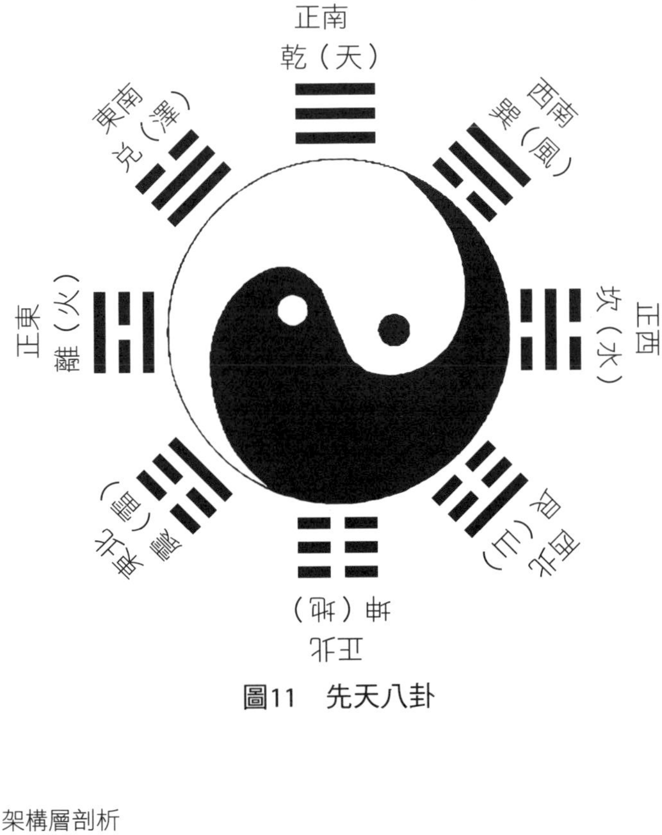

圖11　先天八卦

系統解讀。最大的作用是提煉、歸納出《易經》所蘊含的內在規律及豐富的哲學意義，將之從巫性質昇華為哲學，從蒙昧轉變為理性，實為窮理盡性之書。

第三節 《周易》映世鏡多稜

關於《周易》的性質，自古以來，眾說紛紜。認為是卜筮書者有之，認為是哲學書者有之，認為是儒學書、玄學書、歷史書、科學書，甚至是百科全書者亦有之，各執一詞。這些爭論的最大問題是將《周易》籠統而論，沒有將《周易》的經文和傳文分開，這就難說完全中肯了。

其實構成《周易》的經與傳是兩個不同時代的產物，其形式與內涵均有不同，故先應分別而論，再予以通評。

分而論之，《易經》是一部占筮書，以占筮成分為主，本質上是試圖通過占卜來探索宇宙變化規律，因而含有哲學內涵，集「占筮易」之大成。從形式看，《易經》是符號與文字系統的結合，可推演者多，具有較大的解釋與變化空間。

《易傳》是一部哲學書，它以儒為明線，卻隱有道家、陰陽家等思想，突破了《易經》卜筮中的巫韻，建立起自己的道—理體系，可說是春秋戰國諸子百家思想的集大成者。《周易‧繫辭上》謂：「易與天地準，故能彌綸天地之道。」故其為論「道」之書，以哲學成分為主，集義理易之大成。但因《易經》是占筮書，傳要釋經，自然亦含占卜成分。就形式言，《易傳》主要是文字理論，以注釋為主。

《易經》、《易傳》合而為《周易》，則《周易》便具有占筮、哲學、方法學、史學、儒學、倫理學、社會學、科學……諸多領域的複雜成分或學問，它就像一面多稜鏡，可折射出世間萬象，人生百態。人們用它，無非就是各取所需，各得欲見。正是這種「易道廣大，無所不包」的特性而使其性質複雜化。

形式上的經傳結合使符號系統與文字推演得以緊密結合，便於執簡馭繁，開以後各科推演的先河。

中醫學本就是圖文結合的學科，只是近世懂易圖、易符的醫者不多，由是幾乎演變成純文字描述的學科，後果就是言繁而意晦，這實難算得上進步，反倒像一種形式上的沒落。

為強化印象，這裡用一個簡表（見表2）對本章內容作一簡要概括。

表2 《周易》基本內容表

名稱		內容
《易經》		由六十四卦卦符、卦名，六十四卦卦辭，三百八十六條爻辭組成
《易傳》	〈彖傳〉	彖，裁斷之意，乃斷卦義之文，只解《易經》卦象、卦名和卦辭，不解爻辭
	〈象傳〉	分〈大象〉與〈小象〉，其中解卦辭的為〈大象〉，釋爻辭的為〈小象〉
	〈文言傳〉	釋乾、坤兩卦之文
	〈繫辭傳〉	分為上、下兩篇，是按照作者的哲學觀念對《易經》的義理加以發揮，其中蘊含著許多彌足珍貴的哲理，提出了許多重要命題
	〈說卦傳〉	解說《易經》中八個經卦象徵意義的文章。其內容主要有《易》的來源及卦的構成，八卦的基本象、引申象及義理，八卦的排列方位等
	〈序卦傳〉	說明通行本《易經》六十四卦排列先後次序的內涵及其大義。六十四卦排列規律性為兩兩相從，非綜即錯
	〈雜卦傳〉	主要對六十四卦中一正一反的兩卦，錯綜其義，不完全按卦序，而是按卦名、卦辭的含義或與卦象義蘊相關者加以精要的解釋

了解完《周易》的基本結構，帷幕已經拉開，接下來，該展現劇情了。《易》之劇有如偵探劇，其核心及精彩部分主要就體現在對卦、爻的分析上，我們要做的事就是緊隨不斷演進的情節，一起投入到抽絲剝繭的推理剖析之中。

相摩相盪卦示醫

第一節 太極—兩儀—四象—八卦

（一）從太極到八卦的義蘊

《周易・繫辭上》云：「易有太極，是生兩儀，兩儀生四象，四象生八卦。」就是說八卦是由陰陽兩儀，即⚊、⚋逐層演化而來。那麼，什麼是兩儀、四象和八卦？在推演它們進階之前，我們先普及一下這些基本概念。

1. 太極

若從文字「易有太極，是生兩儀」解，太極應是兩儀（陰陽）前的狀態，近似於「道生一」中的「一」，即宇宙處於天地（陰陽）未判、清濁未分的混沌元氣狀態，可理解為宇宙的原始本體、物質的本原。這個狀態若要用圖來表示，除了一個空白混沌的圓（如圖12）外，的確不容易找到更合適的圖形了，所以，該圖實是最符合本義的太極圖。

因此，朱熹《易學啟蒙》中的「太極者，象數未形而其理已具之

圖12　太極圖[1]

稱，形器已具而其理無朕之目」就是對該圖的最好注解。其潛隱的意思是太極無形，陰陽有象，無形者屬形而上，有象者屬形而下。但由於該圖一片空白，變化既可說太少，也可說內蘊無窮，均不便於說理，故現多用簡化太極圖替之，見圖13。

2. 兩儀

兩儀：即陰陽。分別以陽爻⚊、陰爻⚋表示。

一元混沌之氣運動分化就產生出陰陽二氣，氣之輕清者上浮為天，謂「清陽為天」，氣之重濁者沉降為地，即「濁陰為地」，這就是「一生二」，亦即「太極生兩儀」。陰陽相推而生變化，紛繁複雜的大千世界由此而生。故《周易・繫辭上》有「一陰一陽之謂道」之說，而圖13的簡化太極圖為便於說理論道之圖。該圖含一白一黑兩個魚狀，稱為陰陽魚，代表陰陽已分，兩儀已立，若嚴格按「一生二」中的「一」為太極，「二」為陰陽算，該圖當為兩儀圖，或太極兩儀圖。但自古沿襲的太極圖說法已深入人心，因此，本書仍按習慣稱之為太極圖。

太極圖之用，本篇僅略涉，從〈道之篇〉才開始真正展開，然後會延續全書，若能把握好這個圖，臨證會意，思過半矣！

1 楊力，《周易與中醫學》，北京：北京科學技術出版社，一九九七年，頁七三。

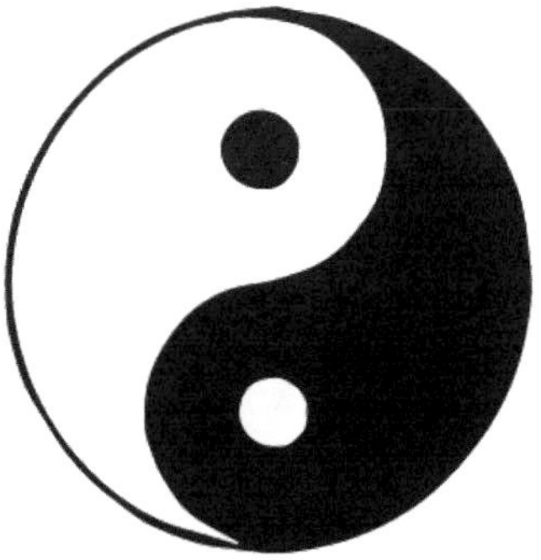

圖13　簡化太極圖

3. 四象

四象，即太陽⚌、太陰⚏、少陽⚎、少陰⚍。

四象是兩個爻的組合，由於爻數的增加，較之單純的陽爻⚊、陰爻⚋，其表達的內容也增，內涵也更顯豐富了。

首先，四象表示兩爻陰陽的構成關係及陰陽消長轉化的量序關係。「太」就是多，就是大。太陽，太陰，代表的是陽與陰在數量上的多。因此，太陽⚌為兩個陽爻，太陰⚏為兩個陰爻，分別對應圖14的陰陽魚中陽最多與陰最多的位置。「少」與「太」比較，即未為多，故少陽⚎、少陰⚍均是一個陽爻、一個陰爻，就是陽或陰已具但在量上還未算多。故兩者均居圖14的陰、陽發展過程中量已有，但還未算多的位置。

四象本質是在兩儀基礎上對事物的進一步劃分，從而實現對事物的初步量化。如春溫、夏熱、秋涼、冬寒。其中溫與熱均屬陽，寒與涼均屬陰，性質相同，此兩儀之分。但溫與熱程度不同、有量上的差別，則溫屬少陽，熱屬太陽；同理，則涼為少陰，寒為太陰，此四象之別。

其次，四象兩爻組合中的爻位有上下之分，可表示陰陽的上下位置及源於陰或源於陽。如少陽之下（初）爻為陰爻，即表示此陽從陰（太極圖之底）生而出；而少陰之下（初）爻為陽爻，即表示此陰從

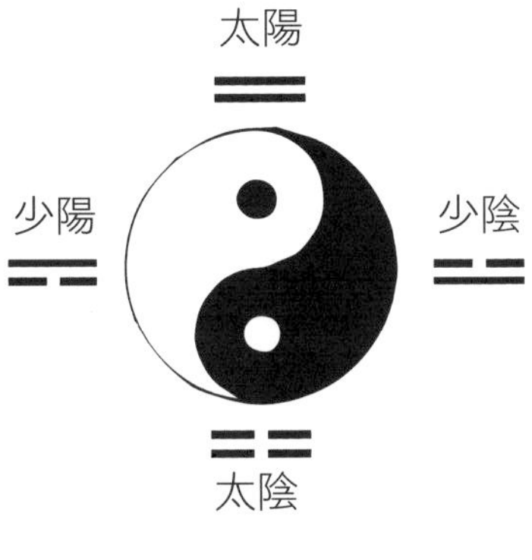

圖14　四象圖

陽（太極圖之頂）生而出。

再有，四象的兩爻組合也可表示陰陽的發展趨向，如少陽的上爻為陽爻，則顯示其陽長陰消向太陽的方向發展；而少陰的上爻是陰爻，即表明其陰長陽消向太陰的方向發展。

這裡再增加一個圖來看就更明白了，大家都知道，陰陽學說源於日地間相互運動產生的現象的推演。那麼，我們就回到本源上來看四象。圖15中的太極圖代表地球，太極圖中間的淺橫線代表地平線，四周的四個小圓球代表在晨、午、夕、夜四個時段以地球為視點所看到的太陽景象。

少陽之象：太極圖左方的黑白球上半圓白、下半圓黑，陽在陰上，猶如旭日東升，初出地平，陽雖未多，但正蘊積力量，態勢是向上、向外，正應少陽 ⚎ 陽爻在上、陰爻在下之象。

太陽之象：太極圖上方的圓球全白，代表日到中天，懸於頂上，純白無黑，代表陽氣最旺，正應太陽 ⚌ 兩爻均陽的純陽之象。

少陰之象：太極圖右方的黑白球上半圓黑、下半圓白，陽在陰下，猶如夕陽西下，沉入地平，代表日已西沉，地面則陰顯，以應少陰 ⚍ 陰爻在上、陽爻在下之象。

太陰之象：太極圖下方的圓球全黑，則此時猶夜半的太

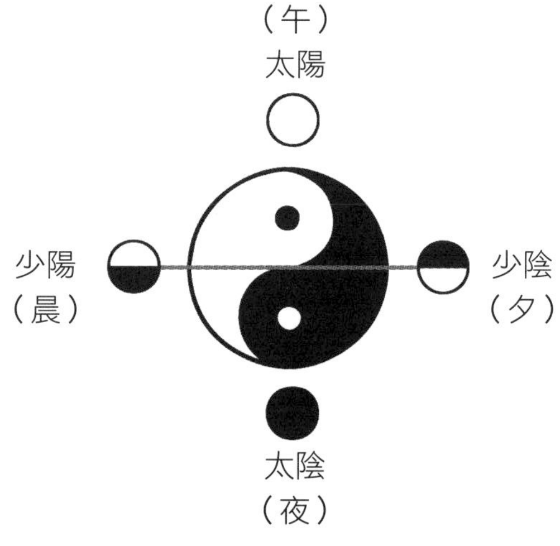

圖15　日地關係四象圖

陽，以地面上人的視野看，太陽等於完全沉入地下而不復見，故以全黑的太陰來描述或形容此時的太陽全隱狀態，以應太陰☷兩爻純陰之象。順便一提，由於日落則月升，故太陰通常也用來代表月亮全盛之時。

所以，少陽、太陽、少陰、太陰的符號實源於晨、午、夕、夜四個時段以地球為視點所看到或會意到的太陽景象。

至於四象的運用，在本節稍後會初步說明。

4. 八卦

八卦，即乾☰、兌☱、離☲、震☳、巽☴、坎☵、艮☶、坤☷八個卦，由陽爻（⚊）和陰爻（⚋）以不同的組合按三重疊的方式疊合而成，是先哲仰觀天象，俯察地理，近取諸身，遠取諸物而創造的用以象徵和歸納自然現象的八個符號。

八卦本義是乾為天、兌為澤（湖泊）、離為火、震為雷、巽為風、坎為水、艮為山、坤為地。這是在四象基礎上對事物的再進一步劃分，被視為萬物構成的基元或基本條件。

（二）從太極到八卦的演進

我們可通過圖16看看八卦是如何從兩儀—四象逐層演化而來。

以下的程序若嫌繁複，則跳過推演過程，直接記住四象、八卦符號亦無不可。但若視之為思維體操，用心推演一下，其實也算簡單。知其然，也知其所以然肯定更妙，也更好玩。

1. 太極生兩儀

圖16最底端的圓圈代表太極，其上的簡化太極圖則表示太極已生出兩儀，尤其值得注意的是，這一白一黑的陰陽魚均有一小亮點，即白魚之中嵌有一黑眼，黑魚之中嵌有一白眼，代表陽中含陰、陰中含陽的陰陽互藏之理。不要忽視這兩個小魚眼，在接下來的「兩儀生四象，四象生八卦」的說理過程中，它們擔當著重要的角色。

簡化太極圖轉化成陰陽爻的表達，就成了其上一層的⚊和⚋，其中⚊代表白魚，⚋代表黑魚，別忘了陰陽魚均有與本底之色相反的魚眼，因此，陽爻並非純陽，其中亦含陰的成分；陰爻亦非純陰，其中亦含陽的成分。之後逐層衍生出的四象符號與八卦符號的上爻產生，即與此陰陽互藏的理念有關。

2. 兩儀生四象

四象由兩儀演化而來，從圖16的右半邊看，第二層（四象層）的太陽，符號為⚌；少陰，符號為⚍。兩者之下爻均是⚊，即其生成是從下而上，均衍生自其下第一層的陽儀（爻）⚊，故陽爻就成為兩者的初爻而置於下。而底層兩儀中的陽爻本屬陽，但陽中亦含陰。底層陽爻中陽的成分釋出，以陽爻⚊記之，置於初爻⚊之上就成了太陽上面的陽爻，故太陽為兩個陽爻⚌；底層陽爻中陰的成分釋出，以陰爻⚋記之，置於初爻⚊之上就成了少陰上面的陰爻，故少陰為下陽爻而上陰爻⚍。

同理，從圖16的左半邊看，第二層的少陽，符號為⚎；太陰，符號為⚏。兩者之下爻均是⚋，即其生成是從下而上，均衍生自其下第一層的陰儀（爻）⚋，故陰爻就成為兩者的初爻而置於下。而底層兩儀中的陰爻本屬陰，但陰中亦含陽。底層陰爻中陽的成分釋出，以陽爻⚊記之，置於初爻⚋之上就成了少陽上面的陽爻，故少陽為下陰爻而上陽爻⚎；底層陰爻中陰的成分釋出，以陰爻⚋記之，置於初爻⚋之上就成了太陰上面的陰爻，故太陰為兩個陰爻⚏。

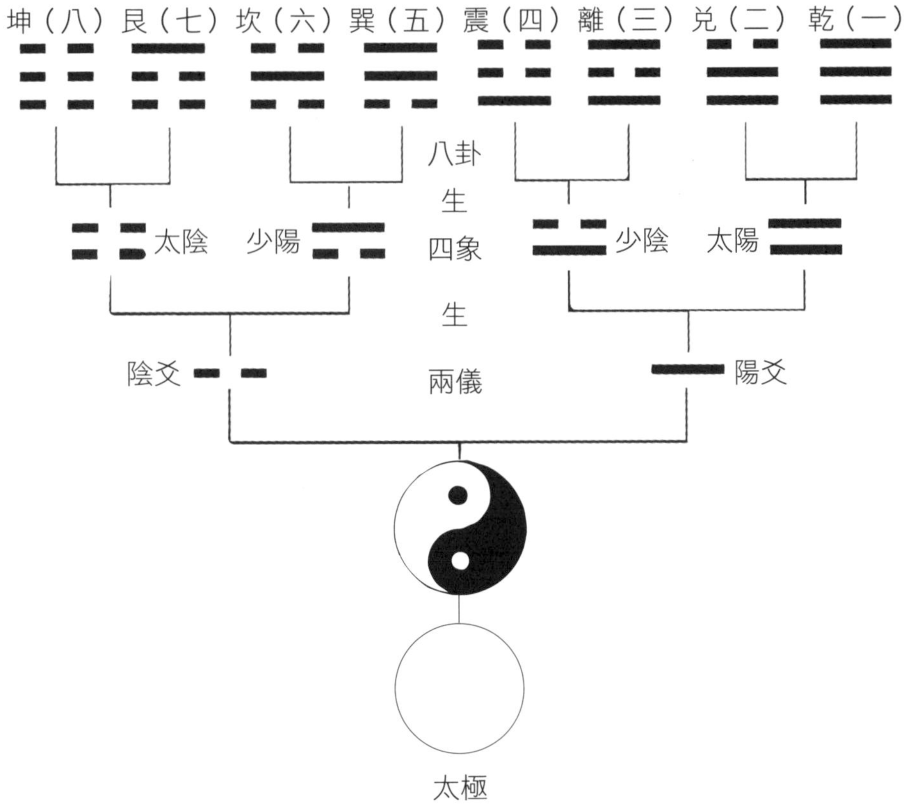

圖16　太極、兩儀、四象、八卦演化

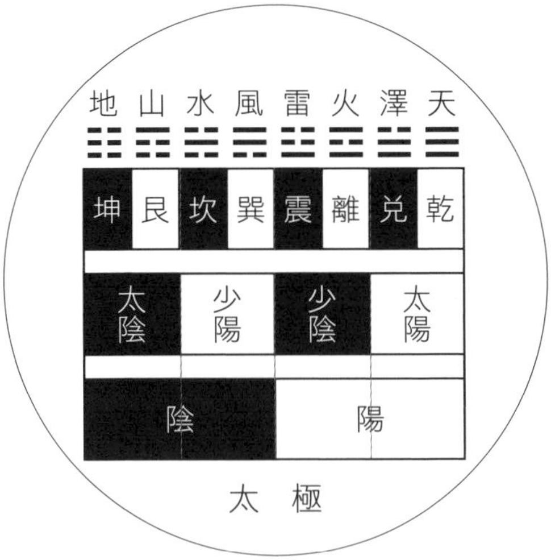

圖18　四象生成分解

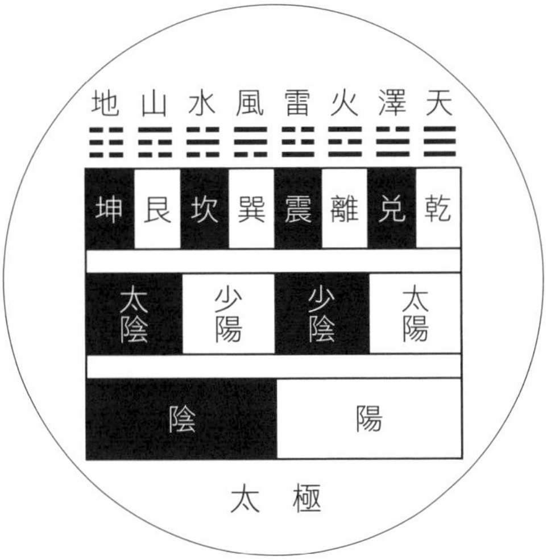

圖17　八卦生成[1]

如果覺得上文有點繞，一下子不能完全看明白的話，那麼看圖說話是最簡單的了。圖17、圖18外圈的圓為太極，代表宇宙；圓中之方形內分三層，第一層為兩儀，第一、二層合看是四象，一、二、三層合看則為八卦。

圖17是八卦逐級生成圖，而圖18則是將圖17的下兩層黑白塊面作分解以看四象之象，把下兩層以灰線垂直分成四塊，白塊以⚊表示，黑塊以⚋表示，從右往左看（注：古人寫字與記事的習慣是從右往左，先右後左）。右第一塊，上下均白色，記為⚌（太陽）；右第二塊，上黑下白，記為⚍（少陰），右第三塊，上白下黑，記為⚎（少陽）；右第四塊，上下均黑，記為⚏（太陰）。

3. 四象生八卦

其理與「兩儀生四象」相仿，只要有耐心，規律不難找到。仍參圖16，第三層的八卦是由第二層的四象⚏、⚎、⚍、⚌演化而來。

圖16可見，第三層的乾☰、兌☱兩卦，衍生自第二層的太陽⚌。只要將乾☰、兌☱、太陽⚌三個符號放在一起，不難看出：乾、兌兩卦均以太陽⚌為底座。此時圖中最底層的陽爻（陽中亦含陰）再加利用，其中陽的成分釋出，以陽爻⚊記之，成為上爻，置於太陽⚌之上就成了三個陽爻的乾卦☰；底層陽爻中陰的成分釋出，以陰爻⚋記之，成為上爻，即太陽⚌之上加一個陰爻，就成了下兩陽爻、上一陰爻的兌卦☱。

同理，第三層的離☲、震☳兩卦，衍生自第二層的少陰⚍。將離☲、震☳、少陰⚍三個符號放在一起，即見離、震兩卦均將少陰⚍置於下為底座。此時圖中最底層的陽爻（陽中亦含陰）再加利用，其中

1 孫廣仁，《中醫基礎理論》，北京：中國中醫藥出版社，二〇〇七年，頁三五。

陽的成分釋出，以陽爻⚊記之，成為上爻，置於少陰⚍之上就成了兩個陽爻中夾一個陰爻的離卦☲；底層陽爻中陰的成分釋出，以陰爻⚋記之，成為上爻，加於少陰⚍之上，則成下一陽爻、上兩陰爻的震卦☳。

再繼續，第三層的巽☴、坎☵兩卦，衍生自第二層的少陽⚎。兩卦均以少陽⚎為底座。此時圖中最底層的陰爻（陰中亦含陽）再加利用，其中陽的成分釋出，以陽爻⚊記之，成為上爻，置於少陽⚎之上就成了上兩陽爻、下一陰爻的巽卦☴；底層陰爻中陰的成分釋出，以陰爻⚋記之，成為上爻，加於少陽⚎之上，則成兩個陰爻中夾一個陽爻的坎卦☵。

最後，第三層的艮☶、坤☷兩卦，衍生自第二層的太陰⚏。兩卦均以太陰⚏為底座。此時圖中最底層的陰爻（陰中亦含陽）再加利用，其中陽的成分釋出，以陽爻⚊記之，成為上爻，置於太陰⚏之上就成了上一陽爻、下兩陰爻的艮卦☶；底層陰爻中陰的成分釋出，以陰爻⚋記之，成為上爻，加於太陰⚏之上，則成三個陰爻的坤卦☷。

如果上面的演化過程讓您眼花繚亂，還是看圖說話吧！圖20是圖19的分解，從其上、中、下三層的黑白塊面組合不難看出八卦之象。把三層均以灰線垂直分成八塊，仍是白塊以⚊表示，黑塊以⚋表示。從右往左看，右第一塊，上中下

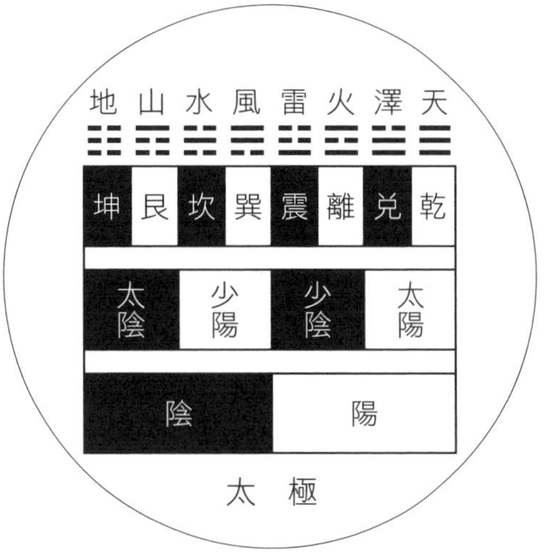

圖19　八卦生成

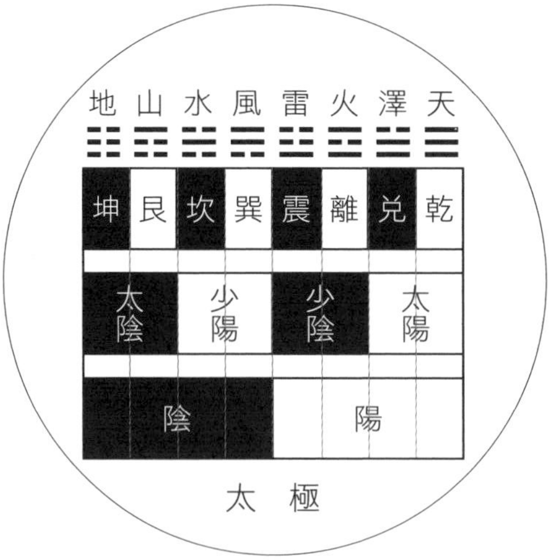

圖20　八卦生成分解

三塊均白，記為☰（乾卦）；右第二塊，下兩白上一黑，記為☱（兌卦）；右第三塊，兩白塊中間夾一黑塊，記為☲（離卦）；右第四塊，一白在下兩黑在上，記為☳（震卦）；右第五塊，一黑在下兩白在上，記為☴（巽卦）；右第六塊，兩黑塊中間夾一白塊，記為☵（坎卦）；右第七塊，兩黑在下一白在上，記為☶（艮卦）；右第八塊，上中下三塊全黑，記為☷（坤卦）。

由此產生的八卦生成順序，從右往左是乾1、兌2、離3、震4、巽5、坎6、艮7、坤8。這與卦相配的1～8叫八卦序數，也叫先天數，意即八卦先天自然生成數。相傳為邵雍所作的《梅花易數》起卦就常用此數，如操作後（方式略）得數為8即得坤卦，得數為4即得震卦。若先得8數，後得4數，則8為上卦，4為下卦，即為上坤☷下震☳的復卦䷗，喻義一陽來復，萬象更新。當然，不同筮法其得到先天數後，上、下卦之設孰先孰後並不完全一致。至於起卦時的數從何而得，有興趣者可參《梅花易數》或相關書籍，本書主論醫而少涉占，故不展開。

為方便記憶，前人編了首八卦取象歌，見圖21。

《周易・繫辭下》說：「象也者，像也。」即八卦之象是以陰爻、陽爻排列組合成三個爻的仿象符號來與所代表物在形象上恍惚對應，從而成為這些需代表物的形象大使。由於中醫學中經常用到八卦，我們可通過八卦取象歌來逐一熟悉其形象，學會以

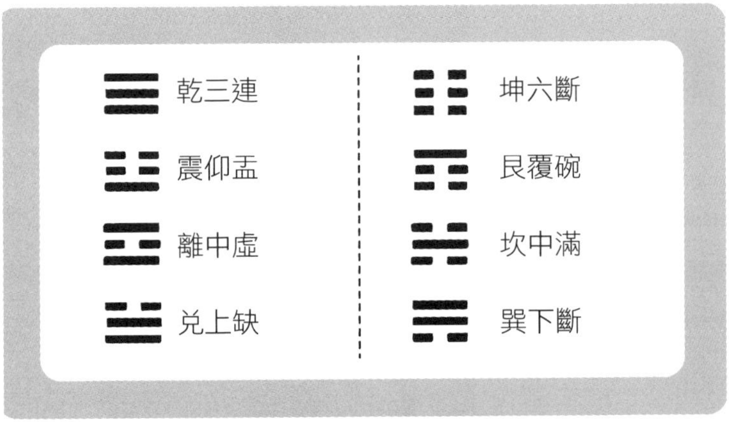

圖21　八卦取象歌圖

卦之象領會卦義。

乾三連：謂乾卦卦象☰由三個陽爻組成。因乾為天，由清陽上升而成，故三爻皆陽。在乾為天的本義上，因天每時每刻都在運行，故曰「天行健」，則乾為「健」；古人有天圓地方的觀念，故乾為「圓」；天在上部，人的頭也在上部，故乾又為「首」；動物中的馬最為健行，故乾又為「馬」；天至高、至大、至尊，就如同君王主萬民，父之為家長，故為君、為父；天又至珍、至貴，故為金、為玉……其他諸多事物的歸屬都是在乾為天的本義基礎上不斷通過比類引申，發揮而來。

因此，八卦與事物相配的方式與我們所熟悉的萬事萬物配陰陽、五行方式並無二致，只是在時間上，八卦配事物應該更早些。

坤六斷：即言坤卦卦象☷由三個中間間斷的陰爻組成。因坤為地，由濁陰下降而成，故三爻皆陰；土地疏鬆才能生長萬物，☷之形中空，正具土質疏鬆之象。地生萬物，母生子女，故坤為母；布方而柔，故坤為布；釜能熟食，也可容物以助人生存，故坤為釜；大地載物，車亦載物，故坤為大車，其實從俯視的角度看，坤☷之象就像很多車輪，車輪多的車自然就是大車了；土生萬物種類繁多，故坤又為眾，坤之象，從中而分開左右看，就像有六個小爻似的，這不是很像人口眾多嗎？而為牛、為腹、為順、為均……均是在坤為地的本義基礎上的引申。

震仰盂：盂者，開口向上的盛液器皿，震卦卦象☳下一陽爻封底，上兩陰爻裡空，其形如仰盂開口向上。而陽主動，處於二陰爻之下的陽爻要動而向上，恰好其上兩陰爻又形成了一個中空的空間，上兩陰下降，下一陽上升，陰陽衝突，則空處震動爆發為「雷」，故為震、為雷。在雷的本義上，震又可引申為龍、為玄黃、為長子，為足、為決躁……

艮覆碗：艮卦卦象☶上一陽爻封頂，下兩陰爻裡空，其形如一個倒扣的碗，故謂艮覆碗。卦象亦如山之隆起，以堅石為表，下含豐富疏鬆的濕土，故艮為山。艮為山，人在途中，若前有高山阻擋則難以通過，故為止、為不動；山有崇高的感覺，所謂「高山仰止」，故艮又可理解為高尚、高貴。如此，在山的本義上，尚可引申為徑路、為少男、為小石、為門闕、為狗、為手……

讀者或問：八卦各自有那麼多的象，用起來該如何選擇？事實上，選擇何象，全看問者所問的是什麼。這裡以各種問均得艮象為模擬，讓大家體會一下象是如何活看的：如正在辦調動，欲知能否成功？對不起了，艮為山、為止、為不動，恐怕是動不了；或問：得一急性病，病情會加重嗎？鑒於艮為止，病情應該不會再發展；醫者若見一動風患者，或疑，能治好嗎？按理來說是可治的，為何？因為動風之象是「動」，而艮象則是「不動」，原來「動」者得此「不動」之象豈不好轉？再進一步，此象更提示可用鎮潛藥來熄風取效，因為「動極者鎮之以靜」（《類經附翼．醫易義》），山至重，有重鎮之象；又或問：某學者的人品及真實學問如何？答：「高山仰止，景行行止，雖不能至，然心嚮往之。」讀者明鑒，這裡不是在討論起卦是否準確的問題。占卜不是本書所關注的，但用象卻是學《易》的基本功。這裡僅僅是想通過這些象例來讓讀者了解，同一個艮象，如何因應不同的欲知，在眾多的引申象中選出最合適的象來作出推演。可見，用象不但須對該象有透徹的了解，還須有據具體情況而擇的靈活機變之心。《易》解之難易，很多時候不是表現在對程式的推演或文句的解讀上，更常是表現在對「象」理解的深淺及運用的靈活度上。

離中虛：謂離卦卦象☲中間是空的。可能不少人會感覺到奇怪，離為火，火不應該是純陽的嗎？這裡要注意，八卦之所以稱為卦象，關鍵是其像什麼，不知大家注意過沒有，燃燒時的火中間是空的，所以取其中空之象。在火的本義上，離可引申為日、為電是自然之事；火光明亮靚麗，故為麗、為文明；離的卦象就像眼睛，故為目。而離為中女、為雉、為蚌……亦沿其本義而演。古人相親前欲知女方品貌，而以《易》占之，若得卦見離，卜者往往會判為眼睛大、靚麗、文明，但不算太年輕（中女），準確與否在此不論，然卜者之判所據的就是離之象。

坎中滿：說的是坎卦卦象☵一陽爻置於二陰爻之間，其形中實。該卦之形同樣易啟人疑竇，坎為水，水為天下之至柔，其形似乎以三爻純陰為宜。但想深一層，自然界中最柔軟的是水，但自然界中力量最大的也是水，正具老子「天下之至柔，馳騁天下之至堅」（《道德經・第四十三章》）之意，太極拳如能打出這種感覺，可能就到家了，故練太極者，應可取法於水。可見水實具柔中含剛的性質，故其象外柔而內剛。坎為水，溝瀆為地下之汙水，下陷而流，故坎為溝瀆、為陷；古以陽喻君子，陰（暗）喻小人，坎卦一陽爻居於兩陰爻之中，此象為君子陷於小人之中，故坎為陷也可以這樣解讀；坎為江河，江河常與險阻並稱，故坎為險；坎陰中有陽，像夜中月光，故為月。在水的本義上，坎還可引申為隱伏、為豬、為耳……

兌上缺：說的是兌卦卦象☱一陰爻居二陽爻之上，在上之陰爻形如開口，故曰上缺。兌的本義為澤，即湖泊。我們細看兌卦之象，一陰爻居二陽爻之上，就像水（陰爻）漂浮在實地（陽爻）之上。亦象徵上為水陰，陽蓄其下，如「澤」外表為陰濕之所，下層卻含有豐富的陽氣。在澤的本義上，兌又可引申為說、為悅、為口舌，皆因其形上口開之象；亦可為少女，為羊、為附決……

巽下斷：謂巽卦卦象☴二陽爻居上，在下則是中間間斷的陰爻，其象兩陽升騰於一陰之上，猶風行地上，風吹則物動，該卦上二陽而下一陰，上重而下輕，正應「風性主動」的搖擺不定之象。風無孔不入，故巽為入；風性上揚，故巽為上；風吹則樹動，故巽為木。而巽為工、為長女、為繩直、為進退、為雞、為股……亦沿其風之本義而演。

陰陽爻的三畫排列組合，最多只能組成八個卦。八卦成象，實際是以三爻排列，與天、地、雷、風、水、火、山、澤等八種基元事物，按恍惚相似的原則進行對位取象。其所蘊的陰陽剛柔觀念比兩儀、四象更具普遍性，更有代表性，不以八種基元事物本身的物象之名如天、地、雷、風等為卦之名，而以乾、兌、離、震、巽、坎、艮、坤為卦名，實不欲受原物之局限，而讓卦義有更大的伸展空間。

乾，健也；坤，順也；離，麗也……已含類概念或觀念意義，所容涵的內容更廣，符號意義由此上升。

4. 兩儀—四象—八卦模示醫

在中醫學中，「易有太極，是生兩儀，兩儀生四象，四象生八卦」主要體現為陰陽的無限二分，逐層分陰陽。天地人曰三才，人居天地中。首先，清陽為天，濁陰為地，這是最大的陰陽；具體到人，則男剛為陽，女柔為陰；進一步，人體上為陽下為陰，外陽而內陰；下一層次，腑屬陽而臟屬陰，經絡分陽經陰經；再往下，五臟本身分陰陽，則心肺在上屬陽，肝脾腎在下屬陰；而每個臟還可以再分臟陰臟陽，如腎陰腎陽等。即說理需要陰陽分到哪一層次，就分到哪一層次。

（1）兩儀與中醫

兩儀在中醫學中就是陰陽，具有陰陽學說中對立制約、消長平衡、相互轉化、相互交感、互根互用及互藏等所有內涵。但《易》之陰陽較醫之陰陽深而廣，關於這一點，我們可在以下內容慢慢體會。

（2）四象與中醫

中醫學中最常用到四象的地方是說明四時變化與五臟特性。

①**四象應四時：**《素問・四氣調神大論》曰：「故陰陽四時者，萬物之終始也，死生之本也，逆之則災害生，從之則苛疾不起。」說明是否順應四時陰陽的變化是保持生理或引起病理的關鍵。至於其病，則「是以春傷於風，邪氣留連，乃為洞泄；夏傷於暑，秋為痎瘧；秋傷於濕，上逆而欬，發為痿厥；冬傷於寒，春必溫病。四時之氣，更傷五藏。」（《素問・生氣通天論》）。四時者，常指一年中的春、夏、秋、冬四季，亦可指一天中的晝、夜、晨、昏四時。四象與四時之配為：春、晨——少陽，

夏、午——太陽，秋、昏——少陰，冬、夜——太陰。

②**四象配五臟**：心為「陽中之太陽」、肺為「陽中之少陰」、肝為「陰中之少陽」、腎為「陰中之太陰」。由於中醫是以五行為體系的構建框架，故四象之外，再添加脾為「陰中之至陰」以與五數相洽，見圖22（該圖有五個分圖，各自的內涵均在〈象之篇〉展開）。以上五組表達，不少教材常當擺設，基本沒有解釋，即使有解，也常語焉不詳，很多人不能完全弄懂，就算大致知道也往往不太關注其意義。其實四象是五臟陰陽量多少，陰陽發展趨向，陰陽互動的指標，不容忽略。

這裡，我們先看懂含義，

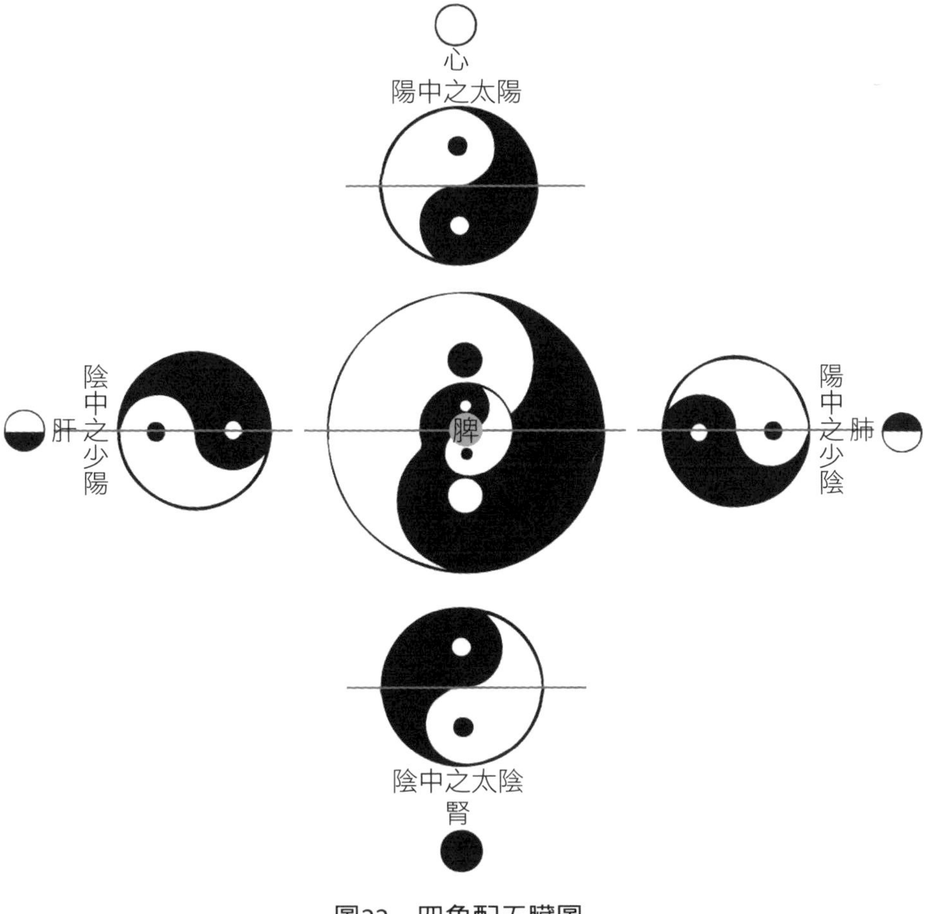

圖22　四象配五臟圖

再討論其意義。「陽中之太陽」等五組五字的引句中，其中第一個字（陰或陽），表示五臟按位置高低分陰陽，心、肺在上屬陽，均以「陽中」表述；肝、脾、腎在下屬陰，均以「陰中」表述。

而太陽、少陽、太陰、少陰指的是對應臟的陰陽量多少及由此帶來的功能特性。以下就「陽中之太陽」等句逐一略釋，以解疑惑。

心為「陽中之太陽」：說明心的陽氣量生理上偏多，病理則易旺，由於「同氣相求」，心易被火熱之邪所擾，所以《素問・宣明五氣》指出：「心惡熱」。

腎為「陰中之太陰」：太陰意味著陰多而陽少，雖然任何教科書都強調腎陰腎陽的重要性，但從中醫的發展脈絡來看，腎陰腎陽兩者，其實更看重腎陽，皆因物以稀為貴，太陰之臟，缺的是陽。張仲景用藥，已現苗頭；命門學說興起，其義更顯；火神派大興，這層意思就表現得更淋漓盡致了。

「陽中之太陽」、「陰中之太陰」均說明心腎兩者陰陽有偏，如何協調？兩者相交，陰陽互濟又互補，豈不兩全其美？

肝為「陰中之少陽」：少陽者，旭日初升之陽，應季則為春生之象，此象充滿生、升意蘊。其象⚎，陰爻居於下而類肝藏血，本體屬陰；陽爻居於上則類肝主疏泄，向上、向外的用陽作為。藏血與疏泄互用，則為體陰而用陽。這不就是《素問・陰陽應象大論》中的「陰在內，陽之守也，陽在外，陰之使也」嗎？陽爻居上亦意味著其氣生、升，這不與肝性生、升，為剛臟，病則肝氣易於亢逆的生理與病理特性意近嗎？

肺為「陽中之少陰」：少陰者，秋天、黃昏之象。其象⚍，陽爻居下而陰爻居上，上爻為發展方向之爻。秋氣轉涼，日落西山，無不反映陽漸消而陰漸長，其氣斂降的態勢，正與肺五行屬金，其氣肅降之象同。

少陽、少陰，一左一右（見圖23），一升一降，若能互協，豈不又成佳偶？於是就有了肝從左升、肺從右降，以使人體氣機太極旋轉的配合。

至於脾為「陰中之至陰」，很多人可能容易會錯意，以為「至陰」為陰最盛的意思；其實，陰最盛者為「太陰」，前已論及，太就是多，就是大。此處「至陰」之「至」為「到」的意思，是從陽入陰，從陰出陽的陰陽交接處而已。脾胃為氣機升降的樞紐，氣機升降的樞紐就是陰陽交接的樞紐。

這裡須注意，五臟的太陽、太陰、少陽、少陰命名與經絡的太陽、太陰、少陽、少陰命名不盡相同。

五臟陰陽太、少的命名確含有該臟陰陽量多少之意。

而經絡太陽、陽明、少陽，太陰、少陰、厥陰的命名，雖也有對應的三陽、二陽、一陽，三陰、二陰、一陰之說，似含陰陽量多少的意思。但在理論與實踐的演化過程中，這種「量」的感覺卻日漸淡化。六經辨證中，這種三、二、一的模式尚時隱時現；然在現時的針灸選經操作中，已很少人會提到太陰經、太陽經是陰氣或陽氣最旺之經，可見這一模式的影響已日漸式微。

③**四象—四時—五臟格局**：再進一步，將五臟與四時中陰陽太、少格局相同者配在一起，並強調其通應，就是五臟法時。如《素問．六節藏象論》所說：「心者，生之本，神之變也，其華在面，其充在血脈，為陽中之太陽，通於夏氣……脾、胃、大腸、小腸、三焦、膀胱者，倉廩之本，營之居也，名曰器，能化

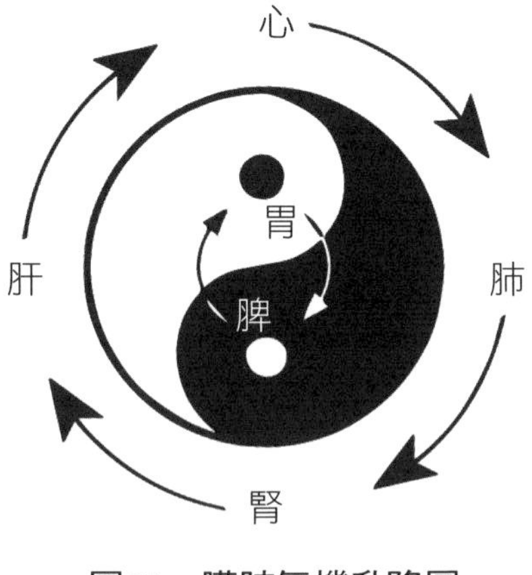

圖23　臟腑氣機升降圖

糟粕，轉味而入出者也，其華在脣四白，其充在肌……此至陰之類，通於土氣。」

以心為例，心為「陽中之太陽」，其性惡熱，一年中的夏天、一天中的中午均是自然界最熱之時，也是「陽中之太陽」，則心與夏、午之時兩陽相應相求，心火旺或心陰虛等患者，於此時每易病進。其餘四臟與四時的關係仿此。

以上僅為初識、初會四象，在這裡不想一下子就弄得太複雜而使讀者生畏難之心，未盡之意，在〈象之篇〉的藏象內容中將會有更系統化、詳盡的闡發。

（3）八卦與中醫

八卦在中醫學中主要與五行—五臟系統相配，也可與形體官竅、八綱、六經互參，以卦象論藥象及方意亦不乏見。

①**八卦與藏象**：在《易經》尚未見八卦與五行有明顯的交接，但在《周易・說卦》敘說後天八卦方位時，可見八卦與五行方位相通與相互發明的端倪，其事物歸類中也初見五行與八卦相配。至遲於漢易，八卦與五行已有效融通，其相互關係為乾、兌屬金，離屬火，震、巽屬木，坎屬水，艮、坤屬土。見表3。

表3　八卦、五行、五臟相配

卦名	坤	艮	坎	巽	震	離	兌	乾
卦象	☷	☶	☵	☴	☳	☲	☱	☰
先天數	8	7	6	5	4	3	2	1

原意	引申意	五行	五臟
地山	順止	土	脾胃
水	陷	水	腎
風雷	入動	木	肝膽
火	麗	火	心
澤天	説健	金	肺

藏象者，本質是像什麼？《素問・五藏生成》就說：「五藏之象，可以類推。」藏象的「象」源十分豐富，卦象亦為其仿象之一。現不妨就學以致用牛刀小試，以初涉之卦象稍為領略一下其對藏象內容的某些演繹：

肝五行屬木，配震☳、巽☴兩卦。震為雷，其象一陽爻位於二陰爻之下，象徵一陽發動於下，向上衝開二陰，猶春天陽氣出土，爆發為「雷」。雷象升、動，肝主疏泄的特性亦為升、動。巽為風，其象二陽爻居一陰爻之上，為陽氣升發流布，風行地上之象。肝疏泄的是氣，於自然界氣體流動就是「風」，風流行就是氣流行，風行地上就類氣流體內。且風氣通於肝，風性趨上，更合疏泄、升發之意。肝喜條達而惡抑鬱乃和風勻散的生理象；肝氣鬱結則是風（氣）被阻的病理徵。肝火又稱雷火，從震為雷取義；肝在志為怒，雷霆震怒，豈非震象？

心五行屬火，配離卦☲。心主血脈，心與血脈均中空，☲卦中空像之；心臟搏動，有節奏地舒縮，恰似火燃之鼓翕，離火（心陽）鼓翕正為心搏之動力；心藏神，神無形，五行中唯火最難說清楚形質，亦近無形；神思最為活躍，易動難靜，不也與熱烈飛揚的離火很像嗎？

脾五行屬土，配坤卦☷，胃則配艮卦☶。脾主運化，「化」者，坤地以及五行土受納、承載、生化的功用象。坤卦之彖曰：「至哉坤元，萬物資生，乃順承天。坤厚載物。德合無疆。含弘光大，品物咸亨。」這裡，「坤厚載物」是為「受納、承載」，「萬物資生」不就是「生化」嗎？「運」亦與坤象相關，坤卦卦象☷，當中全空，意為疏鬆之土，土疏鬆則水易滲，氣易流，故升降無礙，農耕要犁地鬆土的道理就在這裡。

脾氣主升，將水穀精氣和津液運化於上，這就屬天地交感中坤之「地氣上為雲」意象。

肺五行屬金，配兌☱、乾☰兩卦。肺位最高，主一身之氣，為乾天之象。何夢瑤《醫碥・五藏配五行八卦說》云：「心肺位居膈上，而肺尤高，天之分也，故屬乾金。」乾天何為？「天行健」，「雲行雨施，品物流形」，其功均於大氣流行中體現。乾主通天下一氣，肺為臟腑之乾，則主一身之氣。

肺主宣發、肅降，通調水道。兌為澤，澤即湖泊，湖泊即水，取象歌云：「兌上缺。」兌之象上口開，則有水氣、精氣宣升之意。前文說到脾將水穀精氣和津液運化上輸於肺，為「地氣上為雲」。當肺接受脾運來的水穀精氣和津液後，其宣發將精氣和津液向上向外布散，肅降將精氣和津液向下向內通降，使全身上下內外均能得到「若霧露之溉」的充養與濡潤。由於肺位最高，屬乾天，人體臟腑組織多居其下，故以「天氣下為雨」為主功，如此則甘霖遍灑，使萬物得其潤澤，而與「地氣上為雲」之脾升共同構成人體精、氣、水的升降交感。

腎五行屬水，配坎卦☵，於季應冬。植物多春生、夏長、秋收、冬藏。腎藏精之功源於萬物蟄藏之冬象；且水到冬亦成冰，具堅凝密固之象。以☵言之，其象外陰內陽，陽藏陰中，以陰陽分清濁，則陽清陰濁，以腎比之，則為精華（清）藏於陰臟之中。

腎主水，坎為水卦，坎☵中之陽即腎陽，腎主水主要體現在腎中真陽對水液的氣化蒸騰，使之為用的功效上。《醫碥・氣》云：「腎水為坎中之陽所蒸，則成氣，上騰至肺，所謂精化為氣，地氣上為雲也。氣歸於肺，復化為水，肺布水精，下輸膀胱，五經並行（水之精者行於經脈）。所謂水出高源，天氣下為雨也。」

腎主納氣，《醫碥‧氣》謂：「血即天一之水，氣為坎中之陽，同根於腎，無岐出也。氣根於腎，亦歸於腎，故曰腎納氣，其息深深。」

以上僅為淺嘗，八卦與五臟關係更詳盡的發揮，將在〈象之篇〉的藏象內容中呈現。不欲慢吞細嚥者，現在就可直接翻到該篇一睹全貌。

②**八卦與形體官竅**：八卦亦可因其意象而與形體官竅相配。張景岳在《類經附翼‧醫易義》言：「以形體言之，則乾為首，陽尊居上也；坤為腹，陰廣容物也；坎為耳，陽聰於內也；離為目，陽明在外也；兌為口，拆開於上也；巽為股，兩垂而下也；艮為手，陽居於前也；震為足，剛動在下也。天不足西北，故耳目之左明於右；地不滿東南，故手足之右強於左。知乎此，而人身之體用，象在其中矣。」見圖24。

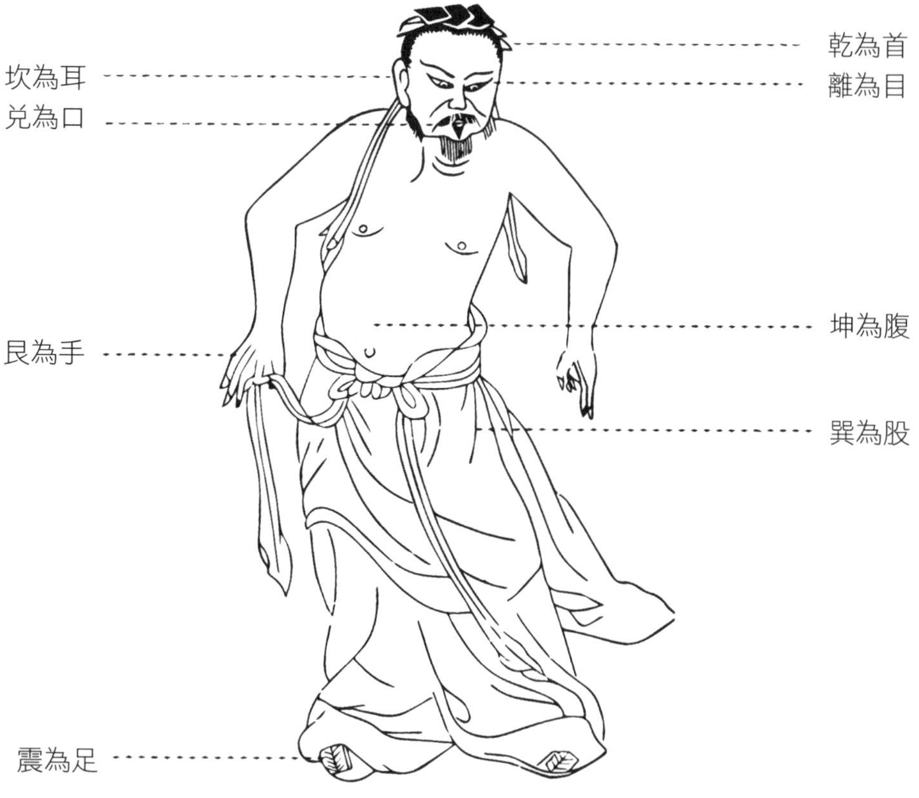

圖24　八卦與形體官竅

這一段內容有的易解，有的難明，這裡略作解釋：「乾為首，陽尊居上也」易明，不須解說；「坤為腹」也不難，坤者，脾土也，脾為至陰之臟，居大腹，功主納物、化物，故謂「陰廣容物也」；「坎為耳，陽聰於內也」謂坎☵之象，陽爻居於內，耳以聰為功，而耳之聰是靠其內之陽氣以感音、傳音；「離為目，陽明在外也」謂目以明為用，而目之明，象合於離卦☲兩陽爻包一陰爻，陽爻在外則其明可顯，離卦與目相配其實是老資格了，〈說卦傳〉中就是這樣配的，其時卦與醫還沒有開始合作呢，大家認真看看☲的形象，是不是與目大體相像？「兌為口，拆開於上也」易解，取象歌云「兌上缺」，即言兌卦☱之象開口於上；「巽為股，兩垂而下也」一句在理解上要將巽卦☴之象作一變化，即將其初爻⚋的兩短橫拉成兩豎來看，則其形就像兩條大腿支撐著軀幹；「艮為手，陽居於前也」這句有點費解，本來直立之人，其手與足無所謂前與後，如果說有，只能是參照人彎腰而勞作之時了，中國是農業大國，如此勞作者的確居多，「陽居於前」是言艮卦☶之陽爻居上，在《易》體系中，上，有時也可以理解為前；「震為足」不難理解，足在下，其功在於走動，震之意本就為動，且震卦☳之象，陽爻在下，陽主動，故謂「剛動在下也」。這段文字有何作用？其一，應是鍛煉醫學上的得象會意水平；其二，難以排除古代一些醫者以得卦來候病位之所在，尤其是碰到病人伸出手不說話而考醫師之時，至少在心理上是多了一種診察方式，至於效果如何，不屬於本文所欲考究範圍。

而「天不足西北，故耳目之左明於右；地不滿東南，故手足之右強於左」兩句就有點繞了。為什麼說「天不足西北，地不滿東南」呢？我們不妨先復習一下中學學過的中國地理，中國的地勢是西北高而東南低。西北地勢高，天就自然顯得低了，故云「天不足」；東南地勢本就低，因此「地不滿」就不存爭議了。上段內容的推斷不純粹是地勢問題，也牽涉到陰陽理論，欲說清楚，就得借助圖25的太極方位圖。東南方（圖之左上）炎熱，故屬陽；西北方（圖之右下）寒冷，故屬陰，這是方位太極的主基調。回看原句，再以陰陽之理會之，西北方屬陰，而天屬陽，根據陰陽對立制約原理，屬陰的方位自然就陽

（天）不足，故云「天不足西北」；同理，東南方屬陽，而地屬陰，屬陽之方位自然就陰（地）不足，故曰「地不滿東南」。這裡，真實地勢與陰陽之理竟然絲絲入扣，很奇妙吧？為了便於理解原句，我們作一反向表述，就成了「天足於東南（左上屬陽）」、「地滿於西北（右下屬陰）」。現在，可以與「耳目之左明於右」與「手足之右強於左」互參了。耳目與手足比，耳目在上屬陽，手足在下屬陰。耳目既然屬陽，自然就應該在屬陽的左之位強；手足既然屬陰，自然就應該在屬陰的右之位強了。其與「天不足西北，地不滿東南」屬拐了一個大彎的同理相參。這段實際上是對常見生理現象的一種《易》解，「手足之右強於左」在概率上是符合人類手足運用的一般規律的，至於「耳目之左明於右」是否符合概率統計，則有待考證。

③**八卦與八綱**：八綱與八卦有著結構上的相似性。八卦在結構上可分為四陽卦與四陰卦。所謂四陽卦，即乾為父、震為長男、坎為中男、艮為少男；四陰卦，即坤為母、巽為長女、離為中女、兌為少女。其關係見圖26。該圖引自朱熹《周易本義》。

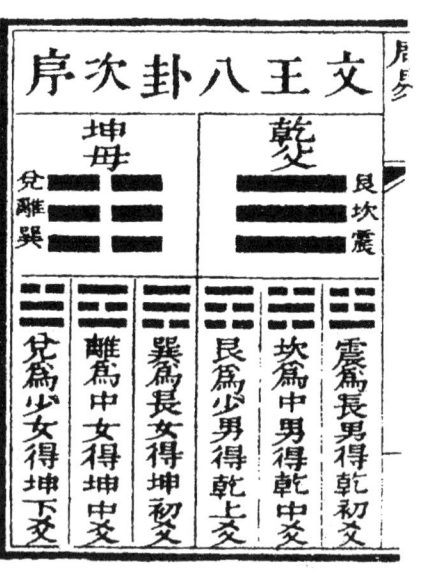

圖26　文王八卦次序圖

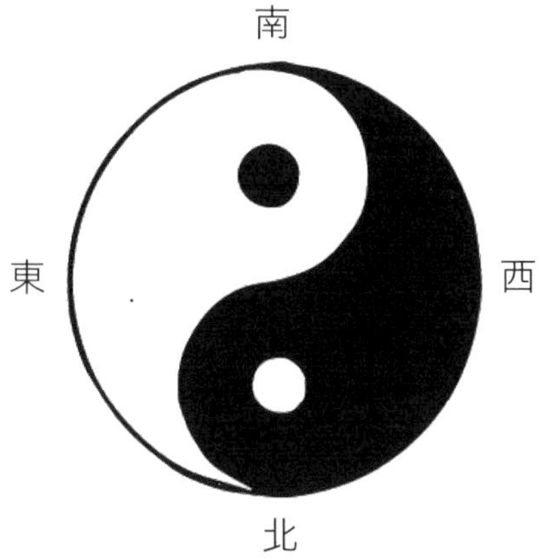

圖25　太極方位

我們先看看乾父坤母是如何生出三對兒女的？

《周易・說卦》給出的解釋是：「乾，天也，故稱乎父；坤，地也，故稱乎母。震一索而得男，故謂之長男。巽一索而得女，故謂之長女。坎再索而得男，故謂之中男。離再索而得女，故謂之中女。艮三索而得男，故謂之少男。兌三索而得女，故謂之少女。」

這段話講的是乾、坤兩卦與其餘六卦的關係。索，求也，震、坎、艮、巽、離、兌等六卦皆為乾父、坤母兩卦互索所生的子女。其中女兒以乾父為本，求索於坤母之陰爻而生；兒子則以坤母為本，求索於乾父之陽爻而成。這像不像老百姓常說的女兒多像父親，兒子多像母親？

再往細裡說，女兒是以乾父為本，乾求坤，坤卦應乾卦三次求索，將其下、中、上三個陰爻按順序分別輸入乾之下、中、上三個爻位而生出。

在乾卦☰基礎上，得坤卦☷之初（陰）爻，並置於☰之初爻位，則☰變為巽☴，為長女；

在乾卦☰基礎上，得坤卦☷之中（陰）爻，並置於☰之中爻位，則☰變為離☲，為中女；

在乾卦☰基礎上，得坤卦☷之上（陰）爻，並置於☰之上爻位，則☰變為兌☱，為少女。

長、中、少的排序與前述爻的排序一樣是依次從下往上。我們將☴、☲、☱三卦並列來看就很清楚了，☴是☰的初爻變陰爻，☲是☰的中爻變陰爻，☱是☰的上爻變陰爻，這就是所謂的巽、離、兌三陰卦，本於乾卦，坤來化之。

同樣的道理，兒子是以坤母為本，坤求乾，乾卦應坤卦三次求索，將其下、中、上三個陽爻按順序分別輸入坤之下、中、上三個爻位而生出。

在坤卦☷基礎上，得乾卦☰之初（陽）爻，並置於☷之初爻位，則☷變為震☳，為長男；

在坤卦☷基礎上，得乾卦☰之中（陽）爻，並置於☷之中爻位，則☷變為坎☵，為中男；

在坤卦☷基礎上，得乾卦☰之上（陽）爻，並置於☷之上爻位，則☷變為艮☶，為少男。

我們將☳、☵、☶三卦並列來看，☳是☷的初爻變陽爻，☵是☷的中爻變陽爻，☶是☷的上爻變陽爻。即震、坎、艮三陽卦，本於坤卦，乾來化之。

大家發現沒有，這裡有一個有趣的現象：巽☴、離☲、兌☱三陰卦，由於本於乾卦，均是兩個陽爻一個陰爻；而震☳、坎☵、艮☶三陽卦，由於本於坤卦，均是兩個陰爻一個陽爻。這就是所謂的陽卦多陰、陰卦多陽了，聰明的古人，將陰陽互藏與互根的道理深藏其中。

還有更有趣的地方，在陽卦中僅有的一個陽爻處於「至少之地」，但卻決定了該卦為陽卦；陰卦中僅有的一個陰爻處於「至少之地」，卻決定了該卦為陰卦。為什麼呢？王弼《周易略例・明彖》解釋得明白：「夫陰陽相求之物，以所求者貴也。」說白了就是物以稀為貴的道理，因為所求不易，所以更加寶貴，這就形成了三爻卦的卦主之說。卦主即一卦之中起決定作用的那一個爻。據此理就有了「小成之卦八，震巽下為主，坎離中為主，艮兌上為主，此因乾坤交易而定也。」（《易纂言外翼》卷一）

這段本來主論八綱，但卦主之說，卻涉及藏象，所以忍不住先插上一說。

譬如坎☵為水，配腎。腎主水，主要依賴腎陽的氣化；腎主納氣，腎氣足則下納有權；腎藏精，亦賴腎氣之蟄。諸功無不以坎中之陽為用，則坎陽為卦主之意已明。又太陰之臟，兩陰爻中夾一陽爻，「物以稀為貴」，所以腎中水火，以命火為要，是很多醫家的共識。

震卦☳屬木，配肝（注：巽卦為兼配）。☳下之一陽爻為卦主，陽位於下，其性主升，因此就有了上升空間；其上兩個陰爻中空，又為其提供了上升通道。於是疏泄、主升、條達舒暢得以發揮。

兌卦☱屬金，配肺（注：乾卦為兼配）。☱上之一陰爻為卦主，陰位於上，其性主降，肺以降為主的功能趨向因此而彰。且此爻是兌為澤（湖泊）之據，又與肺主行水之功相應。

離卦☲屬火，配心。☲中的陰爻為卦主。心主血脈，以陽氣為動力，則卦主之功似未顯，但主血脈的最終目的是什麼？無非就是運血於全身以供利用，血即離中之陰，卦主身分略現。且太陽之臟，火易太過，終須心陰來制。然如此解釋離之卦主，實分量不足。有沒有分量更足的理由？有！但此解牽涉到「心主神明」中元神與識神之用，過於複雜，此處先賣個關子，留待〈象之篇〉的藏象內容再說。

現在言歸正傳，回到八卦與八綱關係。乾坤二卦由於在不同的時位相互求索，「乾道成男，坤道成女」（《周易・繫辭上》），坤體得乾爻則成男，乾體得坤爻則成女。乾坤互求，男女媾精，結果由兩個純陽、純陰卦，發展成八個由不同陰陽爻排列組合而成的相對複雜的家庭式卦群。四陽卦與四陰卦的衍生，再結合兩儀生四象、四象生八卦的過程，使我們明白，陰陽兩要素是通過怎樣的相互作用而由低級到高級逐步演進的。

我們看看八綱結構與四陽卦、四陰卦這個家庭式卦群有何相似之處。八綱首先確立陰陽兩總綱，其中陽證可含表、熱、實證；陰證則含裡、寒、虛證。這裡陰陽兩綱就如八卦的乾坤兩個父母卦，而表、裡、寒、熱、虛、實就如乾坤派生出來的子女卦，其中表、熱、實與三陽卦相類；裡、寒、虛與三陰卦相像。張景岳在《景岳全書・傳忠錄上》的〈陰陽篇〉與〈六變辨〉以「兩綱六變」論陰、陽、表、裡、寒、熱、虛、實，由兩綱含六變，六變顯兩綱的格局不難看出其中的八卦模式，並使八綱漸成簡明的辨證方法。

八綱與八卦的相通還表現在兩者均可在八卦或八綱的基礎上再任意排列組合而產生新的卦或證。八卦是三爻卦，而當八卦與八卦疊合，「剛柔相摩，八卦相盪」（《周易・繫辭上》）則可成六爻的六十四卦，更進一步則可分析構成卦的基元——爻及其位列與關係；八綱亦同樣具有可排列組合性質，如表熱、表實、裡寒、裡虛，甚至還可更細化成裡虛寒、表實熱等，更進一步則可分析構成證的基元——症徵及其組合。

八卦與八綱，兩者在構型、組合、變化上的一脈相承實可一目了然。

④八卦與六經：八卦與六經，乍一看，一個基數為八，一個基數為六，似乎互不搭界。但認真思

量，六實源於八，何故？六經表面是六，實則六經是先分陰陽，以陰陽來統六經，則六經先分的陰陽就類似乾坤二卦，其餘六經則類六個子女卦。其中太陽、陽明、少陽與三陽卦類；太陰、少陰、厥陰與三陰卦類。再進一步，太陽為三陽、陽明為二陽、少陽為一陽，太陰為三陰、少陰為二陰、厥陰為一陰，此與《易》之震為長男、坎為中男、艮為少男，巽為長女、離為中女、兌為少女在格局上如出一轍。

八卦「剛柔相摩，八卦相盪」的排列組合方式也體現於六經辨證，六經病證亦具可排列組合性質，如太陽陽明合病、少陽陽明並病、太少兩感證等。從變化相類看，當卦的基元——爻產生變化時，就產生新的卦，謂之變卦；而某經證的基元——症徵及其組合發生變化，就有可能出現變證或發生傳變。

⑤**八卦與脈象**：《瀕湖脈學》裡的「浮脈法天，有輕清在上之象，在卦為乾，在時為秋，在人為肺」、「沉脈法地，有淵泉在下之象，在卦為坎，在時為冬，在人為腎」、「洪脈在卦為離，在時為夏，在人為心」、「緩脈在卦為坤，在時為四季，在人為脾」、「弦脈在卦為震，在時為春，在人為肝」均為以卦論脈。

⑥**八卦與藥象**：以藥象與卦象的相似性來推其藥理在古代本草典籍中並不乏見。

比如《本草綱目・石之三》解朱砂：「丹砂生於炎方，稟離火之氣而成，體陽而性陰，故外顯丹色而內含真汞。其氣不熱而寒，離中有陰也。其味不苦而甘，火中有土也。」《本草備要・金石水土部》也列出來：「丹砂（重，鎮心，定驚，瀉熱）。體陽性陰（內含陰汞），味甘而涼，色赤屬火（性反涼者，離中虛，有陰也；味不苦而甘者，火中有土也）。」

再比如《溫病條辨・下焦篇》解小定風珠中淡菜說：「淡菜生於鹹水之中而能淡，外偶內奇，有坎卦之象，能補陰中之真陽，其形翕闔，故又能潛真陽之上動。」這裡有一個補充說明，由於陽爻⚊一橫不斷，屬單數、奇數；而陰爻⚋是兩個斷開的小短橫，為雙數、偶數，故《易》體系是以奇數論陽，偶數論陰。淡菜之論是以五味淡屬陽，鹹屬陰為據而解。淡菜之味淡應陽之象，為☵中陽爻，此即「內奇」；淡菜生於鹹水，鹹屬陰，應☵外的兩個陰爻，此即「外偶」。觀此象，淡菜本身是陰中之陽，故云「補陰中之真陽」。

⑦**八卦與方象：**以八卦之象啟示方的立意亦時有所見。

比如清震湯善治雷頭風，其證見頭痛極不可忍，頭面疙瘩腫痛，目痛，憎寒壯熱，狀如傷寒。震為雷，清震者，消雷也。此病名、方名均源於震卦。之所以以震命名，皆因方中荷葉色青氣香，其象如仰盂之震☳，李東垣《內外傷辨惑論》卷下謂：「荷葉之一物，中央空虛，象震卦之體。」故能助胃中清陽上行，升散頭目瘴癘濕熱。

又如巽順丸，主治婦女倒經、男子咳嗽吐血，均為血上溢之證。取義於巽卦☴。巽卦一陰爻伏於兩陽爻之下，象徵陰伏而順從於陽；血屬陰，若陰血順從於陽，被陽所伏制而不上溢，則血寧而順。八卦各可與動物相配，《周易・說卦》中將雞配於巽卦，方中以白毛烏骨雞為君藥，雞本就有巽意，更兼外白內黑，即外陽內陰，外與上通，內與下通，則白毛與烏骨便使上陽下陰的巽☴意愈加分明了。男用雌雞，女用雄雞，取陰陽交感之意。更添烏賊骨、茜根、鮑魚以止血收斂而竟全功。

以上所述有沒有道理，是否牽強，先別忙著下結論，等看完整本書，對「象」世界有一個更深入的認識時再來評論吧！

八卦之用，在〈道之篇〉與〈象之篇〉才算大顯，在此先作預告。

第二節 六十四卦位義參

八卦代表「天、地、雷、風、水、火、山、澤」八種事物的基本形態，又代表上述事物「健、順、動、入、陷、麗、止、說」的八種基本德行、性狀。而《周易・說卦》所言的「雷以動之，風以散之，雨以潤之，日以烜之，艮以止之，兌以說之，乾以君之，坤以藏之」則是萬物生成的八種基本作用方式。八卦相錯，相盪相摩，三個爻的八卦兩兩相疊即為六個爻的六十四卦，從而演化出世界的萬事萬物，反映宇宙間不同的複雜變化。正所謂：「八卦而小成，引而伸之，觸類而長之，天下之能事畢矣。」（《周易・繫辭上》）

六十四卦既可由八卦兩兩相疊而成，也可據一分為二原則在「易有太極，是生兩儀，兩儀生四象，四象生八卦」之後再八分為十六，十六分為三十二，三十二分為六十四。其逐層演化機制與上述「兩儀生四象，四象生八卦」程式一樣，見圖27。

由於八卦是構成六十四卦的基本要素，故又稱為八經卦，六十四卦則稱為別卦。

由於六十四卦是由八卦兩兩相疊而成，因此八卦兩兩間就可形成錯綜複雜的關係。搞關係，向來是中國人之所長，這種擅長在以下的卦位及相關內容中得以充分體現。卦位，即兩個八經卦相重之位，常用的有上下之位、前後之位、內外之位、左右之位、遠近之位……卦象包括卦位，卦位屬於卦象的有機組成部分。

學習卦位，既是學《易》的基礎，也是一種中國人思維方式的熟習與順應，醫者更可從卦的位義上領略醫理。

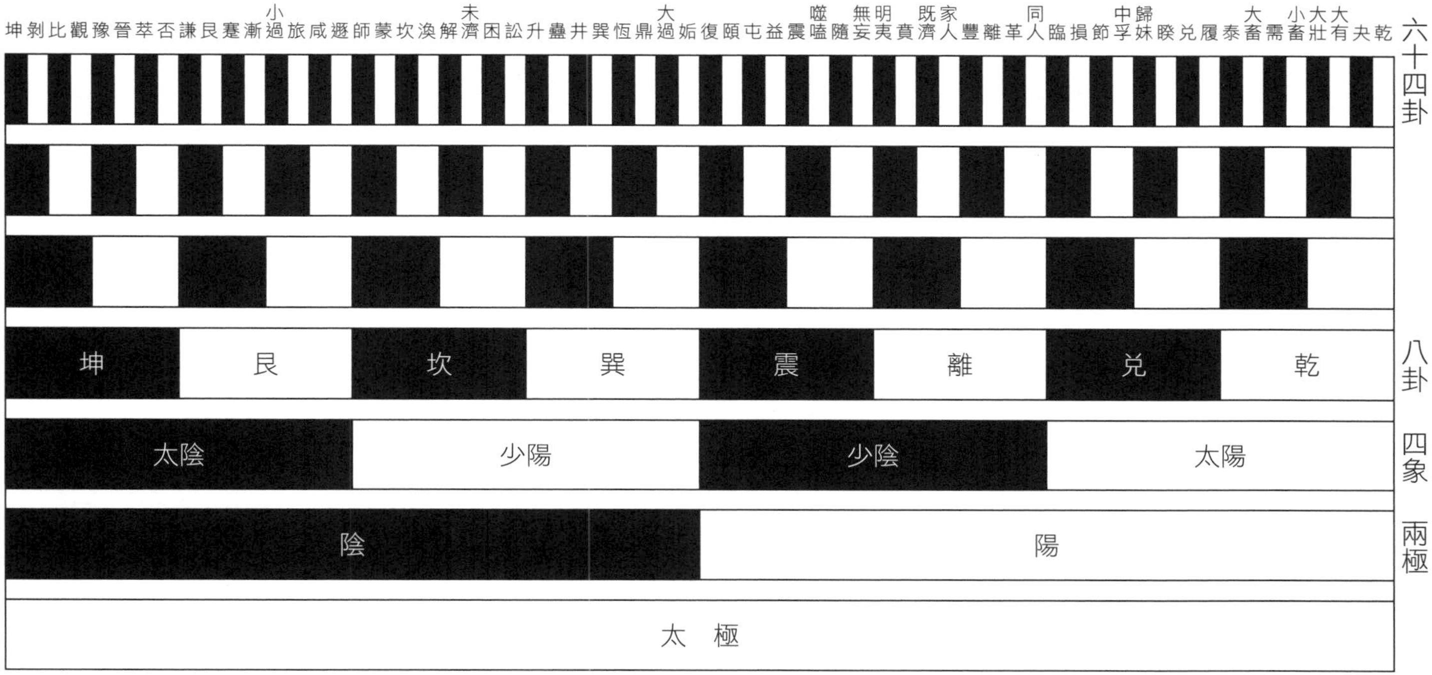

圖27　伏羲六十四卦次序長圖[1]

1 楊力，《周易與中醫學》，北京：北京科學技術出版社，一九九七年，頁五四。

（一）上下之位

兩經卦相重，有上下之位，又稱上卦下卦，表示上下關係。

如蒙卦䷃，其組成是坎☵在下、艮☶在上，艮為山而坎為水（泉）。象曰：「山下出泉，蒙，君子以果行育德。」由於坎為水、為陷、為險，因此，山下出泉，意為出而遇險，若人蒙稚。此時，君子當果斷堅定以行事，如水之必行，雖有險阻也無所畏懼，並以此培育自己的品德。「山下出泉」在這裡表明的就是坎下艮上的卦位關係。

若從鍛煉象思維的角度看，蒙之卦象對中醫來說是很有些意思的，其象上艮土下坎水，正是脾胃與腎的上下位置關係，古人得之，或會判為脾腎同病，且與水相關，病有隱險，醫者如能果斷堅定地按則而治，當可化險為夷。若再仔細研判，則君子果斷堅定也好，水之必行也好，都指向以坎中陽爻（卦主）為用，故治療當以調腎中命火為要。各行各業在得其象之後可各會其意，方式大抵如是。

（二）前後之位

上卦可稱前卦，下卦可稱後卦，表示前後關係。

如需卦䷄，其組成是乾☰在下、坎☵在上。象曰：「需，須也，險在前也。剛健而不陷，其義不困窮矣……利涉大川，往有功也。」此卦，坎在上，上為前，坎為水，如江河險阻，故曰：「險在前也。」需，有待的意思，以乾遇坎，乾健而坎險，雖然有險阻（坎）在前面，面對艱難，只要君子（乾）剛健中正而又不失應有的大義，審時度勢，待時而進，將利於通過大川而成功。

此卦以醫會之，同樣是得水病而遇險，唯其險見於前（外）卦，外者，顯也，則險象較蒙卦明顯，但君子（醫者）乾健中正（診斷準確而又處事果斷，審時度勢而為之）同樣可以成功，成功的關鍵在於乾陽，乾陽三爻皆陽，提示一身之陽氣皆可利用，不像蒙卦般以坎陽為主。但這裡溫陽的重心不是溫補，而是溫通，因為「天行健」，乾陽以流通暢行為健。藥物當以附子為首選，《本草備要・草部二》言：「附子：辛甘有毒，大熱純陽。其性浮而不沉，其用走而不守，通行十二經，無所不至。」治陽虛水泛的真武湯不以守而不走的乾薑助其熱而制其走，反以溫散之生薑助其通，其立意與本卦義大體相同。

讀者或疑，學《易》是否就是為了得卦來診病求則？其實這未屬《易》之大用。試想，醫學是專門研究生命、健康、疾病的學問，如果一個苦學多年的專業醫師，憑專門對付疾病的專業知識尚不能明診斷、了治則，反寄望於從自已僅有業餘水平，又不是專為診治疾病而設的易學中求診治，不是有點捨本逐末嗎？這裡之所以用醫學舉例，是因為本書的讀者，不是為醫者，就是中醫愛好者，以醫為例，能使讀者在象、義、理上更容易聯通而已。《易》對醫的啟示有著更大的氣象，在本書其他內容不難覓得。

（三）內外之位

上卦可稱外卦，下卦可稱內卦，表示內外關係。

如明夷卦䷣，其組成是離☲在下、坤☷在上。彖曰：「明入地中，明夷，內文明而外柔順，以蒙大難，文王以之。」此卦內卦為離，離為火，文明之象；外卦為坤，坤為地，柔順之象。周文王被商紂王（帝辛）囚禁時，效法此卦內明外柔，守著志向之象，得脫大難。

明夷之象，火在地下，火色漸晦，亦為日已西沉，低於地平之徵，日落則陽消陰盛，比之於醫就是陽氣漸虛，尚幸火在土下雖虛而未浮，補其虛就是了。

此卦原喻文王受困，於醫則是陽氣被晦，看上去都不是啥好事，那是否凡遇此卦就言不吉？也不盡然，卦實際上是針對原來想問什麼來作解的。假如古人欲知未來之妻品貌如何？得一明夷卦，則性格學識資訊為：內文明而外柔順——性格柔順而聰慧之人。體貌資訊為：外卦坤為順為厚，內卦離為麗。以象為判：體型較豐，貌美柔順而不張揚，實際上就是不會讓人一見驚豔，但較耐看的那一種。至於好與不好，自可各花入各眼。可見象理之用，是因適而宜的，不是在這一領域不好，放到另一領域也一定不好的。

此外，左右之位——上卦可稱左卦，下卦可稱右卦，表示左右關係；遠近之位——上卦可稱遠卦，下卦可稱近卦，表示遠近關係，為免囉唆，在此不一一舉例。見圖28。

須注意的是：學《易》一定要有靈活機變之心，方不易出錯。《易經》以卜為用，則以卜為例較易明白其理。假設出門想知當地有雨否？得一需卦䷄，您會怎麼判斷？一般初學

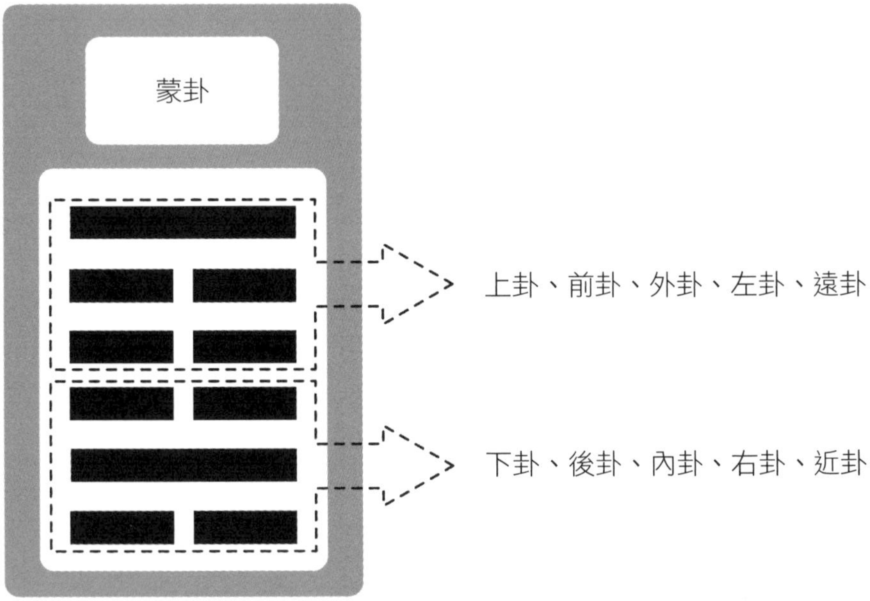

圖28　蒙卦卦位示意

者或會如此分析：需卦為乾☰在下、坎☵在上，乾為天，坎為水（雨），則天上有雨，多判為有雨。其實欲知當地有雨否，不但要著眼於天上是否有水，還須注意「當地」二字，若加留心，您會發現，需中之坎（水）處於外卦、遠卦，則當判為遠處有雨、周邊有雨而當地無雨。易者，活也。

（四）剛柔之位

兩卦相重有剛位柔位，其中陽卦為剛卦，陰卦為柔卦，見表4。

表4　剛卦和柔卦

剛卦	乾卦☰	震卦☳	坎卦☵	艮卦☶
柔卦	坤卦☷	巽卦☴	離卦☲	兌卦☱

陰陽學說中有一陰陽交感的觀念。交感，即陰陽二氣在運動中相互感應而處在一個統一體中的交合作用過程。陰陽的對立、互根、消長、轉化等作用均以此為基，事物也由此產生各種變化。

陰陽交感的理論源自咸卦䷞。彖曰：「咸，感也，柔上而剛下，二氣感應以相與。止而說，男下女，是以亨利貞，取女吉也。天地感而萬物化生，聖人感人心而天下和平。觀其所感，而天地萬物之情可見矣。」此卦之所以能代表交感，上下之位及剛柔之象是關鍵。兌☱為澤，為少女卦，屬陰卦，柔而居於上；艮☶為山，為少男卦，屬陽卦，剛而居於下。故稱男下女（上）。居於上之陰順其自性就當降，居於下之陽順其自性就當升，於是陰陽二氣在相互的升降運動中就會感應而交合。類比自然界，則山氣自下而上，澤氣自上而下，此為「山澤通氣」，象徵自然界中陰陽二氣相感相應，以生萬物。若類比人類感情，男女之間的感應還有比少男少女間更微妙的嗎？《詩經》裡「關關雎鳩，在河之洲。窈窕淑女，君子好逑」不就是對這種感覺的傳神寫照嗎？卦中男（剛）以禮下於女（柔），故有娶女吉利的象徵。此卦之感可謂豐富，有上下感、升降感、山澤感、男女感、剛柔感、陰陽感。

陰陽交感，在中醫學是個重要理念。「人以天地之氣生」（《素問・寶命全形論》），然天地之氣何以生人？實源於天地之氣交。而天地氣交的主要形式是地氣上升，天氣下降。即《周易・繫辭下》所言的「天地絪縕，萬物化醇」，於人類而言則是「男女構精，萬物化生」。於臟腑協調言，心腎相交、肝升肺降、脾升胃降、脾胃燥濕相濟均為交感；於臟腑高下言，心肺在上，在上者功能趨向宜降，肝脾腎在下，在下者功能趨向宜升。升降相因，協調為用，即為交感。交即為通，通則泰，泰則安；不交即不通，不通則否，否則病。故治養均求臟腑之氣交而感之。

（五）象形卦位

象形卦位即利用卦象與卦位的搭配，直接顯示出卦的形象與本義。

如鼎卦 ䷱，鼎的完整形象應是鼎上燃火，鼎卦的組成是巽 ☴ 在下、離 ☲ 在上。離為火，在上，而巽之形為 ☴，若將其下位的陰爻看作兩隻拉直的腳，☴ 就是鼎形。這是直接以上下兩卦之形顯出鼎上有火的意象。學《易》最需要這種意象思維，能從卦形看出意蘊，方算初窺門徑。

在古代文化中，鼎卦最容易讓人聯想到的就是道家的內丹術，皆因煉丹首先就要有鼎，還須有火、有風，更以風之大小來調控火候，這些因素，恰好就是鼎卦的要素。當然，煉丹還有一樣東西是必不可少的，就是所烹煉的藥物。那麼，內丹是如何煉的呢？它是參照「天人相應」思想，以「人身是一小天地」的理念來進行性（神）、命（形）上的修煉。大體而言，是以人的身體為鼎爐，以精氣神為藥物，以呼吸為巽風，以意念及呼吸的運用為火候。其火又可分文火與武火，有為而急運者為武火，無為而緩運者為文火。通過對「精、氣、神」一系列精細的烹煉程序，以求最終在體內結成金丹，以達成強身健體、延年益壽，提高生命功能的目的。

鼎卦的風火相煽對醫學又有什麼啟示呢？既然風可助火威，則火不足時，自可求助於風，尤其在心陽虛與脾陽虛時。因為心主血脈，其陽以通為要；脾主運化，其陽以運為健。風在自然界是氣流，在人體就是氣。人體之風源有二：其一是肝，巽為風，五行屬木，配肝，肝主疏泄，本質上就是讓人體的風氣流行。所以，疏肝有助心陽通達，心脈通暢，亦有助脾陽健運。其二是肺，肺主呼吸，司人體氣之出入，所以呼吸鍛煉，亦有助心脾功能。讀者或疑，這裡為何不提風可助腎陽呢？皆因腎主蟄藏，坎陽又是水中之火，其陽以守位為要，故不欲風氣鼓蕩太過，以免失守。有時即使需要風，大抵所需也是和緩之風，如氣納丹田時的細、慢、勻、長之呼吸。

（六）旁通卦位

據起卦程式而得的卦稱原卦或本卦。旁通卦位又稱為錯卦，為原卦的爻性全變，陰陽全反，即將原卦的陰爻變陽爻，陽爻變陰爻而得。錯者，陰陽交錯也。最典型的如乾卦 ䷀ 六爻全陽，與坤卦 ䷁ 六爻全陰，則互為錯卦。

再如履卦 ䷉ 與謙卦 ䷎，履卦是第三爻陰，其餘爻全陽，謙卦剛好相反，是第三爻陽，其餘爻全陰，則兩卦是陰陽爻全錯。假如履卦是原卦，則謙卦為其錯卦；假如謙卦是原卦，則履卦為其錯卦，故履卦與謙卦互為錯卦，見圖29。錯卦是將問題從反面來看，不但是整體的相反，連內部細節也相反。

中醫的寒證與熱證就如同一對錯卦。寒證：惡寒或畏寒，或局部冷感，面色白，口不渴，分泌物或排泄物清稀，舌淡苔白，脈遲。熱證：惡熱或發熱，或局部熱感，面色紅，口渴，分泌物或排泄物黃濁，舌紅苔黃，脈數。兩者不但證之名相反，連具體症徵也相反。「寒者熱之」、「熱者寒之」、「虛則補之」、「實則瀉之」的治則與所治證的關係亦如錯卦，是治象與證象的完全相反。

（七）反象卦位

反象卦位又稱綜卦、覆卦、反易、倒象。來知德的《周易集注・易經字義》云：「綜者，陰陽上下相顛倒也。」即兩個對比卦的六爻呈一百八十度反轉顛倒之象。

如渙卦與節卦是一對綜卦，見圖30。渙卦的卦象為䷺，下坎上巽；節卦卦象則為䷻，下兌上坎。我們再看屯與蒙這一對，屯卦卦象是䷂，下震上坎；而蒙卦卦象是䷃，下坎上艮。我們千萬別把兩個卦當作是上下卦換位，綜卦的本質不是上下卦換位，而是將原卦旋轉了一百八十度來看，最簡單的方法就是將本書倒過來看，您就會發現原來的屯卦䷂在視象上就變成了蒙卦䷃。綜卦是將問題從相反的方向或角度看待。

中醫學中這種反象及其應用比比皆是。《本草述鉤元・隰草部》論麻黃與麻黃根時說：「麻黃根節與莖，同是透陽而出之一物，卻即有不凌節而出之妙存焉，易遇渙而受之以節，雖微物亦具斯意也。更如洗心之治，和節用之，其意不外於透陽但有節次，俾陽之透者仍有守爾。明此則去節用，與獨用節，或和節用，均堪以意裁之矣。」文中「易遇渙而受之以節」說的就是麻黃莖形中空，中空即透，發汗力強，恰似渙卦䷺之散；而麻黃根節實滿，節則有節制，故有止汗之功，恰似渙之綜卦——節卦䷻。蓮藕與藕節的關係也有異曲同工之妙。蓮藕有孔，中空而通，熟則色粉紅，故入血而活血，

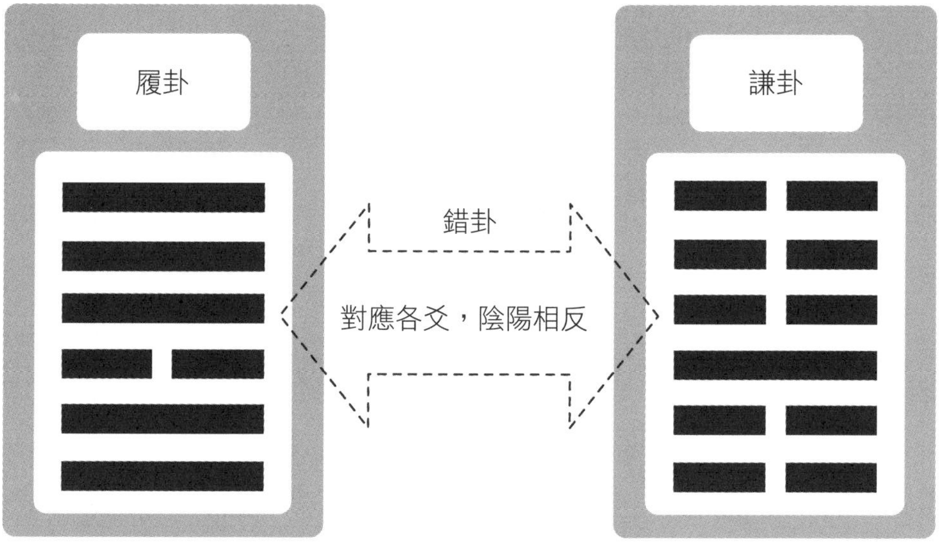

圖29　履卦和謙卦互為錯卦

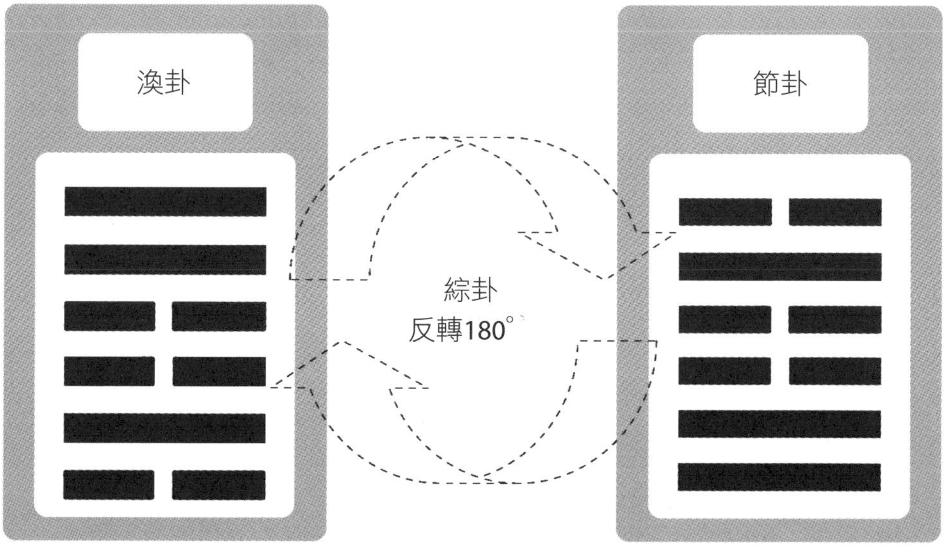

圖30　渙卦與節卦互為綜卦

產後忌生冷，獨不忌藕，就是因為蓮藕具活血之功；而藕節是節，節有節制，故藕節能止血，但藕節亦有孔洞，故亦能活血，綜合其功則既能活血也能止血，故將之歸入活血止血藥類。廣東盛產荔枝，吃荔枝過多每易上火，廣東人有以荔枝殼解之，這裡有沒有道理？我們且看《本草綱目・果之三》是怎麼說荔枝殼的：「痘瘡出發不爽快，煎湯飲之；又解荔枝熱，浸水飲。」《本草綱目拾遺》卷八也說：「或飲荔支酒過醉，則以荔支殼浸水飲之。」以荔枝殼解荔枝熱，是否利用的也是一種食物不同部位間的反象意蘊？

古醫家亦常利用藥象與病象相反而取效。比如天麻能祛風，這個連老百姓都知道，但若問天麻為什麼能祛風，估計包括中醫師在內大多數人都答不上來。且看《本草備要・草部一》是怎樣解釋的：「根類黃瓜，莖名赤箭。有風不動，無風反搖，一名定風草。」即天麻之所以祛風，在於「有風不動，無風反搖」而與風形成反象。

也許有些人會不以為然，這純屬巧合吧？那麼我們不妨再多看一個例子。

獨活是祛風濕藥，對於其祛風作用，我們學中藥的時候一般是死記硬背。《本草乘雅半偈》卷三解釋了：「動搖萬物者，莫疾乎風。故萬物莫不因風以為動搖，唯獨活不然。有風，獨立不動；無風，獨能自搖。」看看，又是「有風，獨立不動；無風，獨能自搖」。大家可以想一想這裡面有沒有隱藏著一些值得思考的東西？

（八）交對卦位

交對卦位又叫交卦。即原卦內外兩卦交相移位，上卦變下卦，下卦變上卦，上下易象，表示從對方的位置來看問題。三國的諸葛亮與司馬懿老對手過招，就常用這種方式來互相揣摩、互相算計、互相攻心。好棋者對此思考方式是再熟悉不過了，這就是現代人所謂的換位思考。

如恆卦與益卦就是互為交卦。恆卦的卦象為䷟，下巽上震；益卦的卦象為䷩，下震上巽，見圖31。注意！交卦與綜卦不同，以屯卦䷂為例，屯卦的綜卦是蒙卦，其卦象是䷃，兩者是反轉了一百八十度，而屯卦的交卦是解卦䷧，兩者的關係是上下卦易位。

現時醫患關係緊張，一些患者易受為吸引眼球而喜將醫者妖魔化的某些媒體影響，往往對醫生充滿警覺；而醫者為自我保護又易有過度檢查、過度治療的行為，均為缺乏互信。若醫患雙方都能從對方的立場考慮問題，多加溝通，學會換位思考，就算不能完全解決醫患問題，至少也能緩和這類矛盾。

（九）內互之卦

內互之卦又叫互卦。即將起卦所得的本卦六個爻中的上、下爻去掉，以當中二、三、四、五爻為互組基礎，重新組成一卦。其中的二、三、四爻（所

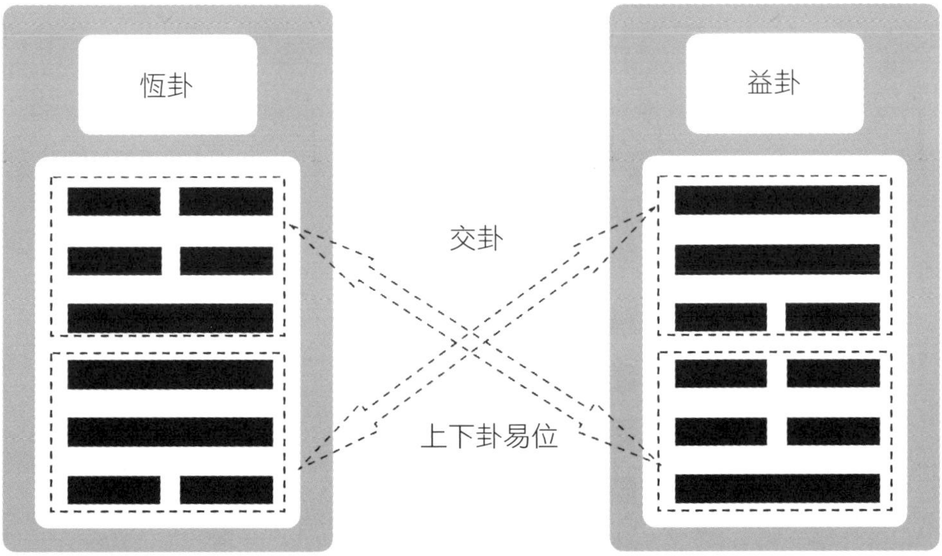

圖31　恆卦與益卦互為交卦

餘四個爻中的下三個爻）形成下卦，三、四、五爻（所餘四個爻中的上三個爻）形成上卦，再上下卦疊加組成新的卦。用以解剖原卦的細節。

以旅卦䷷為例，首先將其六個爻中的上、下爻去掉，保留中間四個爻，其中的二、三、四爻形成下卦巽☴，三、四、五爻形成上卦兌☱，巽下兌上就組成了大過卦䷛，則大過卦就是旅卦䷷的互卦。其拆分與重組過程見圖32。

如果我們覺得細節還不夠清楚，還想進一步往下看，則可以大過卦䷛為基礎再取互卦。同樣，首先將其六個爻中的上、下爻去掉，保留中間四個爻，其中的二、三、四爻形成下卦乾☰，三、四、五爻形成上卦也是乾☰，乾下乾上一組合，為六爻之乾卦䷀。即乾卦為大過卦的互卦，或旅卦的再互卦、互互卦。若嫌不夠，還可繼續互下去。但須注意，乾卦因六爻全陽，其互卦仍是乾；坤卦因六爻全陰，其互卦仍是坤，故乾、坤兩卦無互卦。於是本例之互就到乾卦為止，不能再往下互了。一般互卦多取第一次互，互到第二次已較少見了。

中醫有沒有像互卦般一層層往下看細節的內容呢？有！如就以陰陽逐層析內臟一般：六腑傳化物，動態而屬陽，五臟藏精氣，內守而為陰；下一層次：五臟之中，心、肺位於上為陽，肝、脾、腎位於下為陰；再下一層次：每個臟腑，又有心

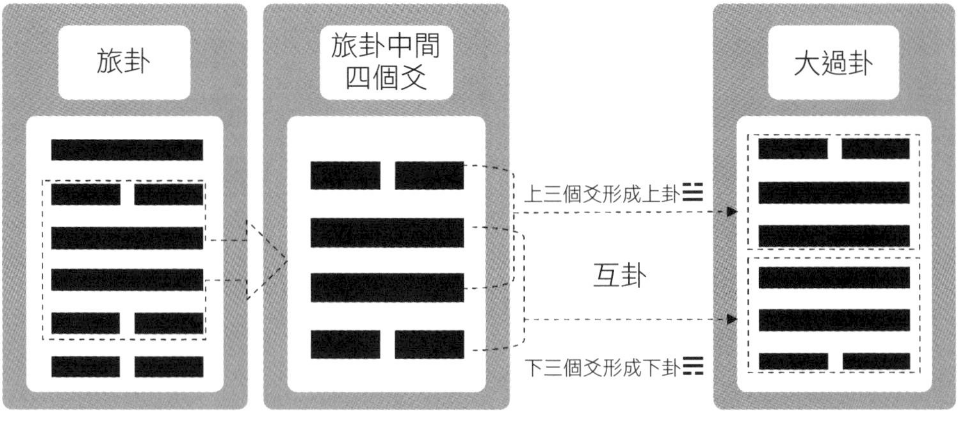

圖32　互卦拆分與重組過程

陰、心陽，肝陰、肝陽，脾陰、脾陽，肺陰、肺陽，腎陰、腎陽之分；再往下一個層次：就內臟之陽的功用而言，各臟各具特色，心陽宜通、肝陽宜疏、脾陽宜運、肺陽宜布、腎陽宜守等。臨床需要走到哪個層次，理論的發展就跟到哪個層次。

不少人詬病中國文化只講宏觀，不講微觀；只講橫向聯繫，不講縱向深入。從《易》互卦之設以及以下爻位之變的內容，我們恐難得出這樣的結論。至少在古代思維方式上是有過往縱向、往微觀方向發展的企圖，只是最終未能將之發揚光大。於科學而言，在古代相對落後的技術水平下，要朝微觀方向進軍，非不欲也，是不能也！這並不是什麼文化基因缺陷，僅僅是這些相關基因沒有條件得到充分表達而已。

（十）動變之卦

動變之卦常稱為變卦或之卦，指本卦所變出之卦。其變動原則是：起卦得本卦時凡有動爻（又可稱變爻），則陽爻變為陰爻，陰爻變為陽爻，而成

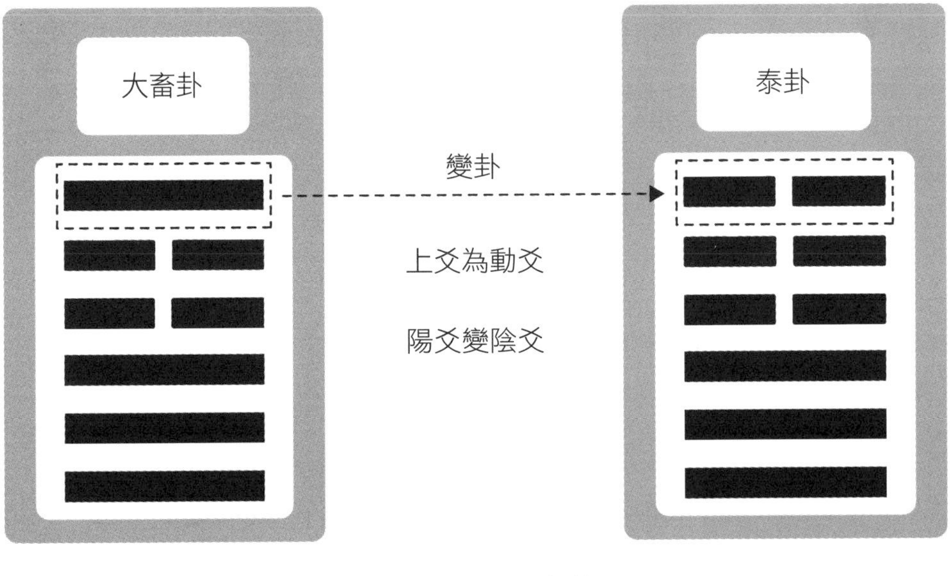

圖33　大畜卦變泰卦

變卦。變卦主要是看變化後的結果。

以大畜卦䷙為例，若起卦得大畜卦之上爻動，其上爻為陽爻，按動爻陽爻變陰爻原則，則大畜卦上爻之陽爻變為陰爻而成泰卦䷊，見圖33。再以坤卦䷁為例，若起卦得坤卦之初爻動，按動爻陰爻變陽爻原則，則坤卦初爻之陰爻變為陽爻而成復卦䷗。

讀到這裡，讀者可能已被錯卦、綜卦、交卦、互卦、變卦等錯綜複雜的關係攪得有點暈了，我們還是通過表5適時地復習一下，以為下一步的學習作好鋪墊。

表5　部分卦位比較表

卦位	內涵
錯卦	即將原卦的陰爻變陽爻，陽爻變陰爻，陰陽交錯而得，是將問題從反面來看
綜卦	即將原卦作一百八十度顛倒之象，是從相對的角度看問題
交卦	即原卦內外兩卦交相移位，上卦變下卦，下卦變上卦，上下易象，相當於換位思考
互卦	即將本卦六個爻中的上、下爻去掉，以當中二、三、四、五爻為互組基礎，重新組成一卦。其中的二、三、四爻形成下卦，三、四、五爻形成上卦，再上下卦疊加組成新的卦。用以解剖原卦的細節
變卦	其變動原則是：起卦得本卦時凡有動爻，則陽爻變為陰爻，陰爻變為陽爻，而成變卦。變卦主要是看變化後的結果

復習完畢，我們再續變卦之說，既然變卦是由起卦得出本卦動爻之變而來，這就帶出兩個問題：本

卦如何求得？動爻如何產生？

要回答這兩個問題，就牽涉到起卦法。本篇的意圖是以易論醫而少涉占。然象、數、理、占是《易》的四大要素，如果不談起卦法，在方法學上實在無法完整地解讀或闡析卦理及其中蘊藏的哲思，對《易》體系來說也介紹得未算周全。若避無可避的內容還要故意繞開，不能給讀者一個完整的方法學體系，那就是矯情、造作與不負責了。更何況，筮法未必就不能顯醫理。緣於變卦從何而來的追尋，筆者僅對《易傳》所載的筮法作簡明介紹（見附錄），其他筮法就不予討論了。

現在言歸正傳。關於變卦的用途，另有一說，即簡單或臨時性的事情，僅看本卦變爻辭及卦辭，若碰到事情的過程漫長，則初看本卦的變爻辭及卦辭，終看變卦的卦辭。就如兩個人合夥做生意，開始階段多是雙贏，雙方才有可能繼續合作，但隨著合作加深，時間一長，就有可能產生很多變數，如一直雙贏、甲贏乙虧、甲虧乙贏、雙虧等，所以我們常說事情產生了變卦。

按《周易》斷卦主要看本卦的變爻辭及卦辭，有時兼看變卦卦辭的判斷方式，讀者們可能就有疑問了：前面所講的錯卦、綜卦、交卦、互卦又有何用？應該這樣說：一般而言，簡單的事情，斷卦主要看本卦的變爻辭及卦辭足矣。碰到複雜或特別讓自己上心的事情，則在看本卦的變爻辭、卦辭，及再參變卦卦辭後，穩妥起見，不妨參考一下本卦的錯卦、綜卦、交卦、互卦。其中錯卦是將問題從反面來看，綜卦是從相對的角度看問題，交卦是換位思考，互卦是看事情的變化細節。一些好的《周易》本，在談本卦時往往連錯卦與綜卦也一併列出。如論復卦時，其排列是：復䷗，（錯）姤䷫，（綜）剝䷖。可見錯卦、綜卦、交卦、互卦還是有意義的，至少是從不同角度、不同層面為您設置了判斷複雜事物的參照系。當然，解卦的自由度與難度也由此大增。

筮法的研究不一定是為了算卦，也可以把握其中蘊含的數規律及應對複雜性事物的思維方式。

中醫的臨證思考，與《易》相類，善於在複雜變化中尋找參照系。大者，「人與天地相參也，與日月相應也」（《靈樞・歲露論》）。小者，不同年齡、性別、體質、生活習慣均成參照，因此而有了因時、因地、因人等制宜之法。可惜的是，現在有些醫者，實把醫療操作當作熟練工，一天看一兩百號人。從道理上來說，不要說自設參照系來看病證，應該連基本症徵都沒有足夠時間收集完整。就如孫真人所云：「觀今之醫，不念思求經旨，以演其所知，各承家伎，始終循舊，省病問疾，務在口給。相對斯須，便處湯藥，按寸不及尺，握手不及足，人迎趺陽，三部不參，動數發息，不滿伍拾，短期未知決診，九候曾無髣髴，明堂闕庭，盡不見察，所謂窺管而已。夫欲視死別生，固亦難矣。」（《備急千金要方・論治病略例》）或曰：我這樣看病一樣有效！只能說，您是「神人」！但若能看得更耐心些、細微些，是否可以使療效更「神」呢？看病是以質為勝，還是以量為憑？為醫者當自省！還記得學過的《備急千金要方・論大醫精誠》嗎？「夫大醫之體，欲得澄神內視，望之儼然。寬裕汪汪，不皎不昧。省病診疾，至意深心。詳察形候，纖毫勿失。處判針藥，無得參差。雖曰病宜速救，要須臨事不惑。唯當審諦覃思，不得於性命之上，率爾自逞俊快，邀射名譽，甚不仁矣。」當然，這裡不一定全是醫生之責，現行體制下，醫院的經營模式也不是沒有值得檢討之處。

《周易》之後，易學體系不斷演變，古人可能對正宗筮法的繁難深有體會，故在變中不斷產生出無數較簡易的起卦與解卦方法，其中解卦方式完全自立體系，與《周易》的卦爻辭幾乎毫無關聯者亦不在少數。總的感覺是起卦程式越複雜，解卦就越簡單，《易傳》的筮法就是典型。而起卦越簡單，其解就越難，如相傳創自邵雍的「梅花易數」，其起卦可說是隨手、隨意而起，但得卦後之解則需深厚的易學底蘊與靈活機變之心。更高段的甚至還有「善為易者不占」（《荀子・大略》）之說，這就近似於武術中的「無招勝有招」了。本書以論醫為主，在此就不對這些筮法一一作介紹了。

古人對占筮的看法其實一直在變，從最初的僅僅要求知道吉凶與否，到要求知道為什麼有此吉凶？《易經》的卦爻辭起的就是這個作用。當知道為什麼有此吉凶後，慢慢就明白，吉凶的決定者並非天地的意志，而是取決於自己行為的善惡。自助則天助，自佑則天佑，於是修身就成為自身的道德要求，這正是《易傳》所教化，後來的儒者所身體力行者。

「善為易者不占」還另有一解，即真正了解《易經》的人多不事占卜，或雖占而著眼點不在吉凶，而在德性義理。孔子雖也起卦，但他所關注者則如其所言：「易，我後其祝卜矣！我觀其德義耳也。幽贊而達乎數，明數而達乎德……吾求其德而已，吾與史巫同涂而殊歸者也。」（馬王堆帛書《易傳・要篇》）由是觀之，孔子研《易》，與祝史、巫覡不同，並不太關心所占之事的吉凶，而著重於《易》中求「德義」。你有德，自當吉；若無德，云何吉？既然修德可影響人的吉凶，還何須占卦呢？再說了，《周易》作為古代科舉考試的必修科目之一，政府難道會鼓勵士子們去學算卦？它們關注的實是其中經世致用的微言大義。這就是對《周易》的真正識見！

附錄：《易傳》筮法

《易傳》筮法是以蓍（音ㄕ）草起卦。如何使用蓍草得卦，更早的資料已難尋，現今所本的是《周易・繫辭上》所載：「大衍之數五十，其用四十有九。分而為二以象兩，掛一以象三，揲（音ㄕㄜˊ）之以四以象四時。歸奇於扐（音ㄌㄜˋ）以象閏，五歲再閏，故再扐而後掛……乾之策二百一十有六，坤之策百四十有四，凡三百有六十。當期之日。二篇之策，萬有一千五百二十，當萬物之數也。是故四營而成易，十有八變而成卦，八卦而小成，引而伸之，觸類而長之，天下之能事畢矣。」

溫馨提示：以下程序確實繁複，若看得頭昏腦脹眼澀耳鳴者，可直接跳過不看，您只須知道有方法可求得動爻及變卦就可以了。當然，有耐心者若能逐句領會，再同步演示，還是可以掌握的。本段尚有據筮法而論醫理之處。

「大衍之數五十」：是卜筮用蓍草之數。古代占筮時使用五十根蓍草，現在可用竹籤、火柴棍等代替。另外，準備好記錄的紙與筆。

「其用四十有九」：就是從五十根蓍草中，先取出一根，始終留而不用。讀者或疑，為何留一不用？這是因為太極為陰陽未判之前的那個一，留一不用，以象徵陰陽未判之前的太極，既然陰陽未判，所以不以之來判斷事物。亦有人認為，留一不用，是預留動變的空間，譬如有五十個職位，如果領導將之安排滿了，則需要人員流動時，就成了互換職位，而職位有熱有冷，互換則易產生矛盾，領導也不好處理。如果本來就留一不用，則人員流動時就成了輪崗，理由冠冕堂皇，運作起來就容易多了。處處留有餘地，則處處易得機變，正合《易》變之理。

「分而為二以象兩」：是將餘下的四十九根蓍草隨意分開，分握於左右手中。左屬陽而右屬陰，故左手握的象徵天，右手握的象徵地。

「掛一以象三」：就是由右手中抽出一根，夾在左手小指與無名指之間，象徵天地之間產生了人。人與天地相參，三才由此產生。

「揲之以四以象四時」：「揲」，在這裡的意思是取蓍草以數數。操作上是放下右手中的蓍草，用右手數左手中的蓍草。「揲之以四」，就是每四根為一組來數，象徵一年有春夏秋冬四季（四象）。因為以四根為一組，最後餘下的蓍草一定是四根或四根以下，夾在無名指與中指之間，象徵閏月。這就是「歸奇於扐以象閏」。

「五歲再閏，故再扐而後掛」：此時再用左手數剛才由右手中放下的蓍草，仍是每四根一數，最後仍餘下四根或四根以下的蓍草，夾在中指與食指之間。

把小指象徵人的那一根，與左右手餘下的蓍草數，加起來必定是九或五。這就是「是故四營而成易」之第一變。

所謂「四營」就是指經過分二、掛一、揲四、歸奇四個營運步驟。「四營而成易」就是經過四個步驟，完成了一易。一易就是一變，但一變仍未成爻，須三變才成一爻。

第一變完成以後，將餘下的九或五根蓍草除去，四十九減九為四十，或四十九減五為四十四，此時再用減後所剩的四十或四十四根蓍草，同樣分握於左右手，用左手在右手中取出一根，夾在左手的小指與無名指之間，然後又分別每四根為一數，左右手餘下的蓍草數加上小指的那一根，此時合起來必定是八或四，即再次「四營」，完成第二變。

此時，二變後餘下的蓍草數是四十、三十六或三十二根，共三種情況，再行「四營」，此時剩下的蓍草數可能是三十六、三十二、二十八、二十四根四種情況中的其中一種。至此，第三變完成。

三變後，用四去除第三變的所得數，而三十六、三十二、二十八、二十四均能被四除盡，其商可能是九、八、七、六這四個數的其中一個。由於陽爻⚊之形不斷開為一，陰爻⚋中間斷開為二；《易》體系即據此引申出單數為陽、雙數為陰的原則。倘若所得為九或七這兩個單數，則為陽爻⚊；倘若所得為八或六這兩個雙數，則為陰爻⚋。此時得到全卦六爻中最下方的第一爻。

三變得一個爻，而每卦有六個爻，所以要得出一個卦象，就要經過六次三變為十八變。十八變才能完成一卦，這就是「十有八變而成卦」了。即三變得到第一爻後，用同樣的方法再做五次，即可得到其他的五爻。爻的順序是由下而上排。即「初爻」「二爻」「三爻」「四爻」「五爻」「上爻」。

在求取六個爻，每爻各三變後所得的九、八、七、六這四個數的記錄方式是不同的。其中九為老陽、六為老陰，老者可變，稱作「變爻」或「動爻」，這就是上文變卦中所要找尋的「動爻」；這也是陽爻習慣以「九」表示，陰爻習慣以「六」表示的緣由。而七為少陽、八為少陰，少者不變，稱作「不變爻」。習慣上不變的「七」記錄成⚊，簡稱「單」，「八」記錄成⚋，簡稱「拆」；而可變的「九」記錄成○，實質是⚊，簡稱「重」，「六」記錄成×，實質是⚋，簡稱「交」；這裡○是陽爻可變的符號，而×則是陰爻可變的符號。至於為何九為老陽、六為老陰、七為少陽、八為少陰，我們將在〈數之篇〉中講述「河圖」時再解釋。

現在，我們來演練一下以熟悉其程序。

假設：按上法程序操作，第一個三變後其餘數為七，則初爻記為⚊；第二個三變後其餘數為八，二爻記為⚋；第三個三變後其餘數為七，三爻記為⚊；第四個三變後其餘數為八，四爻記為⚋；第五個三變後其餘數為七，五爻記為⚊，第六個三變後其餘數為九，上爻記為○。將六個爻從下往上疊加，即得本卦——家人卦䷤。由於上爻記為○，為老陽，老者可變，為變爻，變爻者陽變陰、陰變陽後即為變卦（之卦），將家人卦䷤的上爻（陽爻）變而為陰爻，即得既濟卦䷾，此既濟卦即為本卦家人的變卦，稱作「家人之既濟」。

問卜的占斷在「本卦」的「變爻」。於本例即家人卦「上九」的爻辭：「上九，有孚威如，終吉。」這就是起卦後所求得的答案。但要了解卦的整體意義，「卦辭」也要一起參照。家人卦的卦辭為「家人，利女貞」。合而觀之，猶夫婦之道，相須而成。若再結合之卦為既濟，則夫婦之情甚濃，琴瑟和諧，甚為相得。

斷卦時，卦是大概基調，變爻顯示的則是該卦此時所處的時空位置或階段，時效性更強。比之醫學，前已述及，卦就如中醫所言的病，反映的是疾病的整體過程。變爻就如中醫的「證」，反映的是疾病發展過程中某一階段的病理概括，亦即病人患此病當下的反應狀態。就如外感病，從病的角度看，主基調不算差，因為一般感冒多半不重。但中醫診治感冒，除了病的診斷，還須有證的判別。如表熱證、表寒證、表虛證、表寒裡熱證、表熱裡寒證、表寒裡飲證、表寒裡濕證等。主基調不算差不等於階段性一定好，如表熱證若以三焦辨證論，屬於上焦肺衛病，如控制不好，可逆傳心包，這就是重證了。再如乾卦卦辭，「元、亨、利、貞」基調不錯，但若初爻動，則「潛龍勿用」，未到行動之時，難有作為；若五爻動，則「飛龍在天」，無事不可為；若上爻動，則「亢龍有悔」，物極必反。因此，階段性似更為重要。就中醫而言，因證的判斷較病更為精準而實用，則治療往往是參照病基礎上的對證而治。《易》判斷吉凶時，動爻爻辭的權重一般大於卦辭，而中醫論治時證的權重也往往大於病。這與《易》之意有著異曲同工之妙。

同時還須注意，變爻強調一個「變」字，也就是說，《易》重變化，「易」字含義有幾種，其中一種就是「變易」，證不但是階段性的病理概括，更是處在一種易變狀態。如感冒常早上見痰白，涕清，舌淡苔白，惡寒重發熱輕，脈浮緊的表寒證；到下午可能就變為痰微黃，涕微稠，苔微黃，開始化熱了；到第二天，痰完全變黃，涕黃稠，舌紅苔黃，並見發熱，口渴，脈數，此時已完全化熱。中醫的處理是治隨證變，正是深得變易之道。

也許有人會問，能不能把一個證當作一個卦來看？當然可以。《易》是很活的。若把一個證當一個卦來看，則主症可看作變爻，因為主症是病人當下最需要解決的問題，最有可能隱藏著該證當下的關鍵矛盾，可能就是治療的機要所在。

當然，強調證的重要性，並不等於可以忽略病的背景。如臨床出現肝大，中醫辨證一般多為肝血瘀阻或痰瘀結聚於肝。這個證放在不同的疾病背景下其預後是不同的。如出現在A型肝炎，此證多易治；如出現在慢性B型肝炎，治療就會較前一種情況麻煩；如出現在肝硬化，治療就更困難了；如出現在肝癌又兼轉移者身上，治療效果如何，也就不用說了。就好比乾卦䷀之九五爻，可「飛龍在天，利見大人」；同樣是九五爻，若出現在節卦䷻，則為「九五，甘節吉，往有尚」，即言如能甘於節止生活，以節為甘，則其行可為天下之所崇尚，其吉也有節，何若「飛龍在天」？若九五爻出現在大過卦䷛，則為「九五，枯楊生華，老婦得其士夫，無咎無譽」，喻老婦得壯夫，如枯樹開花，如何能得長久？可見，同是九五，出現在不同卦的背景下，其意義也不盡相同。因此，卦本身的參考意義也不容忽略。

回到判卦的技術問題上，可能讀者會有疑問，出現一個動爻好辨，情況較單純，但理論上，六爻十八變是可以出現多個老陽「九」或老陰「六」的，這就意味著一卦可以有多個動爻；也可以是一個老陽「九」或一個老陰「六」也不出現，意即不出現變卦。此時怎麼辨？按朱熹的《易學啟蒙》論，其處理方法如下：

（1）六爻都不動時以本卦卦辭或象辭斷。

（2）一個爻動時以本卦該動爻之爻辭斷。

（3）兩個爻動時以本卦兩個動爻之爻辭斷，但以上者為主。

（4）三個爻動時以本卦卦辭及變卦卦辭斷。本卦為體，變卦為用。

（5）四個爻動時以本卦的兩個不變爻之爻辭斷，但以下者為主。

（6）五個爻動時以變卦之不變爻爻辭斷。

（7）六個爻皆動，以變卦之卦辭斷。而乾、坤兩卦則以用爻斷。

分析：

①六爻都不動時以本卦卦辭或象辭斷。六爻皆不動即局勢平穩之時，當以全局觀處事。如慢性病緩解期，一般多以既往的有效手段應之，不作無謂之變。

②一個爻動時以本卦該動爻之爻辭斷。之前討論的斷卦以看動爻為主，即假設是這種情況，只不過一般習慣上多兼看卦辭，而不是純粹看動爻辭。置之中醫，就是辨證而參病。

③兩個爻動時以本卦兩個動爻之爻辭斷，但以上者為主。私揣朱子之意，爻是從下而上排列，則兩動爻中，在上之爻更能昭示事情的發展趨勢，故以之為主。仍以家人卦䷤為例，若起卦所得二爻數為六，上爻數為九時，則此兩者均為「動爻」，此時原為陰爻的二爻變為陽爻，原為陽爻的上爻變為陰爻，而得之（變）卦需卦䷄，稱作「家人之需」。此時，問卜的占斷看本卦家人的「上九」與「六二」的爻辭：「上九，有孚威如，終吉。」「六二，無攸遂，在中饋，貞吉。」這兩句話又以「上九」的爻辭為主要參考。合而觀之，猶夫婦之道，相須而成，且盡婦人之德，以貞正吉也。

就如看病，若患者本有肝氣鬱結，今又得外感風寒，兩證齊現，無疑，兩者應相參而看。但誰主誰次就有講究了，一般多以臨時性強、易生變化、易於解決，或當下最痛苦者為主。此例，肝氣鬱結為素有，而外感風寒為臨時、易變，且有後者才來看病，也說明外感風寒之證更須解決；且從病機上看，寒性凝滯，易致氣機更鬱。故此時疏風散寒當為首務，同時兼顧疏肝即可。更何況風藥性散，多能疏肝，如桂枝味辛，其形為枝，枝性條達疏暢，則桂枝不但能辛溫解肌，亦時見活用於疏肝行鬱；防風亦具疏肝之效，痛瀉要方即用之以建疏肝健脾之功。

④三個爻動時以本卦卦辭及變卦卦辭斷。本卦為體，變卦為用。因「動爻」太多，實則就是變數太多，此為亂象，首先可斷此事複雜，而占斷則不看爻辭，只看「本卦」與「之卦」的「卦辭」，此以全局為察、執簡馭繁之道。如乾卦䷀，若得卦時二、三、四爻都是可變的老陽（得數九），當這三個爻都變為陰時，就成了益卦䷩，稱作「乾三益」，占斷時只看乾卦與益卦的「卦辭」：「乾，元亨利貞」與「益，利有攸往，利涉大川」，此利上加利，吉上加吉，但卻是在複雜的情況下求得。

中醫看病，亦可見多證齊現如同多爻亂動之象。如消渴病，教材雖有上消、中消、下消之分，但典型患者，多是三消齊現，更不用說此病尚有多種併發症，此即亂象。若三消與併發症不分主次作等量齊觀而治，或會有小效，但終難究竟。此時應捕捉其主要病機，據機而治。內科教材時會將消渴的總病機概括成陰虛為本，燥熱為標。對複雜病變能作一總的病機概括，使可執簡馭繁，意圖甚好。但將消渴概括成陰虛為本，燥熱為標的總病機則似未得要領。三消中一般多以下消為重，亦往往是病機的重心所在，而下消的表現主要是尿多，尿多的機制主要牽涉到氣化問題，而氣化主要是陽氣的功用，陰虛從機理上難以解釋尿多的現象。而陽氣虛則可為正解：陽氣虛於下，不能蒸津以化水為氣，則水失氣化，更兼陽虛致膀胱失控，所以尿多；尿多而失水則陽損及陰，同時陽虛不能蒸津上承，陰受損且又不能上濟，可致胃熱津傷，亦可致肺燥。更何況尿有甜味本就示脾氣虛不攝本味、清氣下陷之機。是以消渴出現一些陰虛燥熱的表現並非是本，反多屬標。其本當為陽氣不足，氣化失司，再進一步則可致陰陽兩虛，這才最可能是消渴這個大卦的卦義。

所謂本卦為體，變卦為用，即當本卦與變卦的卦辭判斷吉凶出現矛盾時，一般的原則是看本卦的卦辭為主，但此時本卦卦辭的吉凶程度是打了折的。

就如素有胃寒者今又得肺熱之證，一寒一熱，矛盾呈現，此時，肺熱為臨時、易控之證，當以清肺熱為主，但選藥時則須著意於選桑葉、菊花、金銀花、竹葉等花葉類的輕清之品，且分量應輕，以貫徹「治上焦如羽，非輕不舉」的原則。輕清之劑，雖可清肺而少礙胃，但終不如單純的肺熱證用清熱藥來得爽快。可見，證有矛盾，治療用藥上就會有掣肘、打折之感。當然以藥物清肺，同時艾灸中脘，一主一次，上下兩不相誤或會更妙，這就屬《易》的活用了。

⑤四個爻動時以本卦的兩個不變爻之爻辭斷，但以下者為主。此亂象太甚，反應靜以觀之，以不變應萬變也。由於爻是向上發展的，因此，不變爻中，下爻更靜，故以下者為主。

醫之亂變情況，莫過於急重症。越是亂，越應冷靜分析，沉著處理。

⑥五個爻動時以變卦之不變爻爻辭斷。五個爻動時則主卦僅餘本身一個爻，此爻由於不變，實際上就成了變卦的不變爻。仍是以不變看萬變之法的另一方式呈現。

⑦六個爻皆動，以變卦之卦辭斷。而乾、坤兩卦則以用爻斷。卦僅六個爻，動則陰爻變陽爻、陽爻變陰爻。若六個爻皆動，則本卦的爻全變，換言之，即本卦不復存矣，當然只能以變卦為斷。又因六個動爻，參看哪一個都不足以說明問題，當以全局觀之，故以卦辭為斷，不以爻辭為憑。

六個爻皆動，乾、坤兩卦則以用爻斷。不知大家可記得，乾、坤兩卦由於領導身分，有點特殊，六爻之外，各自多了一個爻辭，曰「用九」、「用六」。它們的作用，主要就體現在此刻。

如「用九，見群龍無首，吉。」是言乾之六爻皆九（陽爻得七數不動，得九數即動）。高亨注：「依古筮法，筮遇《乾》卦，六爻皆七，則以卦辭斷事，六爻皆九，則以用九爻辭斷事。」（《周易大傳今注》卷一）因乾之六爻，均以龍為喻，如潛龍、飛龍等，六爻皆動，即群龍皆動，龍動則各自得志而飛騰，用事施功，自為吉。

而「用六，利永貞」是言坤之六爻皆六（陰爻得八數不動，得六數即動）。坤之象曰：「用六永貞，以大終也。」即謂坤之全體中的每一爻均協調用事，大而化之，可以得到利於貞的結果。

用九是群龍施用，用六是群陰作為，看來古人深明集體力量使用之義，關鍵在於各方力量的團結協調，用現在的話來說就是和諧即吉。

中醫治病多以複方，單味藥獨治較為少見，不知是不是受此群龍施用、群陰作為的集體協同力量大於各自為戰之意所啟呢？

研《易》如朱子者，光是言一個斷卦方式嗎？這之中含有多少方法學的指引與價值取向？《易》是占卜之書還是他用之書，全視用《易》者所求而定。

多端變化爻啟醫

如果您覺得本卦、錯卦、綜卦、交卦、互卦、變卦等多角度、多層面、內外通達地看問題的方法已夠複雜、夠全面，令人歎為觀止的話，還是先別感歎，古人心思之縝密遠超您的想像，真正變化多端的內容更多地反映在爻，而不是在卦。因為爻是卦的基元，一切變化皆由此而來，《周易・繫辭下》說：「爻也者，效天下之動者也。」爻的本質特徵在「效」和「動」，陰爻與陽爻是促使事物運動變化最基本的兩種相互對立又相互為用的因素。如果掌握了爻的變化規律，那麼卦中每一爻的吉凶及其相關原理，就算不看《周易》的相關爻辭，自己的心中也大致會有個譜，只有到了這種程度，才可以說踏入了《易》的門檻。

以下會出現較多的名詞術語，但請放心，術語雖多，卻不算難，有心者尤覺容易。複雜，不等於難！

歡迎您進一步踏進《易》的思考領域！

第一節 簡明陰陽爻

爻分陰陽，我們在前面已經學習過，其中陽爻⚊代表陽性的事物或現象：象陽、象天、象君、象君子、象大人、象父、象男人、象上、象外、象熱、象南方、象白天、象光明、象奇數、象剛、象健、象動、象功能、象輕清等，陽爻用「九」表示。

陰爻⚋代表陰性的事物或現象：象陰、象地、象民、象小人、象母、象女人、象下、象內、象寒、象北方、象晚上、象黑暗、象偶數、象柔、象軟、象靜、象物質、象重濁等，陰爻用「六」表示。

我們完全可以把教材陰陽分類表中的陰陽各自代表的相關事物分別代入陰爻與陽爻。而陰陽學說中的對立制約、互根互用、消長平衡、相互轉化、相互交感、相互涵藏等基本內容，同樣可以在這兩個爻的關係中得到體現。

陽爻與陰爻在六個位置的交錯排布及構成的相互關係，猶如一個在色光中不斷旋轉的彩蛋，映出萬物錯綜複雜、光怪陸離又變幻無常的萬千色彩。

第二節 複雜爻位變

爻位包括爻的上下排列、天人地位、陰陽位、同位、貴賤之位、陰陽居尊位賤位、陰陽得位不得位、承、乘、比、應等內容。爻位是學習卦與爻的重要內容，爻位分析是《易傳》解讀六十四卦所採用的重要方法，主要從陰陽爻在卦中的位置，尤其是相互間的關係來理解其所包含的義蘊。

（一）爻位上下

爻的排列，從下往上分別為初、二、三、四、五、上爻。爻位的分析重在數，爻數自初爻至上爻，可說是爻位的另一表達方式。下面內容涉及的就是如何從爻位（爻數）的剛柔、比應、承乘、得失等來理解卦象，以及從陰陽爻在全卦中所處地位來說明某一卦和某一爻之所以吉凶的緣由。

在實際應用中，人們多以「推天道以明人事」的視野來審視爻位，每個爻位所代表的事物可因需而設。《易緯・乾鑿度》對每個爻位所處的社會地位模擬是：「初為元士，二為大夫，三為三公，四為諸侯，五為天子，上為宗廟。」在這裡，「位」成了社會不同階層的等級。

中醫學中不少內容，常出自天然地與爻位格局相吻合。

比如中醫藏象就可從爻位排布格局角度來觀察。張景岳《類經附翼・醫易義》說：「以藏象言之，則自初六至上六為陰為藏：初六次命門，六二次腎，六三次肝，六四次脾，六五次心，上六次肺。初九至上九為陽為府：初九當膀胱，九二當大腸，九三當小腸，九四當膽，九五當胃，上九當三焦。知乎此，而藏府之陰陽，內景之高下，象在其中矣。」

經絡的分布也很有意思，見圖34。先看臟經，人體上下肢可類比上下卦，則下卦對應足經，上卦對應手經。我們可以將自己的手側放於大腿之上，從手腳的內側參照陰經分布的前、中、後來看：

上卦上爻——上肢內側前緣—手太陰肺經。

上卦五爻——上肢內側中線—手厥陰心包經。

上卦四爻——上肢內側後緣—手少陰心經。

下卦三爻——下肢內側前緣—足太陰脾經。

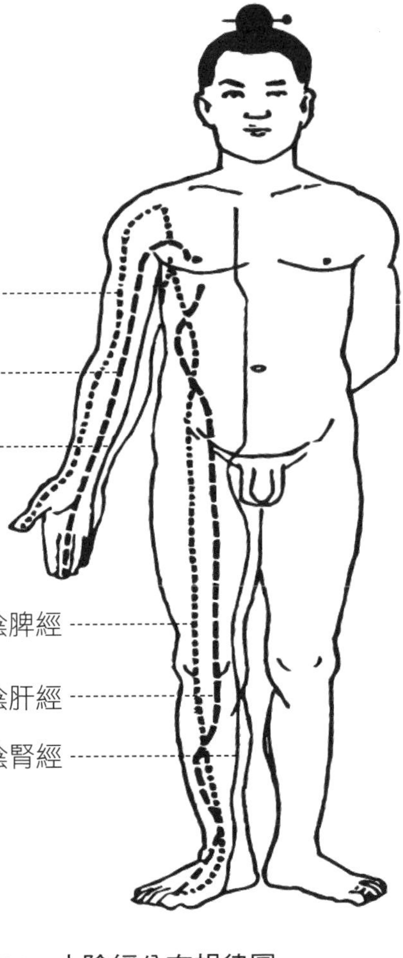

圖34　六陰經分布規律圖

下卦二爻——下肢內側中線—足厥陰肝經。

下卦初爻——下肢內側後緣—足少陰腎經。

自下而上看，您會發現一個有趣的現象：初爻——腎，二爻——肝，三爻——脾，四爻——心，五爻——心包，上爻——肺。這不剛好對應人體六臟（五臟加心包）自然分布位置的高低嗎？

由於人體是以臟為中心，腑從屬於臟，且互為表裡，則腑經全居於臟經對面（外側）的相應位置，如上肢內側前緣是手肺經，則上肢外側前緣是手大腸經。

不單人體，中藥部位的走向亦大體可從這個角度思考。唐容川在《醫易詳解・爻位》以一卦六爻之位，比類植物不同高低部位入藥的功效性能：「以一藥配之：根為下爻，梗為二爻，莖為三爻，枝為四爻，葉為五爻，花實為上爻。睹於剝卦（☶☷），上爻一陽象碩果，便知花實應上爻也。藥性之升降浮沉，全視爻位為衡。草木惟牛膝之根下行入土甚深，如卦之初爻，惟牛膝下達足脛。木通亦下行，然不盡直入，雖入下焦，不單應卦之初爻，能通行小便，是兼應二三爻。杜仲是樹身之皮，以近根者為佳；續斷是草根，然入土不深，故二物皆當應二三爻，能治膝股腰腿病。食茄治發脹，食葫蘆治臌脹，因二物生於莖中，故走中焦，應第四爻。厚朴是樹身之皮，枝上者不取、樹身應中爻四三位，故厚朴理中焦之氣。枳殼是樹之果，是上第五爻，故治胸中之氣，杏仁亦然。至於荊芥穗、旋覆花、薄荷葉、金銀花、白菊花，皆係草之顛末，應上第六爻，故治頭目諸疾……而《易經》爻位之理，可於此悟。」有用藥體會者，不妨細思，可有道理？

（二）天人地位

天人地位，又稱上中下位，有兩種定位法，見圖35。

其一：以初爻、二爻為地（下）爻位；三爻、四爻為人（中）爻位；五爻、上爻為天（上）爻位。這是以六爻卦作為一個整體來分上、中、下；也是以人為中心，「仰觀天象，俯察地理」的天人地三才觀。

這是我們最熟悉的純自然的天人地位，中醫學的「天人合一」、「人與天地相參」採用的就是這種三才觀，如五行歸類，即以人為中心，以時間的五季、空間的五方為基本框架，把五色、五味、五音、五化、五臟、五體、五志、五液、五竅等按「同氣相求」、「同象相類」的方式構築起一個內外相應的整體。人之生理、病理、診斷、治療、養生，諸般原理與實踐，無不以天地為參。

其二：把六爻卦分開上下兩個三爻卦來看，其中初爻、四爻分別為下卦、上卦的下爻，故為地（下）位；二爻、五爻分別為下卦、上卦的中爻，故為人（中）位；三爻、上爻分別為下卦、上卦的上爻，故為天（上）位。

這一種天人地位在《易》體系中常作說理之用。下面論爻的同位、相應、貴賤等內容採用的就

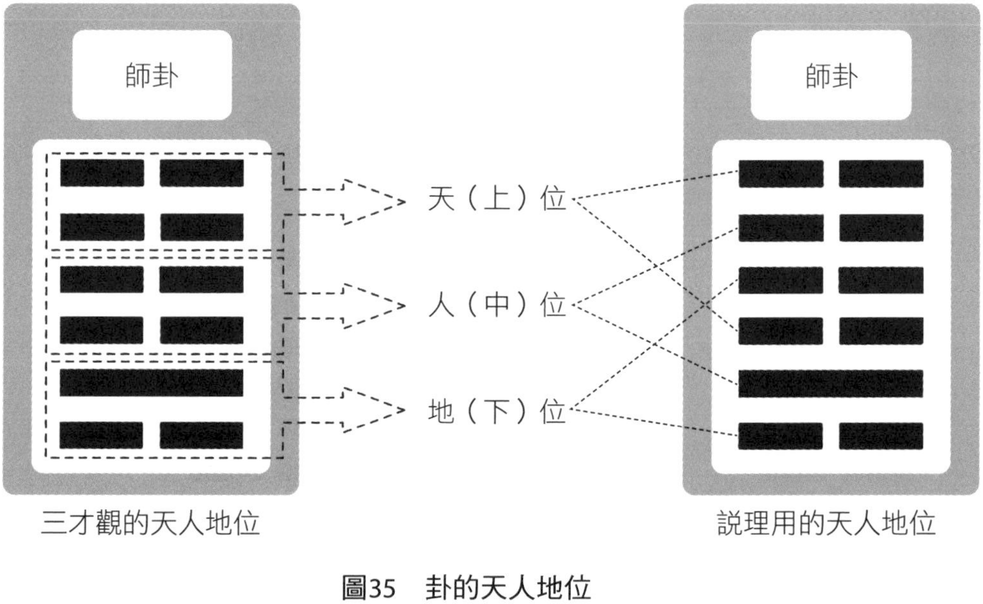

圖35　卦的天人地位

是這種定位法。爻有上下不同等級，以此比擬萬物貴賤不同類別。定位的意義在於彰顯爻的變動，無論天道、地道、人道都能變動。六爻的設定是效法天地人的變動。所以「爻也者，效天下之動者也」。

（三）陰陽之位

凡初、三、五爻為陽位；二、四、六爻為陰位。遵循的仍是《易》單數為陽、雙數為陰的原則。這是以下陽爻、陰爻分別居陽位、陰位，是否「得位」的說理基礎，見圖36。

（四）上下同位

一卦六個爻中，初爻、四爻同位，二爻、五爻同位，三爻、上爻同位。見圖37。

這與上述的第二種天人地位相通，即把六爻卦分成上下兩個三爻卦來看。其中初爻、四爻分別為下卦、上卦的下爻，故同位；二爻、五爻分別為下卦、上卦的中爻，故同位；三爻、上爻分別為下卦、上卦的上爻，故同位。這是後面內容——爻是否「相應」的說理基礎。

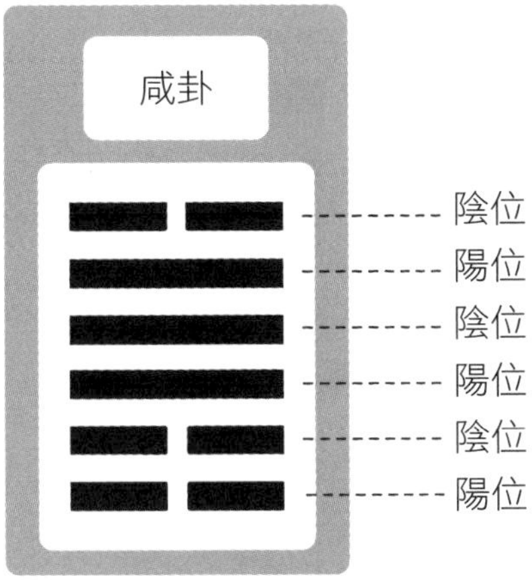

圖36　陰陽位示意

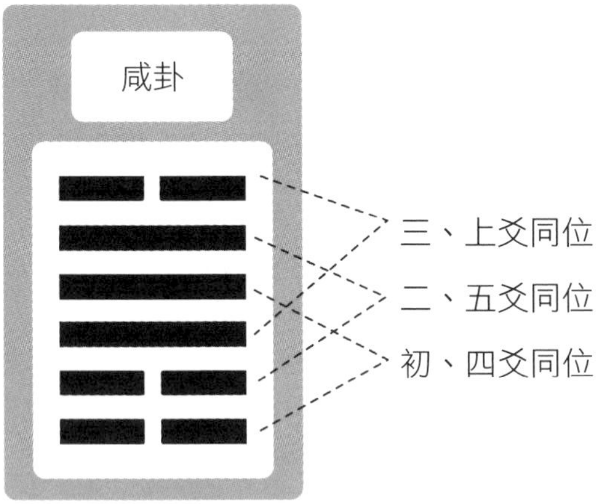

圖37　同位示意

（五）得位與否

爻分陰陽，位亦分陰陽，當陽爻居陽位（初、三、五爻位）、陰爻居陰位（二、四、上爻位）為當位、得位、在位、正位；若陽爻居陰位、陰爻居陽位，則為失位、不得位、不當位。見圖38。

大多數情況下，當位者，其辭為吉，不當位者，其辭為凶。如中孚卦䷼，六三以陰爻居陽位，為不當位，故象曰：「或鼓或罷，位不當也。」而九五則以陽爻居陽位，為當位，故象曰：「有孚攣如，位正當也。」

要理解得位問題，還須回到陰陽爻各自的意象上來。陽爻剛而陰爻柔，剛者強勢有力，代表君主、長輩、男子、君子等；柔者謙恭順承，代表臣下、晚輩、女人、小人等。陰陽二者代表的社會階層不同，處世態度與風格也不同。因此，當位與否的實質就是不同背景的個人與其所得的地位或崗位是否相符的問題。如人的能力、學歷與工作崗位、社會地位相匹配，則為陽爻居陽位、陰爻居陰位的當位、得位、在位，其事業與工作多如魚得水，在《易》裡對應的爻辭多為吉。若人的能力、學歷與工作崗位、社會地位不般配，能力高於地位者，則心中憋屈；能

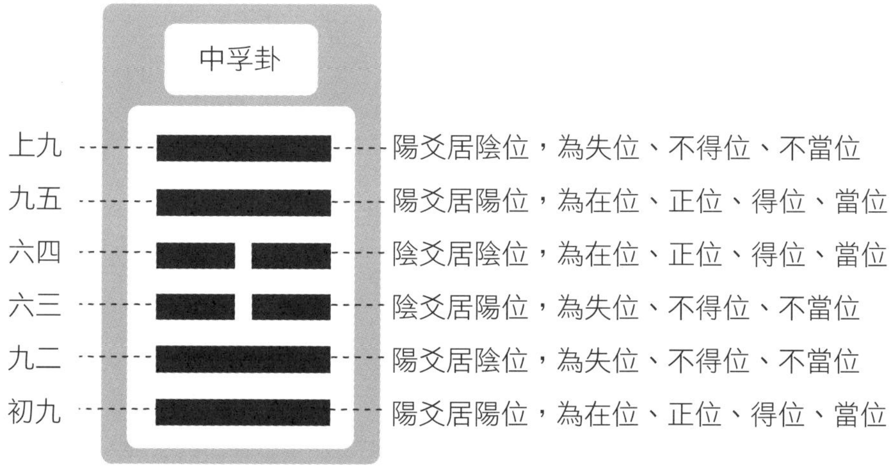

中孚卦
上九
陽爻居陰位，為失位、不得位、不當位
九五
陽爻居陽位，為在位、正位、得位、當位
六四
陰爻居陰位，為在位、正位、得位、當位
六三
陰爻居陽位，為失位、不得位、不當位
九二
陽爻居陰位，為失位、不得位、不當位
初九
陽爻居陽位，為在位、正位、得位、當位

圖38　陰陽得位與否

力達不到崗位要求時，則工作既吃力，也難討好，均為陽爻居陰位、陰爻居陽位的失位、不得位、不當位，在《易》裡對應的爻辭多不吉。

既然《易傳》是孔門所作，這裡我們很容易就看出儒家「正名」的味道，「正名」是孔子思想的一個重要方面，其核心是「君君、臣臣、父父、子子」，說白了就是人的身分地位不同，應各安其位、各謀其政，社會才能井然有序而和諧。因此，當位之爻，象徵人盡其才，事物循正道發展，符合規律；不當位之爻，象徵名實不相副，背離正道或規律。我們非常熟悉的「不在其位，不謀其政」（《論語・泰伯》）表達的就是這個意思。

真正說得清楚而具體的是：「君子素其位而行，不願乎其外。素富貴，行乎富貴；素貧賤，行乎貧賤；素夷狄，行乎夷狄；素患難，行乎患難。君子無入而不自得焉。在上位，不陵下；在下位，不援上。正己而不求於人，則無怨。上不怨天，下不尤人。故君子居易以俟命，小人行險以徼幸。」（《中庸・第十四章》）意即君子當求就現在所處的位置，來做他該做的事，不去做本分之外的事情。若處富貴的地位，就依富貴身分做人，不炫富，也不刻意節儉；若處貧賤的地位，就依貧賤身分做人，嚼草根甘之如飴；若居夷狄之邦，就入鄉隨俗，依夷狄的方式行事；若遇患難之際，就接受現實，依患難的境況行事。君子樂天知命、安守本分、隨遇而安，自能快然自足。自己居於上位，不會欺凌下位者；自己居於下位，不會高攀上位者。正己行思而不苛求於別人，那就不會有怨恨。上不埋怨於天，下不責怪於人。是以君子甘於居平安之位以順從天命，順天命則得平安；而小人卻鋌而走險以追求非分之得，追求非分則易處險境。說得雖簡單，但實已是人生大智慧。若人人都能這樣想，又這樣踐行，早已社會和諧，天下太平了。

類似得位、不得位的內容在中醫是數不勝數：

①歲會與歲不與會：《素問・六微旨大論》謂：「帝曰：『盛衰何如？』岐伯曰：『非其位則邪，

當其位則正，邪則變甚，正則微。』帝曰：『何謂當位？』岐伯曰：『木運臨卯，火運臨午，土運臨四季，金運臨酉，水運臨子，所謂歲會，氣之平也。』帝曰：『非位何如？』岐伯曰：『歲不與會也。』」句中「非其位則邪，當其位則正」與《易》之得位、不得位思路及表達如出一轍，如果說《黃帝內經》與《易》無關，您相信嗎？文中的地支卯屬木，午屬火，四季即辰、戌、丑、未四個屬土的地支，酉屬金，子屬水。「木運臨卯」指的是五運六氣學說中的丁卯歲遇木運，「火運臨午，土運臨四季，金運臨酉，水運臨子」等無非就是如戊午歲遇火運般，即為當位。而「歲不與會」則為運與歲不是五行本屬相會，就會有太過、不及的表現，此即「非其位」。

②**六氣與六淫**：當其時而有其氣為六氣，因為當時當位，所以屬正常氣候；非其時而有其氣，因不當時、不當位即為反常，故為六淫。

③**脈象**：以脈應四時言，春脈當弦而見弦為當時，若春見浮、洪、沉、緩等脈則為不當時，再進一步，還可以細分是相生之脈還是相克之脈而定吉凶。

以病與脈相應言，肝病見弦脈為正病正脈，為當位，屬常態，病多不重；若見他脈，均為不當位，這裡自然還有個是得相生之脈還是相克之脈之別。

以脈位與脈象相應言，寸脈當浮，見浮為當位，若反見沉則為不當位；反之，尺脈當沉，見沉為當位，若反見浮則為不當位。當位者雖病亦輕，不當位者，其病較重。

④**望診**：正常面色應該是紅黃隱隱，明潤含蓄，且隨四季而有微調：春應稍青、夏應稍紅、長夏稍黃、秋應稍白、冬應稍黑。若春見稍青則為應時之色，屬正常；若春見青色之外的黃、赤、白、黑等色則非應時之色，多為病。至於是何病？則多以色與季節的五行生克之理推之。

再如，額為心之位，其色應紅潤，若見黑色，則為水氣凌心，此即失位之色，餘位類推。

又有臟病與色相應，脾病其色應黃，若見青、赤、白、黑等色，則為色不與臟應之病，當然，這裡還存一個色與臟的五行生克乘侮關係的下一步推導問題。

⑤**臟腑位置**：就位置言，心肺在上屬陽，肝脾腎在下屬陰。這裡同樣也有一個各臟的功能屬性與居位是否相配而得正的問題。如肺為陽中之少陰，少陰之臟居於陽位，是為失位；「肺者，相傅之官，治節出焉」（《素問・靈蘭祕典論》），看似風光，卻也是一個操勞的命，文官之首，有「易被邪侵」之虞。正是：「堆高於岸，流必湍之！」

⑥**疾病傳變**：如三焦辨證是根據溫熱之邪侵犯人體，導致三焦所屬臟腑經絡產生病理變化，而將外感溫熱病過程劃分為三個深淺不同而互有聯繫的階段。三焦病證一般有其傳變規律。溫邪上受，首先犯肺，初期常表現為上焦肺衛證候，屬手太陰肺經，其可能的傳變有二：一是由肺衛證候傳入中焦再及下焦，這種傳變途徑稱之為順傳；二是當病邪重，或患者體質弱時可逆傳心包，出現神昏譫語，或昏聵不語、舌謇、肢厥等危重表現。這裡的順傳雖也屬病情加重，但其傳是按正常途徑，發展也漸，加重也慢，若參照爻得位、不得位之說來判斷，近似於爻之得位、當位，故曰「順」；而逆傳，由於不循正途，且來勢迅猛，其病驟重，近似於爻之不得位、不當位，故曰「逆」。

⑦**治療得失**：虛陽上浮之口舌生瘡，治以引火歸源是治療上的得位、當位；若治以清熱為主則下陽必傷，其陽更虛而易浮，每成反覆發作態勢，是治療上的失位。

學《易》貴在一個「活」字。得位、不得位之吉凶亦須結合具體情況而以靈活變通之心來把握。如脾為陰土，其在六氣為濕，脾主運化水濕，若水濕不運，首先被淹的是自身，故脾喜燥而惡濕。因此，脾病逢濕，為病與邪氣相應，雖為當位，但此為邪臨易為害之臟，屬兩害相應相合，病當重於該邪臨他臟。其他如火邪臨心、燥邪臨肺、水患臨腎等亦當如是觀。這種當位，並非吉象。

（六）貴賤之位

爻分貴賤，即言一卦之中，五爻為貴位，二爻為賤位。見圖39。

因初、三、五爻為陽位，《易》以陽為貴，五居陽位之巔，因此為天位，為君位，為大人位，自然就是貴位了；而二、四、六爻為陰位，陰為賤，二爻處陰位之最下，與五爻貴位相比，則為地位，為臣位，為小人位，為卑賤位。

這貴賤之位，與《易》隱藏著的貴陽賤陰觀念有關。且看乾屬陽，為天，乾之象曰：「天行健。」坤屬陰，為地，坤文言謂：「坤道其順乎！承天而時行。」即地要承天而行，已隱陰從於陽之意。更進一步的說明則是：「陰雖有美，含之以從王事，弗敢成也。地道也，妻道也，臣道也。地道無成，而代有終也。」即地須順從於天，妻須順從於夫，臣須服從於君，自身雖內美，不敢獨自成其事功，而是以天、夫、君的事業為自己的終身事業，貴陽之意更顯。同時代的老子亦云：「人法地，地法天。」可見，《易》時代的觀念，在自然界是天尊地卑；在屬男權社會的人界，是男尊女卑，落實到易理上就成了貴陽賤

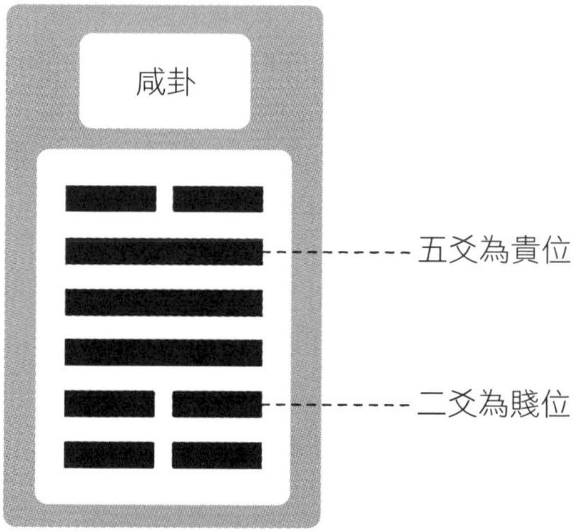

圖39　貴賤之位示意

陰。

貴陽賤陰的觀念也折射到中醫：《傷寒論》用藥偏溫，劉完素偏涼，李東垣偏溫，朱丹溪偏涼，張景岳偏溫，溫病學派偏涼，鄭欽安之後的「火神派」偏溫。在中醫學的發展過程中，中醫家的用藥特點一直在寒溫之間震盪，某一時期的用藥特點固然與當時的多發病、常見病的寒溫特點有關，但陰陽兩者的地位與功用孰輕孰重也一直是爭論的焦點。用藥偏溫者，其思維背景多衍生自《周易》「貴陽賤陰」或「陽主陰從」觀念。而張景岳的「設無此日，則天地雖大，一寒質耳……故伏羲作易，首制一爻，此立元陽之祖也。文王衍易，凡六十四卦，皆以陽喻君子，陰喻小人，此明陽氣之德也……天之大寶只此一丸紅日，人之大寶只此一息真陽」（《類經附翼・大寶論》）及「陰陽二氣，形莫大乎天地，明莫著乎日月。雖天地為對待之體，而地在天中，順天之化；日月為對待之象，而月得日光，賴日以明。此陰陽之徵兆，陰必以陽為主也。故陽長則陰消，陽退則陰進，陽來則物生，陽去則物死，所以陰邪之進退，皆由乎陽氣之盛衰耳。故〈生氣通天〉等論皆專重陽氣，其義可知。又華元化曰：『陽者生之本，陰者死之基。陰常宜損，陽常宜盈。順陽者多長生，順陰者多消滅。』《中和集》曰：『大修行人，分陰未盡則不仙；一切常人，分陽未盡則不死。』亦皆以陽氣為言。可見死生之本，全在陽氣。故《周易》三百八十四爻，皆卷卷於扶陽抑陰者，蓋恐其自消而剝，自剝而盡，而生道不幾乎息矣」（《類經・陰陽類》）就是貴陽觀念的代表性表述。

陰陽學說雖然強調陰陽平衡，但實則在乎的是量上的平衡，至於質方面的重要性，兩者從來就不是等量齊觀的。我們不妨先從陰陽觀念的起源看，其原始觀念源自日光的向背，向日為陽，背日為陰。向日為日光直照，主動而直接；背日是因日光不及之處而顯陰，被動而間接。據此現象，是先有陽後有陰，而不能倒過來說是先有陰後有陽。因此，「陽主陰從」從道理上來說是站得住腳的。

再看陰陽所分別代表的事物與現象。陽：天、上、外、熱、光明、剛、清、晝、動、積極、化氣、功能等；陰：地、下、內、寒、晦暗、柔、濁、夜、靜、消極、成形、物質等。陽爻更有君主、長輩、君子等意思；與之相對，陰爻則代表臣下、晚輩、小人等，褒貶之意彰然。

中醫養生學有「精、氣、神」三寶之說，但這三者的地位從不相等，其地位是從有形（陰）到無形（陽），按精、氣、神順序遞升。而精、氣、神的煉化程序：「煉精化氣」、「煉氣化神」、「煉神還虛」、「煉虛合道」，由此帶來的境界漸次上升亦證實了這一點，從來沒有聽說過這個順序是可以倒過來的。為什麼？因為這個煉化程序有一個潛在的觀念：人是有形之體，有形者屬陰，屬陰則濁，陰濁之體一定會得病。基於此，按照邏輯，要減少病痛活到天年，最好就是盡量將陰濁化為陽清。外在之形雖不能全煉化，但內在的「精、氣、神」比例卻可通過修煉來調控，使其盡量往無形方向靠，清陽越多，身體就應該越好，養生家們追求的正是這個目的。

再證諸臨床，重病狀態最能看出陰陽兩者功用的孰輕孰重。重病之患，是陰虛比例多還是陽虛比例多，凡有臨床經驗者，自是心中了然。六經病證是三陰病重於三陽病，三陰病的本質就是陽虛，而最重的少陰寒化證，則是全身性陽虛。惡性病多見功能嚴重下降，這是陽之量、陽之質、陽之用均減的問題；同時，惡性病所見的腫瘤，表面上看是陰成形的問題，但陰為何成形？本質上還是陽化氣的問題，因陽虛不足以化陰，陰濁由是成形。再進一步，人若西去，歿於亡陽者十居八九，故於亡陰者十無一二。「火神派」之所以能紅火，不是沒有道理的，至少在大觀念上站得住腳。至於某些細節上的觀點是否仍有欠缺，在具體處理上是「王道」還是「霸道」，或存可商之處。李可老中醫的操作時見「火神」之意卻又未拘於「火神」，更覺活泛。

（七）居位尊賤

爻分貴賤，目的就是引出陰陽居尊位、賤位的問題。五爻為尊位，二爻為賤位。陽居五爻，為陽居尊位；陰居五爻，為陰居尊位。居尊位，象徵人居帝王之位，屬旺勢，多吉辭。見圖40。

而陽居二爻，為陽居賤位；陰居二爻，為陰居賤位。見圖41。那麼居賤位是否就一定不好呢？卻又未必！此處另存奧祕。

以下我們就逐一分析四種組合：

①**陽居尊位**：如乾卦䷀之九五：「飛龍在天，利見大人。」其勢之

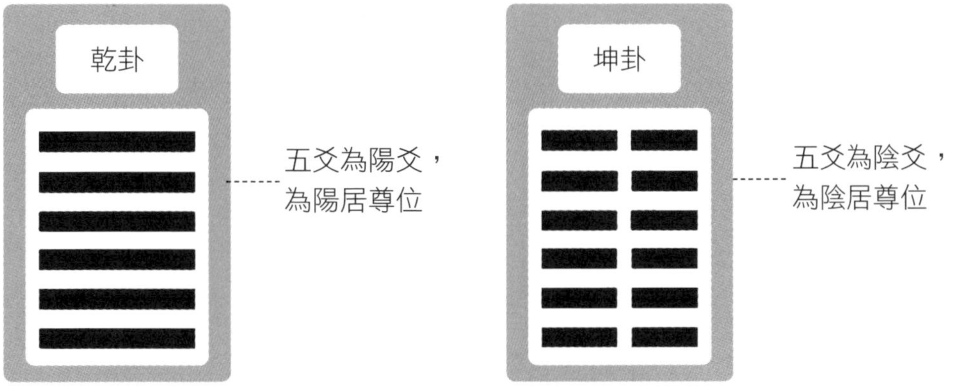

圖40　陽居尊位與陰居尊位示意

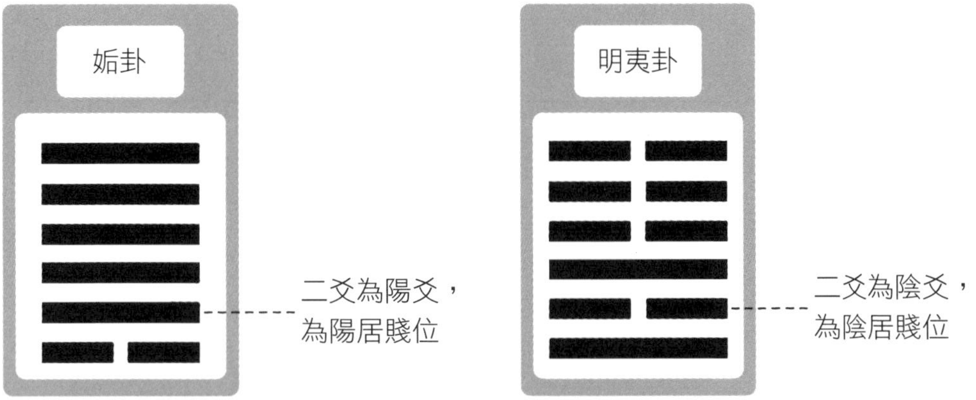

圖41　陽居賤位與陰居賤位示意

旺，行事之順，顯而易見。更因陽爻居陽位為得位，兩相疊合，不消說，其吉更大。心為陽中之太陽，陽臟居陽位、高位，又主神明，為「君主之官」（《素問・靈蘭祕典論》）、「五藏六府之大主」（《靈樞・邪客》），可大展宏圖偉略，是何等的意氣風發。但九五之上就是「亢龍有悔」的上九，因此，心最忌得意忘形，用神太過。

②**陰居尊位**：可能不少人會猜為吉凶參半，因為陰居尊位會牽扯出一個陰居陽位不當位的問題。但在吉凶判斷排序中，居尊位的意義大於當位與否，因此陰居尊位一般還是吉，只是吉的程度往往不如陽居尊位。如坤卦䷁之六五，象曰：「黃裳元吉，文在中也。」

③**陽居賤位**：如按前面學過的內容作一般性的推導，有貴人居賤位的委屈，更不用說還有一個陽居陰位不當位的問題，理應不吉，但二爻與五爻為中位，卻又有一個得中的優點，何謂得中？下文即論。而得中對吉凶衡量的權重更大，因此，平衡而看，陽居賤位多如姤卦䷫之九二，「包有魚，無咎，不利賓」之類非大吉大凶之辭。肝為陰中之少陽，少陽之臟居於陰位，固然有從下而上的疏泄之利，但確有一些委屈感，如果沒有一點憋屈，何以易怒？何以「喜條達而惡抑鬱」？何以喜歡侵犯左鄰右舍，被稱為「五藏之賊」（《四聖心源・六氣解》）？

④**陰居賤位**：這種居位似有過於低賤的感覺，一般不會猜想為偏吉，但在未深刻理解《易》之意圖時，感覺可能再次欺騙了我們。《易》有教化之功，由於陰爻所代表的事物或人本有微賤之意，現在陰居賤位正屬能力與地位相匹配，名實相副，只要安於此位，當可在能職相稱的位置上發揮作用。能力不算強的人，若均安於下位而起作用，社會就容易和諧而穩定，「素貧賤，行乎貧賤……素患難，行乎患難。君子無入而不自得焉。」這種處世態度是《易》所欣賞的。再說陰居賤位還有個陰爻居陰位的得位，居中得正的優點，因此，多為吉辭。如明夷卦䷣之六二，象曰：「六二之吉，順以則也。」六二以柔居內卦之中，陰甘於居賤位，是能順合於法則，故吉。腎為陰中之太陰，太陰之臟居陰位，腎中之

精要在「主蟄」，腎中龍火要在「守位」，以效「潛龍勿用」之意，腎自安寧，此為陰居賤位的明智姿態。腎最怕的就是精不蟄藏而妄泄，龍火妄動而僭越，此未得居下位者真識，焉得不病？

（八）得中與否

「中」為中位，指六爻卦中的二、五爻的爻位。第二爻為下卦之「中」，第五爻為上卦之「中」。中位其實在前述內容已提到過，即天人地位中的人位，在這裡重提的著眼點在於此「中」能否得到，為何「中」的得失如此重要？

既然中位就是人位，而人處天地之「中」，因此，「中」既指人與天道相合而持恆不偏，亦說明事物行至此處既無太過亦無不及的恰好狀態。因此，「中和」就是一種最佳狀態及理想境界。何爻居之，皆謂得中，多主利。乾卦䷀之彖曰：「保合大和，乃利貞。」中孚卦䷼之彖曰：「中孚以利貞，乃應乎天也。」故《易》尚中和，二五為中，相應為和。

老子也說：「多言數窮，不如守中。」（《道德經‧第五章》）「昔之得一者，天得一以清，地得一以寧，神得一以靈，谷得一以盈，萬物得一以生，侯王得一以為天下正。」（《道德經‧第三十九章》）這裡的「中」、「一」、「正」意近，指的無非就是要準確地把握天道。

既然「中」象徵人或事物守持中道、與天道相合而不偏，因此居中當然就比當位更能影響全卦了。〈象傳〉、〈彖傳〉認為，一般情況下，雖不當位，如居中位，亦吉。可見，「中」德優於「正」德，是《易》之共識。如坤卦䷁，六五爻為陰居陽位，並不當位，但居上卦之「中」，坤文言曰：「君子黃中通理，正位居體，美在其中，而暢於四支，發於事業，美之至也。」即言坤卦六五爻，以黃色為中央正色，通於六五爻得中之理。再如噬嗑卦䷔，同樣六五爻不當位，但居中得正，故彖曰：「柔得中而上行，雖不當位，利用獄也。」意為六五爻雖不合陰陽當位，但以一柔順的「中」而處上位，就能以中道臨民，所以便於決斷訟獄。

基於「中」在判斷吉凶中的權重，《周易・繫辭下》就有「二多譽」、「五多功」之說。所謂的「中正」、「得中」、「中吉」等判辭多就此兩爻而發，即持此「中」就可獲吉祥。

凡陽爻居中位，多稱為「剛中」，象徵「剛健守中」。如升卦䷭，九二爻以陽爻居下體之中位，其彖曰：「剛中而應，是以大亨。」

凡陰爻居中位，多稱為「柔中」，象徵「柔順守中」。如睽卦䷥，六五爻以陰爻居上體之中位，其彖曰：「柔進而上行，得中而應乎剛，是以小事吉。」見圖42。

當然，若卦之九五（陽爻居五位）、六二（陰爻居二位），則是既得「中」又得「正」，如乾卦䷀之九五：「飛龍在天，利見大人。」明夷卦䷣之六二，象曰：「六二之吉，順以則也。」兩者均稱為「中正」，見圖43。這樣，守中、持正、合道，三位一體，正是儒家「執中行、守中道、達中和」的「中庸之道」在《易》的體現。於是「中」在《易》中就尤得美譽了。就如乾文言讚道：「大哉乾乎！剛健中正。」

吳清源先生在其自傳《中的精神》一書中，概括出他的圍

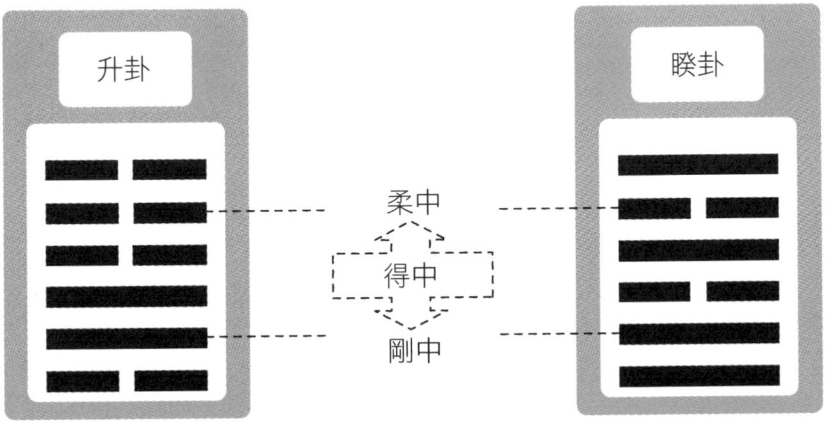

圖42　二、五爻為中位

棋理想可用「中和」這個詞來表達。他認為圍棋起源於陰陽與天文，陰陽思想的最高境界是陰和陽的中和，所以圍棋的目標也應該是中和。「中」這個字，中間的一豎將口字分成左右兩部分，這左右兩部分分別代表著陰和陽。而陰陽平衡的那一點正好是「中」。在圍棋上，就是要思考「中」的那一點。只有發揮出棋盤上所有棋子的效率，那一手才是最佳的一手，才是正著，此即中和的意思。這就是「六合之棋」、「中和之棋」。圍棋既是一種藝術，又是一種生命的哲學。對弈的最終目的，是從中領略圓滿調和的「道」，並認為自己的人生是追求中和的人生。而要達到「中」的境界，並非易事，需要精神上的修養。吳清源先生從五歲開始，就學習《大學》、《中庸》等四書五經，終其一生都堅持每天研究《易經》。正是這種一心求道的圍棋精神使他從爭勝負中超拔出來，展現出一種大氣象的人格及大境界的追求。《易》對人生的教化作用於此可見。

「得中」觀念對中醫學的影響無處不在。中醫學裡，「中」常以「平」的面貌出現。「中」即中間狀態，不多不少，不偏不倚，不亢不衰。「得中」即「得平」，即處於動態平衡，陰平陽祕的健康狀態。病則為「失中」，故《易》云：「一陰一陽之謂道」，醫云：「偏陰偏陽之謂疾」。判

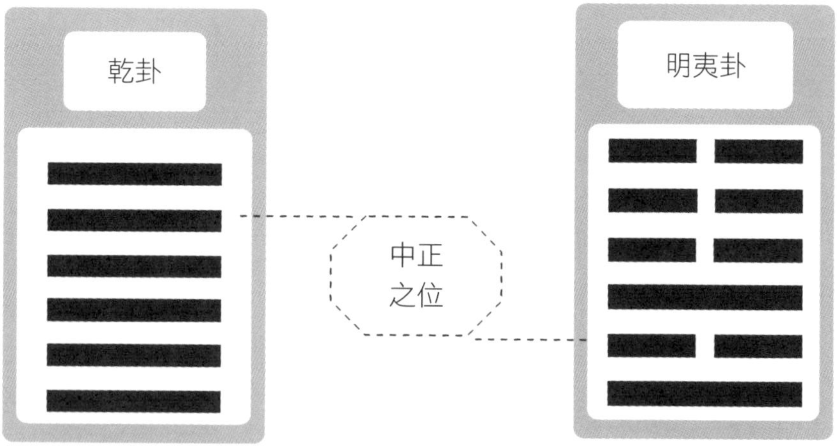

圖43　中正之位示意

斷人體「中」的得失即為診斷，故云：「善診者，察色按脈，先別陰陽。」（《素問・陰陽應象大論》）調「中」法則為「謹察陰陽所在而調之，以平（中）為期」（《素問・至真要大論》）；理「中」治法為「寒者熱之，熱者寒之」、「高者抑之，下者舉之」、「閉者散之，開者合之」。而養生的本質是為保「中」。

「中」不但可顯示全局性觀念，也可說明具體情境。肝為剛臟，若體陰足，則用陽暢，柔能制剛，是為肝體用之「得中」；心為陽中之太陽，心火易旺，腎為陰中之太陰，腎水易寒，若心腎相交，水火既濟，則心火平而腎水暖，是為心腎關係「得中」；肝從左升，肺從右降，脾胃為樞紐，人身太極因之而轉，是為升降「得中」；黃連清心火，肉桂溫腎水，引火下行，使水火既濟，心腎交泰，是為治療「得中」；「惚兮恍兮，其中有象。恍兮惚兮，其中有物。窈兮冥兮，其中有精。其精甚真，其中有信」（《道德經・第二十一章》）、「恬惔虛無，真氣從之，精神內守，病安從來」（《素問・上古天真論》）是靜養「得中」；蘇東坡的「稽首天中天，毫光照大千；八風吹不動，端坐紫金蓮」則是心境上的「得中」。

「得中」之用，並不限於六爻卦，有時在三個爻的八卦也可發揮。鄭欽安在《醫理真傳》卷一謂：「乾坤六子，長少皆得乾坤性情之偏，惟中男中女，獨得乾坤性情之正。人稟天地之正氣而生，此坎離所以為人生立命之根也。」這裡坎卦☵之中指的是居於卦中間的陽爻，離卦☲之中指的是居於卦中間的陰爻，實質上就是兩卦的卦主。鄭氏由此而展開自己的學說。

子曰：「中也者，天下之大本也；和也者，天下之達道也。致中和，天地位焉，萬物育焉。」（《中庸・第一章》）

（九）順逆承乘

承與乘，兩者均用以說明陰爻與陽爻之間的關係，均建立在陽爻剛、陰爻柔，剛者強勢有力，柔者謙恭順承的處世方式哲學思考上。

1. 承

承：有承上啟下之意。

一卦之中陽爻在上，陰爻在下，那麼陰爻對上面的陽爻就叫承。承也叫從，是順從的關係，又稱柔從剛。就像臣民順從君上，或女子順從男子，因為符合當時的社會行為規範，故為吉利之象。

承有兩種情況：其一，一卦之中，一個陰爻在下，一個或一個以上的陽爻在上，那麼下面的陰爻對上面的陽爻都叫承；其二，一卦之中，幾個陰爻在下，一個陽爻在上，那麼下面幾個陰爻對上面的陽爻也叫承。如巽卦☴☴之彖曰：「柔皆順乎剛，是以小亨，利有攸往，利見大人。」此言初六承九二、九三，六四承九五、上九，皆順以從陽，故利有攸往。見圖44。

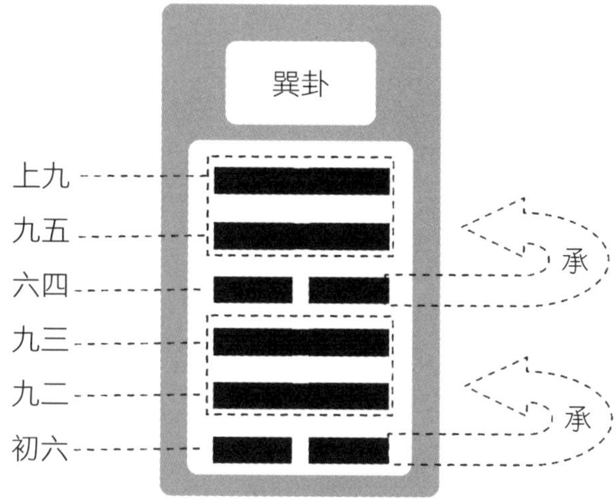

圖44　承（陰爻在下，陰承陽，承上啟下）

2. 乘

乘：有乘虛而入之意。

一卦之中陰爻在上，陽爻在下，那麼陰爻對下面的陽爻叫乘。乘好比臣民欺侮君主，以下犯上，與社會行為規範相背，為不吉之徵。

乘也有兩種情況：其一，一卦之中，一個陰爻在上，而陽爻在下，則此陰爻對陽爻為乘，如歸妹卦䷵之彖曰：「征凶，位不當也，無攸利，柔乘剛也。」因其二、三、四、五爻均不當位，且六五柔乘九四剛，六三柔乘九二剛，故征凶，無利。其二，一卦之中，幾個陰爻在一個陽爻之上，那麼這幾個陰爻對那一個陽爻來說，都是乘。見圖45。

比諸中醫，肝為剛臟，體陰而用陽。肝藏血，本體陰柔，肝主疏泄，其用陽剛，體陰是用陽的物質基礎，且可以柔濟剛，即為陰柔承陽剛。再如心腎相交，水火既濟，亦是柔承剛。但若腎水泛濫，水氣凌心則成陰乘陽。

藥物之配亦可作如是觀，如杏仁與桃仁相配，《本草便讀・果部》云：「桃仁、杏仁，其性相似，一入肝經血分，一入肺經氣分。」兩藥一氣一血，氣行則血行，血通

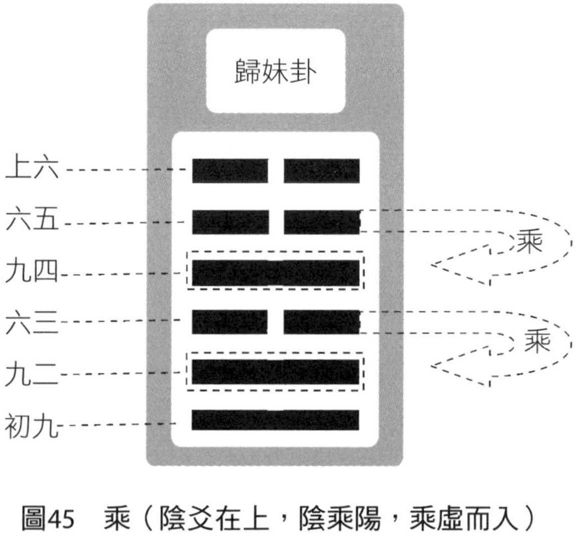

圖45　乘（陰爻在上，陰乘陽，乘虛而入）

則氣暢，且杏仁治在上，桃仁治在下，有承上啟下之妙，是為承。逍遙散與四逆散均以柴胡柴胡配白芍，柴胡疏肝、升肝，順肝條達之性以體肝之用陽，為君；白芍滋肝陰、養肝血，柔肝以現肝之體陰，為臣，配白芍，正類柔承剛。

（十）朋比為鄰

朋比為鄰是指相鄰兩爻的親近關係，簡稱為「比」。

相鄰兩爻，若陽爻遇陰爻、陰爻遇陽爻，陰陽相遇，則相求，為得比，多吉；相鄰兩爻，若陽爻遇陽爻、陰爻遇陰爻，則相敵相惡，為「無比」，多凶。

我們太熟悉這種現象了，物理學上，同種電荷相互排斥，異種電荷相互吸引；兩塊條形磁鐵，當把它們的兩個N極靠近時，會互相排斥；分別把它們的N極、S極靠近時，則會相互吸引。工作安排上，地球人都知道，男女搭配，幹活不累。這種現象的經典表達就叫：同性相斥，異性相吸。

所以為人、處世、行事最好能做到有「朋」、有「比」。

醫學上的「比」可說是比比皆是：中醫、西醫互有長短，取長補短的臨床結合就是一種「比」。但醫界卻時見一些非「朋」、「比」現象：西醫中的部分人由於對中醫不了解而持偏頗之見；中醫中一些人為提高自信，而刻意用中醫之長比西醫之短以求得心理上的安慰亦時有所見，兩種心態都難言大氣。中醫與西醫面對的共同敵人，就是疾病。因此兩者是「朋」、是「比」，是戰友，而不是敵人。由於各自價值取向、觀察視野、研究方法、實踐印證方式不盡相同，因此各有所長，也各有所短自不待言。就如騎兵善於衝鋒陷陣、長途奔襲、乘勝追擊；步兵長於攻堅破城、陣地之守、排陣變化。如果步兵嘲笑騎兵不能登牆，騎兵嘲笑步兵兩條腿追不上四條腿，都是既失厚道，也失公允。戰友強大，自己也能並肩，則更顯自身強大。若以貶對方之弱，以逞自身之強，多少是有點不自信。中醫有足夠的競爭實力，只是相當比例的中醫人未能真正地把握好中醫，這是人之過，不見得是醫之過。因此，中西醫都要對戰友多些理解，多些尊重，多些風度，攜手為朋，相比為用。如此，則患者幸甚！

而藏象學中一臟一腑，一陰一陽，一表一裡，相互為用，如脾與胃間納運協調、升降相因、燥濕相濟是臟腑表裡配偶在功能上的「比」；肝升肺降，調節氣機升降是臟與臟功能配合上的「比」；肺向上向外之宣發與向下向內之肅降，是一臟功能間的「比」；各擅勝場的方藥、針灸因病而搭配使用是治療方式上的「比」；麻黃伍杏仁，一宣一降，一剛一柔，一燥一潤，是藥物配伍上的「比」；風與寒合而侵人是病因上的「比」；氣滯血瘀、濕停氣阻、痰瘀互結是病機上朋比為奸的「比」；行氣活血、燥濕化痰、陰陽相求，是治法上的「比」；勞逸結合、動靜相宜、形神並練是養生上的「比」。

細心的讀者可能會問，上文的「承」與「乘」是否算「比」？答案是：看具體情況而定。

因為「比」定義為相鄰兩爻間的關係，而乘與承的關係一般並不局限在相鄰兩爻間。因此，若規定為相鄰兩爻間的乘、承關係，則屬比的範疇。

但是乘與承兩種「比」是有區別的：陰承陽，為親比，多有利；陰乘陽，為逆比，多有吝。就如同打仗，如果不同的兵種配合，一般會勝於單一兵種作戰，這是因為有「比」。如果配合得宜，多能取勝，此為「親比」；如果配合失宜，置友軍於不顧，甚至為爭功而互拖後腿，就未必能勝，甚至會敗，這就是「逆比」。人們常說的「不怕神一樣的對手，就怕豬一樣的隊友」指的不就是這種情況嗎？

以益卦䷩為例，初爻陽，二爻陰，陰陽相遇，為有比，但兩者的關係是陰在上，陽在下，陰乘陽，對兩者來說都屬逆比；三爻為陰爻，其下二爻，其上四爻均是陰爻，陰遇陰，為無比；四爻陰，雖三爻也是陰，但其上之五爻為陽，為有比，四爻與五爻的關係是陽在上，陰在下，陰承陽，對兩者來說都屬親比；上爻為陽，其下的五爻也為陽，陽遇陽，為無比。見圖46。

親比、逆比的關係可用中藥的配伍以證。如桂枝湯中桂枝與白芍用於太陽中風證時的分量是一比一，此時，桂枝為君藥，解肌發表，散外感之風邪；白芍為臣藥，益陰增汗源，斂營以和衛。兩者相合，一顧衛，一治營，使營衛調和，是「親比」為用。但若增白芍分量，使大於桂枝，仍用於外證，則大減桂枝解肌發表、散風邪之力，是為「逆比」。

麻黃湯中的麻黃配桂枝亦如是。麻黃湯主治外感風寒，因寒性收引而無汗，因此，須有一定的發汗力，才能祛寒外出。原方麻黃用量大於桂枝，麻黃辛、微苦、溫，其形纖細中空，中空則透表發汗力強；桂枝辛、甘、溫，由於味帶甘，甘則緩，故發汗之力弱而緩。當麻黃用量大於桂枝時，具有較強的發汗散寒解表作用，是為「親比」。不少人總覺得桂枝的用量上限較麻黃寬鬆，因此，當用麻黃湯發汗不理想時，往往喜歡加大桂枝量，一則風險較少，二則以為這是如虎添翼之舉。殊不知，當桂枝量大於麻黃時，由於其味甘而緩，反對麻黃起羈汗作用而僅見微汗，實起「逆比」之效。此時所應

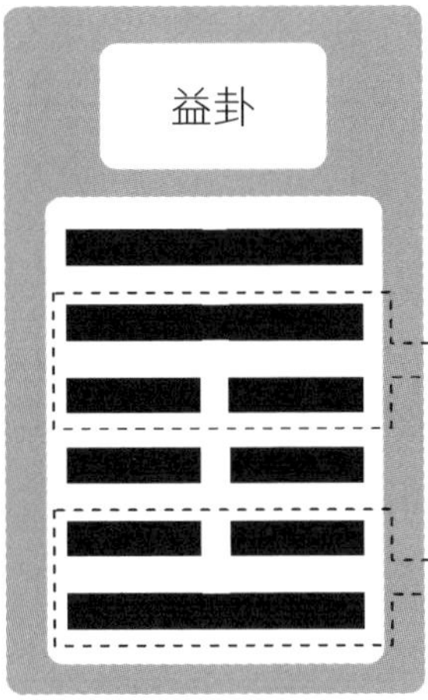

（相鄰兩爻同陰或同陽，為無比；相鄰兩爻一陰一陽，為有比，陽在上為親比，陰在上為逆比）

圖46　比（比鄰，比肩）

做的不是加大桂枝量而是減少桂枝量，或是加大麻黃量。當然，若目的是僅取微汗，則又另當別論了。桂枝湯的桂枝、白芍比例是很多醫家所熟知的，但麻黃湯中麻黃、桂枝的比例就不見得很受醫者關注，這裡略作提醒。

（十一）遙相呼應

在《周易》中，「應」強調的是相互聯繫，遙相呼應的關係。「應」的方式有二：一是爻位之應，本質上是陰陽互求之應；二是類同則應，本質上是「同氣相求」之應。

1. 陰陽相應

其應主要通過同位爻的陰陽遙相呼應來顯示。我們復習一下同位的內容：一卦六個爻，若分開上下兩個三爻卦來看，其中初爻、四爻分別為下卦、上卦的下爻，為同位（地位）；二爻、五爻分別為下卦、上卦的中爻，為同位（人位）；三爻、上爻分別為下卦、上卦的上爻，為同位（天位）。

因此，應，就爻位言，即初爻與四爻應；二爻與五爻應；三爻與上爻應。

①**應：**凡以上配屬，一爻是陰，一爻是陽，異性相吸，是應，是和，多吉。

正如《易緯・乾鑿度》所言：「三畫已下為地，四畫已上為天……易氣從下生。動於地之下則應於天之下，動於地之中則應於天之中，動於地之上則應於天之上。」

如恆卦䷟之彖曰：「剛柔皆應，恆。」即指恆卦初六與九四、九二與六五、九三與上六皆陰陽相應。見圖47。

②**無應：**在應的爻位關係中，兩爻均是陰，或兩爻均是陽，同性相斥，為無應，不和，多凶。

同性相斥，異性相吸的法則真是無處不在，「比」是體現在相鄰兩爻間，「應」則體現在上下卦同位之間，兩者實是異曲同工。略有異者，「比」為「比肩」，距離較近；「應」為呼應，距離較遙。

對於應，中國人深有體會，假如要辦事，我們聽到最厲害的一句話應是：「我上面有人。」果真如是，那就真是無往而不利了。用《易》的話來說就是「利見大人」、「利涉大川」。當然，如果領導信心滿滿地說：「我立心為公，下面有大眾擁戴，能一呼百應。」那就更厲害了。

最能表現文字間呼應的文學形式是詩。唐朝詩人賈島，寫了兩句詩：上句為「鳥宿池邊樹」，下句則在為用「僧『推』月下門」還是「僧『敲』月下門」而拿不定主意。因忘我地反覆「推」、「敲」，以致衝撞了韓愈的官轎而不知，韓愈聽後告訴他：「敲字好！」因為用「敲」字，更能自然地顯示出夜深人靜。「敲」之響聲與「靜」相應，可使意境表達得更為淋漓盡致。南北朝詩人王籍的「蟬噪林逾靜，鳥鳴山更幽」意境亦同，只是「應」得更加強烈而外顯。

國畫與書法的用筆用墨，最講究濃、淡，乾、

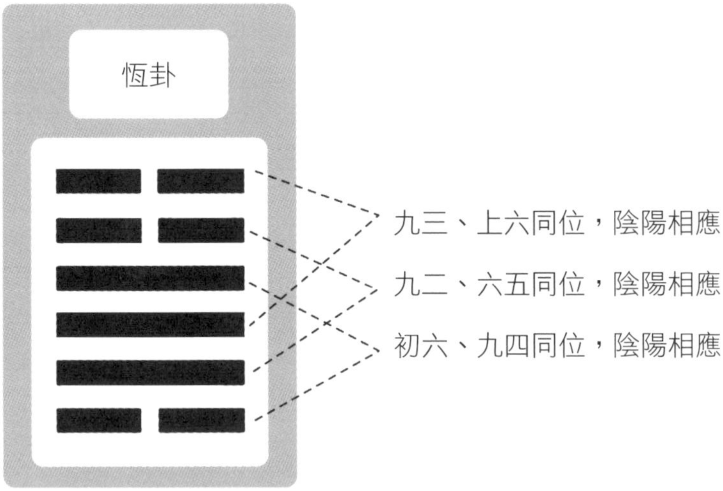
恆卦
九三、上六同位，陰陽相應
九二、六五同位，陰陽相應
初六、九四同位，陰陽相應

（同位兩爻同陰或同陽，為無應；同位兩爻一陰一陽，為相應）

圖47　應（遙相呼應）

濕，陰、陽，向、背，虛、實，疏、密等表現手法或位置經營。「潤含春雨，乾裂秋風」是枯澀濃淡之「應」；「字畫疏處可以走馬，密處不使透風」（《藝舟雙楫》卷五引鄧石如之語）是布局中疏、密之「應」；「大抵實處之妙，皆因虛處而生」（蔣和《學畫雜論・章法》）是字畫虛實互襯之應。

盆景可通過高低、起伏、疏密、縱橫、開合等變化安排，以表現各種「應」之景。

音樂中的和絃是多個不同的音階，按照一定的關係結合在一起的相互和應。講白了就是把好幾個不同的單音拼到一起，變成一個新的具有這幾個單音特色的音，它的聲音遠比單音飽滿、圓潤，給人聽覺上的享受更豐富。

圍棋裡，動與靜、起與落、進與退、虛與實、已落子與未下子、棋勢與實地、中腹與四邊、確定和不確定之地……無不可應。

再如武者一旦動手，我們絕少見到有上動而下不動，或下動而上不動者，總是手、眼、身、法、步無處不動，無處不應，無處不關聯。運拳時手與足合、肩與胯合、肘與膝合、眼與心合、心與氣合、氣與力合，全身內外、上下、形神無不相應。

兵家之應是外攻打而內接應，是為裡應外合。

對於應，講究「天人合一」的中醫，首先會把目光投向天地自然。陰陽相應在天地間的最基本模式就是《素問・陰陽應象大論》所言的「地氣上為雲，天氣下為雨」的天地陰陽交感。然則天氣清輕屬陽，位於上；地氣重濁屬陰，位於下。那麼，地氣是如何上升為雲，天氣又如何轉降為雨呢？這裡隱藏著陰陽互藏與互引之機。

地氣在下屬陰，其之所以能升，一是因為地中之熱對地陰的蒸騰，猶如太極圖黑魚中之白眼——陰中之陽的作用；二是天陽下曬同樣可蒸發地陰化氣上升；三是基於異性相吸，天陽與地陰相需相吸，可引地陰之氣上騰。

地陰之氣上騰於天後，遇冷而聚化為積雨雲。雲中蘊雨，即如太極圖中白魚中之黑眼——陽中之陰，蘊雨越多，陰的比例就越大，自然就有下降的趨勢。兼之地陰與天陽異性間的相需相吸，則引天陽（此天陽實已蘊陰）下降而為雨。

《素問・天元紀大論》對天地陰陽上下相「應」有更詳細的描述：「帝曰：『上下相召奈何？』鬼臾區曰：『寒暑燥濕風火，天之陰陽也，三陰三陽上奉之。木火土金水，地之陰陽也，生長化收藏下應之。天以陽生陰長，地以陽殺陰藏。天有陰陽，地亦有陰陽……故陽中有陰，陰中有陽。所以欲知天地之陰陽者，應天之氣，動而不息，故五歲而右遷，應地之氣，靜而守位，故六期而環會。動靜相召，上下相臨，陰陽相錯，而變由生也。』」

人與天地相應，脾氣上升、腎中精氣氣化上行就猶如地水之氣上升，此「地氣上為雲」，其上升的動力主要就是自身所蘊的脾、腎之陽——陰中之陽。心陽下溫，則如天陽下曬蒸陰上騰。「地氣上為雲」後，升極當降，則肺之肅降，氣水如霖而灑，即「天氣下為雨」。

臟腑關係亦無不相應。五臟各具不同的功能及生理特性：心藏神、主血脈，為陽中之太陽，為陽臟而性通明；肺主氣司呼吸、主行水、朝百脈而主治節，為陽中之少陰，主宣發肅降……每一臟在發揮自身功能或顯示自身特性時，均可影響其他臟腑功能。如肝主疏泄，可促進脾胃納運，可促進膽汁排泄，可影響男子排精、女子排卵，肝升肺降，可協調氣機升降，可調暢情志以助心主神志等。同時，每一臟亦要得到其他臟腑的配合與制約。如脾主運化，需要腎陽與心陽的上下溫煦，需要肝之疏泄以使健運與升清，需要肺之宣肅以助水穀精氣的布散。所以五臟的任何一種生理功能都不是孤立的，而是需要各臟間的密切配合。這種彼此間的相互助長、相互制約的關係，構成了五臟一體，相互呼應，整體意義上的藏象系統。

「應」內涵之豐，在辨證與遣方用藥中最能體現。

麻黃附子細辛湯（見圖48）：其所治證的病機為陽虛外感風寒，傷寒家稱為太（陽）少（陰）兩感，正因為病機或病位存在陽虛與外寒，太陽與少陰的裡應外合，因此，治亦當溫陽散寒以內應外合。一般謂散太陽外寒治其標以麻黃為主。但若將麻黃看作僅能解表，卻是小視麻黃了，其散寒之功實能徹裡徹外。《本草崇原》卷中謂：「植麻黃之地，冬不積雪，能從至陰而達陽氣於上。至陰者，盛水也，陽氣者，太陽也。太陽之氣，本膀胱寒水，而上行於頭，周遍於通體之毛竅。」而附子性大熱，稟雄壯之質，可追復虛虧之元陽，絕少陰陽虛之內應以治本；且其味辛，其性走而不守，可由裡達外助發散藥開腠理，以驅逐在表之風寒。麻附相配已有裡應外合之意，但仍意猶未盡，以細辛散內寒、祛外寒，從少陰而透太陽為兩藥之橋梁。《本草崇原》卷上謂：「細辛氣味辛溫，一莖直上，其色赤黑。稟少陰泉下之水陰，而上交於太陽之藥也。」細辛與麻黃在這裡的區別是：麻黃散外寒為主，細辛祛內寒為要，側重點不同。如是，三藥互動互應，方證之合，絲絲入扣。

組方可裡應外合，自也可上下應合。

太極丸（升降散，出自楊璿《傷寒溫疫條辨》卷四，見圖49）：主治溫熱、瘟疫，邪熱充斥內外，阻滯氣機，清陽

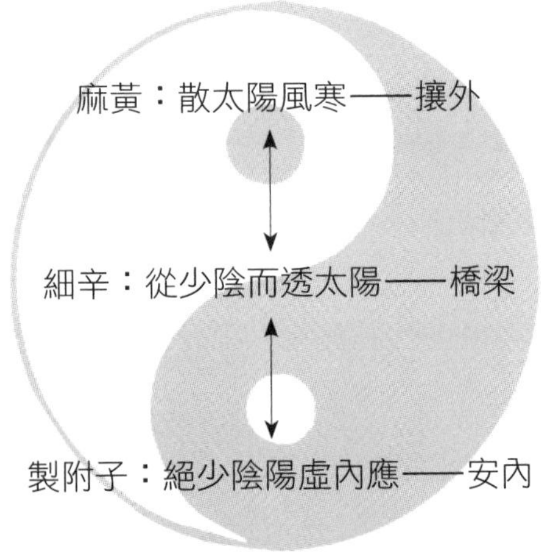

圖48　麻黃附子細辛湯組成示意

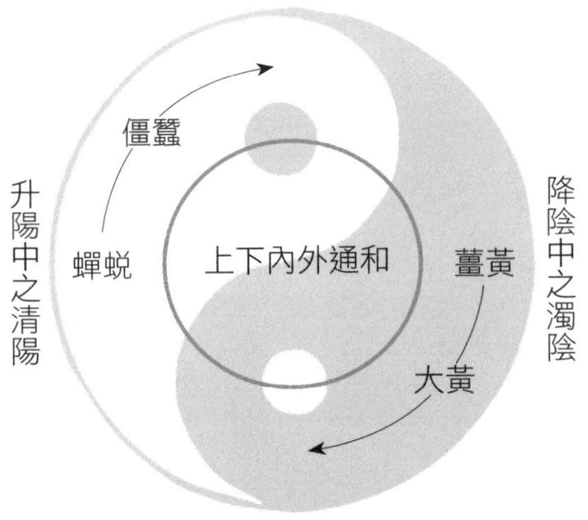

圖49　太極丸組成示意

不升，濁陰不降，致頭面腫大，咽喉腫痛，胸膈滿悶，嘔吐腹痛，發斑出血，丹毒，譫語狂亂，不省人事，絞腸痧（腹痛），吐瀉不出，胸煩膈熱，疙瘩瘟（紅腫成塊），大頭瘟（頭部赤腫），蛤蟆瘟（頸項腫大），以及丹毒、痲風等。

該書對此方上下內外相應之意謂：「殭蠶味辛苦氣薄，喜燥惡濕，得天地清化之氣，輕浮而升陽中之陽，故能勝風除濕，清熱解鬱，從治膀胱相火，引清氣上朝於口，散逆濁結滯之痰也……故為君。夫蟬氣寒無毒，味鹹且甘，為清虛之品……能祛風而勝濕……能滌熱而解毒也……故為臣。薑黃氣味辛苦，大寒無毒……祛邪伐惡，行氣散鬱，能入心脾二經建功辟疫，故為佐。大黃味苦，大寒無毒，上下通行，蓋亢甚之陽，非此莫抑……故為使。米酒性大熱，味辛苦而甘，令飲冷酒，欲其行遲，傳化以漸，上行頭面，下達足膝，外周毛孔，內通藏府經絡，驅逐邪氣，無處不到……故為引。蜂蜜甘平無毒，其性大涼，主治丹毒斑疹，腹內留熱，嘔吐便祕，欲其清熱潤燥，而自散溫毒也，故為導。」是方以僵蠶、蟬蛻升陽中之清陽，以薑黃、大黃降陰中之濁陰，一升一降，上下內外通和，而疫熱消矣。

太極丸之應已令人擊節，其實，還有比其應更高段的方。若論「應」層次之豐當首推桂枝湯。

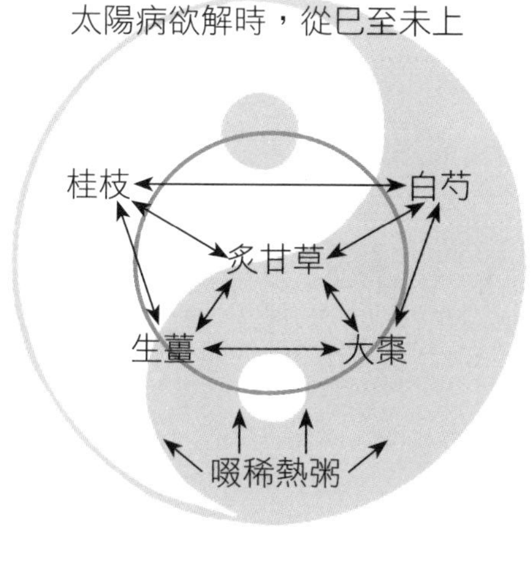

圖50　桂枝湯組成示意

桂枝湯（見圖50）：功效為解肌發表，調和營衛，實表散邪，養陰和陽。主治以太陽中風證為代表。

太陽中風者，太陽經被風邪所中也，俗云「傷風」。風能入中，意味著患者衛氣本虛，衛虛則腠理疏鬆而易招風，風性開泄，無孔不入，可使腠理疏鬆而汗出；汗出為營陰外泄，汗孔又稱「氣門」，汗出則氣隨汗泄而氣更虛，故又稱為表虛證。因此，風邪外襲，衛陽不能外固，營陰不得內守為其病機。衛之支配雖在肺，衛之化源實在脾胃，而營陰亦源於脾胃，是以太陽中風雖為表證，病位卻是肺胃（脾）失和。

桂枝湯的任務實繁重，藥僅五味，既要解表，又要補虛；既管營衛，也顧肺胃。藥物間若不是配合無間，相互呼應，任務如何能完成？《易》可以玩，方當然更可玩，我們就找找桂枝湯中藏了多少個應吧！

方中桂枝味辛甘，辛甘發散為陽，故用之以治風。若細加考量，辛能發汗解肌，甘能補虛實表，甘又能緩，使發汗而不致過汗。如此，則發中帶緩，剛中含柔，旋轉於表裡之間，和營衛、暖肌肉、活血脈，其功用在於半散半補之間，一味桂枝自身已體現出表裡、補瀉、剛柔之應。這是第一應。

以桂枝辛甘發散，又恐其走泄陰氣，且汗症亦須補充汗源，以載邪外出。故用苦酸微寒之芍藥益陰以增汗源，酸以收之而和營陰，使表邪得解，裡氣以和而營衛自調，這就是融「汗」「補」二藥於調和營衛一法。桂枝配芍藥，一散一收、一剛一柔、一動一靜、一陽一陰，一外一內，一解衛一和營，開合相濟。前文說桂枝配芍藥為「比」，方劑並無爻位之界定，此處視之為「應」亦無不可，「比」與「應」本就異曲同工，均是陰陽相互為用。這是第二應。

生薑與大棗為辛甘配對，是該方的另一精彩組合：生薑辛散為主，得大棗乃不致過散，大棗甘守功多，得生薑乃不致過守，生薑「借大棗之甘緩，不使透表為汗，惟旋轉於營衛之間，而營衛遂因之調和也」（《醫學衷中參西錄•藥物》）。更因生薑溫燥，與脾喜燥之性合；大棗柔潤，與胃喜潤之性投，亦能調脾胃以和裡。如此，陰陽表裡，燥濕剛柔，靡不相合。這是第三應。

生薑配桂枝、芍藥配大棗則又是另一種應：以生薑之辛，佐桂枝以解肌；以大棗之甘，佐芍藥以和裡。與前面陰陽之應不同，這裡是同氣相求之應。這是第四應。

甘草之用，更堪玩味，《本草乘雅半偈》卷一載：「先人云：甘具生成，路通能所，草從柔花，和協眾情。又云：和具四義，一合，二純，三分明，四接續，甘草四德備焉。又云：青苗紫花，白毛槐葉，咸出於黃中通理之荄，土具四行，不言而喻矣。又云：土貫四旁，通身該治，是以土生萬物，而為萬物所歸。」方中甘草能調和氣血，即是調和表裡，而有安內攘外之功。以桂枝、生薑配甘草，足以攘外，且辛甘又能化陽；芍藥、大棗配甘草，足以安內，且酸甘又可化陰。即以土性之甘草為「中」，化出陰陽分明的太極，桂、薑、草為屬陽之左半圓，芍、棗、草為屬陰的右半圓，乃以甘草接續陰陽，和之使合。因此，桂枝湯外證得之，解表和營衛，內證得之，調和陰陽。這是第五應。

更有桂枝配生薑走肺發表；甘草、生薑、大棗調補脾胃，助益營衛，扶正氣以祛邪氣之用。發表而兼和裡，這是第六應。

而甘草和協眾情，調和諸藥，則諸應和合，是為第七應。

行文至此，讀者可能覺得，藥僅五味，卻無處不呼應，無處不相合，也該有個完吧？沒完！好戲在後頭。《傷寒附翼》卷上言：「而精義尤在啜稀熱粥以助藥力。蓋穀氣內充，外邪勿復入，熱粥以繼藥之後，則餘邪勿復留，複方之妙用又如此。故用之發汗，自不至於亡陽，用之止汗，自不至於貽患。」此湯粥之應，是為第八應。

還有嗎？有！

此方最大的一個「應」該揭盅了！《傷寒論》第九條言：「太陽病欲解時，從巳至未上。」即謂麻黃湯、桂枝湯等治療太陽病之方的最佳用藥時機是巳、午、未三時（早上九時至下午三時），因為太陽為寒水、為表，不論是傷寒還是中風，均是表偏寒之證。而巳、午、未時是一天中自然界陽氣最旺的三個時辰，此時天地陽氣開散，天人合一，當是之時人體的陽氣不但最為盛壯，且趨向於表，借自然與人體之表陽最旺之時來對抗病之表寒，故在表之風寒，易隨此三時而發散，在此時段服桂枝湯自可奏事半功倍之效。正是：「善戰者，因其勢而利導之。」（《史記・孫子吳起列傳》）這是第九應。

九之陽數已足，且又回到最大的天人合一之應，就此打住。

方中對對層層疊疊，比應和合，法度嚴謹，歎為觀止。桂枝湯為張仲景群方之首，實至名歸！

2. 類同則應

「應」，不是只有一種方式，它既可表現在陰陽相引的呼應關係上，亦可表現在「類同則應」上。乾文言謂：「同聲相應，同氣相求。水流濕，火就燥，雲從龍，風從虎，聖人作而萬物睹。本乎天者親上，本乎地者親下，則各從其類也。」王弼《周易略例・明卦適變通爻》將「應」概括為「夫應者同志之象也」，則「應」除陰陽相感、上下呼應、同心協力外，同聲相應、同氣相求、同類象感或更常見。

①**天人之應**：《素問・六節藏象論》曰：「心者，生之本，神之變也，其華在面，其充在血脈，為陽中之太陽，通於夏氣……」這裡的「通於夏氣」實為與夏氣相通應。因心在五行屬火，為「陽中之太陽」，一年中的夏天是自然界最熱之時，屬「陽中之太陽」時段，同氣相應，則正常人在夏天心氣最旺，功能最強。但兩個「太陽」相疊，卻易於過亢，所以養生最好是能做到「常如冰雪在心」。若心火旺或心陰虛等心熱者，與此自然之熱相應，則易病進；而心陽虛者得此自然陽熱之助自會減輕。而肝與春氣相通應、肺與秋氣相通應、腎與冬氣相通應，脾與長夏（四季）之氣相通應等亦當作如是觀。

②**藏象內外之應**：以《丹溪心法》「有諸內者形諸外」為憑的藏象學說更是「應」的典範。首先，

內屬陰，外屬陽，內外相應即陰陽相應。其次，臟藏於內，象現於外，亦可表達為：臟藏於內，象應於外；或象現於外，其應在臟。所以，表現於外的各種生理病理現象，無不是內臟不同功能狀態的外應，實質上是內在「氣變」，而外在「象現」，一氣相牽的「類同則應」。由是而有了司其外象而揣其內應的藏象方法學。具體而言，各臟腑的外應主要通過其所屬的形、竅、志、液、華等來體現：脾主肌肉，見肌肉鬆軟可知病應在脾；心在竅為舌，見舌強可知病應在心；肝在志為怒，見多怒可知病應在肝；肺在液為涕，見流涕可知病應在肺；腎主骨，見骨弱可知病應在腎。藏象之「應」從內外言，是陰陽之應；從本質言，是「類同則應」，這裡，兩種應相互聯手。

③**發病之應**：陽虛者更易感受風寒；內燥者對外燥更敏感；脾虛有內濕者，更易感外濕，這是正氣強弱偏頗與易感病邪「同氣」間的裡應外合。哮喘病多為內有伏飲，當感寒或過食生冷、肥膩時易發，這是伏邪與誘因「同氣」間的裡應外合。

若秋冬見濕證，多為內濕；若長夏見濕證，則多為內外合濕，後者是證與時間應。同理，北人見濕證，多為內濕，南人見濕證，則多為內外合濕，後者是證與地理應。見春木萌生則情舒暢，見秋風落葉則心悲涼，此為情緒與物候應，或證與物候應。

④**中藥之應**：桂枝與肉桂均為大家所熟悉，一為肉桂樹的嫩枝，生於上，功能發表解肌；一為肉桂樹的樹皮，長於下，功能補火助陽，引火歸源。基於桂枝長於上，肉桂生於下，《珍珠囊補遺藥性賦》卷二謂：「氣之薄者，桂枝也；氣之厚者，肉桂也。氣薄則發洩，桂枝上行而發表；氣厚則發熱，肉桂下行而補腎。此天地親上親下之道也。」這正是以乾文言「本乎天者親上，本乎地者親下，則各從其類也」為據的觸類旁通、引思聯想。

⑤**治法之應**：治法上的因時制宜是治與季節、月相、節令、晝夜晨昏相應，因地制宜是治與地理環境相應，因人治宜是治與患者的年齡、性別、體質等相應。

⑥**治效之應：**覆杯即愈、效如桴鼓是方與證應，隨手而瘥是針與病應。

讀者或疑，《易》有「類同則應」，也有「陰陽相應」，這兩者有何不同？這的確是個有意思也容易產生觀念交纏的問題。這麼說吧，如果從哲學角度看，「類同則應」為「同氣相求」之應，與「氣論」的關係更親密；而「陰陽相應」則屬「異性相吸」之應，很容易就看出是從屬於陰陽學說的互根、互用，乃至互求觀念。

更實在些來看，「同氣相求」大致可分兩類情況：其一，就像同一種族、同一地區、同一村落的人，有共同的語言，也往往有著共同的生活習慣，甚至相近的觀念，很容易就自然而然地聚在一起；同樣，群居性的動物也是同種而聚。其二，有共同志趣、信仰或奮鬥目標的志同道合者，也會自然而然地聚在一起，在「同志」這個詞的詞義沒有變形前，其實是最合適說明這種情況的。以上兩類情況，以我們容易理解的話來說，就是「物以類聚，人以群分」。這就是「同聲相應，同氣相求」。

而「陰陽相應」則是另一種情況，這是一種因互補、互需而互慕、互求之應，「窈窕淑女，君子好逑」就是最好的注腳。如果萬物有心，則這種應顯然更有「心」。

因此，何時「同氣相求」？何時「陰陽相應」？全看討論什麼，站在什麼立場來說話。比如一群男生，因為大家都喜歡同一運動而聚在一起，這是志趣相投的「同氣相求」，但之中的每個人心中對異性均有傾慕、追求之心，並常常付諸行動，這就是「陰陽相吸」。比諸醫學，寒底的人容易招來寒邪，這是同氣相求（物以類聚，出於本然，不一定是自己的選擇），但寒底的人卻喜歡熱，如溫熱氣候、溫熱食物，這是陰陽相吸，異性相引，屬有心之擇。再如脾喜燥而惡濕，脾為陰土，本濕，其惡濕是因為本底濕者特別易感或易生濕邪，這是一種同源或同類的歸屬性自然招引，不管是否過多，是否不平衡；而喜燥則是異性（陰陽）相吸，潛在目的是求互補、互用、平衡。因此異性相吸多是蘊有喜愛的「有心」之吸，帶有主動性、互需性、趨平衡性的特點。而同氣相求更多的卻是自然、習慣或物類的歸屬之聚，其主動性往往弱於「異性相吸」，甚至不一定有主動性，也就是說，其聚不一定「有心」。退一步來說，即使部分是「有心」的，但其「同志」式的此心（同志之心）也不同於彼心（好逑之心），因為目的不同，強烈程度更不同。而「同氣相求」更沒有互補、趨平衡的意向及調節機制。

言歸正傳，爻位之變，較之卦變更易令人眼花繚亂，這裡又作適時復習，以利再戰。見表6。

表6 爻位復習

爻位	內涵
天人地位	又稱上中下位，有兩種定位法：其一，以初爻、二爻為地（下）爻位；三爻、四爻為人（中）爻位；五爻、上爻為天（上）爻位。其二，以初爻、四爻為地（下）位；二爻、五爻為人（中）位；三爻、上爻為天（上）位
同位	一卦六個爻中，初爻、四爻同位，二爻、五爻同位，三爻、上爻同位。實源於天人地位的第二種定位法
得位與否	當陽爻居陽位（初、三、五爻位）、陰爻居陰位（二、四、上爻位）為當位、得位、在位、正位 若陽爻居陰位、陰爻居陽位則為失位、不得位、不當位 大多數情況下，當位者，其辭為吉；不當位者，其辭為凶
貴賤之位	一卦之中，五爻為貴位，二爻為賤位

陰陽居尊位、賤位	陽居五爻，為陽居尊位；陰居五爻，為陰居尊位。居尊位，屬旺勢，多吉辭 陽居賤位，有貴人居賤位的委屈，也有陽居陰位不當位的問題，但二、五爻為中位，卻有居中得正的優點，故陽居賤位多非大吉大凶之辭 陰居賤位，屬能力與地位相匹配，名實相副，且陰居陰位有得位、居中得正等優點，因此，多吉辭
得中	「中」指六爻卦中的二、五爻的爻位，象徵人或事物守持中道、與天道相合而不偏。因此「中」德優於「正」德。基於「中」在判斷吉凶中的權重，故有「二多譽」、「五多功」之說。若卦之九五（陽爻居五位）、六二（陰爻居二位），則是既得「中」又得「正」，稱為「中正」，就更得美譽了
承	有承上啟下之意。一卦之中陽爻在上，陰爻在下，那麼陰爻對上面的陽爻叫承。承也叫從，是順從的關係，又叫柔從剛。因符合社會行為規範，為吉利之象 承有兩種：其一，一卦之中，一個陰爻在下，幾個陽爻在上，那麼下面的陰爻對上面的幾個陽爻都叫承；其二，一卦之中，幾個陰爻在下，一個陽爻在上，那麼下面幾個陰爻對上面的陽爻也叫承
乘	有乘虛而入之意。一卦之中陰爻在上，陽爻在下，那麼陰爻對下面的陽爻就叫乘。乘好比臣民欺侮君主，與社會行為規範相背，為不吉之徵 乘有兩種：其一，一卦之中，陰爻在上，陽爻在下，則此陰爻對陽爻為乘；其二，一卦之中，幾個陰爻在一個陽爻之上，那麼這幾個陰爻對陽爻來說，都是乘

比	為朋比、親近之意 相鄰兩爻，若陽爻遇陽爻、陰爻遇陰爻，則相敵相惡，為「無比」，多凶；相鄰兩爻，若陽爻遇陰爻、陰爻遇陽爻，陰陽相遇，則相求，為得比，多吉。比中若陰承陽，為親比，多有利；若陰乘陽，為逆比，多有吝
應	即初爻與四爻應；二爻與五爻應；三爻與上爻應 相應：凡以上配屬，一爻是陰，一爻是陽，異性相吸，是應，是和，多吉 無應：在應的關係中，兩爻均是陰，或兩爻均是陽，同性相斥，為無應，不和，多凶

（十二）爻位吉凶

爻位吉凶是指六爻卦中從初爻到上爻，每一爻位的一般吉凶規律。

①**初爻朦朧：**為事情初起而朦朧難知，物剛萌發而未成氣候，多與「潛龍勿用」意近。為尚未入世或涉世未深之位。

②**二爻多譽：**二爻為偏低之位、賤位、陰位、順從之位。若能力與地位相般配，只要安於此位，當能盡其力而發揮作用，為名實相副；二爻亦象徵事物形態初具、嶄露頭角，如「見龍在田」，主適當進取；二爻為中位，安居二爻為得中，且與五爻君位意氣相投，故多為讚譽之辭。

③**三爻多凶：**雖為陽位，但居下卦之極，與上卦比，仍處卑賤之位。生活中，處於此位的多是與最高層有一定距離，雖近中層領導，功業有些小成，卻屬既要幹活又易被人打小報告之人，典型代表就是孫悟空。在以中層幹部唐僧為首的取經團隊中，悟空幹的是除妖伏魔的活，功業是有的，但領導的眼光

與火眼金睛的悟空常常不同，當悟空認定是妖時，唐僧卻常常人妖不分，以致即使是除了妖，還得經常受領導責怪。但凡有些能力的人，一般也都有些性格，因此悟空也常常與領導發生爭執，甚至還發生過被開除事件。更鬱悶的是，降妖的結果往往是沒後臺的妖怪都被打死了，而有後臺的都被領走了，上面有人（應）的好處這回可看出來了吧？甚至有時還要被那些後臺們扔下一句令人氣結的話：「這是上面對你的考驗。」更不用說還有個豬八戒，他的主要工作就是向領導打小報告，而領導還經常聽得進去，所以，在這個團隊裡最累的是悟空，體力的累是小事，關鍵的是心累。這就是現實中很多職場白領的真實寫照。這個爻位的提示是：他們所處的位置雖能建些功業，但行為須謹慎，以防發生對自己不利的事情。因此，乾之九三就發出「君子終日乾乾，夕惕若，厲無咎」的感慨。

④**四爻多懼**：雖也為陰位，為順從，但它處於外卦、遠卦。離五爻尊位近，為近臣之位，所謂的「伴君如伴虎」，迫近至尊則難以自安，故多恐懼；亦象徵事物新進高層，主警惕審時，故四爻多懼。

⑤**五爻多功**：居上卦之中，且居尊位，即人君之位。象徵事物圓滿成功，所以功績豐偉，但當處盛戒盈。

⑥**上爻多悔**：因處於卦的極點，表示該隱退之人，故有「亢龍」之說。所以有悔，象徵事物發展終盡，物極必反也。那麼，在這種情況下，如何做才算明智？曰：知進退。知進退是人生的一大學問，知進而能進，有賴聰明，當然也是學識、能力與運氣的綜合體現；知退而能退，則有賴智慧。亢龍則有悔，多少人因知進不知退而悔恨餘生啊！正如《桃花扇》所唱：「俺曾見金陵王殿鶯啼曉，秦淮水榭花開早，誰知道容易冰消。眼看他起朱樓，眼看他宴賓客，眼看他樓塌了。」見好就收吧！做事須留餘地，這是《周易》給人們的啟示。

就爻辭而言，《周易．繫辭下》有「其初難知，其上易知」、「二多譽，四多懼」、「三多凶，五多功」的特徵描述，表明在事物發展的運動變化中，不同階段的現象雖有差別，但究其抽象特性而言，卻大多相近。見表7。

表7　爻位與爻辭一般關係規律

初爻朦朧	為事情初起而朦朧難知，物剛萌發而未成氣候
二爻多譽	二爻為賤位、陰位、順從之位，若能力與地位相般配，自能發揮作用；二爻亦象徵事物形態初具、嶄露頭角，主適當進取；二爻為中位，安居二爻為得中，且與五爻君位意氣相投，故多讚譽
三爻多凶	雖為陽位，但居下卦之極，處卑賤之位；象徵事物功業小成，主慎行防凶
四爻多懼	雖也為陰位，為順從，但它處於外卦、遠卦。離五爻尊位近，為近臣之位，難以自安；亦象徵事物新進高層，主警惕審時，故多恐懼
五爻多功	居上卦之中，得中而居尊位。象徵事物圓滿成功
上爻多悔	因處卦之極點而有物極必反之虞

但須注意，以上反映的僅是爻位順序的一般規律，並非每卦每爻都非如此不可。在具體卦爻中，又各有其複雜變化和含義。《易》講究的是有常有變，而常中有變更是《易》的特點。

六爻從初到上的順序，以位移形式反映了事物在時間過程中自始至終，由隱到顯，由萌芽到成熟，由量變到質變的不同階段，體現著事物從低級向高級的發展變化規律。每爻各會其時，各主其事，依次象徵著這個發展過程中所處的上下、貴賤，或適中的身分、地位、條件等因素。《周易・繫辭上》曰：

「天尊地卑，乾坤定矣。卑高以陳，貴賤位矣。」此言就宇宙觀，天地有尊卑之序；就社會論，個體有貴賤之別。因此，《易》的思想很明確，宇宙中的萬事萬物都應該有自己適當的位置，如果位置關係發生錯亂，就會出現問題。

張仲景《傷寒論》中六經辨證的三陰三陽方式，所據雖在《黃帝內經》，其本卻直通易學。六經與六爻數量一致，陰陽結構相似。六爻分三陰位、三陽位，六經分三陰經、三陽經。《易》四陽卦中，乾為父、震為長男、坎為中男、艮為少男；四陰卦中，坤為母、巽為長女、離為中女、兌為少女。其中長男寓太陽意，長女寓太陰意；中男寓中陽意，中女寓中陰意；少男寓少陽意，少女寓少陰意。《黃帝內經》的三陰三陽六經之別或導源於此，再稍作變形。

六爻位蘊含少、壯、老三個階段，細分則有始生、漸盛、旺盛、盛極、始衰、來復等六個位次，呈現出循環往復的周期性，乾卦六爻從「潛龍勿用」到「亢龍有悔」是其典型反映。六經中太陽（三陽）、陽明（二陽）、少陽（一陽）、太陰（三陰）、少陰（二陰）、厥陰（一陰）六個位象，不但與卦象六爻位相似，其三陰三陽變化同樣也含少、壯、老三個消長階段。至《傷寒論》六經辨證，其對經絡陰陽量的消長不如《黃帝內經》關注，更著眼於從太陽病到厥陰病的病證演變過程，此過程雖與《易經》六位具體的盛衰次序不盡相同，但思路是一脈相承的。其中太陽病、陽明病、少陽病、太陰病、少陰病、厥陰病有三陰三陽微盛、旺極、漸減、始衰、衰極、來復的變化趨勢，體現了邪正盛衰轉化的六個位象，歸納了外感病演變的一般規律。不論是《黃帝內經》六經，還是《傷寒論》六經病的先三陽後三陰排布及陰陽轉化，均與《周易》泰卦䷊的爻位排布及陰陽轉化如出一轍，這種觀點，在學術界已非一家之言。泰卦從初爻到三爻均為陽爻，為三爻卦之乾☰，對應《黃帝內經》與《傷寒論》的三陽經或三陽病；從四爻到上爻均為陰爻，為三爻卦之坤☷，對應《黃帝內經》與《傷寒論》的三陰經或三陰病。泰卦三陽盡則轉三陰，六經傳變，三陽病後則傳入三陰。

我們具體分析一下六經演變過程，太陽病為疾病發生的初起階段，相當於泰卦的初九位；陽明病為裡實熱證，是陽熱極盛時期，相當於泰卦的九二位；少陽病寒熱往來既顯示陽熱漸減，亦代表正氣不足，已有了從陽傳陰的機制，相當於泰卦的九三位；太陰病為脾陽虛，代表陰證中較為輕淺的病證，相當於泰卦的六四位；少陰病寒化證為全身性陽虛，是三陰之最重階段，相當於泰卦的六五位；厥陰病的特徵是寒熱錯雜、厥熱勝復，表示疾病的來復階段，相當於泰卦的上六位。六爻從初位到上位的順序，代表事物由始到終發展的不同階段，六經病證從太陽到厥陰的實質是反映傷寒病由始到終往復過程的不同階段性反應。

《周易》對《內經》及《傷寒論》的影響由此可見，六經模式實是《周易》構卦六爻的投影。

六爻與六經的關係，尚屬較簡單的位屬投影啟發。其實，爻位吉凶真正教給人們的是如何因應事物發展的不同階段，或處不同位置的處世方式。要義是審時度勢，因勢而行。這種因勢思維中醫有沒有呢？有！中醫怎會沒有承接這種智慧，且看葉天士《溫熱論》（華本）云：「大凡看法，衛之後，方言氣；營之後，方言血。在衛汗之可也，到氣纔可清氣，入營猶可透熱轉氣……入血就恐耗血動血，直須涼血散血……否則前後不循緩急之法，慮其動手便錯，反致慌張矣。」這種因時段、因勢而治的方式與《易》的因應爻位而處世有區別嗎？再看，張景岳在《類經・運氣類》中說：「凡火所居，其有結聚斂伏者，不宜蔽遏，故當因其勢而解之、散之、升之、揚之，如開其窗，如揭其被，皆謂之發，非獨止於汗也。」直接點明了治病須「因其勢而解之、散之、升之、揚之」。其實，體現《易》這種思維最全面的論述還是中醫學的老祖宗。《素問・陰陽應象大論》曰：「病之始起也，可刺而已，其盛，可待衰而已。故因其輕而揚之，因其重而減之，因其衰而彰之。形不足者，溫之以氣；精不足者，補之以味。其高者，因而越之；其下者，引而竭之；中滿者，寫（瀉）之於內；其有邪者，漬形以為汗；其在皮者，汗而發之；其慓悍者，按而收之；其實者，散而寫（瀉）之。」看到了吧！《易》思維在中醫學的折射真可謂無處不見！

《易》之所以以六爻而不是其他形式來表現這種整體與局部關係的結構，是因為「立天之道曰陰與陽，立地之道曰柔與剛，立人之道曰仁與義。兼三才而兩之，故易六畫而成卦。分陰分陽，迭用柔剛，故易六位而成章」（《周易‧說卦》）。而其目的則是：「易之為書也，廣大悉備，有天道焉，有人道焉，有地道焉。」（《周易‧繫辭下》）故《易》可視為以卦爻為形式的論道之學。

卦爻立象以盡意

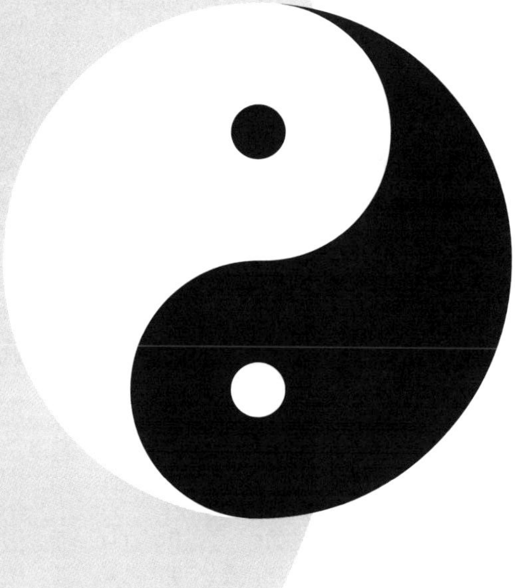

第一節 卦爻構模——大千世界一卦裝

（一）設卦以盡情

《周易・繫辭上》的「聖人立象以盡意，設卦以盡情偽，繫辭焉以盡其言，變而通之以盡利，鼓之舞之以盡神」不但表達出《易》的卦、爻、辭模型，更闡明其目的意義。

「一陰一陽之謂道」，《易》之「道」被歸結為「一陰一陽」的逐級逐層變易而生。其具體化生過程是：「易有太極，是生兩儀，兩儀生四象，四象生八卦。」即六十四卦由陰陽兩儀逐層演化而來。讀者或疑，既然「一陰一陽之謂道」，陽爻、陰爻為其代表符號，那為何不以單純的陽爻、陰爻來解釋萬事萬物？因為爻是一畫之體，雖象陰陽之氣，但以之仿效物象卻嫌過簡；兩畫重疊則為四象，也僅能仿效四種元素，未得成卦；三畫則成卦（八經卦），而具天、地、雷、風、山、澤、水、火之象，成為萬物變化的基元，但其於萬物變通之理猶未能盡，故更疊之而有六畫（六十四別卦），八個變化基元排列組合，這時，兩個經卦疊合後的每一別卦均具新的卦名（乾與乾、坤與坤等三爻卦自身相疊之卦除外），且獲得了超過兩個經卦本義相加的全新意義，形成了一種有豐富層次的視象效果，顯示出一個與兩個經卦不同的豐富意象，以效萬物之形象，成天下之能事。

此法與漢字造字法——「六書」中的「會意」就如孿生兄弟。《說文解字・序》謂：「會意者，比類合誼，以見指撝，武、信是也。」會意就是把兩個或兩個以上的象形字組合在一起，以表示一個新的意思。就如「止」、「戈」為「武」，「人」、「言」為「信」，見圖51。可惜的是，現在人們的行為方式與古意幾乎完全相反，成了「動戈為武」、「人言不可信」，甚至連簽字畫押也不能完全相信。什麼叫人心不古，這下有體會了吧？回歸到卦的組合意義上，現代人的創意設計中，常將不同的元素作合理的疊加，而創新出所需的變化效果，實是不經意間用了構卦與會意的方式。

《易》就是這樣，從爻開始，逐級演進，完成了由簡單、初級符號（爻）向複雜、高級符號（六十四別卦）象徵模型的發展。此即「聖人立象以盡意，設卦以盡情偽」。

妙處不僅表現在別卦較經卦意象豐富，更體現在每一爻都獲得了新的意義。陰、陽、比、應、承、乘、位、時、中、貴、賤等爻位與爻義的變化，揭示著萬事萬物變化的內在機理及其法則。一芥子納須彌，每一卦，無異於一個微型的大千世界。

（二）繫辭以盡言

設卦之後，《易經》再進一步對每卦每爻均繫以說明文字，即「繫辭焉以盡其言」。在這個基礎上《易傳》更逐卦、逐爻地對其中的顯義、隱義及可能的多義組合作了精到的闡釋，其中的〈繫辭傳〉更進行了較大幅度的創造性發揮，真正的符號象徵與語義闡釋的結合至此水乳交融。「變而通之以

圖51　武（小篆，圖左）與信（小篆，圖右）

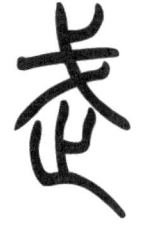

盡利」強調的是其占筮與警世的實用意義；「鼓之舞之以盡神」則是一個符號化的宇宙模式可包容自然與人事哲理，更具精神義蘊。

第二節 卦爻活看——心有靈犀一點通

（一）爻位分析法

爻位分析是解讀六十四卦及動爻所用的重要方法。爻位就是六十四卦各爻所處的位置，其關係有比、應、承、乘、位、時、中、貴、賤、剛、柔等。不同的卦中，又各具複雜變化及義蘊。

現學以致用，以萃卦䷬為例（見圖52），整卦與逐爻分析，對之前學過的知識，作一整合性復習。為免繁難艱澀，這裡只解大意，不作逐字逐句拆解，讀者宜善加體會。

1. 全卦解

萃，下坤☷、上兌☱，卦義為聚合，兌為澤，兌澤潤地，萬物繁茂而萃聚，故名為萃。

卦辭：「萃，亨。王假有廟。利見大人，亨，利貞。

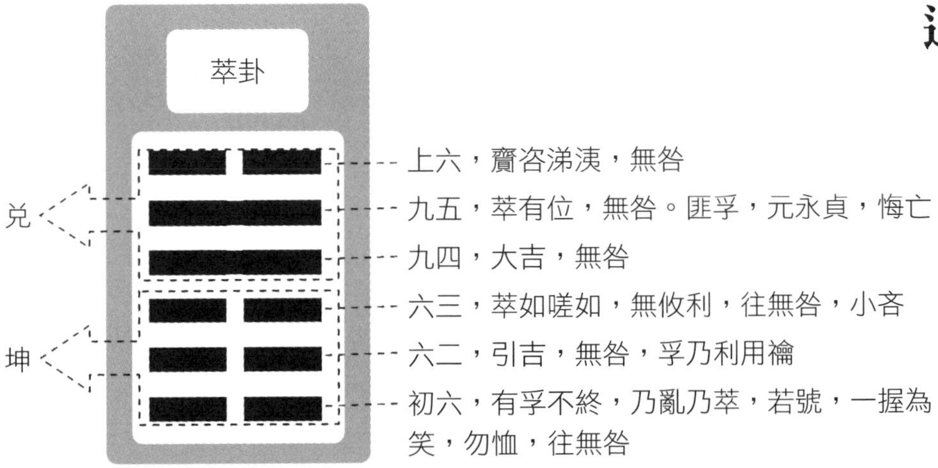
萃卦
兌
坤
上六，齎咨涕洟，無咎
九五，萃有位，無咎。匪孚，元永貞，悔亡
九四，大吉，無咎
六三，萃如嗟如，無攸利，往無咎，小吝
六二，引吉，無咎，孚乃利用禴
初六，有孚不終，乃亂乃萃，若號，一握為笑，勿恤，往無咎

圖52　萃卦爻辭

用大牲吉，利有攸往。」

彖曰：「萃，聚也；順以說，剛中而應，故聚也。王假有廟，致孝享也。利見大人，亨，聚以正也。用大牲吉，利有攸往，順天命也。觀其所聚，而天地萬物之情可見矣。」

注：「順以說」，內卦坤為順，外卦兌為說；「剛中而應」，九五居外卦之中，下與六二相應，陰陽皆居「中」得「正」，上下相應，故為聚。全卦的吉凶基調是：亨、利、貞、吉。

象曰：「澤上於地，萃。君子以除戎器，戒不虞。」

此象為解卦之大象，下文之象均為解爻之小象。

水潤於地，草木茂盛而萃聚，此為豐收在望之象，故君子修治兵戎器具，以防備不虞之事發生。

2. 各爻解

萃卦 ䷬ 六爻與爻辭之配如下：

以下逐爻以釋：

初六：「有孚不終，乃亂乃萃，若號，一握為笑，勿恤，往無咎。」

象曰：「乃亂乃萃，其志亂也。」

分析：我們不必每句求精解，知道大意就可以了。初六，時為聚合之初，陰爻居陽位，失位；相鄰兩爻均為陰爻，無比；所以說誠實的信用有始無終，故「乃亂」。但初六可與九四應，有貴人相助，因此「勿恤，往無咎」。此處「勿恤」是勿憂之意，「往無咎」是前往聚合而不會有過錯之意。

若此爻為變爻，則判卦時，在結合全卦聚合之意的基礎上，可斷此階段的狀態是先亂後平。既然初六與九四應，所持既正，又有貴人相助，則應勿憂人言，一往求聚。

六二：「引吉，無咎，孚乃利用禴。」

象曰：「引吉，無咎，中未變也。」

分析：六二以陰爻居陰位，為得位，正位；二爻又為中位，陰爻居中位，與「正位」合看則為居「中」得「正」的「柔中」；又與九五之尊成中正之應，故「引吉」。六二居下卦坤☷中，坤為群陰聚合而爭萃，上下兩爻均屬陰，雖無比，但只要有柔守中道而謙讓的態度，就能「無咎」。當此之時，「引」，作為一種手段，本身沒有過錯。「禴」，夏日祭祀之意。

若此爻為變爻，則判卦時，先得全卦聚合之意，再斷此階段的狀態為導人吉利而沒有災咎。這是六二柔順守著中道而不變的緣故。

六三：「萃如嗟如，無攸利，往無咎，小吝。」

象曰：「往無咎，上巽也。」

注：這裡有些複雜，須用到互卦的知識。因互卦之上卦由三爻至五爻組成，在這裡就互出個巽卦☴來，故曰：「上巽也。」巽為風，風者，順也，故為順象。

分析：六三，陰爻居陽位，失位；三與上應，現三爻與上爻均是陰爻，無應，故「萃如嗟如，無攸利」，即一方面想前往萃聚於眾，偏偏失位、無應又難以前往，因而嗟歎。但四爻為陽爻，三爻為陰爻居於下，相鄰兩爻陰陽相遇，為有「比」，且是承剛順比，上互之卦為巽，巽為順，因此「往無咎」。但四爻本身是陽爻居陰位，其位不正，三與四聚，是不正之聚，故曰「小吝」。

總的意思是想前往萃聚於眾，但有一定的困難，且所聚不正，若勉強前往的話，雖沒有大的災咎，卻有小小的吝窮，去與不去，自己定奪吧！

九四：「大吉，無咎。」

象曰：「大吉，無咎，位不當也。」

分析：九四與初六應，與六三比，有初六、六二、六三共三陰相承，如眾星拱月，故「大吉」。但陽爻居陰位，失位，以「無咎」論，「無咎」並非吉辭，僅僅是因為前有大吉，因此，即使失位，也不會有大的錯失。

宋代項安世注：「無尊位而得眾心，故必大吉而後可以無咎。」不是九五之位，是為「無尊位」，其下之坤☷代表眾人，三陰相承即「得眾心」。

九五：「萃有位，無咎。匪孚，元永貞，悔亡。」

象曰：「萃有位，志未光也。」

分析：九五當萃聚之時，以陽爻居陽位、尊位、中位，居中得正，為聚萃中的當權者，猶君王。且與六二陰陽相應，所以說萃聚有位，這是沒有什麼過失的，故「無咎」。「匪孚」是不能孚信於人，原因在於其下的九四居眾陰☷之上，猶如權臣，已越俎代庖，行其職權了。其與上六陰陽相遇，有比，可惜的是陽在陰下，被乘，為逆比，下有權臣而上有垂簾，此君王也做得窩囊，故「悔亡」，「志未光也」。如何補救？若能修仁守正，久必悔消。

學《易》需靈變之心於此爻可見。九五以陽爻居陽位、尊位、中位，居中得正，且與六二陰陽相應，以純粹的條件論應是所有爻中最好的一個，但其辭卻非最吉。反常之處必有潛在之理。垂簾之乘是其一；九四權臣下統群陰而得眾心，自身被架空是其二。其一為「乘」，技術上較易看出；其二卻非技術性判斷，而屬社會常識性判別。可見，學《易》之難，很多時候不是難在技術上，而是難在由於社會閱歷不夠而對卦爻之隱義吃不透上。

上六：「齎咨涕洟，無咎。」

象曰：「齎咨涕洟，未安上也。」

分析：上六，時為聚合之終，與六三均為陰爻，無應；與九五雖有比，卻是陰居陽上的逆比，故「齎咨涕洟」，此句為涕淚交集地嗟歎之意。但陰居陰位，得位，故「無咎」。即雖處上獨立，遠近無助，但若能知危之至，不忘憂患思慮，嗟歎流淚而不敢自安，亦眾所不能害，不會有實質性災咎，故能無咎。

從萃卦的卦爻分析可見，爻位的分析一是重視數，二是重視關係。九五、六三等爻數就是爻位的另一表達；每爻之義除本爻所處之位外，更多的是體現在與他爻間的關係上，在比、應、承、乘、位、時、中、貴、賤、剛、柔諸參照系中，難得有一爻是全吉全凶的，總是吉中打折，凶中有救，吉凶比重不同而已。且時刻不忘與卦義呼應，因為每爻均是以全卦中所處地位來說明其吉凶，在卦義的背景下作解。人生不就這樣嗎？想想我們經歷的每一件事，不都牽扯到好好壞壞的方方面面，又被方方面面所牽扯嗎？此外，一爻之變，常可影響全卦，形成變卦。所以人們常感歎「世事無常」，可見《易》實為人生寫照，是一門人生大學問。

（二）取象會意法

《周易・繫辭下》有：「古者包犧氏之王天下也，仰則觀象於天，俯則觀法於地，觀鳥獸之文，與地之宜，近取諸身，遠取諸物，於是始作八卦，以通神明之德，以類萬物之情。」說明卦象實為仰觀、俯察、近取、遠取而創。通過這種內蘊豐富的方法學及規律的符號模型，把宇宙間紛繁複雜的物象簡約化、邏輯化、規範化，使人們能夠從一般到個別、從簡單到複雜地進行思維演繹。

取象法，就是將卦、爻所象徵的各種現象、事物或引申之象找出來，然後用這些象來解釋卦爻辭，以此串起卦爻象與卦爻辭之間的聯繫。在大多數情況下，卦爻符號（象）與卦爻辭之間有著明確的邏輯關係，即據象而設辭。於是就有了「聖人設卦觀象，繫辭焉而明吉凶」（《周易・繫辭上》）之說。故而因象明理，因象推辭，因象明吉凶、知進退就成了學《易》的基本功。這就要求學《易》者首先要有

《易》的基本知識，即之前所學的八卦各自代表的事物及卦爻內容，這是所有推理的出發點。識見愈博則愈能錦上添花，這是據象思考，觸類旁通的資本；豐富而合乎邏輯的聯想方式更可如虎添翼，因為「引而伸之，觸類而長之，天下之能事畢矣」（《周易・繫辭上》）。

1. 卦象

我們先復習一下八卦所取之大象。《周易・說卦》的「天地定位，山澤通氣，雷風相薄，水火不相射」就是八卦本象的說明：乾象天，其象為☰；兌象澤，其象為☱；離象火，其象為☲；震象雷，其象為☳；巽象風，其象為☴；坎象水，其象為☵；艮象山，其象為☶；坤象地，其象為☷。這是八卦的根本象，也是《易》的基礎。而八卦取象歌：乾三連、坤六斷、震仰盂、艮覆碗、離中虛、坎中滿、兌上缺、巽下斷則是對八卦之象的簡明文字描述。〈說卦傳〉不但歸納了八卦的大象，而且收集了以八卦為統的屬性之象、方位之象、物象、身象、社會象、家庭象等一百多種象。因此，八卦模式主要以象類模擬天地萬物的生成和分類。

六十四卦模式則以八卦為基礎，在更豐富的層面上模擬天地萬物在運動中的變化。對其象的體悟可回顧上文出現過的幾個卦：

萃卦䷬，萃，下坤☷、上兌☱，卦義為聚合，兌為澤，兌澤潤地，萬物繁茂而萃聚，故名為萃。

蒙卦䷃，蒙，下坎☵、上艮☶，艮為山而坎為水（泉）。象曰：「山下出泉，蒙。」由於坎為水，為陷、為險，因此，山下出泉，意為出而遇險，若人蒙稚。

咸卦䷞，咸，下艮☶、上兌☱，兌為澤，為陰卦、少女卦，柔而居於上；艮為山，為陽卦、少男卦，剛而居於下。居於上之陰順其自性而降，居於下之陽順其自性而升，於是陰陽二氣相交而感應。類比自然界，則山氣自下而上，澤氣自上而下，此為「山澤通氣」，二氣相感相應，以生萬物。更進一步以微妙的少男少女間的感覺來類比人類感情的感應。這樣一個卦就可體現上下感、升降感、山澤感、男女感、剛柔感、陰陽感等豐沛的交感意象。

可見八卦相錯，剛柔相推，重之為六十四卦，則變化由生，而六十四卦之象變，各因時位而異，但終不離八卦大象。

且看古醫家又如何以卦象擬病象，《類經附翼・醫易義》云：「以疾病言之，則泰為上下之交通，否是乾坤之隔絕。既濟為心腎相諧，未濟為陰陽各別。大過、小過，入則陰寒漸深，而出為癥痞之象；中孚、頤卦，中如土藏不足，而頤為臌脹之形。剝、復如隔陽脫陽，夬、姤如隔陰脫陰。觀是陽衰之漸，遯藏陰長之因。」

上文多以一對一對卦的對比來釋病象，簡析其意於下。

泰卦䷊與否卦䷋為對比的一組：泰䷊，下乾天☰、上坤地☷，天屬陽主升，地屬陰主降，就理而言，天地之形體是不可能相交的，但其氣卻可交。今乾在下，則陽氣升而與坤交；坤在上，則陰氣降而與乾交。《素問・陰陽應象大論》曰：「地氣上為雲。」故坤為地氣上升之後的結果，是以坤在上；地氣升後復變為雨，則「天氣下為雨」，故乾為天氣下降之後的結果，是以乾在下。坤上乾下後再各順自身的陰陽本性循環升降，天地之氣由是上下往復交感。故「泰為上下之交通」說的是天地之氣交感而通應。泰䷊之象，乾☰陽在下、坤☷陰在上，於人體就若陽在下，而陰在上。而陽在下的位置是有利於其自身功能的發揮，因為陽主升，升則能溫五臟、煦六腑，蒸津於上；同理，陰在上，也利於自身功能的發揮，陰主降，降則甘霖遍灑於身。這樣，陰陽兩者不但能發揮自身最大的功用，又可相互為用，陰陽上下之氣交則為泰，泰則通，通則安。因此，養生之道，無他，一言以蔽之，保持陽在下，陰在上，使陰陽交通而和則一生安泰。

否䷋，下坤地☷、上乾天☰，其象與泰卦相反。天在上，地在下在很多人看來應該是天經地義的，但此處「天」已轉意為陽氣，「地」已轉意為陰氣。天在上，位至高，陽氣又升，其上已無物與之交；地在下，位至低，陰氣主降，其下已無物能與之交，故為天地不交，「乾坤隔絕」。在人體就是氣失其升降交通，血水亦難流通，故塞而為痞，中醫學中「痞」之一字實從「否」字轉注而來。

既濟卦䷾與未濟卦䷿為對比的一組：既濟䷾，下離火☲、上坎水☵，水在火上，則上水能制約下火，下火能蒸騰上水，相互為用。置於人體，離火配心，坎水配腎。水在火上，則喻腎陽蒸騰腎水上濟以制約心火，心火受水之引則下降以助腎陽溫腎水，如是則水火既濟，心腎相交而相諧。未濟䷿，下坎水☵、上離火☲，火在水上，猶如七樓著火卻在六樓倒水，則下水不能制約上火，上火更不能蒸騰下水，水火不能相互為用。於人，則喻腎水不能被上蒸以制約心火；心火自亢於上而不能下降以溫腎水，如是則火水未濟，心腎不交而「陰陽各別」。

既然講到「既濟」、「未濟」，這是一個大家都熟悉的話題，在這裡就順便作多一些發揮：

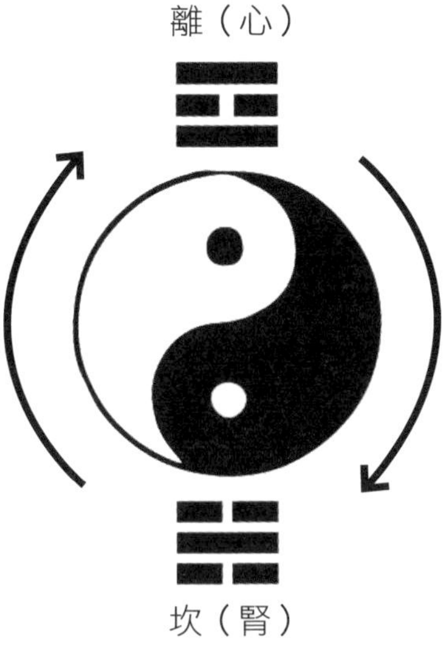

圖53　水升火降既濟圖

如圖53示，人體自然之水火位置是心（火）在上而腎（水）在下，恍若一個自然的未濟卦䷿，然生理上又要求水升火降，而成水上火下的既濟卦䷾，這是如何做到的？一些人學中醫是不太過腦子的，一說腎水上升以制約心火；心火下降而溫腎水，是為心腎相交，就好像這是不需要條件，自然而然就會形成的一種關係。其實，只要用心想一下就不難發現，火性炎上、水曰潤下才是它們的本性，兩者易分不易合，以人體心上腎下的位置，「未濟」容易形成，而水升火降這種違反水火本性而行的「既濟」反需條件。

我們看看，既濟需要什麼條件？答曰：水升需上升的動力，火降亦需下行之動力。那麼，動力在哪兒？答曰：動力在卦中之主！

《醫理真傳》卷一云：「故子時一陽發動，起真水上交於心，午時一陰初生，降心火下交於腎。一升一降，往來不窮，性命於是乎立。」即真水之上交於心，賴坎☵中一陽（卦主）發動以蒸；心火之下交於腎，依離☲中一陰（卦主）初生以引。

我們再換個角度看，心本火臟而以離中之陰為卦主，腎本水臟而以坎中之陽為卦主，故腎陰與在上之離陰「同氣相求」，就易被離陰所引而上承；而心陽與在下之坎陽「同氣相求」，則易被坎陽所引而下交。

如此，則水火既濟可得。

然坎陽與離陰的作用卻要分清主次。既濟如何實現，關鍵還在坎中之陽，這是心腎相交的原動力。命火性升，又處水中，其升主要表現為蒸水化氣而上，呈「地氣上為雲」態勢。清代羅東逸在《內經博議・足少陰腎藏病論》就說道：「人身之腎，其堅滑者水之體，其流動者火之用。得水火兩具，而藏命門真火於至陰之中，坎之象也。夫陽氣生於陰中，靜極而動，能升陰精以上奉離宅。所謂升坎填離之妙，乃先天之大本大源也。以其火藏水中，水升天上。」

水既上騰，即補離中之陰，離陰充足，其性降，則「天氣下為雨」，帶動離火而下溫坎陽，坎陽得離火之助，其力更充，蒸水化氣之功愈強，更助離陰帶動離火之降……如此不斷「地氣上為雲」、「天氣下為雨」，坎離互轉，水上火下，則上水能制約下火，下火能蒸騰上水。這就是劉完素在《素問病機氣宜保命集‧附：素問元氣五行稽考》所說的：「坎中藏真火，升真水而為雨露也……離中藏真水，降真火而為利氣也。」

如此，則心陽能下溫腎陽，使腎水不寒，腎陰可上濟心陰，使心陽不亢，而呈水火既濟，功能相協的良性循環。即朱丹溪《格致餘論‧房中補益論》所云：「人之有生，心為之火居上，腎為之水居下，水能升而火能降，一升一降，無有窮已，故生意存焉。」

水火既濟不但表現在太極升降互用，亦顯示在陰陽互補上。心為陽中之太陽，配離卦，兩陽一陰，呈陽多陰少之局，則心火易旺；腎為陰中之太陰，配坎卦，兩陰一陽，此陰多陽少，故其氣寒冽，龍火難藏，兩者陰陽均不平衡。

但既濟䷾一成，兩者的陰陽就可互借互用，全卦呈三個陽爻、三個陰爻的總體平衡協調狀態，則心火平而腎水暖。心腎陰陽量的平衡，體現的就是《易》的「得中」。

我們再將☵與☲的爻位橫著比：初爻，坎陰、離陽；二爻，坎陽、離陰；上爻，坎陰、離陽。一者為陽，對方必為陰，反之亦然，就是說，你所缺者恰是我所有，我所缺者正是你所有，兩者相交，可成不同質的陰陽互補。即《傅青主男科》卷上所說：「心必得腎水以滋潤，腎必得心火以溫暖。」這是心腎互協的「得和」。

「水火既濟」䷾妙在陽爻均居初、三、五陽位；陰爻均居二、四、上陰位，非常難得的爻與位完全相應。故其彖曰：「剛柔正而位當也。」位當即「得正」。

更妙的是此卦之爻，初爻（陽）與四爻（陰）應，二爻（陰）與五爻（陽）應，三爻（陽）與上爻（陰）應。是為「有應」。

如此陰陽互根，互補互用，心火平而腎水暖，心腎陰陽始能「得正」、「得中」、「得和」、「有應」而得大協調。

不少未習《易》者對以太極及卦象解說中醫很不以為然，常謂，不以太極與卦解，用文字解一樣可以說得清楚。真的嗎？用文字解能把升降的內在動因，原始動力，量的互補平衡，質的互補互用，微觀（爻）間的既濟，以及中、正、應、和也說得那麼透徹嗎？

再談心腎不交，這是命火不能蒸腎水上騰以制約心火，心火不能下降以溫腎水之謂。《易》云「火水未濟」䷿是也。此卦雖然總合也是三個陽爻、三個陰爻，但由於火在水上，下水不能制約上火，上火更不能蒸騰下水，水火不能相互為用，因此談不上什麼疊加、互補。

更麻煩的是陽爻均居二、四、上陰位；陰爻均居初、三、五陽位，這是一個爻與位完全不相應的卦。

未濟䷿在病雖屬不利，但明其理則有法可參。其象曰：「火在水上，未濟；君子以慎辨物居方。」治之之法，唯有「辨物居方」，各復其位而已。

欲復其位，先別病機，其常見之機不外以下幾方面：

其一，《素問・天元紀大論》曰：「君火以明，相火以位。」即心神清明，不引下火，坎陽（龍火）自然潛藏守位（注：因坎陽為水中之火，龍性躁動，屬陽，常潛淵中，故常以龍火比喻腎火、命火、坎陽）。但心為陽臟，其火易亢，其中識神（其解見〈象之篇〉）更是七情六欲生於茲，火性飛揚，易動難靜、難收、難制。離火陽本多，若再諸欲叢生，其火更熾，同氣相求，會對龍火形成巨大的引力，龍火則騰而上僭，兩火並於上則心火旺上加旺；龍火一離位則腎火更衰，心火一旺，其性炎上，勢不能下降以溫腎陽，腎火衰上加衰，愈見寒冽。形成了心火亢於上，腎陽虧於下的心腎不交模式。當然，先有腎陽虛，不能蒸騰腎水上濟以制約心火，導致心火亢盛，也可致此。這就是《傳青主男科》卷上所說的「腎無心火則水寒，心無腎水則火熾」也。

臨床常見：心中煩熱，多夢，不寐，心悸不安，或舌瘡，面部烘熱，腰膝酸困發涼，夜尿多，脈左寸浮，兩尺沉，重按無力。

常用交泰丸加味，交泰丸由生川連、肉桂心兩味組成，此方出《韓氏醫通》卷下，原書中無方名，《四科簡效方・甲集》補其名。

藥方取黃連苦寒，入心以清心降火，不使其炎上，心火不熾則心陽自能下降；取肉桂辛甘熱，引火歸源，入腎以暖水臟，腎陽得助則腎水上濟自有動力；兩藥寒熱並用，水火既濟，交泰之象遂成。就如《中藏經・陰陽大要調神論》所云：「火來坎戶，水到離扃，陰陽相應，方乃和平。」

其二，若熱病傷陰，或久病耗液，腎陰先虧於下，力不足以濟心陰，心陰失助則心陽易亢，更兼水淺則龍升上僭，與心火並則心火更旺，形成了心火亢於上，腎陰虧於下的另一種心腎不交模式。而欲念無窮，心火先亢，心陰被灼，須引腎陰以救濟，則腎陰被耗，亦可致此。

臨床常見：心中煩熱，多夢，心悸不安，頭暈，耳鳴，腰膝酸軟，遺精，口燥咽乾，潮熱，五心煩熱，盜汗，舌紅，脈細數。

此證若方便計，多以天王補心丹為治；若處方則以張仲景的黃連阿膠湯，如果能加上中成藥磁朱丸應有更佳效果。

在《醫宗金鑒・刪補名醫方論》卷八「黃連阿膠湯」集注中，柯琴謂：「用芩、連以直折心火；用阿膠以補腎陰；雞子黃佐芩、連，於瀉心中補心血；芍藥佐阿膠，於補陰中斂陰氣。斯則心腎交合，水升火降，是以扶陰瀉陽之方，變而為滋陰和陽之劑也。是則少陰之火，各歸其部，心中之煩不得臥可除矣。經曰：『陰平陽祕，精神乃治。』斯方之謂歟！」

磁朱丸組成：神曲、磁石、朱砂。《古今名醫方論》引柯琴語：「朱砂稟南方之赤色，入通於心，能降無根之火而安神明。磁石稟北方之黑色，入通於腎，吸肺金之氣以生精，墜炎上之火以定志。二石體重而主降，性寒而滋陰，志同道合，奏功可立俟矣。神曲推陳致新，上交心神，下達腎志，以生意智……煉蜜和丸，又甘以緩之矣。」

其三，久病腎陰陽兩虛，腎陰虛不足以濟心陰，腎陽虛又不能蒸陰上濟，心失所濟而火旺於上，反過來又不能下降溫腎以升津，形成了心火亢於上，腎陰陽同虧於下的心腎不交模式。

臨床常見：心中煩熱，多夢，不寐，心悸不安，或舌瘡，頭暈，耳鳴，遺精，口燥咽乾，潮熱，五心煩熱，盜汗，腰膝酸困發涼，夜尿多，脈左寸浮，兩尺沉細，重按無力。

可以黃連阿膠湯合交泰丸加減。

清代唐大烈《吳醫彙講・孫慶增・石芝醫話》言：「水不升為病者，調腎之陽，陽氣足，水氣隨之而升。火不降為病者，滋心之陰，陰氣足，火氣隨之而降。則知水本陽，火本陰，坎中陽能升，離中陰能降故也。」這裡要注意，「水本陽」指的是坎之本在其卦主陽爻上，而「火本陰」則指離之本在其卦主陰爻上，意思是，調水之升須賴坎陽，調火之降須依離陰。

或問：心腎陽虛、心腎氣虛是否算心腎不交？應該說廣義可算，狹義不算。因為狹義的心腎不交指的心腎水火陰陽間不能相互交濟，均如未濟卦之上（心）盛、下（腎）虛，如以上詳論的三種類型。而心腎陽虛、心腎氣虛則屬心腎間同類的陽或氣相互不為奧援之證，不是陰陽間的問題。且上下均虛，不是經典意義的「火水未濟」，但由於病位同在心腎，故廣義上勉強可算，在此不作深探。

好了，言歸正傳，我們該看下一組卦了。

大過卦䷛、小過卦䷽為對比的一組：這兩個卦須先後比較來看。以陽爻代表陽氣，整卦視之，大過卦中間是四個陽爻，若發展到小過卦，中間僅剩兩個陽爻，前後比較，則有陽氣漸減之象，故云「入則陰寒漸深」；換個意象，陽爻在視覺上也可代表中實，若先見小過卦，其中間是兩個陽爻，而後見大過卦，中間是四個陽爻，則大過卦中實阻塞之象就較小過卦更為明顯，可類比癥痞，故「出為癥痞之象」。

中孚卦䷼與頤卦䷚為對比的一組：中孚卦居中的三、四爻均為陰爻，整個卦視覺上構成中空的感覺，中為脾位，中空的意象即為脾虛，故「如土藏不足」；頤卦居中的二、三、四、五爻均為陰爻，其視覺中空的感覺較之中孚卦更明顯，病理上，也只有「臌脹之形」差堪比擬。

剝卦䷖與復卦䷗為對比的一組：兩卦的共同點是一個陽爻被阻隔於上或下，故「如隔陽脫陽」。

夬卦䷪與姤卦䷫為對比的一組：兩卦的共同點是一個陰爻被阻隔於上或下，故「如隔陰脫陰」。

觀卦䷓與遯卦䷠不屬對比，卻是順序中的兩個卦：

觀、遯兩卦的情況有點複雜，必須與相關的一組卦排在一起才能看明白：姤䷫、遯䷠、否䷋、觀䷓、剝䷖、坤䷁，這一組卦按順序排列，形成一個規律，就是從下往上漸次增多一個陰爻，減少一個陽爻。從姤卦的一個陰爻開始，經遯、否、觀、剝，演變至坤卦的六爻全陰，呈現出陰長陽消的過程。從姤卦䷫的下只有一個陰爻到遯卦䷠下兩個陰爻，已見陰之漸長，故「遯藏陰長之因」；而經否卦䷋下三個陰爻再到觀卦䷓，陰爻已增至四個，陽爻只剩下兩個，陽衰已顯，故「觀是陽衰之漸」。這一組卦，是排在十二消息卦圖右半圓的卦，關於十二消息卦，在〈道之篇〉將會詳細討論。

以上七組卦，其中的泰、否，既濟、未濟兩組，用的是天地、水火八經卦之象，只因上下位置不同，就產生了截然相反的意象。其餘五組則以純粹的六爻卦本象，像什麼就比擬什麼。當然，這種比擬需要語境，如剝、復一組，在比擬病象時代表的是「隔陽脫陽」。但若用於比擬陽氣的消長，則剝卦䷖為殘陽將脫，而復卦䷗卻是一陽來復，其意象隨境而變。

2. 爻象

卦為大象，而爻則為小象。爻不像卦，卦有三個爻或六個爻的形象，近乎圖像，可供想像。爻的本象只有⚊、⚋，可供想像的空間不多，因此，爻象之解必須與比、應、承、乘、位、時、中、貴、賤、剛、柔等內容結合，才能豐滿而完整。

仍以熟悉的萃卦䷬為例，象曰：「澤上於地，萃。君子以除戎器，戒不虞。」此為解卦之大象。初六，象曰：「乃亂乃萃，其志亂也。」六二，象曰：「引吉，無咎，中未變也。」六三，象曰：「往無咎，上巽也。」九四，象曰：「大吉，無咎，位不當也。」九五，象曰：「萃有位，志未光也。」上六，象曰：「齎咨涕洟，未安上也。」這六個爻的「象曰」就是解爻的「小象」。具體解釋見前文。可見「小象」不一定是從物象、事象、形象的角度來解，更多的是從爻位、義理來闡釋。因此，對爻來說，爻位也是爻象的有機組成部分。

3. 卦序象

除了卦象、爻象外，卦的先後排序又是另一種象，卦序有先天八卦序、後天八卦序、十二消息卦序以及六十四卦序。如前述十二消息卦序中的姤䷫、遯䷠、否䷋、觀䷓、剝䷖、坤䷁，這一組卦按順序排列，有其演變規律，呈現出陰長陽消的過程，但若單獨拿一個卦出來說其代表了陰長或陽消的某一階段，不作前後卦比較，這種象就很難完全顯現。因此，卦序之象往往要前後卦或相關卦相參而看。先天八卦序在「相摩相盪卦示醫」一章中已出現，而後天八卦序及十二消息卦序，將會在〈道之篇〉出現，這裡僅略談一下六十四卦序。

唐代孔穎達提出《易經》六十四卦排列次序的法則為：「二二相耦，非覆即變。覆者，表裡視之，遂成兩卦，屯、蒙、需、訟、師、比之類是也。變者，反覆唯成一卦，則變以對之，乾、坤、坎、離、大過、頤、中孚、小過之類是也。」（《周易正義》卷十）

「二二相耦」指六十四卦的排列，是以前後兩卦為一對，互相參照來看；「非覆即變」，指其配合方式，一為「覆」一為「變」。這裡「覆」指「覆卦」，我們較熟悉的名稱叫「綜卦」，即一對卦的六爻呈一百八十度顛覆反轉之象。如屯卦䷂與蒙卦䷃、需卦䷄與訟卦䷅、師卦䷆與比卦䷇，這種卦象顛倒的「覆卦」在六十四卦排序中共有二十八對。文中的「變卦」並非前面所學的「變卦」，實指「錯卦」。即前後一對卦，將本卦的陰爻變陽爻，陽爻變陰爻之「錯卦」。錯卦的陰陽爻與本卦全部相反，陰陽交錯之意。如乾卦䷀與坤卦䷁、坎卦䷜與離卦䷝、頤卦䷚與大過卦䷛、中孚卦䷼與小過卦䷽。這種卦象陰陽交錯的「錯卦」在六十四卦排序中共有四對。見圖54。

因為六十四卦是模仿宇宙的模型，所以卦之有序就顯示出了天行有常，萬物有序。觀察自然就不難發現：春夏秋冬、晝夜晨昏、日之升降、月之盈虧、斗轉星移莫不有序。

既然天地有序，則在天地之氣交感中的人也應與之同序同構。《靈樞・邪客》云：「天圓地方，人頭圓足方以應之。天有日月，人有兩目；地有九州，人有九竅；天有風雨，人有喜怒；天有雷電，人有音聲；天有四時，人有四肢；天有五音，人有五藏；天有六律，人有六府；天有冬夏，人有寒熱；天有十日，人有手十指；辰有十二，人有足十指，莖垂以應之，女子不足二節，以抱人形；天有陰陽，人有夫妻；歲有三百六十五日，人有三百六十節；地有高山，人有肩膝；地有深谷，人有腋膕；地有十二經水，人有十二經脈；地有泉脈，人有衛氣；地有草蓂，人有毫毛；天有晝夜，人有臥起；天有列星，人有牙齒；地有小山，人有小節；地有山石，人有高骨；地有林木，人有募筋；地有聚邑，人有䐃肉；歲有十二月，人有十二節；地有四時不生草，人有無子。此人與天地相應者也。」這是在「天人一體」同序同構的思想影響下，古人對於人體自身結構的一些認識與思考。應該說「天人同序」的思想是值得肯

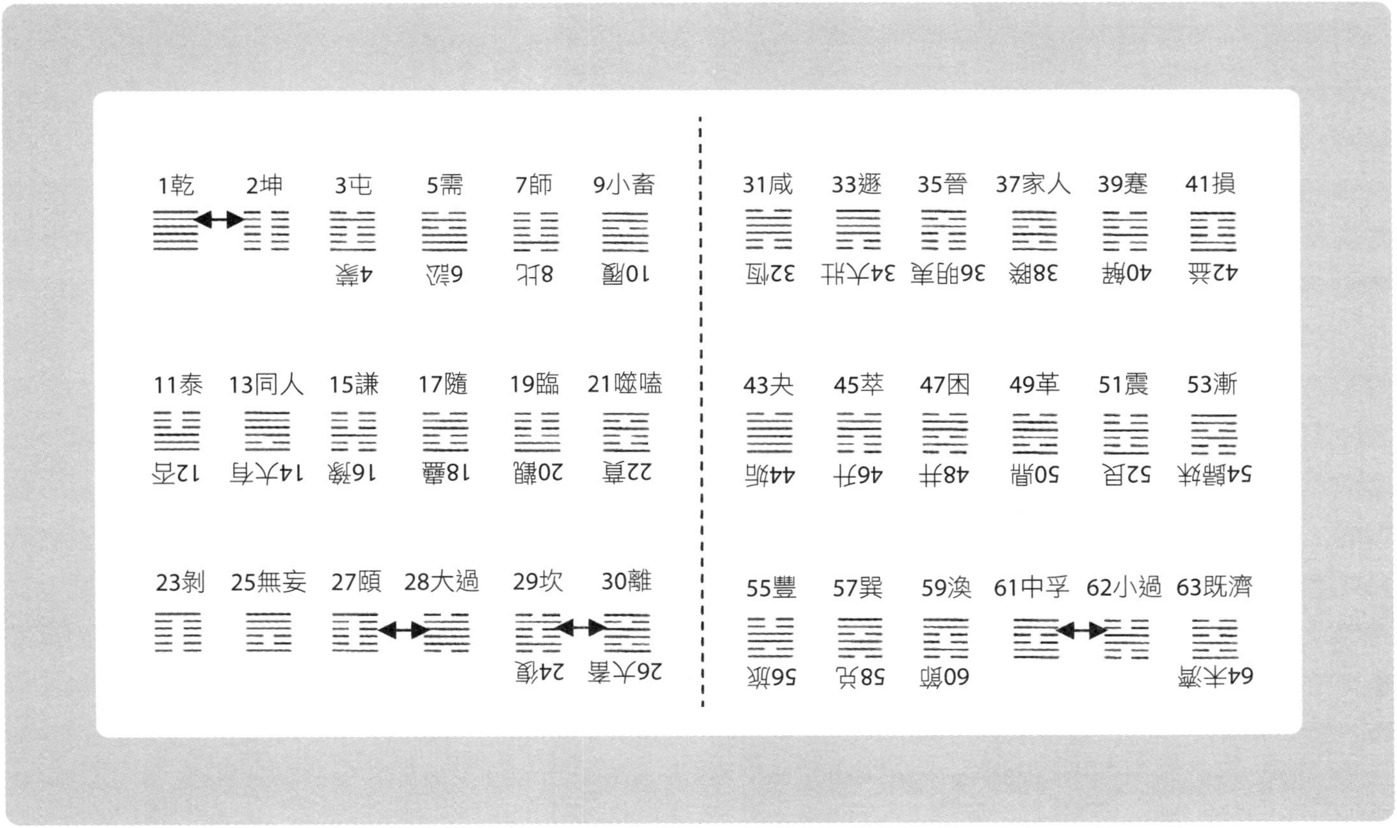

（圖中←→處前後兩卦互為錯卦，其餘卦反轉則互為綜卦）

圖54　六十四卦卦序圖

定的，這是「道法自然」的觀念基礎；而「天人同構」的類比，則未夠圓通，既有合理處，也存可商之處。

《易》以天道推人道，既然天地之氣與人氣以類相從相應，而臟腑肢節與天地也存在同構的可能性，則人體機能就應與天地的運行變化保持著同樣的節奏。因而就有了「東方青色，入通於肝，開竅於目，藏精於肝，其病發驚駭，其味酸，其類草木，其畜雞，其穀麥，其應四時，上為歲星，是以春氣在頭也，其音角，其數八，是以知病之在筋也，其臭臊。南方赤色，入通於心，開竅於耳，藏精於心，故病在五藏，其味苦，其類火，其畜羊，其穀黍，其應四時，上為熒惑星，是以知病之在脈也，其音徵，其數七，其臭焦……」（《素問・金匱真言論》）之說。

除天人同序同構外，機體本身的功能也應是一種相互協調的秩序運作。五臟系統內有自己的調節秩序，系統間有生克秩序，臟腑升降有秩序，氣血運行有秩序，津液代謝有秩序。得其序則為生理，失其序則為病理。

序還有次序與時序之意。六氣經天、五運臨地有其序，十二經脈流注有其序，六經、衛氣營血、三焦傳變有其序，因時制宜有其序，春夏養陽、秋冬養陰有其序……因此中醫診斷、治療、養生，都要參考時序。《素問・六元正紀大論》就告誡人們：「先立其年，以明其氣，金木水火土運行之數，寒暑燥濕風火臨御之化，則天道可見，民氣可調，陰陽卷舒，近而無惑。」

非其時而有其氣，為六氣失序，則不稱六氣而稱六淫；太陽病徑傳三陰是六經傳變失序；上焦肺衛證逆傳心包是三焦傳變失序。失序，好比六月飄雪而正月流火，結果是「物將不物」、「人將不人」！因此，順其序、得其序多順，逆其序、失其序則多逆。

細玩之，六十四卦序尚含隱蔽的資訊，即卦與卦的關聯與輻射遠比我們想像的複雜。無論是綜卦也好，錯卦也好，在六十四卦的排列順序中，每一對卦總是處在相鄰的位置，表面似乎是構成了一個封閉的符號系統，但這只是在「非綜即錯」的排序中。若我們略略展開為「既綜又錯」，就可排成一個方陣，這就精彩多了。

這裡以師卦為本卦，用「既綜又錯」的方式展開為例，見圖55。

先從上到下縱向看：師卦䷆之綜卦為比卦䷇，兩卦卦象呈一百八十度反轉。

將師卦與比卦同時橫向看：則師卦䷆之錯卦為同人卦䷌；比卦䷇之錯卦是大有卦䷍，均是兩卦同位的陰爻與陽爻相反、交錯。

再分別將師卦與比卦各自的錯卦——同人卦䷌與大有卦䷍縱向比較，兩者卦象呈一百八十度反轉，相互為綜卦。

可見，任何一對綜卦，再畫它們的錯卦，這兩個錯卦互看，就是另一對綜卦；或者任何一對錯卦，再畫它們的綜卦，這兩個綜卦互看，就是另一對錯卦，這就形成了一個方陣。

我們先逐卦淺析其大意，再來參詳整個方陣所含的關聯性意蘊。

這一段因牽涉到較多的卦爻辭解釋，略有難度，嫌複雜者略過不看也無大礙，畢竟如此複雜的思維不算常用，但如果試玩一下而能看懂，或許也會產生小小的成就感吧。

①師卦䷆，坎下☵、坤上☷。

卦辭：「師，貞，丈人吉，無咎。」

簡析：師，古之軍旅稱作師。丈人，莊嚴受尊重之人；另有一說，「丈人」，應作「大人」，字近之誤。意即為師之正，乃堂堂之師，故吉。監臨師旅，當以威嚴，就易於建功而不會有什麼過失。

彖曰：「師，眾也。貞，正也。能以眾正，可以王矣。剛中而應，行險而順，以此毒天下而民從之，吉，又何咎矣？」

簡析：軍旅即眾，能夠以正道率領軍旅，便可以統御天下。「剛中而應」者，「剛中」謂九二，而

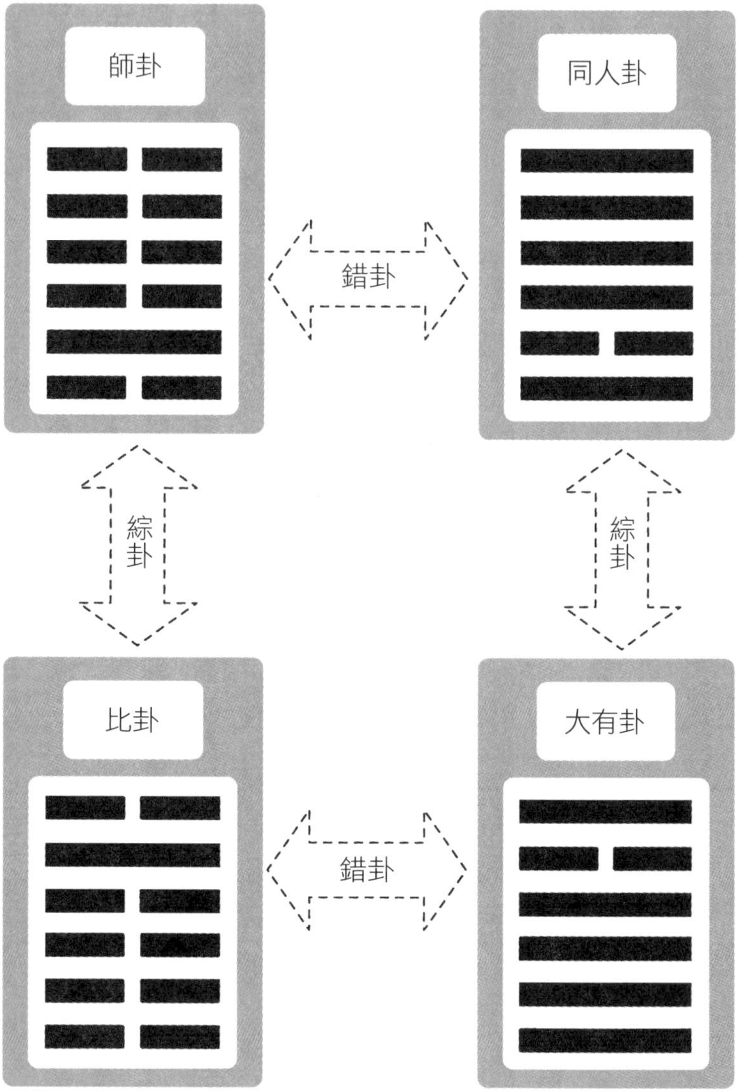

圖55　錯綜共參

「應」謂六五，兩者陰陽相應。「行險而順」者，「行險」謂下卦坎有險意，而「順」謂上卦坤為順。若剛中而無應，或有應而不剛中，或行險而不柔順，皆不可行師而得吉。「以此毒天下而民從之，吉，又何咎矣」一句中，「毒」的意思是「使役」，則全句的意思就是：如果能用這樣的正道來使役天下民眾，每個人都不會不順從，則其吉自得，又怎會無功而有過呢？

象曰：「地中有水，師。君子以容民畜眾。」

簡析：此卦上坤地、下坎水，「地中有水」，即地可容水，水又眾大，民為眾，因此是容民畜眾之象。土地濕潤，以生萬物，可喻君子率師，如地之能容民畜眾。

②比卦䷇，坤下☷、坎上☵。

卦辭：「比，吉，原筮，元永貞，無咎。不寧方來，後夫凶。」

簡析：坤與坎分別位於先天八卦與後天八卦的北方同一位置（先天八卦圖與後天八卦圖見〈道之篇〉），此卦坤與坎合居故成比。注意！這裡的「比」是卦與卦之間的「比」，而不是爻與爻之間的「比」。此外，地可含水，地與水可相互比附。「比，吉」者，謂能相親比則吉。「原筮，元永貞，無咎」者，說的是欲相親比，須原其情，筮其意，唯有元大永長貞正，才能無錯失。「不寧方」者，不安定、不願臣服的邦國。所以，這些不寧的邦國後來才到，對他們來講，遲來就是未比附，無比則失助，失助則凶。

彖曰：「比，吉也。比，輔也，下順從也。原筮，元永貞，無咎，以剛中也。不寧方來，上下應也。後夫凶，其道窮也。」

簡析：「下順從」者，在下之人，順從於上，是相輔助也，說的是下坤有三個陰爻，眾陰順從九五也。所以得如此者，以九五剛而處中，故使「比」者皆得「原筮，元永貞，無咎」也。「其道窮」者，謂上六處卦之極點，親比之道已達窮盡，故有凶。

象曰：「地上有水，比。先王以建萬國，親諸侯。」

簡析：言萬國以「比」建，諸侯以「比」親。地上有水，可流通相潤而及物，猶域中有萬國，使之各相親比。

比卦的旨意為比附相從則吉或無咎；不相比附則凶。

③同人卦䷌，離下☲、乾上☰。

卦辭：「同人於野，亨，利涉大川，利君子貞。」

簡析：「同人」，謂和同於人。「於野」，借「野」之名，來喻其廣遠，說的是和同於人，必須用心無私，無所不同，寬廣無界，乃得亨進，故曰「利涉大川，利君子貞」也。

彖曰：「同人，柔得位得中而應乎乾，曰同人。同人曰：同人於野，亨，利涉大川。乾行也。文明以健，中正而應，君子正也。唯君子為能通天下之志。」

簡析：「柔得位得中」者，謂六二也，六二為同人之主，上應九五，是「應於乾也，上下同心」。乾，健行的意思。所以能「同人於野，亨，利涉大川」。而「文明以健，中正而應」，說的是六二、九五，皆居中得正，而又相應，是君子之正道也。王弼注：「君子以文明為德。」故曰「君子正」。這是正人君子可以施其道德的象徵。也只有正人君子才能真正使天下人志同道合。

象曰：「天與火，同人。君子以類族辨物。」

簡析：天體在上，而火炎於上，天與離火，麗日藍天，光照萬物，其類相同，其用相近，故曰「同人」。「辨物」，物以群分，群分則同中有別。君子當法同人，以類而聚，以辨明萬物的同異及根理。

④大有卦䷍，乾下☰、離上☲。

卦辭：「大有，元亨。」

彖曰：「大有，柔得尊位大中，而上下應之，曰大有。其德剛健而文明，應乎天而時行，是以元亨。」

簡析：「柔得尊位大中」者，謂六五處大而中。柔處尊位，是其大也；居上卦之內，是其中也。「上下應之」，一謂六五與九二應；二謂大有卦僅六五一個陰爻，與其餘五個陽爻應。應者眾，故曰「大有」。「其德剛健而文明」，言乾之卦德為健，離之卦德為文明，德應於天，則行以文明而不失時，「是以元亨」。朱熹的《周易本義》卷一注：「大有，所有之大也。離居乾上，火在天上，無所不照。又，六五一陰居尊得中，而五陽應之，故為大有。乾健離明，居尊應天，有亨之道。占者有其德，則大善而亨也。」

象曰：「火在天上，大有。君子以遏惡揚善，順天休命。」

簡析：「大有」、「火在天上」者，麗日高懸，光明之甚，無所不照，故君子效法其象，當遏阻惡行，褒揚善舉，順奉天道美善的德性。

四卦合析：此四卦有同有異。

同者，皆有「比」之同心協力意，其中師卦䷆與比卦䷇這一對綜卦，均由坤、坎兩卦組成，分別只是上下位置不同，均含水與地相比之意，因為地可含水，故相互為用；又先天八卦的坤與後天八卦的坎，均位北方之位，坤坎合居故成比。另一對綜卦同人䷌與大有䷍，均由乾、離兩卦組成，分別只是上下位置不同，均含火與天相比之意，因為麗日懸天，光照萬物，故相互為用；又先天八卦的乾與後天八卦的離，均位南方之位，乾離合居故成比。

異者，先比較縱向的兩對綜卦：

師卦䷆與比卦䷇這一對綜卦相較：師卦雖有「比」之意，但卻非平等之「比」，而是有著明顯的上下關係，卦的重心在「剛中而應」，即「剛中」的九二，「應」六五，兩者陰陽相應。「剛中」的九二，對柔順的坤卦，類似於上對下的統帥，是以王道、正道監臨師旅，當以威嚴。再引申為如君子率師，如地之能容民畜眾。比卦之意為地可含水，地與水可相互比附。雖有眾陰順從九五之說，但更強調的是相互關係，並暗藏利益關係，相互比附，互惠互利則吉，無比則凶，頗有合則兩利，不合則凶的意思。關係較為平等。

同人卦䷌與大有卦䷍這一對綜卦相較：同人卦注重的是和同於人，有「心底無私天地寬」的意思，雖有上下之說，但等級感並不分明，強調的是上下同心，志同道合，才是君子之正道。大有卦以六五柔處尊位，是其大也。居上卦之內，是其中也。「上下應之」，僅六五一個陰爻，與其餘五個陽爻應，而應者眾，故曰「大有」。眾應尊就意味著這種應並不完全平等。在此基礎上再引申為君子當遏阻惡行，褒揚善舉，順奉天道美善的德性。

再比較橫向的兩對錯卦：

師卦䷆與同人卦䷌：師卦講的是統率之道，是上下關係；同人是志同道合，齊心協力，關係更平等。

比卦䷇與大有卦䷍：比卦為相互比附，承認利益關係，關係較平等；大有卦則為眾應尊，隱有尊卑之感，乾健離明，居尊應天而有亨之道。

我們回到卦陣的原點，本例是以師卦為本卦展開的，因此，判卦時實際就是以師卦為中心，再參考其餘三卦，那又是什麼意象呢？

師者，將兵之法。師出有名，以正道率領軍旅，則為堂堂之師，再以「威」監臨，則又為戰之能勝的鐵血之師。但天生喜歡打仗的人畢竟不多，當兵吃糧立軍功是個人目的。因此，能將國家利益、軍隊利益與個人利益結合，承認共同的目的、願望與利益，官與兵、官與官、兵與兵利益一致，目的一致，相互依賴，團結一致，比鄰相助，這是「恩」，也是「比」，而友軍間、兵種間的配合協調更是「比」。以威監臨，再加之以恩，恩威並濟，才是真正的統兵之道。既然上下目的、利益一致，就是志同道合，故能上下一心、同心協力，此為「同人」。這樣的軍隊將是戰無不勝，攻無不克的。若堂堂之師，尊「君子以文明為德」，輔之以文明教化，能以「其德剛健而文明，應乎天而時行」，如麗日高懸，光明之甚，無所不照，無所不包容，則能不戰而屈人之兵，天下歸心，而曰「大有」，這已不僅僅是統兵之道，而是上升為統天下、治天下之道了。

通過「師」、「比」、「同人」、「大有」這個卦的方陣我們看到什麼呢？由本卦與錯卦及綜卦的關係，產生出的成語——錯綜複雜，就可知卦陣比單一的卦蘊含更豐富的資訊，相關卦的解讀對本卦的理解有不少補充、啟發、提升、擴展，可見序卦象的本質是象的比較。而不同的卦陣有不同的意蘊，它們亦可呈現為發展、變化、正反、矛盾等。

譬如肝氣鬱結之治，直線式的治法就是純粹的疏肝解鬱。但若擴展思考，肝之疏泄方向為升，肝氣鬱結即肝氣不升，故能升少陽氣的柴胡之用就較一般的行氣藥為常。肝為剛臟，鬱遏則易化火，應對之法，一為略養陰血以柔之，如白芍之用；二是清舒結合，使無火鬱之虞，如丹皮之用，《神農本草經百種錄・中品》曰：「牡丹為花中之王，乃木氣之最榮澤者，故能舒養肝氣，和通經脈，與芍藥功頗近。」又氣所鬱者，有餘者居多，有餘之氣則需尋發泄之處，鬱而不能升，則易橫逆而犯脾犯胃，治之之法，斂其橫逆，仍選白芍。該書又謂：「芍藥花大而榮，得春氣為盛，而居百花之殿，故能收拾肝氣，使歸根反本，不至以有餘肆暴，犯肺傷脾，乃養肝之聖藥也。」當然亦可如《金匱要略》卷一所云：「見肝之病，知肝傳脾，當先實脾。」以一兩味健補脾胃之品先充實之。若然犯胃而見反酸，則宜以瓦楞子、牡蠣等一以制胃酸，二以制白芍之微酸。肝氣鬱結尚有成痰、成瘀等其他演變，需要的不過就是如析卦陣般順其理的比較、啟發、補充、變化、發展、提升等眼光，再據所得而行罷了。

卦序的始終也值一說：六十四卦始於乾、坤兩卦，這容易理解，言萬物產生於天地。而六十四卦終於既濟、未濟兩卦則更具深意。既濟者，言事已成；未濟者，言事未竟。反映的是任何成功，若從歷史的眼光看本質上都是階段性的成功，每次成功後總有未竟之事要去做，一個過程完成了，接下來是另一個過程，過程接著過程，生生不已，無有止境。正是世間事了猶未了，包含著「物不可窮也」的辯證觀點。

歸納起來，卦爻大象的基本內涵不外以下幾種：

一是「擬諸其形容，象其物宜，是故謂之象」（《周易・繫辭上》）。即卦象就像需類比的事物。如八經卦的乾☰像天、兌☱像澤、離☲像火、震☳像雷、巽☴像風、坎☵像水、艮☶像山、坤☷像地；六十四別卦中的鼎卦䷱像鼎上有火；中孚卦䷼之形像脾虛，頤卦䷚之形像臌脹等。

二是以卦爻之象類事物性情。如泰卦䷊，乾☰在下，則陽氣升而與坤交；坤☷在上，則陰氣降而與乾交。故「泰為上下之交通」。而否卦䷋，乾天在上，位至高，陽氣又升，其上已無物與之交；坤地在下，位至低，陰氣主降，其下已無物能與之交，故為天地不交，「乾坤隔絕」。再如咸卦䷞，其組成是艮☶在下、兌☱在上，兌為澤、為陰卦、為少女卦，柔而居於上；艮為山、為陽卦、為少男卦，剛而居於下。這樣一個具上下感、升降感、山澤感、男女感、剛柔感義蘊的卦，給人陰陽互感的感覺不可謂不豐富。不難看出，泰、否、咸卦均類事物的陰陽性情。

三是以動態之象顯示變化趨勢。如前述十二消息卦序中的姤䷫、遯䷠、否䷋、觀䷓、剝䷖、坤䷁六卦按順序排列，有其演變規律，呈現出陰長陽消的過程，這不是以單一一個卦所能盡顯的內容。

四是以爻象來主察當下情形、動態變化及詳細機理。

而卦的錯、綜、交、互、變等則是常見的參卦方式。

以上諸象往往相因而成，相互為用，以歸類萬事萬物形貌性情，再演繹其變化之理。

占筮而來的卦象，是抽象的符號模式，人們可通過卦象的相似性進行類比思考，用自己的經驗、學識再結合所需解決的問題，來解釋卦象及爻象。

學《易》可以誘發人們的想像力，使之發揮得充沛淋漓而不又失規矩。朱熹所言的「惟其『言不盡意』，故立象以盡之。學者於言上會得者淺，於象上會得者深」（《朱子語類・易二》）實為研易妙訣。

（三）德行義理法

與取象法有別，不以具體的物象、事象為主要參考，而是從較抽象的德行、性能、意義出發來解釋卦爻，就是取義法。

《周易・說卦》以取義的方法，將八卦的德行、性情作了歸納：「乾，健也；坤，順也；震，動也；巽，入也；坎，陷也；離，麗也；艮，止也；兌，說也。」

以乾為例，乾為天，象曰：「天行健，君子以自強不息。」喻乾卦像天道一樣永恆地運行不息。故「乾，健也」。非直接取象，但亦可見由象引申或傳注出的義理痕跡。

〈說卦傳〉說明的是八卦的卦德，或謂之卦情。卦德是八卦的一個重要特徵。《周易・繫辭上》謂：「八卦而小成，引而伸之，觸類而長之，天下之能事畢矣。」卦德在「引而伸之，觸類而長之」中起著重要作用。卦德就是「乾，健也；坤，順也……」等幾句，學者宜熟記。

〈彖傳〉解釋卦辭，大多數時候是使用卦德，即取義法。如乾卦之彖曰：「大哉乾元，萬物資始，乃統天。雲行雨施，品物流形。」坤卦之彖曰：「至哉坤元，萬物資生，乃順承天。坤厚載物，德合無疆，含弘光大，品物咸亨。」乾為「元始」，坤主「資生」；乾統坤順。兩卦均是卦德、卦義之解。

取義法在〈象傳〉、〈文言傳〉中也時見運用。如〈文言傳〉釋乾之初九：「潛龍勿用，何謂也？

子曰：龍德而隱者也。不易乎世，不成乎名，遯世無悶，不見是而無悶。樂則行之，憂則違之，確乎其不可拔，潛龍也。」這是《易傳》作者借用乾初九的爻辭，象徵潛龍的德性，以示學《易》者應該自立立人，修養德業。

在實際解釋卦爻象與卦爻辭時，爻位、取象與取義並不能截然分開。爻位本含象，象與爻位又蘊義，三者多錯雜兼用，僅是重心所落不同。且看同人卦䷌之彖曰：「同人，柔得位得中而應乎乾，曰同人。同人曰：同人於野，亨，利涉大川。乾行也。文明以健，中正而應，君子正也。唯君子為能通天下之志。」句中「柔得位得中而應乎乾」、「中正而應」是爻位與乾象應；「乾，行也。文明以健……君子正也」是取義法。這裡，三法共顯。

我們可從損、益兩卦對中醫學補瀉觀念的影響來加深體會取象、取義及爻位法的運用。

損卦䷨，兌下☱、艮上☶。「損」者，減損之名。

彖曰：「損，損下益上，其道上行……損剛益柔有時。損益盈虛，與時偕行。」這裡，損之說從何而來？我們只要把泰卦與損卦的卦象並列比較就可知其中奧祕了。泰卦䷊—損卦䷨（見圖56），仔細看兩卦之形，只要將泰卦的下爻抽離，再往上放到上爻位，即成損卦，此即

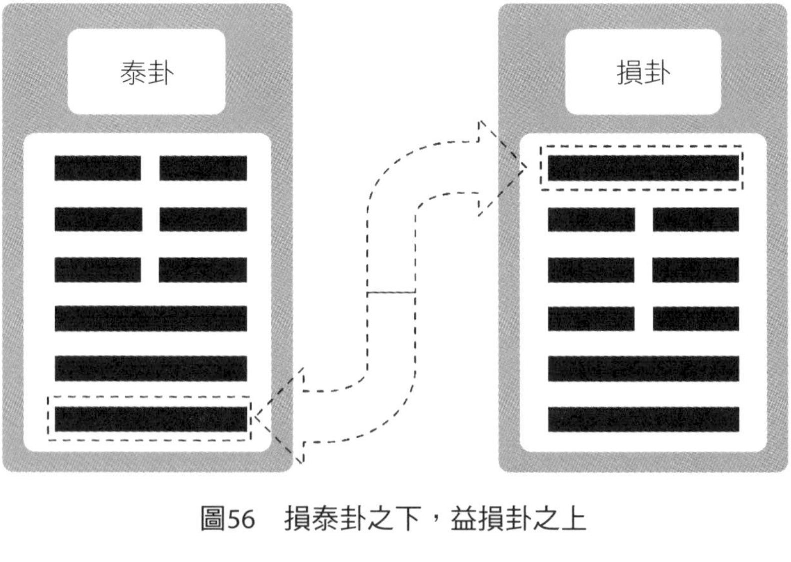

圖56　損泰卦之下，益損卦之上

「其道上行」。而「損下」是損泰卦之下，「益上」是益損卦之上。泰之下卦為乾，上卦為坤。乾為剛，剛有盈意；坤為柔，柔有虛意，「損下益上」損的是乾（初爻被損），益的是坤（上爻受益）。因此為「損剛益柔」、「損盈益虛」。再以本卦之象看，損，兌下艮上，下澤上山，澤深而山高，損下益上即損其深以增益其高，猶諸侯損其國之富，以貢獻於天子，這是下自減損以奉於上，剝下以奉上之象，故曰「損」。

再看益卦䷩，巽上☴、震下☳。

象曰：「益，損上益下，民說無疆。自上下下，其道大光。」

益卦與損卦相反，是損上益下而來。剛才損益的對象是泰卦，那麼，這次又換誰損益呢？聰明如您，或能猜出，這次損益的對象是泰之綜卦——否卦。我們還是把否卦與益卦並列而看。否卦䷋—益卦䷩（見圖57），此為否卦上爻下移為益卦初爻之變，否卦下坤上乾，「損上益下」即損乾天益坤地，仍是「損剛益柔」、「損盈益虛」。只不過否卦乾坤之位與泰卦相反。損上益下，象徵君主為民眾服務，減損了自己的享受，而增益他的下屬，故曰「益」。

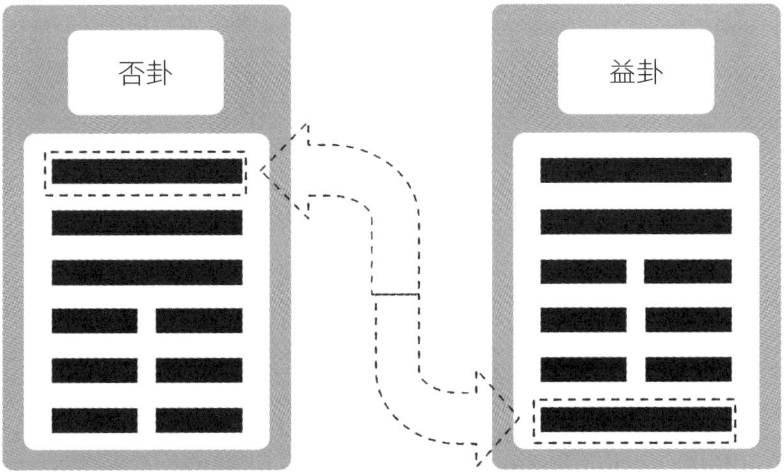

圖57　損否卦之上，益益卦之下

益卦與損卦均靠他卦的爻位移動而顯出本身的卦義，這是爻位法；爻在乾、坤兩卦間的上下移位，就形成了損、益之象；而損、益之象又進一步彰顯出為君之道的大義所在。爻位、取象與取義於此渾然無間。

在損、益兩卦中，尤其強調剛柔二字。剛者，強也，有餘也；柔者，弱也，不足也。《道德經・第七十七章》曰：「天之道，其猶張弓與！高者抑之，下者舉之；有餘者損之，不足者補之。天之道，損有餘而補不足。人之道，則不然，損不足以奉有餘。孰能有餘以奉天下？唯有道者。」這與《易》之損益卦義如出一轍，而「故物或損之而益，或益之而損」（《道德經・第四十二章》）似乎反映出其思路受過損、益兩卦的影響。老子這一命題對社會現實有著重要影響。明代沈一貫《老子通》指出：「人之道則不然。裒聚窮賤之財，以媚尊貴者之心；下則箠楚流血，取之盡錙銖；上則多藏而不盡用，或用之如泥沙。損不足以奉有餘，與天道異矣。」批判了當時社會的損下益上，損百姓而肥權貴，損不足以奉有餘的不平等現象。天之道，可敬！人之道呢？

《周易》「損剛益柔」、「損盈益虛」以及老子「天之道損有餘而補不足」的觀念折射到中醫，就有了「瀉其有餘，補其不足」、「實則瀉之，虛則補之」的治則，以及「因其重而減之，因其衰而彰之。形不足者，溫之以氣；精不足者，補之以味。其高者，因而越之；其下者，引而竭之；中滿者，寫（瀉）之於內；其有邪者，漬形以為汗；其在皮者，汗而發之；其慓悍者，按而收之；其實者，散而寫（瀉）之」（《素問・陰陽應象大論》）的治法。更具體的治損之法則有：「損其肺者，益其氣；損其心者，調其榮（營）衛；損其脾者，調其飲食，適其寒溫；損其肝者，緩其中；損其腎者，益其精。」（《難經・十四難》）

中醫按損益的原則制方配藥，既有大承氣湯的「瀉其有餘」，又有四君子湯的「補其不足」。更多的卻是按虛實比例不同的補中有瀉、瀉中有補，開中有闔、闔中有開。如六味地黃湯的三補三瀉，白虎加人參湯的瀉中有補，枳朮丸的一補一瀉、一開一闔，桂枝湯的開中有闔，都體現了以損益相彰為立論基礎的配伍原則。

各家學說中，朱丹溪在《格致餘論・陽有餘陰不足論》中提出：「人受天地之氣以生，天之陽氣為氣，地之陰氣為血，故氣常有餘，血常不足。」倡「陽常有餘，陰常不足」觀念。似有將《周易》損剛益柔、損乾益坤轉為損陽益陰的痕跡。

清代易佩紳《老子解》云：「道在天下均而已，均而後適於用。此有餘則彼不足，此不足而彼有餘，皆不可用矣。抑其高者，損有餘也；舉其下者，補不足也。天之道如是，故其用不窮也。」中醫治療的總法則就是「以平為期」，平即均也，均者，合道也。

醫學心鑒《易》中藏

本章所論，主要是蘊於《易》中一些對醫學有較大啟示作用的觀念或命題，順便也融入筆者對這些觀念的思考。

《易》的觀念與命題，多隱於《易經》而顯於《易傳》，其中與醫學關係較密切的主要有：「一陰一陽之謂道」、「形而上者謂之道，形而下者謂之器」、「立象以盡意」、「位、時、中」、「窮理盡性以至於命」、「生生之謂易」、「易窮則變，變則通，通則久」等。

由於「一陰一陽之謂道」、「形而上者謂之道，形而下者謂之器」、「窮理盡性以至於命」等內容在〈道之篇〉續有展開；「立象以盡意」將在〈象之篇〉詳述；「位、時、中」已在本篇爻位內容有所討論，其中「時」之義在中醫應用甚廣，故拓〈時之篇〉以專論；「中」的意蘊可落實在〈和之篇〉中，這些內容，將詳論於後續各篇，在此僅作點睛之筆。

本章著重討論的是「生生之謂易」與「易窮則變，變則通，通則久」兩個命題，特別是後者，對中醫學的啟示尤大。

第一節 「生生之謂易」——全生之謂醫

（一）生生之道

《周易・繫辭》提出：「日新之謂盛德，生生之謂易。」並進一步指出「天地之大德曰生」。把生生不已視為自然界最根本的法則。「日新」是指不斷有新的發展，「生生」是指不斷有新的變化，以及引起變化的方式。

「生」不是憑空而來的，泰卦之彖曰：「天地交而萬物通。」「生生」的動力源於陰陽二氣的相互交感。正所謂：「天地絪縕，萬物化醇，男女構精，萬物化生。」（《周易・繫辭下》）對立的陰陽二氣，因交感而統一，交互不停，相互作用，一消一息，陽生陰，陰生陽，生而又生，轉化流變，新舊交替，萬事恆變，萬物恆生，變化無窮，生生不息，形成連續不斷、沒有停息的生成演化過程，此即「剛柔相推而生變化」（《周易・繫辭上》）。孔穎達《周易正義》卷七云：「生生，不絕之辭……是萬物恆生，謂之易也。」《周易・序卦》云：「有天地，然後萬物生焉。盈天地之間者唯萬物。」故天地即以「生生」為存在方式。

「生生」即宇宙自然一直處於無限的運動變化之中，沒有停息，是一個生生日新的過程。萬物的新陳代謝，生生不已。「野火燒不盡，春風吹又生」，萬物永遠有興衰，生命永遠在流轉，「日新」則日日有明天，永遠有未來，這宇宙萬有和人生呈現出何等的勃勃生氣！

「生生」淺白地說就是事物在不斷的變化中，時時有新的東西產生。《周易正義》卷首謂：「變易者，謂生生之道，變而相續。」體現的是「易窮則變，變則通，通則久」（《周易・繫辭下》）的「變易」觀。這種宇宙的本性是變化發展的思想，是中國哲學中一個帶根本性的、主流的、光明的思想傾向。對中國文化的影響之大難以估量。

不妨看看，四大古文明中，古埃及、古巴比倫、古印度文明均已沒落，唯有中華文明在數千年的發展中一直自我更新，生生不息，從沒有中斷過，反而歷久彌堅。我們的民族在歷史上遭遇了多少外患內亂，在重重危難中仍顯其頑強的生命延續力。我們的文明經歷過多少次文化入侵或滲透，仍以海納百川的胸懷與氣度兼容並蓄，並再次發出耀眼的光芒。其原因就在於從古至今一直貫穿著的這種不屈不撓、承前啟後、繼往開來的「生生之謂易」精神。

「生生」之學亦表現在人與萬物同源一體的觀念。《周易・序卦》云：「有天地然後有萬物，有萬物然後有男女，有男女然後有夫婦，有夫婦然後有父子……」不但指出人與自然在衍生上的同一，而且其「一陰一陽之謂道」的「化生」方式也同一，這可視作是「天人合一」理論的根基之一。人與天地萬物一體，天道人道相通。因此，以天道推人道也就順理成章了。

（二）生生之醫

中醫探討的是生命之道，而生命之道本質上就是「生生」的一陰一陽之道，「生生」其實不過是對一陰一陽的生命現象的展現。離開了「生生之道」就很難對生命現象和生命本質予以正確的理解和全面把握。多年前曾聽過國醫大師陸廣莘的一個講座，印象最深的是以下幾句話：「循生生之道，助生生之氣，用生生之具，謀生生之效。」深受啟發。現以陸老之見為憑，結合一己發揮而陳之於下：

中醫以一陰一陽的天道為根本理，天人合一，人理、醫理，也就是天地萬物自然而然之理，萬物流變，人也以時而變，循陰陽變化之道以察天、地、人之變即為「循生生之道」，道通則理達。

「生生之道」尚可理解為人與天地萬物的和諧共生。陸老認為中醫是以追求生態共演的「天人合一」，探索與萬物沉浮於生長之門的「生生之道」，致力於發展《中庸》所說的「萬物並育而不相害」的多元互補共演性世界的「生態智慧學」。可惜的是當今愈演愈烈的對自然環境的人為破壞，使天與人越來越難和諧合一；而天地自然則通過災變、疾病等對人類作出各種報復，這反映出「生生之道」的日漸被戕。於此，強調人與天地萬物和諧共生的中醫之道，對現實中的醫學與人文產生的積極意義就愈加突顯。

《漢書・藝文志》所說的「方技者，皆生生之具」可視為對中醫養生治病的方法、技術、工具的功能本質概括。中醫治病、療疾、養生多以天然動植物入藥，而動植物均屬生命體，動物為血肉有情之品，植物有欣欣向榮之意，均具「生生之氣」，與人的「生生之體」相通、相融性無疑大於化學合成藥。動植物藥的藥效絕不僅限於化學成分，如《神農本草經百種錄・下品》解桃仁謂：「桃得三月春和之氣以生，而花色最鮮明似血，故凡血鬱血結之疾，不能調和暢達者，此能入於其中而和之、散之。」這「三月春和之氣」又豈是化學成分所能全解。此即「生生之具」。

「生生之氣」即人體的抗病、適應環境、自調和、自康復之正氣。人體之氣，旺則健，衰則虛，偏則病。助之之法，如徐靈胎《神農本草經百種錄・上品》說：「凡物之生於天地間，氣性何如，則入於人身，其奏效亦如之。蓋人者得天地之和氣以生，其氣血之性，肖乎天地，故以物性之偏者投之，而亦無不應也。」此以天地孕育的「生生之具」——天然藥物來協調人的「生生之氣」。而針灸更以激發、調動人體自身的「生生之氣」以療病為能事。中醫治病的著眼點不一定在局部病灶，也不一定在於殺滅病原體，其更關注的是整個人體之氣出現了什麼偏差？再通過「生生之具」來補偏救弊，使人體的正氣發揮出抗病、自我調整、自調和、自康復效應。當氣得「生生」謂之「和」，「和」則病自愈，體自建。此即「助生生之氣，謀生生之效」。陸老謂之：「生其自生、助其自組、助其自制、扶其正祛邪之勢，因勢而利導而已。」「醫藥只有成為服務於人的生生之氣的生生之具，才能避免產生損害健康和製造疾病的反目的醫療效果。」

謀「生生之效」則又為何？予謂：達「生生之境」。

然「生生之境」卻有層次的不同：

人體陰陽交感，自和平衡，健康無病，這是平人之境。

「其知道者，法於陰陽，和於術數，食飲有節，起居有常，不妄作勞，故能形與神俱，而盡終其天年，度百歲乃去」為知「道」之境。然知「道」仍有高低之別。

「法則天地，象似日月，辨列星辰，逆從陰陽，分別四時，將從上古，合同於道，亦可使益壽而有極時」為賢人之境。

「處天地之和，從八風之理，適嗜欲於世俗之間。無恚嗔之心，行不欲離於世，被服章，舉不欲觀於俗，外不勞形於事，內無思想之患，以恬愉為務，以自得為功，形體不敝，精神不散，亦可以百數」為聖人之境。

「淳德全道，和於陰陽，調於四時，去世離俗，積精全神，游行天地之間，視聽八達之外，此蓋益其壽命而強者也」為至人之境。

「提挈天地，把握陰陽，呼吸精氣，獨立守神，肌肉若一，故能壽敝天地，無有終時，此其道生」為真人之境。

從平人之境漸次到《素問‧上古天真論》論述的賢人之境、聖人之境、至人之境、真人之境均屬「生生之境」，能達哪一境，關鍵在於對「生生之道」的感悟與實踐去到了哪一層次。

「循生生之道，用生生之具，助生生之氣，謀生生之效」以達「生生之境」的中醫從理論到實踐，從目的到手段，從養生到治病，無不意含「生生」，中華醫道是名副其實的「生生之道」。

第二節 「易窮則變，變則通，通則久」——變而能通得醫真

一部《周易》是以陰陽關係為基石，以變易為核心來展開的。《周易・繫辭》裡「易之為書也不可遠，為道也屢遷。變動不居，周流六虛，上下無常，剛柔相易，不可為典要，唯變所適」、「變化者，進退之象也」、「道有變動，故曰爻」等，都說明了變化、變通是《易》的思想基調。《易》認為事物總是處於往來不窮、變動不居的運變狀態之中，這是宇宙的基本特性與基本狀態。

而「易窮則變，變則通，通則久」、「往來不窮謂之通」則指出宇宙演進，萬物生化流變的過程，其勢在「通」。勢窮則變，變則通，通則復能恆久演變。

鄭玄在《易贊》和《易論》中，將「易」概括為易簡、變易、不易三義。

《易》是論道之學，大道至簡，大化流衍的宇宙，無限層面的大千世界，均可以六十四卦三百八十六個爻來解釋，將複雜性簡化為規律性，此為易簡或簡易。

天下無一物不變，無一事不變，唯一不變者，就是「變化」本身。「動而不息」的「變易」之理彌綸於萬事萬物中，變易之理由此成為宇宙的普遍法則。普遍法則即為「簡」，此變中顯簡。

宇宙演變，流動不居，日升月落，寒來暑往，在這種至動的變之中又存在著秩序不亂的規律性，此為「不易」。變中有常，常而又變，二者顯隱互用，昭顯出一個生生不息、氣象萬千的流變世界。

易變之理反映在醫，主要有以下形式：

（一）天人氣變

《素問・六微旨大論》曰：「成敗倚伏生乎動，動而不已，則變作矣。」把「動而不已」視作自然界和生命的基本規律，體現出了中醫學的恆動觀。這既是易學「唯變所適」變易觀在醫學中的展現，也是氣一元論哲學觀念在醫學的折射。

《莊子・知北遊》中「通天下一氣耳」這句話常成為氣一元論大意的簡括。氣一元論認為，氣是宇宙的本原或本體，萬物皆由氣化生，因氣為萬物之原，而「原」通「元」，故又稱此氣為「元氣」，氣一元論又可稱為元氣一元論。那麼，氣的具體所指又是什麼呢？它是指在宇宙中不斷運動且無形可見（僅指肉眼看不見形質）的極細微物質。換成現代語言表達，大概就是構成宇宙萬物的最基本或最微觀的物質單位。其存在形式分為「無形」與「有形」：散則為氣（無形），這是氣的本原態；氣聚則成形，即有形之物均由不同的氣以不同的方式聚結而成。更妙的是由於有形之物與無形之氣的本原均是氣，因此，有形與有形間、有形與無形間、無形與無形間均可以交流潛通，相互影響，更可以相互轉化。中醫學「天人一體」整體觀的深層次哲學背景實源於此。

由於氣的最大特點就是「運動」，試想，若構成世界最本原、最微觀的物質單位一直在不停息地運動，這個世界還有什麼不在「動」？是以有形之物與無形之氣無不在「動」，動則有「化」、有「變」。「化」者，量變也；「變」者，質變也。由微觀之氣的動與變帶來宇宙中無形之氣與有形之物的所有變化就稱為「氣化」。

而氣最常見的運動形式是：升、降、聚、散。氣的運動稱為「氣機」，機者，動也；機者，理也。

氣一元論實則是從微觀角度解釋了天下無一物不變，無一事不變，「動而不息」的宇宙普遍法則。

當氣一元論與陰陽學說結合，基於萬事萬物均可分陰陽的法則，氣自然也可分為陰陽二氣，此時，對宇宙變化的解釋就轉到了易理「一陰一陽之謂道」、「剛柔相推而生變化」上來。「氣」與「陰陽」分而言之是從不同的角度解釋了世界的本質是變化這個本理，合而論之則使這種解釋更為豐滿與自洽。

再從以氣一元論為哲學背景的「天人合一」觀念細看，《道德經・第二十五章》說：「人法地，地法天，天法道，道法自然。」那麼在此「天人合一」的主從關係中，人是效法地的，地是效法天的，則以天為主導。而天的特性是「天行健」，天道是運行不息的。《周易》坤文言曰：「坤道其順乎！承天而時行。」即地要承天而行，則地也在不斷變動。而生於天地氣交中的人，要效法天地，也肯定時時處在變化之中。

因此，氣變，就是中醫學範疇所有變化的根本基礎。

氣在中醫的研究中，除開人體之氣外，最具代表性的當屬運氣學說。在回歸傳統中醫的浪潮中，有這麼一種傾向，似乎不以運氣為論，其功底就不深，見解就不透，談話就端不上桌面。然一談運氣，卻又膠著於其推演方式與刻板之用，這就難說已得運氣之真了。運氣的重要性，於持「天人相應」觀之中醫，當無疑義，《素問・六節藏象論》就說：「不知年之所加，氣之盛衰，虛實之所起，不可以為工矣。」然運氣之用，並非如表面所見的公式化那麼簡單，「玄蘊難窺」是其公認特點，為何難窺？無他，一個「變」字在起主導作用。

中醫治病強調「必先歲氣，無伐天和」（《素問・五常政大論》）。古人發現，天地自然存在著的節律性周期變化主要表現為五運周期和六氣周期，在「天人相參」思想指導下，探討這種自然變化的周期性規律及其對人體生理、病理影響的學問就是五運六氣。

重視運氣學說從大方向來說是對的。問題是一碰運氣學說，不少人又產生迷茫，往往以所欲求的年天干地支直接查表或代入運算法則，但所得的應驗率卻未必盡如人意。究其原因，一是運氣學說本身尚存不少難點、疑點仍未完全解決。二是誤將運氣學說當作純粹的醫學氣象學，以氣象數據為單一參數來檢驗運氣理論。其實運氣學說關注的是各運氣因子間的排列或組合序位及相互關係，預測某時段內含氣候、災變或疾病等要素在內的氣變規律，並非純粹的氣象學。三是天干地支推算出的一般是五運六氣的常位，但運氣並不都按常位走，往往是常中有變而有至而未至、未至而至、至而太過、至而不及、勝復鬱發、正化對化、遷正退位、剛柔失守、升降失常等。《素問・至真要大論》就有「時有常位，而氣無必也」之說，而近幾十年自然環境被人類破壞得如此嚴重，這種變數就更多了，故以五運六氣的「常位」作參照則可，膠於定法則未免不通。以現代科技連短期的天氣預報準確率都不敢恭維，您若寄望於一查表，一套公式，這種中長期的氣變預測就能有多準，那就真是以常代變，或知常而不知變了。

《脈訣彙辨・運氣論》謂：「嘗讀《內經》，至〈天元紀論〉七篇，推中運氣，玄蘊難窺，未嘗不廢書三歎也。夫是天地之綱紀，變化之淵源，非通於大易洪範、曆元律法之說者，其敢橫心以解，矢口而談哉！無惑乎當今之人置而弗講久矣！先哲有言曰：『不明五運六氣，簡遍方書何濟？』……故經之所載天時地化人事，至詳至備，蓋以明其理之有合也。即如《周易》三百八十四爻，乃開明易道之微妙而教人。因易以求理，因象以知變。故孔子曰：『書不盡言，言不盡意。』此其大義，正與本經相同。夫天道玄微，本不易測。及其至也，聖人有所不知。故凡讀易者，當知易道有此變，不當曰變止於此也。讀運氣者，當知天道有是應，不當曰應盡於是也……然運氣亦有不可泥者，如肝木素虛，脾氣太盛，而運值太角，肝氣稍實，脾氣方平。五藏類然。又內外兩因，隨時感觸，雖當太過之運，亦有不足之時；不及之運，亦多有餘之患。倘執而不通，能無損不足而益有餘乎？況歲氣之在天地，亦有反常之時。故冬有非時之溫，夏有非時之寒，春有非時之燥，秋有非時之暖，犯之者病。又如春氣西行，秋氣東行，夏氣北行，冬氣南行；卑下之地，春氣常存；高阜之境，冬氣常在；天不足西北而多風，地不滿東南而多濕。又況百里之內，晴雨不同；千里之外，寒暄各別；則方土不同而病亦因之，此皆法外之道也。若不知常變之道，盛衰之理，主客承制之位，每每鑿經文以害經意，徒欲以有限之年辰，概無窮之天道，隱微幽顯，誠非易見，管測求全，誠亦陋矣。」

如何才算得上知常達變？下舉兩例，以饗讀者：

宋代沈括在《夢溪筆談‧象數》記載了他應用的事例，今摘錄於下：

醫家有五運六氣之術，大則候天地之變，寒暑風雨，水旱暝蝗，率皆有法；小則人之眾疾，亦隨氣運盛衰。今人不知所用，而膠於定法，故其術皆不驗。假令厥陰用事，其氣多風，民病濕泄。豈溥天之下皆多風，溥天之民皆病濕泄邪？至於一邑之間，而暘雨有不同者，此氣運安在？欲無不謬，不可得也。大凡物理有常、有變：運氣所主者，常也；異夫所主者，皆變也。常則如本氣，變則無所不至，而各有所占。故其候有從、逆、淫、鬱、勝、復、太過、不足之變，其發皆不同。若厥陰用事，多風，而草木榮茂，是之謂從；天氣明絜，燥而無風，此之謂逆；太虛埃昏，流水不冰，此謂之淫；大風折木，雲物濁擾，此之謂鬱；山澤焦枯，草木凋落，此之謂勝；大暑燔燎，螟蝗為災，此之謂復；山崩地震，埃昏時作，此謂之太過；陰森無時，重雲晝昏，此之謂不足。隨其所變，疾癘應之。皆視當時當處之候。雖數里之間，但氣候不同，而所應全異，豈可膠於一證。熙寧中，京師久旱，祈禱備至，連日重陰，人謂必雨。一日驟晴。炎日赫然。予時因事入對，上問雨期，予對曰：「雨候已見，期在明日。」眾以謂頻日晦溽，尚且不雨，如此暘燥，豈復有望？次日，果大雨。是時濕土用事，連日陰者，從氣已效，但為厥陰所勝，未能成雨。後日驟晴者，燥金入候，厥陰當折，則太陰得伸，明日運氣皆順，以是知其必雨。此亦當處所占也。若他處候別，所占跡異。其造微之妙，間不容髮。推此而求，自臻至理。

再看《中國中醫藥報》二〇〇九年十二月二十一日常宇文章〈顧植山和中醫運氣疫病預測〉節選：

二〇〇三年，可怕的SARS給我們留下的印象太深刻了。顧植山說，按照運氣理論，SARS居然與三年前的運氣有關！《素問遺篇・刺法論》：「假令庚辰，剛柔失守……如此則天運化易，三年變大疫。」《素問遺篇・本病論》：「假令庚辰陽年太過……雖交得庚辰年也，陽明猶尚治天……火勝熱化，水復寒刑。此乙庚失守，其後三年化成金疫也，速至壬午，徐至癸未，金疫至也。」也就是說，假若庚辰年先是比較燥，又比較熱，然後下半年出現「水復寒刑」（氣溫偏低），這樣的氣候叫做「剛柔失守」，此後快到第二年，慢到第三年，很容易流行金疫——肺系烈性傳染病。二〇〇〇年（庚辰年）的氣候恰好如此……追查歷史，顧植山又發現，歷史上許多重大疫情都和三年化疫有關。但三年時間很長，六十年的周期更長，不容易讓人持續聯想和觀察。方法決定學術的成敗，運氣預測疫病更是如此。顧植山之所以能預測得較為準確，就是因為他對《黃帝內經》五運六氣疫病預測的精神和方法有更深入的研究和了解，而且重視觀察氣象，同時綜合了天象、歷史疫情、物候等各方面因素來判斷。

由此可見，運氣不是僅憑六十干支就可完全推算預測的固定、機械的氣象循環周期。常位推算方法的掌握僅是起步，在知其常的基礎上還要達其變。

《周易・繫辭下》曰：「易之為書也不可遠，為道也屢遷。變動不居，周流六虛，上下無常，剛柔相易，不可為典要，唯變所適。」大意就是《易經》這部書不可不讀，皆因它講的是客觀規律，而宇宙規律的表現形式就是不斷變化，上下易位而無常態，剛柔相推而生變化，對這些變化，都不可視為一成不變的定準，只有根據不同的變化條件，因變而應變，才算把握住了《易經》的真髓。

時見一些現代人所寫以《周易》的方法預測事件、體質或疾病的書，居然是列成表格讓人自查，似乎很方便，也很有噱頭，但也僅僅是噱頭而已。有常沒變，且這個「常」的來龍去脈、驗證人數與概率也不得而知。這種從根本上違反《周易》變易原則的東西還能算易學嗎？這是把活生生的《易》硬整成了死板板的《易》，刻舟欲求劍，卻罔顧江流舟動，能求得回失劍嗎？

變，是《易》的真意所在。《易》如是，運氣學說亦當如是。《類經附翼・醫易義》云：「用易者所用在變，用醫者所用在宜。宜中有變，變即宜也。變中有宜，宜即變也。」故「知常達變」這四個字就是五運六氣學說的運用真言。

現在的運氣之用卻時見執兩端而未持中：一者，挾運氣以自高，漠視辨證，幾乎純以運氣為憑來處方，反客為主，自許得了真意。張景岳在《類經・運氣類》謂之：「此外復有不明氣化如馬宗素之流者，假仲景之名，而為《傷寒鈐法》等書，用氣運之更遷，擬主病之方治，拘滯不通，誠然謬矣。」二者，不信運氣，認為有「辨證論治」足矣。張景岳又謂之：「然又有一等偏執己見不信運氣者，每謂運氣之學，何益於醫？且云疾病相加，豈可依運氣以施治乎？非切要也。」中醫是最講究因宜而治的醫學，而因宜之中的因時制宜是最為常見而實用的操作。於因時制宜言，則運氣活參當較通常的按季常變而治更為精準。

然運氣學說又當如何用？運氣學既云「天人相應」之學，則人氣與運氣相參自屬必然。人氣者，人看病當下體內失衡之氣，說得更明白點就是「辨證論治」所得的證。證即人氣之偏的外顯，不同的證，其對同一運氣的反映自當不同。張景岳再云：「夫人殊稟賦，令易寒暄，利害不侔，氣交使然。故凡以太陽之人，而遇流衍之氣；以太陰之人，而逢赫曦之紀。強者有制，弱者遇扶，氣得其平，何病之有？或以強陽遇火，則炎烈生矣；陰寒遇水，則冰霜及矣。天有天符，歲有歲會，人得無人和乎？」可見以運氣代人氣，或以人氣全涵運氣都是不通，人氣與運氣相參方為正道。

然人氣與運氣孰輕孰重？「天人相應」體系從來都是以人為中心，則人氣是主氣，運氣是客氣，客隨主便在此同樣通行。因此，一般情況下，當以所辨之證（人氣之偏）為主，因為證之產生，已部分包含了對自然環境變化的反應，運氣因素已部分攙雜其中，若再兼參運氣，則其影響就幾無遺漏了；當然，外感病受運氣因素影響更直接些，則其所參的運氣權重就可大些。

本段仍以張景岳之語作結：「能先覺預防者，上智也；能因幾辨理者，明醫也；既不能知而且云烏有者，下愚也。然則運氣之要與不要，固不必辨，獨慨夫知運氣者之難其人耳。由此言之，則鑿執者本非智士，而不諭者又豈良材，二者病則一般。彼達人之見，自所不然，故善察運氣者，必當順天以察運，因變以求氣。」

（二）醫象各變

醫學的研究對象是人與自然，人與自然均由氣構成，均可分陰陽，均受宇宙規律的制約，既然天地萬物無不蘊變，則以易理和氣一元論為道基的中醫學每個領域、每個部分、每個細節亦無不顯出變化的特徵。

①**生長壯老之變**：「女子七歲腎氣盛，齒更髮長；二七而天癸至，任脈通，太衝脈盛，月事以時下，故有子；三七腎氣平均，故真牙生而長極；四七筋骨堅，髮長極，身體盛壯；五七陽明脈衰，面始焦，髮始墮；六七三陽脈衰於上，面皆焦，髮始白；七七任脈虛，太衝脈衰少，天癸竭，地道不通，故形壞而無子也。丈夫八歲腎氣實，髮長齒更；二八腎氣盛，天癸至，精氣溢寫（瀉），陰陽和，故能有子；三八腎氣平均，筋骨勁強，故真牙生而長極；四八筋骨隆盛，肌肉滿壯；五八腎氣衰，髮墮齒槁；六八陽氣衰竭於上，面焦，髮鬢頒白；七八肝氣衰，筋不能動，天癸竭，精少，腎藏衰，形體皆極；八八則齒髮去。腎者主水，受五藏六府之精而藏之，故五藏盛，乃能寫（瀉）；今五藏皆衰，筋骨解墮，天癸盡矣，故髮鬢白，身體重，行步不正，而無子耳。」（《素問・上古天真論》）這是醫者們非常熟

悉的一段話，本質上講的是什麼呢？就一個字——變。即人體隨著內在腎中精氣的盛衰亦在外部同步呈現出生理上相應的盛衰變化，而變化的具體標誌則是齒、骨、髮的生長狀態以及生殖功能的強弱等。

②**色脈之變**：《素問・移精變氣論》說：「變化相移，以觀其妙，以知其要，欲知其要，則色脈是矣。」既然「欲知其要，則色脈是矣」，這裡就以色脈論之。

色象：黃種人的正常面色是紅黃隱隱，明潤含蓄。在此基調上，隨五季變化而稍有微調。季節應色是春青、夏赤、秋白、冬黑，長夏（或季月）黃。人的面色應之亦當為春稍偏青、夏稍偏赤、秋稍偏白、冬稍偏黑，長夏（或季月）稍偏黃。一年之中，色隨季變，這也是「天人相應」之驗。

脈象：正常脈是三部有脈，一息四至（閏以太息五至），不浮不沉，不大不小，從容和緩，柔和有力，節律一致，尺脈沉取有一定力量，隨生理活動與氣候環境不同而有相應變化。脈象也類色象，一年之中，脈隨季變，表現為在常脈的基調上，春稍偏弦、夏稍偏洪、秋稍偏浮、冬稍偏沉，長夏（或季月）稍偏緩。一年之中，脈隨季變。

這色、脈隨季之變，本質上是「天人相應」驗於診象。

③**「證」之變**：認識「證」變，對為醫者尤其重要。或曰：但凡學中醫的有誰不知道「證」是可變的，還需要在這裡饒舌？但您只要看看「證」內涵的演變，教科書中「證」的應用，「證」的現代研究，就不難發現，越新、越時髦、表面感覺越先進的「證」內涵，其變動的可能性就越小，伴隨這種變化空間的縮窄是否會造成「證」內蘊的失真實可一議。

辨「證」之「證」最早的含義並不太確定，似帶證據、證候之意。如果您用「指疾病發展過程中，某一階段的病理概括。它包括病的原因、病的部位、病的性質和邪正關係」[1]來印證，或存些許真意；但若按「一般由一組相對固定的、有內在聯繫的、能揭示疾病某一階段或某一類型病變本質的症狀和體徵構成」[2]來套，則更像是為迎合標準化、規範化而漸向「證型」，甚至規範「證型」演變的定義。

對於「證」，教材雖時用「證候」，時用「證型」來表達，但導向上卻似更欣賞「證型」。原因就在於：其一，「證型」更符合西醫教科書的格式，也更符合現代人從小接受的純西方式思維方式教育。證的某一型與一法一方可簡單地直接對應，線性思維，便於學習、記憶、掌握。其二，「證」要「科學化」，就要使之規範化、系統化、精確化。而規範化、系統化、精確化的前提是先要將「證」定型；規範化、系統化、精確化的結果則是將「證」進一步定型。其三，說「證型」似乎能使中醫產生更「有型」，更見得人的感覺，於是肝氣鬱結證、心血瘀阻證就慢慢變成了肝氣鬱結型、心血瘀阻型。

或有中醫初學者問，這不是很好嗎？既易操作，也易與現代科學接軌。確實很好，如果臨床病人是按教材的「證型」來病的話，那就真是好得很！但事情最怕的就是「如果」這兩個字。當學生學會了教科書的套路，信心滿滿地一進入臨床，卻犯暈了。因為他們發現，大多數病人並不按教科書的「證型」來病，想按圖索驥時，可惜這頭「驥」卻不似圖中之「驥」，而是一頭「四不像」，一型一法一方的對應法在臨床幾乎完全找不著北。

而教科書的所謂「證型」又是從何而來的呢？以脾陽虛證為例，在古代不同的醫書上對脾陽虛（包括太陰病）或與脾陽虛相近的病證有著相類的症狀組合描述，把這些症狀以現代中醫的眼光先甄別，將認為描述得與脾陽虛病機相符的症狀保留下來，以成為該證組成的基元，脾陽虛證就是這些基元按一定規則的排列組合。應該說，走到這一步還是對的。再往下走，教科書的脾陽虛證就以既定的症狀組合模型形式出現。「證」以模型的形式出現確實有一個便利之處，讓初學者感覺容易掌握，因此在基礎或橋梁課如《中醫基礎理論》、《中醫診斷學》、《中藥學》、《方劑學》中讓學生們以這種形式掌握

1 吳敦序，《中醫基礎理論》，上海：上海科學技術出版社，一九九五年，頁七。
2 孫廣仁，《中醫基礎理論》，北京：中國中醫藥出版社，二〇〇七年，頁一九。

「證」還是可以理解的，到這裡還不能說有大謬。但再往下到臨床各科教科書時，問題就出來了。

中醫臨床各科的教科書編寫模式大致如是：概念、病因病機、類證鑒別、辨證論治、結語。部分好一點的教科書或附少量病案分析。而中心內容——辨證論治的基本格式是：證名（可理解為證型名）、症狀（或稱臨床表現）、證候分析、治法、方藥（含方解）。本質上是《中醫基礎理論》、《中醫診斷學》、《中藥學》、《方劑學》這四科的組合。

各科的證名，幾乎無出《中醫診斷學》所列證名範圍，症狀組合也無大的變化，僅僅是某病以某主症的表現為主。這種各科重複出現的是規範證、純證、單一證，或如心脾兩虛、肝氣犯脾這種教科書規範好了的兼證。儘管有著症狀上的加減微調，但還是容易讓學習者產生了這樣的錯覺，臨床上病人基本上是按照教科書的「證型」來病的，最多有點兼證。然後按「證」立法，按法尋方，按方用藥就好了。

果真如此的話，那做一個好的中醫師就太容易了。但病人一定會按教科書來病嗎？不妨分析下例：患者證見心情抑鬱，悶悶不樂，喜歎息，少腹、兩脅脹悶，脈弦。大概誰都知道這是「肝氣鬱結證」。但若再見腹脹，納呆，便溏呢？那就是「肝氣犯脾證」了；如果再見反酸，噯氣，呃逆，則「肝氣又犯胃」了；再見經色紫暗、夾血塊，痛經，則「（肝）氣滯血瘀」了；再見乳癖，梅核氣，則「氣滯痰凝」了；再見煩躁，易怒，則「肝鬱又化火」了；再見心煩，失眠，多夢，則「肝火引動心火」了；再見遺精，則肝鬱化火，下劫腎陰，相火妄動，迫精妄行了。如果這些證都同時出現，又如何辨其型？

或問：這麼多的證，有沒有可能同時出現啊？上述所有症狀同時出現的可能性的確不大，但同時出現兩三型或三四型則常見得很。注意！這裡並不是一個主證加一些兼夾症狀，而是貨真價實的幾證相兼或混雜。筆者這樣寫其實已經在刻意遷就教科書而把它典型化、純粹化，局限在以「肝氣鬱結」為中心的變化描述上了。實際情況是不少病人還有其他基礎病作為背景，如糖尿病、冠心病、慢性胃炎、慢性結腸炎等同時出現在一個老年人身上並不罕見。或曰：你這是故意把幾個病放在一起，刻意把問題複雜化了。對不起，別忘了「證」源於多個症狀的組合，古人並沒有規定在不同的疾病背景下同時出現的症狀不能組合。而糖尿病、冠心病、慢性胃炎、慢性結腸炎這些現代醫學的名稱古人是不知道的，所以，如果四病同時有各自的症狀群（或稱證候群，下同），則辨證時症狀群與病的對應關係是能分則分，難以分清則合而辨之。即使您換成了中醫的消渴、胸痹、胃脘痛、泄瀉病還是一樣，「證」裡面的症狀組合有些可以以「病」為邊界來自動區分，有些則不能。不妨再從現代城市白領常見的不適症來看：精神緊張，悶悶不樂，時有抑鬱、挫折感，易疲倦，精神不振，心煩，失眠，多夢，食慾不振，大便或溏或乾結，頸項不舒或有僵直感，時眩暈，易感冒，易上火，脈弦等，請問這是教科書的哪一個「證」？哪一個型？這裡，如果不用組合「證」的觀念，根本無法辨證。活「證」豈是死「型」所能套的？

理想與現實永遠存在距離，這道理很多人都懂。但距離如此之大，就讓人迷糊與鬱悶了。於是，就有了中醫理論與臨床脫節的說法。中醫理論有沒有缺陷？有！不存在沒有缺點的學科，但所謂的中醫理論與臨床脫節，主要原因其實不在中醫理論本身，而在於我們沒有用活中醫理論，或者有意無意地拿一些自以為先進、科學的框框將中醫理論框得生氣全無，靈氣大減。大家想一想，我們現在學的、用的中醫理論是原汁原味的嗎？這之中有多少是為了迎合時髦觀念，或為了現代人能看懂而作了委曲求全的變形？當然，筆者不能說凡現代科學知識、方法都對中醫造成干擾，現代觀念中確存不少對中醫有啟發且相容的東西，但不可否認，其中與中醫理論及實踐不相洽者也不在少數，難道只要帶現代標籤，就可以不問東西南北、青紅皂白、合適與否而一概兼收並蓄嗎？

關於「證型」，還引出一個中醫診斷標準問題。現在的一些標準，大概是這樣做的：先把該證有可能出現的所有症狀列出，然後定出主症與次症，再進一步定出幾個主症加幾個次症的幾種組合。這種做法從現代科學方法學的角度看，顯然比教科書單列出某證的症狀群要合理。因為僅有症狀群並不能構成診斷標準，而幾主幾次的組合則更像標準。但效果如何呢？除了科研要有證的觀察可納入標準，而不得不採用這些標準外，臨床上幾乎沒有醫生把它們當一回事。為什麼呢？第一，每個證的症狀群本就複雜，現在還要記幾主幾次的排列組合，誰記得住？但這還不是主要的，因為如確是合理的東西，還是應該推廣。關鍵是，不太實用，與真正的中醫臨床確實脫節了。我們舉個例子：假如病人的表現是時有抑鬱感，易疲倦，時眩暈，脈弦無力，餘無明顯不適。按照臨床醫生處理，一點都不犯難，大概走的會是疏肝加上補氣血的路子，因為他的潛在思路可能是肝鬱兼氣血虛。但假如您與每個您能找到的中醫證型診斷標準一核對，這下可好玩了。因為就這幾個症狀，不構成或達不到任何一個或多個證的標準診斷。比如此例中的「時有抑鬱感，脈弦」兩個症狀，是多數醫生用以診斷肝氣鬱結的依據，但對不起，僅兩個症狀達不到肝氣鬱結證診斷標準。同理，「易疲倦，時眩暈，脈無力」也達不到氣血虛的診斷標準。換言之，按照診斷標準，此例的標準說法應該是「不構成證型」，說得明白點就是沒有診斷，或不能下診斷。這就如同法律上的犯罪事實不清，「不構成犯罪」一樣。這就麻煩了，沒有診斷，卻有治法方藥，如同沒有判決，就有法律執行一樣，這是什麼行為？

但凡有過臨床經驗的醫生都有體會，病人來看病，經常就是一兩個主要症狀，加一兩個伴隨症，而這幾個症狀卻不一定按某證型來排列，而是較散在的症狀。作為醫生，一般不難分析處理。但作為診斷標準，就尷尬了。一個證的診斷，當然有傾向性的症狀組合越多就越容易、越客觀，但病人是沒有義務按照教科書或診斷標準來病的。而真正的臨床事實是，證的診斷並不完全依賴症狀的多寡。《傷寒論》第一〇一條有「傷寒中風，有柴胡證，但見一證便是，不必悉具」之說。此處「一證」當為現代所說的「一症」。即言若「一症」具典型診斷意義，則不必相關的諸症均備。易言之，典型的「一症」就具中醫「證」的診斷意義。如病人主訴頭痛兩天，這是一個症狀，若然只有頭痛兩個字，的確不能辨證。但若進一步細問，知道此痛發生在頭後與頸項，且遇寒加重，這時，「證」就成立了。痛發生在頭後與頸項，說明病位在太陽經，此為病位；遇寒加重說明病性是寒，發病兩天說明病為初起的、臨時性的，當以外感居多，所以病因是外感風寒；邪正方面，因起病短，多為實證，則此階段病人可用太陽經傷寒證作病理概括。我們再回顧前述證的概念：「疾病發展過程中，某一階段的病理概括，包括病的原因、病的部位、病的性質和邪正關係。」此例缺了哪一點？哪一點都沒缺，全符合！既如此，則症狀與證有時並沒有明確的界線，只要將某一症狀的特點細化，「證」就可能成立了。當然，此例若同時伴有外感風寒的其他症狀，診斷將會更趨明晰與肯定。

此外，還有一些特異性症狀，如「五更泄瀉」或「下利清穀」，一症就可定乾坤，直接就可診斷為脾腎陽虛或脾陽虛證。

可見，以幾主加幾次試圖將「證」定型，在實際操作中肯定會碰到尷尬。或者有人會說，這好辦，只要將幾主加幾次的標準放寬就行了。這也會產生新的問題：一是近似證如脾氣虛與脾陽虛、心氣虛與心陽虛等容易混淆；二是本來某些需要較嚴格准入標準的「證」，原來診斷不成立者，現在卻可能診斷成立了，這就相近於法律上本來犯罪事實不清者，現在可以判「罪名成立」了。

請注意，剛才用的還是一種以靜態的視野看問題的方式。事實上，中醫的「證」比西醫的病有著更顯而易見的變異性，呈現出明顯的動態過程。比如流行性感冒，只要病未痊愈，在整個疾病過程，其病名均不變。西醫是按病論治，因此，其治療原則也基本不會變。中醫的病名也叫感冒，但中醫關注的重心是辨證論治，換言之，證不變，則治不變；證變，則治變。在整個感冒周期中，證不變的可能性不能說沒有，但概率應該不會太大，病人可能感冒之初是惡寒重，發熱輕，無汗，頭痛，咳嗽，痰白，鼻塞，流清涕，苔薄白，脈浮緊，此為外感風寒。當此之期，應予麻黃湯類方藥。若任疾病自然演變，則一兩天後，在原感冒症狀的基礎上，常見痰開始微黃，涕變稠，口微渴，苔微黃，此風寒開始化熱，或外寒未解，裡熱已生，當治以大青龍湯類方藥。若再任其演變，很可能就成了發熱，咳嗽，痰黃，涕黃，口渴，汗出，舌紅，苔黃，脈數或脈洪大的肺實熱證，當以白虎湯、麻杏石甘湯、瀉白散類方藥治之。可見，中醫是治隨證變。如果此處將「證」喻為「卦」，症狀喻為「爻」，我們會發現感冒之初的卦名叫外感風寒；一兩天後，在原感冒症狀的基礎上，痰開始變微黃，涕變稠，口微渴，苔微黃，可將有變動的症狀視為變爻，爻變則卦變，則本卦——外感風寒就變成了變卦之風寒化熱，或外寒裡熱。若症狀（爻）再變為發熱，咳嗽，痰黃，涕黃，口渴，汗出，舌紅，苔黃，脈數或脈洪大，則卦跟著再變為肺實熱。

這裡就帶出了一個疾病傳變的問題。所謂的「變」指的是病性的改變，如上例，病位在肺，一直沒變，但病性則由寒而漸變為熱。

「傳」，則是指病位的傳移。「傳」的例子就更豐富了。《素問・繆刺論》總結出外感疾病由表入裡、由淺入深的傳移規律：「夫邪之客於形也，必先舍於皮毛；留而不去，入舍於孫脈；留而不去，入舍於絡脈；留而不去，入舍於經脈，內連五藏，散於腸胃，陰陽俱感，五藏乃傷。此邪之從皮毛而入，極於五藏之次也，如此則治其經焉。」《素問・熱論》提出外感疾病的發展過程一般經歷太陽、陽明、少陽、太陰、少陰、厥陰六個變化階段。張仲景在《傷寒論》中對此作了實操性的驗證與進一步的發揮，即六經病不局限在順經傳，還有越經傳、表裡傳、直中、合病、並病等多種變化。清代葉天士總結歸納出溫病發展變化規律，大致可分為衛、氣、營、血四個階段，初期多先侵犯肺衛，繼而可傳到氣分、營分，甚至血分，之中還可以有衛氣同病、氣營兩燔、氣營血三燔等變化。吳鞠通在此基礎上將溫熱病傳變概括為上、中、下焦傳變。其中還有順傳、逆傳之分。內傷病的傳變則按及子、犯母、相乘、相侮來傳，肝陰虛致腎陰虛是犯母，肝火導致心火是及子，肝氣犯脾是「乘」，肝火犯肺是「侮」。無論病證是傳還是變，無非是強調證以某一定點（患者看病的當下）看是靜態的，但本質卻是動態的，處在隨時可變的過程之中的。

徐靈胎在《醫學源流論・出奇制病論》曾感慨道：「病有經有緯，有常有變，有純有雜，有正有反，有整有亂，並有從古醫書所無之病，歷來無治法者，而其病又實可愈。既無陳法可守，是必熟尋《內經》、《難經》等書，審其經絡臟腑受病之處，及七情六氣相感之因。與夫內外分合，氣血聚散之形，必有鑿鑿可徵者，而後立為治法。或先或後，或併或分，或上或下，或前或後，取藥極當，立方極正。而寓以巧思奇法，深入病機，不使扞格。如庖丁之解牛，雖筋骨關節之間，亦游刃有餘。然天下之病，千緒萬端，而我之設法，亦千變萬化，全在平時於極難極險之處，參悟通徹，而後能臨事不眩。否則一遇疑難，即束手無措，冒昧施治，動輒得咎，誤人不少矣。」什麼是真知灼見？這就是了。

如果要將證作一個比喻，則證如流水，如同將一盆水倒在凹凸不平的斜坡上，您可以說它像圓形、方形、橢圓形等，但它出現整齊的圓形、方形、橢圓形的可能性卻較少，就如同臨床很少出現沒有兼夾證的純證一樣。此水不但難以完全出現整齊之形，更值得關注的是其一直處在流淌過程中，隨所處地勢而賦形、變形。

急性病的證變常是以天甚至時辰為時間計量單位，慢性病雖然變化較慢，但如果以病與證的變化相較，始終還是證的變化遠大於病。因此將「證」定「型」實在不是一種聰明的做法。當然，對於初學中醫者，為求方便易學，先以「證型」為過渡，屬權宜之計，這是可以接受的。對於科研，在從屬於現代科研觀念及規則的大前提下，因為存在規範診斷納入病例及統計的問題，在沒有找到更好的辦法前，暫以「證型」為據，也是可以理解的。但中醫臨床若還以既定的「證型」為據、為限，就未免鑿執了。

既然「證型」不是「證」的最佳代表，那什麼才是呢？回答是「證候」。請注意，這裡說的「證候」與教科書裡的「證候」並不完全是一回事，教科書裡的「證候」與「證型」在大多數著者眼中幾乎是同一內涵的相互表達，就看著者喜歡或者習慣用哪一個而已。因為此時的「證候」表達的無非就是該證當時的病理表現，也就是症狀群的羅列與組合。而筆者所言的「證候」，內涵卻更豐。首先，證候有總候與分候之分：其中外顯的分候即症狀，是以症狀群在教科書多表達為證候群；而總候則是與證相關的諸候之合。總候又有顯候與隱候之別；內候與外候之分。

某證的症狀群羅列與組合，我們稱其為病理候，充其量只是人體之顯候，並不是「證候」內涵的全部。那麼，什麼是人體的隱候呢？答：體質、性別、年齡、特殊生理狀態等。

體質候：體質候是為常候，因為每個人都有體質傾向，體質與疾病的關係就如同照片中背景與前顯人物的關係，同樣表情姿態的一個人，置於不同的背景色調中，出來的整體效果就有區別。比如廣東氣候炎熱，人體的陽氣須外散而易趨於體表及上部，因此廣東人的體質多是上熱下寒，外熱裡寒。就外感而言，起病常見外感風熱或濕熱，咽腫痛、咳嗽、痰黃是其常見症。按理，疏散風熱、止咳化痰如桑菊飲、銀翹散，或清利濕熱、利咽止咳的甘露消毒丹之類的方當為正選，但當您提筆處方時，冷不丁病人就會說，且慢，我是胃寒底，不能耐受寒涼藥。這時，您不得不佩服廣東人由涼茶與煲湯文化薰陶出來的中醫藥知識的不一般，他們中的不少人是約略懂些藥性的。作為體質底子，是客觀存在，但作為明顯的病理表現，看病的當下只有外感症狀，胃寒的症狀並無顯現，一旦寒涼藥下去，肺衛的症狀可能減輕了，胃的症狀卻可能會突顯出來，您能說這體質候不是「候」嗎？當體質候與病理候（也就是常說的證候）疊加時，會有兩者相近或相反的情況出現：當兩者相同，如熱性體質得熱性病變時，這好處理，清熱就是了，而且清熱的藥力還要略大於通常僅處理單純病理候時。但當體質候與病理候存在矛盾時，又當如何處理呢？如上例，道理上應是疏散風熱與溫胃同時進行，但假如疏散風熱與溫胃藥物同時用，未免會出現藥物寒熱矛盾，或藥力分散的問題。筆者的處理方法是：一，以疏散風熱、止咳化痰之品治肺，再教病人自己艾灸中脘以治胃；二，如果胃寒不算嚴重，則盡量選金銀花、竹葉、桑葉、菊花等非花即葉的輕浮之品，同時加入粳米，盡量做到清肺而不傷胃。體質候與病理候相反又有另一種情況，如陽虛本底（平素對季節的適應以及飲食喜惡均是喜熱畏寒）而外感風熱，當時顯證確然只有風熱表證，如要方證合拍，顯然也應是桑菊飲、銀翹散之類。但您心裡十分明白，如果以治療常人一樣的藥量與療程來疏散風熱，病情很快就會往寒的方向轉化，此時或以減藥量、縮療程的疏散風熱法以治之，或疏散風熱的同時略加扶正氣之品方為正確之治。中醫辨證論治的目的是讓整體處在平衡狀態，而不是讓顯證不顯而隱證顯。因此，論治時，體質候不可不察。

性別候：仍以外感風熱為例，性別不同，治法大同之中，亦時有小異。如女性患者當行經及胎孕之時，即處特殊生理狀態中，有些藥物是忌用或慎用的。外感風熱常有咽腫痛，除治以牛蒡子、玄參之類的清熱解毒、消腫散結藥外，很多醫生也喜歡用牛膝以引火下行，牛膝有活血下行之功，是懷孕禁忌藥，孕者當不能用；若經量較多者，在經期也當慎用。同時經期往往也忌過用寒涼，則牛蒡子、玄參之類的藥物就算是病情必用，亦當減量。此性別候、特殊生理狀態候對治療的影響，不容忽略。

年齡候：還是以外感風熱為例，年齡不同，須注意點就有不同。三歲以下兒童屬純陽之體，體質之勢易助病勢，故小兒外感，發熱的比例往往高於成人。但也當注意，小兒雖號純陽，畢竟是在稚陰稚陽背景下之說，因此清散不宜太過；更兼臟氣清靈，隨撥隨應，因此，成人須三帖解決的問題，小兒可能兩帖即安，故小兒之治，中病即止，切勿藥過病所，誅伐太過。青壯年一般體質較壯，對清散法的耐受力較好，藥力可略強。老年人或多或少有些虛態，治當視其所虛，清散與扶正兼用。

之前所論均為人體內候，真正的辨證（候）論治還須注意外候。

常見的外候，首先是氣候（含時候），如同一濕病見於長夏與見於秋季，雖同須祛濕，但力度顯然應該不同，長夏當重而秋季當輕，更細緻的考量則是參五運六氣之候。當然，須注重活用而不是死搬。

其次是地候，若同為外感風寒，南北不同的人雖疏風散寒治法無異，但南人腠理疏鬆，陽氣敷布於體表，獲汗較易，故常以荊芥、防風之類發汗輕劑取代麻桂；北人腠理緻密，陽氣內藏，取汗較難，非用麻桂不能建其功。

再有是物候，見草木萌動當為春候，見枝繁葉茂當為夏候，見落葉飄飄當為秋候，見枯枝蕭瑟當為冬候。

氣候物候都有常有變，常者循規而來，易顯；變者，如當至未至，或至而太過，易被醫者忽略，可視作外候中之隱候。如春見風蕭蕭而葉落，從物候而測，當為春有秋意，則近日當以秋做參考。是以為醫者雖不必臨風灑淚，感物傷懷，但也不能對氣候、地候、物候之變熟視無睹，毫無感覺。

以一卦作比喻。患病時表現出來的病理顯候就類似於卦中的變（動）爻，若僅以病理顯候為據，相當於簡單看一下動爻之辭，也有所得，也可作大體之憑，不出大錯。但若要辨析精細，就須以位、時、中、比、承、乘、應等作綜合分析。而體質候、年齡候、性別候、特殊生理狀態候、氣候、地候、物候等就近似於分析一卦動爻時的位、時、中、比、承、乘、應等的關係與作用。設定的參考系越多，您的分析就越到位，處理就越合理。《素問・疏五過論》的「聖人之治病也，必知天地陰陽，四時經紀，五藏六府，雌雄表裡，刺灸砭石、毒藥所主，從容人事，以明經道，貴賤貧富，各異品理，問年少長，勇怯之理，審於分部，知病本始，八正九候，診必副矣」亦是此意。

到這裡，您可以作出自己的判斷了，「證候」與「證型」，哪個更合理？

如果說諸候合參的「證候」才更接近辨證論治的「證」本質，諸君以為然否？

（三）圓機活變

我們常說中醫學的基本特點是整體觀念與辨證論治。這很容易讓人產生一種「辨證論治」已是中醫診病與治療最高準則的感覺，加上剛才一番說辭，您可能會說，我以後臨床不以「證型」為據，而以諸候合參的「證候」為憑難道還不算是？

予謂：若僅以「證候」為憑，以為這就是析病的最高水準，仍是小視乎中醫了。

那麼，中醫真正要辨的是什麼呢？答曰：「機。」就這一個字。換言之，辨證論治之上還有一個辨「機」論治。

為什麼要辨「機」？因為「機」比「證」更全面、周詳、精到，更能反映患者當時所處的狀態。

那麼，言下之意是否「辨證」還不夠全面或周詳？對！或許這樣的表達會傷了一些人的心，尤其是那些認為中醫精華中的精華就是「辨證論治」者。且慢！先別傷心！換個角度思考一下，如果中醫本就有高於「辨證論治」之處，難道不更值得高興嗎？

因此，在討論辨「機」論治之前，我們得先檢討一下「辨證論治」是否確存不周之處？

首先，疾病有病、證、症三個層面的內容。

病指的是疾病的完整過程，帶有普遍性意義。

證則是疾病發展過程中某一階段的個體反應狀態，帶有個體差異性，或曰特殊性。

症則是一個個的症狀或體徵，有的教科書將其看作個別的、孤立的現象。

如果以點、線、面來比喻症、證、病，則症為點、證為線、病為面，剛好一一對應。多個點可以串成線，多條線可以組成面。那麼，辨證就是以「證」這條線為關注重心，串起構成線的多個相關點；然後多個證共同形成「病」這個面。表面上看似乎是點、線、面都關照到了，實則由於重心落在了「證」上，「病」與「症」就被有意無意地輕忽了。所以我們看到的一些臨床學科的病名如咳嗽、水腫、心悸、泄瀉等，本質上並不是具普遍性意義的病，而是疾病的主症，這種病、症概念難分的尷尬在臨床學科中出現的頻率不在少數。

這裡，我們先察「病」。臨床上，病的背景是不容忽略的，筆者在前面談筮法的時候舉過例：「臨床出現肝大，中醫辨證一般多為肝血瘀阻或痰瘀結聚於肝。這個證放在不同的疾病背景下其預後是不同的。如出現在A型肝炎，此證多易治；如出現在慢性B型肝炎，治療會較前一種情況麻煩；如出現在肝硬化，治療就更困難了；如出現在肝癌又兼轉移者身上，治療效果如何，也就不用說了。」

接著，我們再論「症」。看看以下兩組症狀組合：其一，心情抑鬱，悶悶不樂，喜歎息，脈弦；其二，少腹、兩脅或乳房脹悶，脈弦。由這兩組症狀各自構成的證無疑都是「肝氣鬱結證」。臨床多以四逆散或柴胡疏肝散之類方加減處理。但細究之，同為「肝氣鬱結證」，其機制一樣嗎？前者以情志鬱為主，後者則以氣機鬱為主。如果用上述方治療，估計後者療效會更好；而前者似乎更適合於「心病還須心藥治」的心理療法。因此，在「證」的構成中，不同症狀的排列組合，不是沒有意義的。更何況每個獨立的症還有本身的意義。

再細思，人的病證時時在變，錯綜複雜，甚至真假難測，如寒熱真假、虛實真假，如果不能透過表象（證候）辨識本質（病機），則易被假象所惑，以致貽誤病情。因此，「謹守病機」，方能透過假象知實質，撥開雲霧見真偽。

可見，從臨床實用角度，「證」並不能完全涵蓋病的背景以及所串之症的內容，即使同一證名，其症狀組合不同，意義也不盡相同，更不用說還有時見假象的陷阱。

說完了實用性，我們再看理論性：從理論的視角看，「辨證」的層次並不太高。如果從《周易》「立象以盡意」這個命題出發，以《易》的觀點視之，則「辨證」的本質就是「辨象」，還未完全達到「盡意」。

我們先了解一下象之所括，常見的象包括形象、徵象、意象與法象。

再重溫教科書「證」的概念：「一般由一組相對固定的、有內在聯繫的、能揭示疾病某一階段或某一類型病變本質的症狀和體徵構成。」這裡症狀和體徵就是形象、徵象。所謂的「證型」不就是由症狀和體徵組成的病理外候嗎？因此，病理外候的本質就是病理外象了。再以前面討論過的「證候」內涵為據，則體質候不就是體質象嗎？同理，年齡候、性別候、特殊生理狀態候、氣候、地候、物候等，通通可以對譯成年齡象、性別象、特殊生理狀態象、氣象、地象、物象等。

或問：若「辨證」的本質就是「辨象」，不就符合《周易》的象思維了嗎？有何不妥？有！首先，《周易》「立象」的目的不是為了「立象」本身，而是為了「盡意」，「立象」僅僅是手段。如萃卦䷬，萃，下坤☷、上兌☱為其象。而兌為澤，兌澤潤地，萬物繁茂而萃聚，故名為萃，說明卦義為聚合。再復習中孚卦䷼與頤卦䷚，以整卦之形象觀之，中孚卦居中的三、四爻均為陰爻，整個卦視覺上構成了中空的感覺，這是象；類比到人，則中為脾之位，中空的意象即為脾虛，這就是意。頤卦居中的二、三、四、五爻均為陰爻，其視覺上中空的感覺較之中孚卦更明顯，此為象；因此病理上，也只有「臌脹之形」差堪比擬了，此亦為意。再說得白一點，「項莊舞劍」是表象，「意在沛公」則是意之所在。可見，「辨象」的目的是為了「尋意」，繼而「盡意」。

如果說「辨證」只是「辨象」，則其意何在？答曰：意在其「機」，即證的本意不在證（症狀群的組合）本身，而在指向性結論與形成結論之理。我們經常說：「透過現象看本質。」在這裡構成證的症狀群表現，是現象；而「證」發生、發展與變化的機理才是本質。仍以熟悉之例來說明：心情抑鬱，悶悶不樂，喜歎息，脈弦；少腹、兩脅或乳房脹悶，脈弦。這兩組症狀所構成的證名均叫「肝氣鬱結證」，表面上看從症狀組合之「象」推導出的指向性結論為「肝氣鬱結證」，則「意」似已盡。但細究之，同為「肝氣鬱結證」，其機制不一，前者以情志鬱為主，後者則以氣機鬱為主，此即為「機」。可見「肝氣鬱結證」的結論僅盡了半「意」或簡「意」。而全「意」或深「意」則只有「證之機」才能做到。

為免孤例，我們再以肝陽上亢證為例。當肝陽上亢的症狀群出現時，我們據「象」而得其「意」為「肝陽上亢證」，但這仍是簡「意」，其「機」何在？可能不少人會不以為然，這有多難，其機不就是肝腎陰虛，水不涵木，導致肝陽上亢嗎？還是先別按套路下結論！首先，肝腎陰虛，水不涵木既可導致所屬的形體官竅失養，也可導致肝陽上亢，為何在此例是肝陽上亢而不是所屬的形體官竅失養？難道不值得一問嗎？再有，也是最重要的，肝陽上亢的本底一定是肝腎陰虛嗎？它就不能是腎陽虛虧，水寒則龍起，龍火借肝之升性而上竄嗎？肝陽上亢與肝火上炎的鑒別要點就是前者為上盛下虛證，後者為實熱證。肝陽上亢的表現一般為頭暈頭脹痛，耳鳴，面紅目赤，煩躁易怒，失眠多夢，頭重足飄，腰膝酸軟，舌紅，脈弦有力或弦細數。我們可以分析一下：頭暈頭脹痛，耳鳴，面紅目赤，煩躁易怒，失眠多夢，頭重，舌紅，脈弦有力這組上盛表現，用陽亢或陽浮均可解釋，並不能據此判斷其下虛的本底就一定是陰虛還是陽虛；而足飄、腰膝酸軟的下虛症狀在這裡也沒有明顯的陰陽分別。儘管教科書的寫法是先入為主地定下肝陽上亢的本底就是肝腎陰虛的基調，盡量往典型陰虛方向寫，即使如此，其症狀描述仍不能完全排除陽虛陽浮的可能。在「火神派」未大興時，陽虛陽浮的提法不為教科書的編者所知，不把它當作一種可能而寫進教科書實不足為奇。但證諸臨床，肝陽上亢證多見的老年人是屬陽虛底子多，還是陰虛底子多？凡有經驗的臨床醫生自是心知肚明。而肝陽上亢證以補下陽、潛上陽而建功的報導日見增多，則肝陽上亢證確存下陽虛之可能，並不是以「肝腎陰虛」就可一言以蔽之，可見，證之名稱並不一定能全面反映其深層次機理。

中醫論治的對象，並非構成某證的症狀群，而是形成症狀群的內在機理。只有這樣，才談得上治病求本。我們可以比對一下西醫，我們常說西醫治病，中醫治證。但西醫也不是按病象如症狀、指標來治療，而是據引起這些病的症狀、指標的病理機制來治療的。表面上看某藥能控制某指標，實則其作用在與該指標相關的某些機制或環節上，雖然它們有時不一定是終極機制或最上游環節，但還原分析方法在主觀上還是希望能找到終極機制或最上游環節以求治病求本的。所以民眾所常說的西醫治標不治本實是有些冤了西醫，西醫的主觀企圖其實也是尋本以治本，只是面對一些複雜多因素、多環節的病有時不容易還原出真正的「本」，客觀上難以達致目標，心有餘而力不足而已，並非僅將目光盯在「標」上。做人要厚道，醫學評價持論也要公允。

鑒於操作上的「辨證」易，「辨機」難，「辨證」已成習慣，「辨機」或顯陌生。若「證」與「機」的差別僅是「意」之簡與全或淺與深的問題，而「辨機」又沒有更多優點的話，則「辨機」之說不提也罷，易言之，「辨機」應該還有更多的優點。

前已述及，從臨床實用角度，「證」並不能完全涵蓋病的背景與症的所有內容，隱帶缺陷。而「機」能否解決這些問題呢？當然可以！

因為「機」可分「病機」、「證機」與「症機」。

我們先復習一下教科書病機的概念：「疾病發生、發展與變化的機理。」[1]這個概念所論的並非從病、證、症定義各別上而得的狹義「病」之機，而是包括病、證、症在內的與疾病發生、發展與變化相關的概括性機理。而以下所論的「病機」、「證機」、「症機」則是在病、證、症定義各別基礎上的分析。

①**病機**：這裡所論的「病機」不屬泛義之「機」，而是指相對獨立於「證機」與「症機」外，反映如麻疹、感冒、肺癰等較規範病名的疾病發生、發展與變化的機理。其反映的是疾病全過程的總體屬性、特徵與規律。因此，每病均應有概括性病機。如在笵法內容所舉消渴病之例的「陰虛為本，燥熱為標」，就是教科書編者試圖對該病作一總的病機概括，以便執簡馭繁。雖然筆者對「陰虛為本，燥熱為標」的概括不以為然，但編者將整個病的機制概括化的意圖是對的，因為任何證均是在或中或西的疾病背景中發生。既然是背景因素，就不容忽略。而單純的「辨證」本身顯然做不到這一點。當然，我們可以說：「辨證」與「辨病」相結合不就可以彌補這一不足了嗎？但別忘了，「辨病」的實質不就是辨出

1 孫廣仁，《中醫基礎理論》，北京：中國中醫藥出版社，二〇〇七年，頁二五四。

病的普遍性、概括性機理嗎？「病機」、「證機」都是「機」，本來一個「機」字就能涵蓋的內容，還要強調辨病與辨證相結合，不嫌麻煩嗎？

順便一提，以主症作病名者，大多難以概括出總的病機。如「心悸」病，「心悸的形成，常與心虛膽怯、心血不足、心陽衰弱、水飲內停、瘀血阻絡等因素有關。」[1]這是病之機的總概括嗎？明眼人一看便知，這是以「證之機」的集合來代替「病之機」，並非真正的「病機」。我們對比一下以研究病為目標的西醫，以可引起「心悸」的風濕性心瓣膜病為例，其西醫機理是：風濕病引起的慢性瓣膜損害，形成瓣膜口的狹窄或關閉不全，或兩者同時存在，導致血流動力學的改變，最後心功能代償不全，形成充血性心力衰竭。假如以風濕性心瓣膜病為目標，能否概括出中醫的總病機呢？應該說難度並不高。心脈不暢、心血瘀阻應為其總特徵，總病機。至於在其發展過程中由於個體差異不同而有氣血虧虛、心腎陽虛等則屬「證機」。因此，中醫以主症作病名者，不妨參考一下具體病人有否西醫的疾病背景，如有，以之為目標來提煉中醫的「病機」就容易得多，也更具臨床參考價值。現在中醫病歷書寫的臨床診斷是中醫病名、西醫病名與中醫證名俱全，這是一種很好的做法，多一個參照系，並沒有弱化中醫。《周易》就是教會人如何尋找有意義的參照系，只要合適，取長補短，能為我所用就好。

②**證機**：「證機」，就是證發生、發展與變化的機理。我們在之前的「肝氣鬱結證」與「肝陽上亢證」之論中已有初窺，但還可進一步展開。從證的發生來看，如「肝陽上亢」之下虛，若陽虛與陰虛均有可能，那麼具體到某一病人，知道其陽虛或陰虛是如何產生的，就不純粹是補陽或補陰的問題了，還有可能截其病源；從證的發展與變化看，肝陽上亢最可能的演化方向是「化風」，則既平肝又熄風就可能成為下一步或者預見性治療之選。

③**症機**：「症機」所涉者，自然就是症狀或體徵發生、發展與變化的機理。讀者或疑，既然有「病機」，有「證機」，現在再弄一個「症機」出來，是否有吹毛求疵之嫌？

理論不能脫離臨床，先舉兩個例子，您再判斷「症機」之設是否有必要。

比如筆者常問學生：「顴紅這個症狀產生的機理是什麼？」

學生答：「陰虛。」這是十有八九的回答。有沒有答錯呢？如果以教科書為準，可說基本正確，但如果以臨床實際為準，則不能排除陽虛陽浮。由於學生多半沒有接觸過陽虛陽浮的觀念，所以在此暫且撇開不論，僅以陰虛這種可能性來討論。

筆者再問：「如此症是主症，如何治療才能減輕或消除它呢？」

學生再答：「滋陰或滋陰清熱。」這也是十有七八的回答。有錯嗎？似乎還是沒錯，以此操作有效嗎？有！但效果慢，為什麼？因為不精確。

學生問：「那麼，精確答案是什麼呢？」

筆者答：「顴紅這個症狀產生的機理應是虛火上炎。」

學生問：「這與陰虛有區別嗎？」

筆者答：「有！陰虛回答的實際是證機而非症機，以證機代症機的結果是對治療思路的引導性不強。因為針對陰虛的必然治法是滋陰或滋陰清熱，而針對『虛火上炎』的治法當是滋陰降火。其中『滋陰』治本，不論哪個答案均屬必須；而清熱與降火在應用上是不同的，清熱對應的是虛熱，熱多彌散，多表現為低熱、潮熱、五心煩熱等，藥物多用青蒿、地骨皮、白薇等清虛熱藥；降火對應的是虛火，虛火多上炎於局部，多表現為咽痛、牙痛、顴紅等，藥物多用玄參、牛膝等降火之品。一為清、一為降，哪個針對性更強，一目了然。」

再比如臨床「眩暈」一症，非常常見，用得最多的藥，應是天麻與川芎，這兩味藥在不少醫生眼中

1 張伯臾，《中醫內科學》，上海：上海科學技術出版社，一九八五年，頁一〇三。

就是止眩暈的藥，但真有不論其「機」就能止暈的藥嗎？先看幾種最常見的眩暈的可能機制：頭暈眼花或眼黑，多為氣血虛；眩暈而頭脹痛，多為肝火上炎或肝陽上亢；眩暈而腦空，多為腎精虛；頭暈而昏沉，非痰即濕；暈而有旋轉感，或遇風加劇者，則為頭風。我們再看天麻與川芎的功效：天麻於眩暈之效主要是平抑肝陽與熄風，李時珍雖力主其有補益作用，但現代藥書多不以為然。因此肝陽上亢與頭風為其主要適應證，其餘的眩暈用天麻似乎意義不大，至少它不是最佳選擇。川芎於眩暈之效當是活血、祛風及上行，因此氣血虛、腎精虛、痰濕或頭風眩暈者均可為其適應證；而肝火上炎或肝陽上亢則當慎用；對頭風中的遇風加劇者或有效，但以天旋地轉為主者，則非最佳選擇。此例也再次證明，即使是單個症狀，只有細節了解清楚，一樣可知其原因、部位、性質以及邪正關係而與「證」的意義相近。因此，證，「一般由一組相對固定的、有內在聯繫的、能揭示疾病某一階段或某一類型病變本質的症狀和體徵構成」這一表述似有商榷餘地，有一組症狀當然辨證的把握較大，但沒有一組症狀，也未必不能辨證，見微知著方顯醫者水準。

您看，「症機」沒有意義嗎？病人來看病，尤其是慢性病，本來就沒打算幾帖藥就能完全治好，但至少讓他們最感痛苦的主症要減輕，這樣他們才能對你產生信心，才會有下一步治療的機會。細節決定功效，細節有時甚至決定成敗。

因此，就診病而言，據患者臨床表現辨出風寒犯肺、脾陽虛、腎氣虛這些名詞仍未算完，還必須診出疾病背景、總特點，證的發生、演變機理以及每個症狀產生的機制，診斷才算完成。也只有這樣，臨床的指導才會真正到位。現在臨床相當比例的病證療效不理想，並非源於中醫理論的指導性不足，也不是有效的藥物不多，而是源於診斷思維上的粗糙，僅滿足於證名的診出，其內在及相關機制幾乎是不假思索，或不知還有思索餘地，以此論治，欲求佳效，偶得、時得或有，但必不能常。

除「病機」、「證機」、「症機」外，「機」尚有「時機」之意。艮卦之彖曰：「時止則止，時行則行，動靜不失其時。」即言人的行止動靜應與最佳時機相合，要善於把握和利用對客觀事物發展具有促進作用的時機。這種對時機的認識和把握，《易傳》稱為「時義」。中醫治療學中對時機的把握，亦不乏精彩之處。《傷寒論・辨太陽病脈證並治》有「太陽病欲解時，從巳至未上」、「陽明病欲解時，從申至戌上」、「少陽病欲解時，從寅至辰上」、「太陰病欲解時，從亥至丑上」、「少陰病欲解時，從子至寅上」、「厥陰病欲解時，從丑至卯上」。六經病欲解時正是六經病當治時，當此之時，借助欲解之勢（時機）而施治，當有事半功倍之效，此為順時而動。而《靈樞・逆順》云：「兵法曰：『無迎逢逢之氣，無擊堂堂之陳（陣）。』刺法曰：『無刺熇熇之熱，無刺漉漉之汗，無刺渾渾之脈，無刺病與脈相逆者。』」這是治療上的避時，是以刺法類比兵法。正如張景岳所注：「逢逢之氣盛，堂堂之陣整，無迎無擊，避其銳也。」（《類經・針刺類》）

治療上的順時、避時、審時度勢，本質上都是知時、知拍、知勢、知機。知時而動，知時而變，正是《易》的主旨。王弼在《周易略例・明卦適變通爻》中說：「夫卦者，時也；爻者，適時之變者也。」常言道：「機不可失，時不再來。」此之謂也。

「機」又通「幾」，「幾」有幽深細微之意。因此，知「機」亦包括見微知著，防微杜漸以及見解深刻之意。《周易・繫辭上》說：「夫易，聖人之所以極深而研幾也。唯深也，故能通天下之志。唯幾也，故能成天下之務。」此「機」見諸中醫，一是指病情已有先兆或隱候，但顯證還未完全出現時，能據先兆或隱候有所判斷，審時度勢，捕捉戰機，阻止疾病的發展，或截斷疾病的傳變途徑。如《金匱要略》的「見肝之病，知肝傳脾，當先實脾」即是。二可證「辨機」較之「辨證」更能窮極幽深，研覈幾微。

「機」含病、證、症、時等多層次、多因素、多變化的特性，決定了「機」在方法學上的綜合性、整體性、變化性、通透性與全面性均高於「證」。

若以現代人的視角回溯中醫診療疾病發展歷程，大致有這麼幾個階段：辨機論治→辨證（候）論治→辨證（型）論治→證的客觀化、標準化研究（尚未及論治）。

辨機論治，是《黃帝內經》的提法，《素問・至真要大論》云：「謹守病機，各司其屬。有者求之，無者求之。盛者責之，虛者責之。必先五勝，疏其血氣，令其調達，而致和平。」在《黃帝內經》寫作的年代，病、證、症概念及內涵均未細分，因此，句中「病機」一詞，實含病、證、症三者的發生機制。這裡的「有者」，是指臨床所見病、證、症的發生機制，見之於十九條範圍內者；所謂「求之」，則是本著「謹守病機，各司其屬」的精神，參照病機十九條，以對比符合哪一條所括。比如筋脈拘攣的病證，十九條中與此有關的便有「諸風掉眩，皆屬於肝」、「諸寒收引，皆屬於腎」、「諸熱瞀瘛，皆屬於火」、「諸痙項強，皆屬於濕」、「諸暴強直，皆屬於風」、「諸轉反戾，水液渾濁，皆屬於熱」等。臨床辨「機」時，就應該根據筋脈拘攣的具體表現和兼證，與以上諸條相比較，以求得其病因病機所屬。〈至真要大論〉作者亦深知，百病有百機，病機十九條不可能把所有病證的複雜機制盡括。因此，「無者」是指臨床所見病、證、症的發生機制，為十九條中所未載者；而「求之」，則提示我們仍要根據「謹守病機」的原則，在十九條的範圍之外去以理相推相求。

辨證（候）論治，教科書多認為是始於張仲景的《傷寒雜病論》。客觀地說仲景並不是脫離《內經》辨機的純粹辨證，而是形式上辨證，本質上辨機。

且看：太陽病證，若僅知病證名，其對論治的指導意義實在有限，若明營衛不和、正邪相爭為其病機特點，並進一步分清是太陽傷寒還是太陽中風，才有麻黃湯與桂枝湯之分治。

同理，少陽病證之治，並非針對病證名，而是針對病邪侵入少陽，正邪交爭於半表半裡，以致樞機不利，膽火上炎，上擾空竅，胃失和降的病機特點，才有樞轉少陽氣機的小柴胡湯之設。

陽明病之治也是針對胃腸之燥、熱、實為特點的「胃家實」之機。再進一步細分，若其機為燥熱亢盛，但腸中無燥屎內結，僅是無形邪熱彌漫，則為陽明經證，治以清熱瀉火的白虎湯；若其機為燥熱之邪與腸中糟粕搏結而成燥屎，腑氣不得通降，則為陽明腑證，治以通下熱結的承氣湯類。

太陰病的基本病機是脾胃虛寒，於是才有補脾陽的理中輩。

少陰經內連心腎，生理狀態則為心腎相交，水火既濟，陰陽相通。病理下，少陰病證主要以心腎虛衰為特點，若寒化而出現心腎陽氣虛衰，以回陽救逆的四逆輩為治；若熱化而出現心腎不交者則選瀉南補北的黃連阿膠湯。

厥陰病證為六經病的最後階段，由於正氣衰竭，陰陽紊亂，故以寒熱錯雜和厥熱勝復為病機特點，以寒熱並用的烏梅丸為代表方。

可見，貫串始終的實為辨證審機，而非僅僅的「辨證論治」。同時，辨證與辨機，兩者孰輕孰重，對論治的指導，哪個更具操作性，也可一目了然。試想，若桂枝湯之用，僅是依條文所列的證候而治，何來後世那麼多的精彩運用與發揮？誰都清楚後世對桂枝湯的發揮從小處著眼是本著營衛不和病機，從大處著眼則是衝著陰陽失調的病機而發揮。再以烏梅丸為例，此方出自《傷寒論》第三三八條：「傷寒，脈微而厥，至七八日膚冷，其人躁無暫安時者，此為藏厥，非蚘厥也。蚘厥者，其人當吐蚘。今病者靜，而復時煩者，此為藏寒，蚘上入其膈，故煩，須臾復止；得食而嘔，又煩者，蚘聞食臭出，其人常自吐蚘。蚘厥者，烏梅丸主之。又主久利。」若以「有是證則用是方」論，則為醫一輩子，能碰上幾個蛔厥證？但若以「機」而論，則具厥陰病證寒熱錯雜、厥熱勝復病機特點者便是其所治。不難看出，「有是機則用是方」比「有是證則用是方」更見活泛，更顯變易真諦。

可能有讀者會疑慮，提出「辨機論治」可能會造成對熟悉或習慣了的「辨證論治」觀念的衝擊，是否好事？我們且看「辨證論治」的提法來源。據許建陽等學者考證：

張仲景序《傷寒雜病論》最先提到「平脈辨證」，成為後來「辨證論治」中「辨證」的辭源……然而辨證論治作為一個完整的詞組，最早見於清代醫家章虛谷所著的《醫門棒喝・論景岳書》，該書涉及辨證、論治、審證、辨治、證治、施治等詞組。但「辨證論治」在全書中僅出現一次，並未成為穩定的固定詞組……辨證論治，作為現代中醫學固定術語的真正出現是在一九五五年。任應秋先生在《中醫雜誌》上發表了名為〈中醫的辨證論治體系〉一文，以五苓散證治為例，而把中醫臨床證治稱為辨證論治體系。作為辨證論治現代用法的首倡者，任氏認為《傷寒論》、《金匱要略》兩書都以「辨××病脈證並治」標題，討論各種病證，辨證論治一詞便由此而來。任氏對於辨證論治的認識一經提出，立刻得到了秦伯未等醫家的呼應，這樣「辨證論治」作為一個綱領性口號已經基本形成。[1]

可見，「辨證論治」的提法不是自古便有，這種提法的存在僅僅五十多年，是任應秋先生對古代診治疾病方法的一種個人概括。這種提法，從淺層次看並無大謬，也較易操作、較易理解，況且在當時的歷史背景下中醫也需要一個與西醫不同的診療方法概括，因此，能得到呼應與認同也不足為奇。我們現在僅是因習慣了「辨證論治」的提法而以為自古皆然。而「謹守病機，各司其屬。有者求之，無者求之……而致和平」本質上是「辨機論治」，其存在自《黃帝內經》始。若以「名正則言順」論，「辨機論治」與「辨證論治」相較，前者當居上風。

順便一提，「辨機論治」並非本書首倡，許建陽等學者應是較早的提出者[2]，筆者以自身的感悟，從不同的角度論證，可視為呼應。時至今日，若還以較淺層次的「辨證論治」為中醫的最精髓而不求發展，則中醫自失上升空間矣！

中醫診療疾病的方法從辨機論治→辨證（候）論治→辨證（型）論治→證的客觀化、標準化研究，似乎走的是一個怪圈，形式上每前進一步，表面看來好像越來越規範，但與臨床實際卻似乎越行越遠，內涵越來越萎縮，生機越來越消滅，尷尬越來越明顯。在全國高等院校中醫藥類專業教材主編會議上，中國工程院醫藥衛生學部院士張伯禮就說：「現在的中醫教材，越編越規範，卻越來越僵化。」的確為切中時弊之語。

證的客觀化、標準化研究目前僅適於純科研，有時確能找出與證相關的一些數理關係及依據，符合現代統計學的要求，但離臨床實際運用仍有一段路；辨證（型）論治是理想化的產物，其潛在邏輯是病人會按證型來病，可惜，理想的陽光並不總照進現實，現在的學生或部分行醫者總是把握不好「辨證論治」，恐怕「證型」就是他們腦中的樊籠，碰不到符合典型「證型」的病人，就束手無策；辨證（候）論治，又有層次之分，若僅辨「顯候」（病理候）而治，仍未得「辨證」之真，只有內候、外候、顯候、潛候、病理候、體質候、年齡候、性別候、氣候、地候、物候等諸候相參，方為所辨之「真候」；但「證候」僅為「象」，「立象」的目的是為了「盡意」，於中醫，辨「證」的目的是為了知「機」，是以知機而治才是最終目的。但「機」並非憑空而來的，而是據「證」而推。因此「辨證論治」與「辨機論治」並不存在誰代替誰的問題，兩者是表與裡、象與意、明與暗、淺與深的關係，兩者結合，「辨證知機」，所辨方能精準通透。就如張景岳所言：「知機之道者，機觸於目，神應於心，無能見有，實能見虛，前知所嚮，後知所居。故可以易危為安，易亂為治，易亡為存，易禍為福。致心於玄境，致身於壽域，氣數可以挽回，天地可以反覆。」（《類經附翼・醫易義》）

本文對「辨機」之論，目的是讓學醫與為醫者明白「證」之背後還有「玄機」。辨證知機方能做到

12 許建陽、梁立武、郝晉東、王梅康、曾憲鋒，〈辨證論治與辨機論治的思考〉，《中國中醫基礎醫學雜誌》，二〇〇六年，第十二卷第九期，頁六四六～六四九。

相機而動、隨機應變、機圓法活、機變百出，從而掌握活活潑潑的真中醫。

（四）治隨機變

主導中醫治療一以貫之的基本觀念是治病求本。治病求本，是指在治療疾病時，必須尋找出疾病的內在病機（因其涵蓋了病因、病性、病位、邪正關係、機體體質及機體反應性等，因而是疾病的本質概括）並針對疾病的本質（病機）進行治療。故《素問・陰陽應象大論》說：「治病必求於本。」既然病機就是病本，則治病求本的另一個表達就應該是「辨機論治」，而「機」是可以隨時、隨地、隨人、隨治、隨養而變的，則治療的相機而動、隨機應變就既是活法，也是常法。

葉天士《溫熱論》（華本）云：「大凡看法，衛之後，方言氣；營之後，方言血。在衛汗之可也，到氣纔可清氣，入營猶可透熱轉氣，如犀角、玄參、羚羊角等物，入血就恐耗血動血，直須涼血散血，如生地、丹皮、阿膠、赤芍等物。否則前後不循緩急之法，慮其動手便錯，反致慌張矣。」這就是針對溫熱病衛、氣、營、血病機淺深變化的不同層次，給出因變而應的治療方法，可謂治隨機變的典範。

治隨機變，常顯於以下幾種形式：

①**標本之治：**病證的變化，有輕重緩急、先後主次之不同，因而，標本的治法運用也就有先後與緩急，單用或兼用的區別。緩則治其本是緩變則緩圖其機；急則治其標是標急則權變先予應急；標本兼治是病本與病象關係的權衡結果。標本之治體現的是中醫治療既有原則性，又有靈活應變性的特點。

②**正治與反治：**正治，是採用與疾病的證候性質相反的藥物而對治的一種治療原則。針對的是疾病本質與現象一致的病患。「寒者熱之」是以熱藥應機體寒之變；「熱者寒之」是以寒藥應機體熱之變；「虛則補之」是以補益法應機體不足之變；「實則瀉之」是以瀉法應機體有餘之變。

反治，是採用的方藥性質與病證中假象的性質相同，順從病證的外在假象而治的一種治療法則。針對的是疾病本質與現象不一致的病患。「熱因熱用」是用熱性藥物來應對機體真寒假熱之變；「寒因寒用」是用寒性藥物來應對機體真熱假寒之變；「塞因塞用」，是用補益藥物來應對具閉塞不通症狀的真虛假實之變；「通因通用」，是用通利的藥物來應對具通瀉症狀的真實假虛之變。

③**扶正與祛邪**：單用，應對的是單純的虛證或實證；合用或先後用，應對的是虛實錯雜之證，要義是分清主次之別及輕重緩急先後而變通應對。

④**調整陰陽**：瀉其陽盛，即「熱者寒之」；損其陰盛，即「寒者熱之」。「壯水之主，以制陽光」應對的是陰虛之變；「益火之源，以消陰翳」應對的是陽虛之變。「陽中求陰」、「陰中求陽」更是利用陰陽互根互藏原理以應對陰虛、陽虛的精巧之變。

⑤**調理氣血**：氣虛之變以補氣應之；氣機失調之變如氣滯、氣逆、氣陷、氣閉、氣脫等，分別應之以行氣、降氣、補氣升氣、順氣開竅通閉、益氣固脫等法。

血虛之變應之以補血；血運失常之變如血瘀、出血、血寒而凝、血熱加速等，分別應之以活血化瘀、據機止血、溫經散寒行血、清熱涼血止血等法。

⑥**三因制宜**：「人以天地之氣生」，人的生理、病理變化必然受著時令氣候節律、地域環境等因素的影響，同時患者的性別、年齡、體質等個體差異，也對疾病的發生、發展與轉歸產生一定的影響。

根據時令氣候特點以及年、月、日的時間變化規律，來制定適宜的治療原則，即「因時制宜」；根據不同的地域環境特點，來制定適宜的治療原則，即「因地制宜」；根據病人的年齡、性別、體質等不同特點，來制定適宜的治療原則，即「因人制宜」。

治療疾病時，根據上述具體因素作出分析，因變而變，從而制定出適宜的治法與方藥，實質上是一種知常達變的觀念與操作。制宜者，因宜而靈活權變也。

除治療原則可因變而變外，中醫的理、法、方、藥無不可以變通。清代許豫和《怡堂散記・因病制方》云：「醫者，意也，臨症要會意，制方要有法，法從理生，意隨時變，用古而不為古泥，是真能用古者。」尤其是現代社會因人類急功近利或與天鬥而造成的自然環境之變，以及無時不在的競爭而衍生出的種種複雜社會問題，都會直接、間接地作用於人體，產生古時未見之新病，或罕見病變常見病。古方未必盡合今病，在沒有成法可循時，當隨機應變，悟醫理、參古方而隨病證化裁變通，甚或法外求法以達機圓法活之境。《孫子兵法・虛實》就說：「兵無常勢，水無常形，能因敵變化而取勝者，謂之神。」

因機而變，因宜而調實際上是中醫臨證活的靈魂。既如此，就帶出來以下一問：現代中醫的臨床科研方式是否存有可商之處？

現時常見的中醫臨床科研模式是怎樣的呢？可以說大抵如下：

以西醫臨床科研模式為參照，先定下須觀察的方藥（或針、穴）及對治的某病，或某病的某證，再以某中醫效方或西醫效藥作對照組，定出中西醫的診斷、納入標準、排除標準及療效標準。按一定的樣本量納入各組病人，各組病人最好在年齡、性別、病程、分期、輕重等方面都具可比性。然後開始進入臨床治療觀察，觀察期間各組方藥（或針、穴）不變，觀察周期長短不一（非急性病通常是數周到三個月）。最後作出統計分析，形成結論，完成論文。當然還可以繼續走下一步的鑒定與申報成果。

以上設計有問題嗎？應該說是基本符合時下的臨床科研模式，大部分內容對中醫科研確能起到規範與啟示作用。那麼可商之處又在哪兒？問題之一就出在「觀察期間各組方藥（或針、穴）不變」。從現代科研設計角度來看，這是對的，惟其如此，才能保證各組療效的可比性。但西醫可以或應該這樣做，中醫就未必可以或應該這樣做。

為什麼西醫可以或應該這樣做呢？因為西醫是以病為觀察單位。病指的是疾病的完整過程，帶有普遍性意義。病，尤其是慢性病，與中醫之證比較，其變化小得多，因此一次辨病，三個月內有效大抵是沒問題的。比如高血壓病、冠心病、糖尿病，再怎麼治療，這些病的帽子還是難摘掉，因為帶有普遍性，所以大多可採用模式化治療，是以觀察期間各組藥物不變的方式基本可行。

為什麼中醫就未必可以或應該這樣做呢？因為中醫主要是以證為觀察單位。證是疾病發展過程中某一階段的個體反應狀態，帶有個體差異性，或曰特殊性。別忘了，還有一個階段性。量體裁衣式的階段性個體化治療才是其精髓。

為醫者不妨想想，在自己的行醫生涯中有沒有過面對一個病人在數周甚至三個月中處方是一成不變的？辨證論治的要點不是一次辨證就三個月內有效，三個月都按此證來治，而是不管幾個月，均應證變則治變，治隨證變。

證由症狀與體徵組合而成。換言之，任何的症徵的增減，或輕重的改變都有可能造成證的變化。當然這其中有小變，有大變。如果在三個月的治療期內，患者的症徵減少了，正常的操作是原方減去針對這些症徵的藥物，或藥物減量，甚至改為另一個更精緻的方；若患者的症徵增加了，則在原方基礎上加上針對這些症徵的藥物，但更常見的做法是視作無效而更方，如果無效還守方不變，這在中醫臨床是不可思議的。

規範的科研模式可好，一次辨證，數周至三個月內有效。症徵的增減，或輕重的改變可能造成證之變當作沒變，以不變之一方來應證之萬變，這還是辨證論治嗎？

問題之二是這種模式還有一個潛在排除標準——排除了兼證。如以某方治療肝氣犯胃證的療效為觀察目的，則在納入標準內凡符合肝氣犯胃診斷者均可納入觀察，再以同一個方治之。表面看來好像很合理，但從真正的辨證論治角度看卻並不完全合理。因為這完全沒有顧及所納病人除肝氣犯胃證外的各種兼證。各人之兼，有的兼多，有的兼少，有的兼此，有的兼彼，有的甚至是幾證相合。前已述及，「如果要將證作一個比喻，則證如流水，如同將一盆水倒在凹凸不平的斜坡上，您可以說它像圓形、方形、橢圓形等，但它出現整齊的圓形、方形、橢圓形的可能性卻較少。就如同臨床很少出現沒有兼夾證的純證一樣。此水不但難以完全出現整齊之形，更值得關注的是其一直處在流淌過程中，隨所處地勢而賦形、變形。」現在的科研處理是把各種不同的證硬以相似的方式人為地格式化為純粹的病來治療觀察。真正的辨證論治卻是隨證加減，隨兼加減，即所納病人在臨床上不可能一方通治。差之毫釐，尚可謬以千里。何況對不少患者來說，所差並非毫釐。

或問：很多中醫科研不也按此模式做出了陽性結果，甚至不少效率也不低嗎？這裡的原因可能是：納入時的辨證還是在一定程度上辨出了該患者在該病下的個體反應狀態的主基調，沿此基調而治，可能不會有大錯，是以有效。但有一點幾乎可以斷言，這種治法肯定比不上中醫生們日常的治隨證變之效。因此，即使觀察到某方治療某病某證得出一個有效率的百分比，也先別高興，這是以損失了中醫常態治療療效為前提的，因為治隨證變的療效才是中醫的真正療效。以不變應萬變之法即使有效，也是中醫階段性個體化治療屈從於西式全程模式化治療的削足適履之效。筆者一直在納悶，為什麼在按西醫模式設立治療組及對照組時，很少見到有人去專門設立一個治隨證變之組？這其實不難，其起始辨證與處方都可以與治療組一樣（在時機未至時，暫且屈從於純證模式），之後就按照證變治則變的路子走，三個月後同樣統計療效，這一組不為肯定某一方某一法之功，只為證實真正的辨證論治之效。當然，其弊病是不利於某一法某一方的申報成果，因為可能會「功高震主」，效果優於想推廣或證實的方藥。

這就引出了又一問：既然因機而變，因宜而調是中醫臨證活的靈魂，則中醫研究難道就不應該或不能因中醫之宜來制方略，定方法嗎？

受益於現代科學教育下的筆者對現代科學一直充滿敬意，對西醫學的不少領域也非常欣賞。還原分析、實驗方法在現代科學與西醫學的發展過程中一直起著重要作用，且碩果累累。至於這些方法現時對西方科學還有多大的推動作用，需不需要在方法學上提升或更改，那是它們科學體系內部的事，這裡不予置評。但在西醫領域的成功，是否就等同於可以在另一文化領域、另一範疇的學科中完全複製？這是需要思考的。

因適而變是中醫發展的基本準則。明明是步兵，卻去學蒙古騎兵的戰法，因為人家曾經橫掃歐亞大陸，所向無敵；明明是騎兵，卻去學德國戰車的打法，因為人家曾逞強一時；明明是魚雷艦，卻去學核潛艦，因為那代表海上的未來；明明有航空母艦，卻去學賽艇，因為那快速機動。所學的戰法能說不先進嗎？但為何沒人問最該問的一句，合適嗎？一說戰爭就是西方的「兵家聖典」，克勞塞維茨（Carl Von Clausewitz）的《戰爭論》（*Vom Kriege/On War*），怎就沒人提影響時間更久、影響範圍更大的《孫子兵法》呢？揚長避短是聰明，那麼揚短避長又算什麼？

為變而強變是否不適兼且不智？

任何事物唯有動態以應，因適而變，方能趨時合宜，生生不息，中醫的發展亦當因己之適而變。

子曰：「化而裁之謂之變，推而行之謂之通。」（《周易・繫辭上》）

第三節 後續篇將要展開的話題

（一）「一陰一陽之謂道」——妙通陰陽之謂醫

《易傳》以陰陽變易之理釋《易經》，並概括為「一陰一陽之謂道」，點明了陰陽兩個方面的對立統一與相互作用是宇宙的根本法則。「一陰一陽」的作用方式是「剛柔相推而生變化」。由於陰陽二氣的剛柔相推而順次衍化出四象、八卦、六十四卦，紛繁複雜的大千世界由此而生。可以說，沒有陰陽對立變化，就沒有《周易》。

東漢許慎的《說文解字・易部》有「日月為易，象陰陽也」之說。《易》以陰陽來載道、推道、演道、明道、闡道、悟道。所以《周易・繫辭上》說：「陰陽不測之謂神。」在這裡，「神」指的是客觀事物不斷變化的神奇奧妙原理及難以言傳的內在規律，其意與「道」通，從道的角度確認了陰陽二氣是宇宙運動的根本規律，其特質表現為宇宙萬事萬物均循陰陽法則而生變化。

道雖然神奇奧妙，難以言狀，但「神而明之，存乎其人」（《周易・繫辭上》）。人們可以通過主體之神來把握客體之神（規律），領會其中奧祕，從而悟道，而學《易》就是捷徑之一。作為醫者，「明於陰陽，如惑之解，如醉之醒」（《靈樞・病傳》）。陰陽學說在中醫學中的運用可說無所不在，《素問・陰陽應象大論》就有「陰陽者，天地之道也，萬物之綱紀，變化之父母，生殺之本始」之說。但相較於《易》之陰陽，其實際所論仍嫌淺、窄。正如張景岳所言：「易者，易也，具陰陽動靜之妙；

醫者，意也，合陰陽消長之機。雖陰陽已備於《內經》，而變化莫大乎《周易》。」（《類經附翼・醫易義》）因此，以《易》之陰陽拓展醫之陰陽，使醫之陰陽更具「道」的特性就成為必須。這正是〈道之篇〉中「陰陽之道」所要討論的主要內容。

（二）「形而上者謂之道，形而下者謂之器」——道器合一謂中醫

標目的命題，得先從《周易》原意求之。

簡捷的理解是：「形而上」指無形，易道無形，為形而上；「形而下」指有形，筮占而來的卦象有形，為形而下。就事物現象來說，具形則成器，即有可見形態的稱為「器」，其內在的無形規律或法則稱為「道」。

從現代人的觀念來看，「形而上」的範疇與哲學相近；「形而下」的學問類似於自然科學領域。從認知方法看，「形而上」多指從抽象到具體，以思辨方式為主的研探思路；「形而下」多指從具體到抽象，以實證分析為主的研究方法。

從古人「從無生有」的觀念出發，這句話還藏另一義蘊：形由道而立，是道在形之上，形在道之下。這上下之別，是因為道為器物之本源及內涵，器卻是道的存顯形式。道有深淺顯隱之分；器有大小粗細之別。道以無為本，無形，無象，無定。因此，它能無所阻礙，通透一切有形之物，從而形成器以載道，道以器顯，兩者相依共存的格局。

從醫學比較角度看，現代醫學採用的是實驗、實證分析為主的研究方法，主要關注結構、元素、具體器物，較接近「器」的學問；中醫學上採用的則是以天道推人事的思辨與醫療實踐相結合的研究路子，更看重規律、行為、功能，為以道馭醫，道以醫顯，「道器合一」的學問，甚至有「重道輕器」的

傾向。所以中醫就有醫道、醫學、醫術、醫技等不同層次之分，中醫的學、術、技均以「道」為本，並在用中體「道」。於是，中醫的特色多彰顯在「道」而不在「器」。

而現時的中醫在各種「化」的過程中又是如何開展研究的呢？基本上是先尋找一個中醫命題，如「腎主納氣」，再研究與其功能相關的結構、元素，或曰物質基礎、物質機制。走的基本上是「器」研究的路子。而中醫的「道」呢？由於暫時無法以當今水平的自然科學實證方法求取，於是就對之採取難得糊塗的態度，說得好聽點是束之高閣，說得不那麼順耳就是棄之如敝屣。若把「道器合一」的中醫，活剝去「道」的內涵，那麼中醫的特色幾近蕩然無存應是一種最可能的結局。而以擅長從結構出發研究功能（西方科學）的還原分析方法用於從功能出發研究結構（中醫的各種「化」研究），是否一種為「化」而「化」的功利性「生吞」？這是頗值思疑的。因為從邊界清晰的結構去研究功能，確有可能得出精確的結論。但若反過來試圖從邊界模糊的中醫各種功能去找尋清晰的對應結構，能否成功？這應是一個並不複雜的邏輯問題。被生吞活剝後的中醫還可能是那個「道器合一」、完整鮮活、體系自洽、能濟世活人的中醫嗎？

一樣的模型，如果倒鑄的材料一樣，倒鑄方法一樣，那麼鑄出來的器具就應該一樣，這是常識。同理，人體不分中西，都是一樣的結構，如果用同樣的方法研究，得出的結果也應該一樣。因此，在撇除中醫「道」的內涵後，再以西式之「器」為模型，用同樣的方法去熔鑄「中醫」的人體材料，最後得出的結果是什麼呢？最大可能應該還是西醫，或是僅與西醫相融，與中醫不甚相洽的一些零散內容吧？別忘了，這是誰提供的鑄模與標準？這個推論在邏輯上應該沒太大的謬誤吧？這就是我們想要的中醫「××化」嗎？中醫的各種「化」，除了「器」這條路就別無他路可走了嗎？棄「道」就「器」的方法還原出來的中醫，就真的強於原來「道器合一」的中醫嗎？不能無疑！

這是一個大問題，在後續篇中我們還會有不斷的思考與討論，希望在研討中能逐漸逼近真相。

「形而上」之道如何能落到醫學實處？〈道之篇〉將為您提供參考。

（三）「立象以盡意」——援象以說醫

「古者包犧氏之王天下也，仰則觀象於天，俯則觀法於地，觀鳥獸之文，與地之宜，近取諸身，遠取諸物，於是始作八卦，以通神明之德，以類萬物之情」（《周易・繫辭下》）說明了《周易》之所以能「通神明之德」，是因為「觀象」而得。而「見天下之動，而觀其會通」（《周易・繫辭上》）更說明了《周易》的宇宙是以天地為本源的，通過取象天地而認識萬物。

體現在操作上，《易》的作者先仰觀、俯察、近取、遠取大千世界，將宇宙間紛繁複雜的物象以卦畫符號建立起解釋模仿模式，這就是「立象」，再以這個符號模式去觀察和解釋世界，這就是「盡意」。為古代認識大自然萬事萬物提供了一種切合當時認知能力的方法，即格物致知，取象比類法。而中醫常見的陰陽、五行等取象方式或源於此，或類於此。

象，為形象、徵象、意象與法象。取象比類就是將相同、相近、相通或相感的「象」歸為同類。中國文字與卦畫符號相類，亦從象形、會意起步，走的也是取象造境寓意的路子。中醫同樣也循此以仰觀、俯察、近取、遠取為法，走以天下之大象來推人象之路。如藏象，經絡之象，病因之象，方藥之象等，多通過這種天地人相參方式，以「立象以盡意」的形式反映出來。

中醫學取象比類，立象盡意的內容非常豐富，在〈象之篇〉中我們將充分展現這麼一個援象以說醫的神妙有趣的大世界。

（四）「窮理盡性以至於命」——明理通道醫境現

「窮理盡性以至於命」出自《周易・說卦》。

不同的學科領域對「理」、「性」、「命」的見解雖不盡相同，但大義一般不相違。「窮理」者，是指推究事物的原理，推理若至極處，這個過程就包括盡「性」與「命」。「性」者，有云「心性」；「命」者，一般謂「天命」。但如果從《中庸》「天命之謂性」一語出發，則「性」與「命」似無本質區別；再從「率性之謂道」言，則「性」、「命」、「道」也無太大隔閡，故將「天命」理解為「天道」似亦無不可。

「窮理盡性以至於命」頗有「格物致知」況味。以朱熹《四書章句集注・大學章句》對「格物致知」之注作此句之解似亦合拍。其簡注為：「格，至也。物，猶事也。窮至事物之理，欲其極處無不到也。」而進一步的解釋為：「所謂致知在格物者，言欲致吾之知，在即物而窮其理也。蓋人心之靈，莫不有知，而天下之物，莫不有理。惟於理有未窮，故其知有不盡也。是以《大學》始教，必使學者即凡天下之物，莫不因其已知之理而益窮之，以求至乎其極。至於用力之久，而一旦豁然貫通焉，則眾物之表裡精粗無不到，而吾心之全體大用無不明矣。此謂物格，此謂知之至也。」豈非「窮理盡性以至於命」？

在這裡，「物」即所需認知的對象；「格」是認識對象的方法或手段；「窮理」是認知的目的；「求至乎其極」是認知活動的指向及終極目標；而「吾心之全體大用無不明矣」則是認知的最終效果。即從明理而到規律的總結以致悟道，與《易》「窮理盡性以至於命」的內蘊實無二致。

若從中醫學出發，則「窮理盡性以至於命」可理解為以自然、人體為研究對象，通過窮究其理，以達到對天人知識及規律的把握。

可惜的是，對「知」的理解，今人僅局限在「知識」範疇。如《現代漢語詞典》對「格物致知」的解釋是：「窮究事物的原理法則而總結為理性知識。」[1]其所言的僅是理。而「知」的本義應是「知性」，包含了智慧與知識，即道與理並舉。中醫與西醫的區別要點就在於：西醫本質上沒有求道的欲望，故為說理之醫學；中醫是以理求道，以道統理，道理一體的醫學。由是觀之，現今中醫的各種「化」，其中不少操作實際上是以西醫之理，盲人摸象般地分割中醫的道與理，能否求得真知，讀者可自思。

關於道與理的關係，在〈道之篇〉中將會有更通徹的分析。

1 中國社會科學院語言研究所詞典編輯室，《現代漢語詞典》，北京：商務印書館，二〇〇二年，頁四二四。

溫故以啟新

本篇的技術性內容較多，對初涉《易》者，以下的簡要溫故或有助於理清思路，強化所學，以達知新或啟新之目的。

第一節 《周易》基本知識鞏固

（一）經與傳

《周易》由《易經》及《易傳》兩部分組成。

《易經》由六十四卦卦符、卦名、六十四卦卦辭、三百八十六條爻辭組成。

《易傳》為解經之作，傳文有七種（七翼），即：彖、象、繫辭、文言、說卦、序卦、雜卦。其中，彖、象、繫辭各分上下兩篇，共十篇（又可稱十翼）。

構成《周易》的經與傳是兩個不同時代的產物。分而言之，《易經》是一部占筮書，含有哲學內涵，集占筮易之大成。其形式是符號與文字系統的結合，具有較大的解釋空間。《易傳》是一部哲學書，突破了《易經》卜筮中的巫因素，建立起自己的道—理體系。形式上主要是文字理論，以注釋為主。

合而論之，則《周易》具有占筮、哲學、方法學、史學、儒學、倫理學、社會學和科學等多領域的學問，而使其性質複雜化。形式上的經傳結合使符號系統與文字推演相得益彰，開之後各科推演方式的先河。

（二）卦與爻

1. 卦

卦有八經卦與六十四別卦之分。八經卦是按「易有太極，是生兩儀，兩儀生四象，四象生八卦」的模式，由陽爻⚊及陰爻⚋以不同組合按三重疊的方式疊合演化而成。

六十四卦由八經卦兩兩相疊為六個爻組成。由於六十四卦是由八卦兩兩相疊而成，因此八卦兩兩間就可能形成複雜的關係。

卦位，即兩經卦相重之位，常用的有上下之位、前後之位、內外之位、左右之位、遠近之位、剛柔之位、象形卦位、旁通卦位（錯卦）、反象卦位（綜卦）、交對卦位（交卦）、互卦、變卦等，卦位屬於卦象的有機組成部分。較複雜而易混淆的後五者，已在前文作過比較，可參看前文表5。

2. 爻

爻分陰陽，其中陽爻⚊代表陽性的事物或現象，陰爻⚋代表陰性的事物或現象。

爻位包括爻上下排列、天人地位、陰陽位、同位、貴賤之位、得位與否、承、乘、比、應等內容。爻位分析是《易傳》解讀六十四卦所採用的重要方法，主要從陰陽爻在卦中的位置，尤其是相互間的關係來理解其所包含的意蘊。簡要復習可參看前文表6。

3. 卦爻解讀

卦爻解讀主要有爻位法、取象法、取義法。

爻位法主要用比、應、承、乘、位、時、中、貴、賤、剛、柔等解讀六十四卦及變爻。

取象法，就是將卦、爻所象徵的各種現象、事物或引申之象找出來，然後用這些象來解釋卦爻辭，以此串起卦爻象與卦爻辭之間的聯繫。常用之象有卦象、爻象、卦序象等。

取義法與取象法有別，不以具體的物象、事象為主要參考，而是從較抽象的德行、性能、意義出發來解釋卦爻。

在實際解釋卦爻象與卦爻辭時，爻位、取象與取義不能截然分開。爻位本含象，象與爻位又蘊義，三者多錯雜兼用，僅是重心所落不同。

以上知識，是《易》的基本功，明乎此，不敢說學《周易》就一馬平川，毫無凝滯。但至少在研玩時是道通理明，事半功倍。當然，古樸晦澀的卦爻辭還須參看一些文字注解以為助。

第二節 學《易》主要學什麼？

我們學《易》主要學的是什麼？毫無疑問，學的主要是思維方式與其中哲理。八卦皆有自身意義，六十四卦又由八卦排列組合相疊而成，其中的上下之位、前後之位、內外之位、左右之位、遠近之位、剛柔之位、象形卦位等均可構成複雜的關係。前面示範過的小型卦陣全部由錯綜之卦構成就可見一斑，更不用說還有交卦、互卦、變卦等變化。因此卦與卦間就有種種或明或暗、或隱或顯、或宏或微、或橫或縱的內部關係網，由此造成了六十四卦每卦的象徵意蘊並不單一，而是形成一個潛在的、龐大的聯繫網，此卦的象徵意義可對彼卦的象徵意義起補充、提示、啟發、提升、延展、反證或反撥作用。

對於《易》來說，光是卦的關係仍未算全面，更細緻、更動態的變化還要看爻。《易》以六位與六爻的關係為基礎，以陰、陽、時、位、中、正、比、應、承、乘等為審視原則，提供了一個從時間、空間、條件等全方位、全過程分析與解決問題的方法。

中國人為什麼善於搞關係？中醫為什麼長於研究關係？文化基因不就在這裡了嗎？

《易》的思維方式就是中醫的思維方式。這種思維方式，不是單一的、線性的、對稱的、純邏輯的、順向的，而是輻射的、多角度的、多層次的、縱橫交錯的、立體交叉的、邏輯與形象相合、透徹與混沌相映、宏觀與微觀相參、動態與靜態相襯、形而上與形而下相照、順向與逆向相激的。這種思維方式及其動態性、開放式的結構可整合我們觀察世界的不同視角，故能更整體地把握全局，只有這種思維才稱得上「彌綸天地之道」。這是一種「智慧」式的思維。

中醫為什麼要學《易》？中醫與《易》，有著諸如陰陽、變易、簡易、中和、整體、象數、趨時、位變、順勢等相通的思維觀及知識層面的「援易以為說」。這些內容，在本篇所作的初步探討的基礎上，後續的道、象、數、時、和等篇將有更多的展現，那將是在明源知流下的了解與把握。正所謂：「予故曰易具醫之理，醫得易之用。學醫不學易，必謂醫學無難，如斯而已也，抑孰知目視者有所不見，耳聽者有所不聞，終不免一曲之陋；知易不知醫，必謂易理深玄，渺茫難用也，又何異畏寒者得裘不衣，畏饑者得羹不食，可惜了錯過此生。然則醫不可以無易，易不可以無醫，設能兼而有之，則易之變化出乎天，醫之運用由乎我。運一尋之木，轉萬斛之舟；撥一寸之機，發千鈞之弩。」（《類經附翼・醫易義》）

反思現今的中醫學習，並沒完全體現《易》的思維方式。如病、證、治的關係，教材或教學多以一病而分列數證，而每證又往往是單一純證，此單一證又對應某一方。美其名曰「系統化」、「條理化」、「客觀化」，但本質卻是線性化與格式化。因為這才符合西方主流觀念的「科學化」。難道這是真正的中醫思維嗎？中醫是按線性思維創造並發展起來的嗎？

凡臨證者都知道，臨床之證多為兼證、合證，甚至是多病多證相合、相兼，如果說世上沒有兩片樹葉是完全一樣的，則世上也不應有兩個患者的臨床表現及整體背景是完全一樣的，同中有異，異中有同，千變萬化，才是證的本象。可憐的求學者們，卻在按幾乎不變的純證來學習如何按圖索驥，甚至是刻舟求劍。一到臨床才發現，所學與實際大多貨不對辦。

什麼原因？說白了，就是學術上的自我矮化，自我從屬，漠視自身學科特點，盲目照搬西方的科研與教科書模式。把西方思維當作唯一科學或唯一成熟的思維。不錯，西方的思維方法，尤其在形式邏輯上確有可取、可借鑒之處，三段論的邏輯推導的確嚴密。但西方思維在科學上也是有其適用點的，前提就是這門學科是嚴格在西方思維指導下產生並發展起來的。可惜中醫並不符合這一點。我們不能說西方思維不含「智慧」因素，但它似乎更像是「知識」型思維。因此，借鑒西方思維無妨，但以此來全面取代東方思維是否行得通？實在不難想像，因為中醫不是純粹的知識之學，它更接近智慧之學。

或者反過來問，西方思維是否具備與中醫有源流關係的《易》思維的所有特點？如果不是，則《易》思維仍有很大的應用價值。《易》的「一陰一陽之謂道」、「形而上者謂之道，形而下者謂之器」、「立象以盡意」、「位、時、中」、「生生之謂易」、「易窮則變，變則通，通則久」等範疇與命題至今仍啟發、指導著中醫。因此，中醫之變應是順應自身發展規律的因適之變，而不是漠視客觀規律，以現代化之名，為求變而強變，對中醫行「棄道從器」的零割之實。

中醫藥作為中華民族的瑰寶，蘊含著豐富的哲學思想和人文精神，是中國文化軟實力的重要體現。但若中醫順著「棄道從器」之路而行，則幾如自動放棄中醫的文化內核部分，當它自身都沒多少中華文化時，還如何能展現中國的文化軟實力？日本、韓國與一些伊斯蘭國家，在自身文化保留得很好的同時，現代化程度不也很高嗎？這直接啟示了我們，並不是一個國家或民族要跟自己的古文化過不去才能實現現代化的。

西方著名心理學家榮格（C. G. Jung）曾言：「幾年以前，當時的不列顛人類學會的會長問我，為什麼像中國這樣一個如此聰慧的民族卻沒有能發展出科學。我說，這肯定是一個錯覺。因為中國的確有一種『科學』，其『標準著作』就是《易經》，只不過這種科學的原理就如許許多多的中國其他東西一樣，與我們的科學原理完全不同。」[1] 榮格之言至少包含了三個資訊：一，《易經》代表一種科學形態；二，科學不僅僅只有一種形態；三，「科學原理完全不同」可能是指因應研究對象而選擇的建立科學理論的思維方式與具體操作不同。

對於《周易》，中國科學院朱清時院士的看法是：「在複雜性科學出現後，人們已經開始知道，中醫並不是迷信而是複雜性科學的一個部分。近一時期我還在努力想通過《周易》中的陰陽、八卦、生消來理解中醫，我認為陰陽、八卦也是用來描述複雜事物的基本形態以及這些形態是如何轉化的……如果將她看成是描述複雜性事物的潑墨山水的一種描述方法，用她來描述這種狀態是如何轉化的，對此進行研究就成了複雜性科學。」[2]

歸納起來，《周易》有四要素：象、數、理、占。眾多學派，形成三種走勢：象數易、義理易、象義易。

其中的「象」在中醫應用最多，除本篇所涉及的卦象與爻象外，應用得更廣的是「圖象」。「圖象」主要有「太極圖」、「先天八卦圖」、「後天八卦圖」、「十二消息卦圖」、「河圖」、「洛書」等。

「數」除本篇介紹過的爻數、八卦先天數外，尚有河圖數、洛書數等，是《周易》關於事物關係的數理表達，也可視為對「象」的定量或補充研究。

「義理」走的實際上就是《易傳》的路子，結合象數，從德行、性能、意義出發來解釋卦爻所含的義理，提出了不少有意義的命題。

著重從八卦所象徵的物象、卦爻象、先天數、陰陽奇偶之數、九六之數、大衍之數及天地之數來解說《周易》的文義，把宇宙萬物符號化、數量化，並在各領域加以運用的，稱為象數易；而著重從卦名的意義和卦德來解釋《周易》，得意忘象，注重闡發其中的哲理內涵或人文意義者，則為義理易。象數與義理的關係，並非勢如水火，而是象數為顯，義理為隱；象數為《易》之形式，義理為《易》之內涵，《易》的本質就是以象、數來表達義理，此為象義易。

1 衛禮賢（Richard Wilhelm）、榮格（C. G. Jung）著／通山譯，《金華養生祕旨與分析心理學》（*The Secret of the Golden Flower: A Chinese Book of Life*），北京：東方出版社，一九九三年，頁一四三。
2 毛嘉陵，《哲眼看中醫》，北京：北京科學技術出版社，二〇〇五年，頁一四。

中醫所涉，象數易、義理易、象義易三勢俱全。

《易》的內容博大精深，本篇尚不能完全涵蓋，後續各篇仍會視需要而「謹摭易理精義，用資醫學變通」。

「義理」在本篇已有發揮，在〈道之篇〉我們將繼續研討。「太極圖」、「先天八卦圖」、「後天八卦圖」、「十二消息卦圖」亦在該篇現身。

「象」在本篇僅為觀念性初涉，真正的展開將在〈象之篇〉，那或許是最實用，也最好玩的一篇。

〈數之篇〉主要討論「河圖」、「洛書」及其應用，也可能是疑竇最多的一篇。

「二十四節令圖」將出現在〈時之篇〉，那是實用性、啟發性較強的一篇。

〈和之篇〉是容涵性最廣的一篇，亦或多或少地會涉及《易》。

此為〈易之篇〉的結語，亦是後續篇的預告，取《易》「生生」之意也。

道之篇

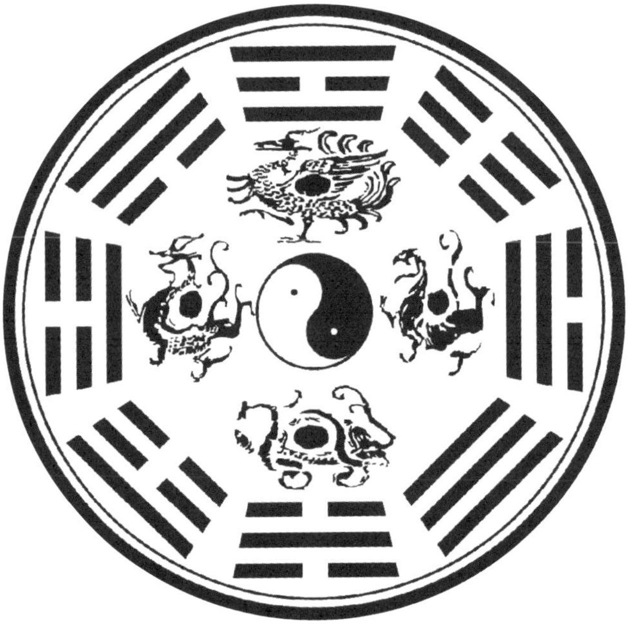

人法地，地法天，天法道，道法自然。

——《道德經・第二十五章》

道，真的不可道嗎？

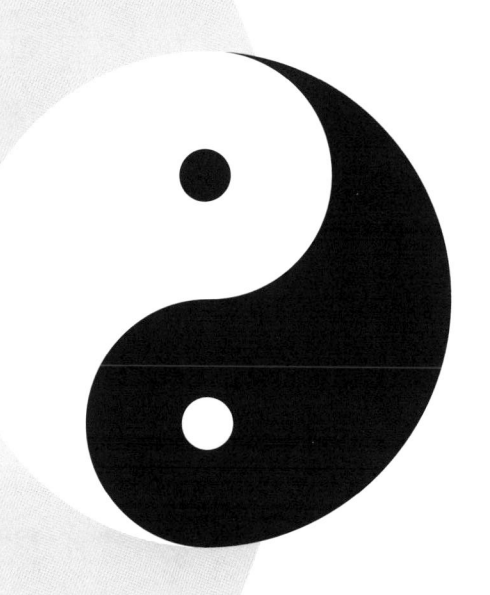

「道」於國人，自古至今都是個熱門話題，坐而論「道」也似乎從來都是一件非常有境界的事，但老子的「道可道，非常道」（《道德經・第一章》）的慨歎也是眾所周知。所以論「道」雖雅，感覺上卻是一個只可意會，難以言傳的玄妙東西，想想連老子這麼一個有大智慧的人也不知是故意深藏不露，還是真的言難及義而「猶抱琵琶半遮面」地說了上面那句話，言說尚且這樣難，可想而知要將對「道」的心悟落到醫學實處，就更非易事了。

既然如此，我們為什麼還要研究它？那是因為道的魅力就在於，一旦有所悟，原來百思不得其解的學、術、技、藝上的阻礙處、疑難處，都有可能撥開雲霧見青天，豁然開朗，使原有的識見或更上層樓。

《素問・著至教論》云：「黃帝坐明堂，召雷公而問之曰：『子知醫之道乎？』雷公對曰：『……願得受樹天之度，四時陰陽合之，別星辰與日月光，以彰經術，後世益明，上通神農，著至教疑於二皇。』帝曰：『善。無失之，此皆陰陽、表裡、上下、雌雄相輸應也，而道上知天文，下知地理，中知人事，可以長久，以教眾庶，亦不疑殆，醫道論篇，可傳後世，可以為寶。』」明確提出了醫之有道，此道「可以為寶」。但「子知醫之道乎？」真是對當代醫者的一大問。現時之醫，就算聽過「醫道」二字，也大多僅把它當作古代習慣使用的有名無實之詞，或朦朧覺得確應有一個「醫道」，但這應是玄之又玄，只能意會，不能言傳，更談不上操作的東西。

「道」果真是玄之又玄，難以操作嗎？非也！只不過是我們習慣了以學、理、術、技來研醫貫醫，卻不知以學、理、術、技研醫則可，貫醫卻不可。真正能貫通中醫的是「道」，正所謂：「吾道一以貫之。」（《論語・里仁》）中醫的學、理、術、技均須在「道」的統貫下方能機圓法活，清澈空靈而顯其活潑生機。

「道」何以能貫通天、地、人、萬物？因為它是先賢們立足宇宙，神涵太虛，原天地之本，達萬物之理，而獲得的宇宙法則，或曰真知、至知。因此可統天人、可統萬物。

「道」之為用以「究天人之際，通古今之變」為目的，具體運作則是「人法地，地法天，天法道，道法自然」。在這裡，「天道」是「人道」的根據，就醫學而言，「人道」是「天道」在醫學領域的展現與應用。現在的問題是即使知醫應有「道」者也大多僅把此「道」當作凌空蹈虛的理念，不知如何去「法」。

更有甚者，根本不知中醫有「道」，把中醫當作純粹的「理」來研究，若論純粹的「理」，西方的形式邏輯是專門研究它的。因此，當把脫離了「道」所統的中醫之「理」拿去與西方成熟模式下的「理」比較，一種學科的自卑感就油然而生，學術心靈因之而失落。這些現象反映了當前中醫界存在著的一個問題，即知醫而不知「道」久矣！然「道」恰恰是中醫理論的核心，是中醫的靈魂。

體悟中醫之道有何意義？《醫述・朱鍾序》云：「夫醫之為道大矣哉！體陰陽五行，與《周易》性理諸書通；辨五方風土，與官禮王制諸書通。察寒熱虛實脈證，嚴於辨獄；立攻補和解方陣，重於行軍。固難為淺見寡聞道也！」因此，重新解讀「道」和「醫道」內涵，揭示道與學、理、術、技的關係，思考悟道的思維方式及其與現代科學思維方式的異同，將對中醫繼承和發展大有裨益。

第一節 可道之道

什麼是道？對這一問，大多會望文生義，最直接的反應可能就是道路，比如人行道、鐵道等。直覺的反應不一定不靠譜。東漢許慎《說文解字・辵部》說：「道，所行道也。從辵從首。」見圖58。辵，疾走長行也，首，面之所向也。意思是要達某一目的地，人們都習慣循道路而行，因此道就成了必由之路。《爾雅》訓為「一達謂之道」，這個表達就有些層次了，可引申為規律、法則、道理，而清代段玉裁《說文解字注》就說：「道者，人所行，故亦謂之行。道之引伸為道理，亦為引道。」

道字中有「首」，清代王念孫《讀書雜志・稽道謀告》謂：「道從首聲，故與首字通用。」則「道」在古代還有「肇元」、「起始」的意思。因此，哲學內涵的「道」字就具有宇宙本原、萬物之始與天地自然規律的基本含義。

先賢立「道」的目的之一是「推天道以明人事」（《四庫全書總目提要・易類一》）。中醫所涉，正是典型的天道與人事，作為宇宙本原、萬物法則的「道」，在中醫理論體系構建時，自然就成為所效的規律與準則。是以中華醫道的本質是「天人之道」，若未明此「道」，僅有醫學知識的疊架，就難說已得中醫之真。

「道可道，非常道」，雖然用語言來描述精深博大的「道」永遠都可能詞

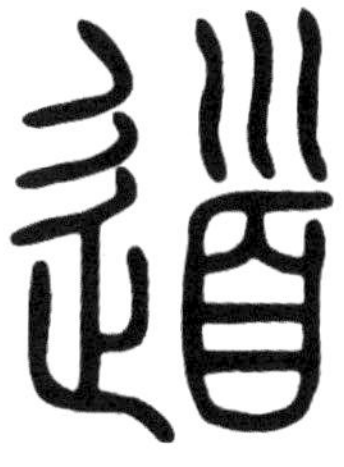

圖58　道（小篆）

難盡意。但「道」既然有本原和規律的意思，那麼畢竟還是有大致可歸納的部分，我們姑且稱為「可道之道」。以下，筆者就不揣淺陋，來道它一道。

（一）本原之道

世界的本原是什麼？這是古今中外智慧者們共同思考的問題。

中國哲學史上第一次回答這個問題的是老子。他提出了「道」為萬物之宗、為天下母的思想。《道德經．第二十五章》說：「有物混成，先天地生。寂兮寥兮，獨立而不改，周行而不殆，可以為天下母。吾不知其名，字之曰道。」闡明了道先於天地生，又是化生天地萬物的本原。

而其生成的過程，老子簡要地歸納為：「道生一，一生二，二生三，三生萬物。萬物負陰而抱陽，沖氣以為和。」（《道德經．第四十二章》）此處的「道」被老子形容為：「視之不見名曰夷，聽之不聞名曰希，搏之不得名曰微。此三者不可致詰，故混而為一。其上不皦，其下不昧，繩繩兮不可名，復歸於無物，是謂無狀之狀，無物之象，是謂惚恍。迎之不見其首，隨之不見其後。」（《道德經．第十四章》）說的是「道」無規定，無界限，以無為本，它無處不在，卻看不見、聽不到、摸不著，不是具體的存在物，是為虛體。

至於「道生一……」句，不同的領域，有不同的解讀。於中醫這樣的實用領域，「一」通常被理解為混沌元氣或與《易》對應的太極，而「二」則是陰陽二氣，因此，「一生二」既可理解為氣分陰陽，由元氣產生出陰陽二氣，也可解讀為

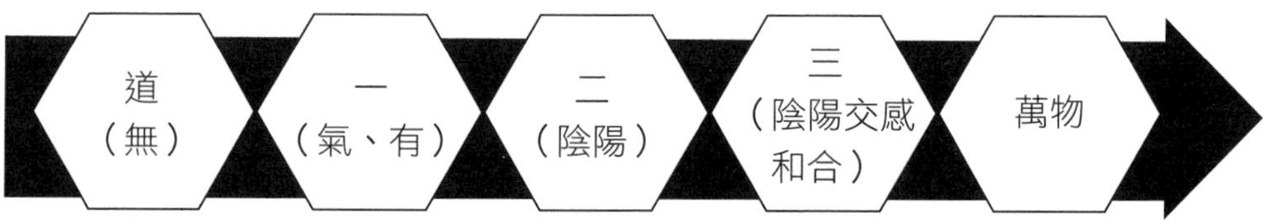

圖59　老子宇宙生成模式

「太極生兩儀」，在這裡，「太極」與混沌元氣同義。陰陽二氣交感沖和，在一個統一體中，一以統二，一中含二即為「三」。在陰陽交感即「三」的前提下，陰陽對立制約、互根互用、消長平衡、相互轉化，生生不息，化生萬物。其過程可簡化為圖59的模式。

《淮南子・天文訓》對老子模式進一步具體化：「天墜（地）未形，馮馮翼翼，洞洞灟灟，故曰太昭。道始於虛霩，虛霩生宇宙，宇宙生氣。氣有涯垠。清陽者薄靡而為天，重濁者凝滯而為地。清妙之合專易，重濁之凝竭難，故天先成而地後定。天地之襲精為陰陽，陰陽之專精為四時，四時之散精為萬物。」更為形象地描畫了宇宙生成從「無」到「有」，或從「一」到「多」的過程。歸結起來，就是下面這個模式，見圖60。

這裡要注意，說老子之道以無為本，僅僅是因為這個「道」莫可名狀，難以言說而已，並不是真的一無所有，「無」，可視作一種概括上的簡便。而之後出現的「道氣論」的實質就是將「道生一」兩步合為一步，即「道」就是「一」（氣），而「一」之後的演化過程則與老子及《淮南子》所論並無實質區別，因此，「道氣論」是僅論從「一」到「多」的過程。

不管上述哪種「道」，它們的共同點都是把「道」理解為宇宙本原，萬物之始。

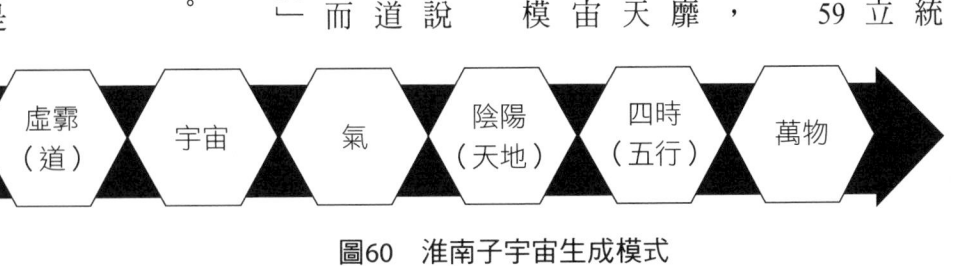

圖60　淮南子宇宙生成模式

（二）規律之道

《道德經・第二十五章》曰：「人法地，地法天，天法道，道法自然。」什麼是

「自然」？是不是自然界？如果這樣認為，實是一種誤讀。「然」在古漢語裡有「如此，這樣」的意思，所以這裡的「自然」解釋為自己如此、自為自化，更為恰當。「道法自然」即「道」效法本身自然而然的特性。由此可見老子的「道」是形而上的，是萬物的總根源和總根據，天地、萬物、人都要受其規律所制約，因此是天、地、人均要效法的對象，換句話說，「道」就是自然界和人類社會的根本規律與基本法則。然而，形而上總不免被不理解的人貼上「虛玄」的封條，實踐中不易操作，因此就有了「天道」、「人道」、「陰陽之道」、「孔孟之道」、「聖人之道」、「君主之道」、「君子之道」等各領域既遵循大道又更易把握的具體「道」的衍化了。

醫學作為實用之學，在不忽略道本原特性的前提下，更關注的是可循之「道」，即規律之「道」。醫學研究的對象是天、地、人，既然人的行為以地為法則，地的行為以天為法則，則觀察天地自然的規律就成為必然。天地自然最明顯的規律表現莫過於寒去暑來、四季交替、日升月落、晝夜往來，這些現象都可以用「一陰一陽」來概括，因此「陰陽之道」就成了醫學領域最常遵循的法則。《靈樞・病傳》謂：「明於陰陽，如惑之解，如醉之醒。」由於《易》以「一陰一陽之謂道」為命題，其陰陽之論深而廣，因此，醫之陰陽深受《易》之陰陽影響而深具「道」的特性。更由於醫須精細，因此，陰陽之外，五行學說的滲入，使對天、地、人的現象規律解釋更具融通性與豐富性，由是「五行之道」亦為醫家所奉。

《莊子・知北遊》謂：「通天下一氣耳。」因此陰陽、五行的本質均是氣，均由一氣所化而來，則陰陽、五行的規律之道就可落實到「氣」的本原上，本原之道與規律之道由是相通。「道」既然是化生天地萬物的本原，當然就規定了天地萬物的運動變化規律。作為天地萬物共遵的規律，自然就含有道能通萬物，道使萬物通的意蘊。因此，各領域學者，在學習本領域知識的基礎上去感悟「道」及其運用就成了境界提升的必由之路。

第二節 中醫是否講道理？

（一）道與理有何區別？

「中醫不講道理」，這是一些對中醫有誤解、有看法，或未識中醫之真的人常說的一句話。果真如此嗎？我們先來看看道和理到底是怎麼回事。

什麼是理？最簡樸的理解，就是紋理。《說文解字・玉部》解：「理，治玉也。」玉是有紋理的，而且非常細密，最講究順紋理而治，由此而引申為事物的條理、道理、原理、真理和規則，有時亦涵藏規律的意思，在某些語境下甚至與「道」相通。

道與理，是古代哲學裡的一對重要範疇，因常並稱而被人混為一談。其實二者的區別不小，不弄清這一點，我們對中醫的評價就無法做到中肯。

道與理的第一層區別：道是宇宙本原，是世界萬物之「所以然」的內在總規律，理則是道在萬物的具體表現。各種不同的事物，各具自身特殊的理，所以《韓非子・解老》指出：「道者，萬物之所然也，萬理之所稽也。理者，成物之文也；道者，萬物之所以成也。故曰：『道，理之者也。』物有理不可以相薄。物有理不可以相薄，故理之為物之制，萬物各異理。萬物各異理，而道盡稽萬物之理，故不得不化；不得不化，故無常操。」

同篇的「凡理者，方圓、短長、麤靡、堅脆之分也，故理定而後可得道也」，認為具體事物都有各自的屬性、特質，它們存在著方圓、短長、粗細、堅脆等方面的差異，它們的具體規律也各不相同，所以說「萬物各異理」，但各種事物的特殊的理，又共同體現或吻合於作為宇宙根本規律的道。所以說「道盡稽萬物之理」。朱熹《周易本義・序》亦有相近的概括：「散之在理，則有萬殊；統之在道，則無二致。」

道與理的另一層區別是道簡而理詳。

關於「理」之詳，戴震的認識又較朱熹精到，他認為「理為分理」。他說：「理者，察之而幾微必區以別之名也，是故謂之分理。」（《戴震全書》卷六）即言「理」是對事物內在規定性的區分與識別，是察微而知詳的，每一具體事物都具有特殊的規律，明「理」就是察其詳而明其區分。他還認為「理為條理」。「凡物之質，皆有文理……蓋氣初生物，順而融之以成質，莫不具有分理，則有條而不紊，是以謂之條理。」「理為條理」可說是「理為分理」的邏輯延續，有區分的各事物之間必然存在其自身的特徵、演化秩序和類別的關聯。戴震的「理」已近似於現代科學所言之「理」了，為中國的科學研究提供了思想基礎。

關於道之簡，《周易・繫辭上》說：「乾以易知，坤以簡能。易則易知，簡則易從；易知則有親，易從則有功；有親則可久，有功則可大；可久則賢人之德，可大則賢人之業。易簡而天下之理得矣。天下之理得，而成位乎其中矣。」這裡的「易簡」可理解為「道簡」，即人們常說的「大道至簡」。

「道簡」至少包括了以下內涵：其一，簡單演化複雜。「道生一，一生二，二生三，三生萬物」是這種模式，「易有太極，是生兩儀，兩儀生四象，四象生八卦」也是這種模式，萬物分別源於至簡的「道」或「太極」。其二，簡可馭繁。基於複雜由簡單演化而來的前提，邏輯上就可做到執簡馭繁。張岱年先生在談到《易》的方法時提到：「象雖至賾，理則至簡。於繁雜之現象中，探求其易而簡者，乃能了別其根本規律。」[1]這是告訴我們，《易》把握紛繁複雜的現象是借助於「象」來實現的，同象、類象即同類，同類相動，同氣相求，有分類就有共通規律，這個共通規律，就是「道簡」。其三，簡則易知。「易則易知，簡則易從」即言「道」或者說「規律」是很容易懂的，是普通百姓都能明白的，因此也容易掌握與運用。最幽深的道理，往往有著最樸素的外表，體現為最簡約的形式，如中國的太極圖、愛因斯坦的$E=mc^2$這個公式。即所謂「易簡而天下之理得矣」。

簡而言之，條分縷析是理，貫通妙悟為道，道可統理，理從屬於道，是道的具體化，道與理，反映的是普遍規律與特殊規律不相分離的辯證關係。因此，兩者常常合稱為「道理」。

（二）格物致知道理明

或問：要窮理而通道，有什麼具體方式？答曰：四個字——格物致知。

什麼是「格物」？程頤認為：「格，猶窮也；物，猶理也。猶曰窮其理而已也。」（《二程遺書》卷二十五）因此，「格物」就是窮究萬物自然而然之理。比如，以地球為視點時，太陽為什麼有東升西落，月為什麼有陰晴圓缺；生活之所見中，火為什麼炎上，水為什麼潤下；在中藥的不同部位中，為何花葉多能發散，藤多能舒筋……都在窮理之列。

什麼是「致知」？朱熹說：「致，推極也；知，猶識也。推極吾之知識，欲其所知無不盡也。」（《四書章句集注・大學章句》）即以自己心中之知去學習推究萬物之理而致窮盡。

至於「格物」與「致知」的關係，朱熹接著說：「所謂致知在格物者，言欲致吾之知，在即物而窮其理也。」要做到致知，必須先格物。《現代漢語詞典》將「格物致知」解釋為：「窮究事物的原理法則而總結為理性知識。」[2]這基本上就是我們所說的科學的觀察與分析方法了。所以，在近代西學東漸之初，「科學」一詞在中國的最早翻譯就是「格致」這兩個字。「格物」與「致知」的關係還可進階。朱熹認為：「格物，是物物上窮其至理；致知，是吾心無所不知。格物，是零細說；致知，是全體說。」（《朱子語類》卷十五）即格物是一事物一事物去獲取知識，是知識在量上的積累；致知，是內心所有知識的貫通，是認識上質的提升，即學進乎道。若以朱子此說為據，現代科學主觀上沒有求道的欲望，它要求的是明白萬事萬物具體而微的理，雖有致知之意，似乎更偏零細說的「格物」層面，其致的是小知，即戴震所言之「理」；中醫學強調的是以道統理，理中顯道，學進乎道、術進乎道、技進乎道，雖有格物之舉，但更偏重舉一反三貫通全體的「致知」，追求的是從致小知之「理」到致大知之「道」。走的是物理一一盡知即證道理，一理觸物而發即是萬理的路子。

回顧中醫各種「化」研究走過的路子，大多更像是零細說的「格物」，追求的是致小知的「理」，而忽視了充滿靈氣的全體上致大知的「道」。現代還原分析科學「整體零割」的實證方法，雖仍可觀，但在醫學上，面對宏觀複雜的天人關係、生命體中錯綜的體系組織關係與更複雜的微觀環境，已難免局部解釋有理，整體意義失準或失統的問題。這種一味求小理而棄大道的做法，果能得中醫之真嗎？不能無疑！

反過來，中醫雖然重「道」，卻要注意另一種傾向，即不切實際的談玄論道。中醫是一門實踐性科學，講究的是理論指導實踐，實踐反證理論，或據實踐而創新理論。理、法、方、藥要絲絲入扣，而不能懸空論道。諸般妙想，都要在臨床實踐上驗證。正是朱子所言：「聖人不令人懸空窮理，須要格物

1 張岱年，《中國哲學大綱》，北京：中國社會科學出版社，一九八二年，頁五四〇。
2 中國社會科學院語言研究所詞典編輯室，《現代漢語詞典》，北京：商務印書館，二〇〇二年，頁四二四。

者，是要人就那上見得道理破，便實。」（《朱子語類》卷十四）

「格物致知」亦可作學習方法的指引，中醫的學習，既要在文字上下工夫，但也不能純在文字上下工夫，理論是死的，在用中方能顯活，重在臨床印證、不斷反思。朱子說得好：「只是做工夫全在自家身心上，卻不在文字上。文字已不著得思量。說窮理，只就自家身上求之，都無別物事。」（《朱子語類》卷十四）「致知、格物，只是一事，非是今日格物，明日又致知。格物，以理言也；致知，以心言也。」（《朱子語類》卷十五）所以，中醫是非有心者不能學好的學問。

因此，不是中醫不講理，而是中醫學的「理」，非如西醫之純理，實為在醫道統攝下的醫學原理。欲明中醫道理，既可以道推理，亦可知理而悟道，由此而達道通理明之境。從這個意義出發，中醫不單講理，而且通道，如果要咬文嚼字的話，中醫才是真正講「道」、「理」的學科。

體天之道

我們現在談起中醫，總要提到一個關鍵字，就是「天人合一」。那麼，什麼是天人合一呢？讓我們先從了解「天」開始。

在老子提出「道」作為宇宙本體和基本規律後，「道」的概念為諸家所吸收和發揮，具有自然意義的宇宙之「天」的觀念也漸與「道」的概念相融，更與氣、陰陽、五行思想相結合，形成了「天道觀」的哲學基礎；而天文、氣象、曆法、物候、醫學等領域或學科的發展，則成為其科學背景。

古人討論宇宙奧祕，實質上是以人為中心，圍繞著天人關係這個核心來展開的。於是「究天人之際，通古今之變」這種思想就逐漸由潛到顯，在實用領域，「道」的根本意義就很容易被歸結於「天」之「道」中。由此，哲學基礎與科學背景相合，逐漸發展成為一套系統、規整的理論體系。而對此「天道」的把握主要依賴於體證「天道」的自然變化規律，並由此形成理性認識。

第一節 宇宙之演

說到「天」，很多人會聯想到「宇宙」。宇宙是什麼？人們雖然經常用這個詞，但不少人對其內涵是不甚了了的。關於宇宙，《淮南子・齊俗訓》有言：「往古來今謂之宙，四方上下謂之宇。」即宇宙包含時間與空間兩個維度。張衡的《靈憲》進一步說：「宇之表無極，宙之端無窮。」表明了宇宙包含無限時空。所以古代「天地」二字的內涵要視語境而定，或與宇宙同義，指無限時空；或僅指天空日月星辰與山河大地的自然空間。

關於宇宙本原和演化，中國古代有兩種代表性的論述：

一是將「道」（無）作為宇宙的本原，如老子之道，以及王弼提出的「以無為本」的本體論：「道者，無之稱也，無不通也，無不由也，況之曰道。寂然無體，不可為象。」（《論語釋疑》）他們都認為在宇宙生成之前有一個「無」或類似於「無」的階段，作為宇宙產生的本原，我們姑且稱之為無生宇宙說。

這個學說以老子的「天下萬物生於有，有生於無」為據，進而有「太易者，未見氣也；太初者，氣之始也；太始者，形之始也；太素者，質之始也」（《列子・天瑞》）之說，此處太易階段幾近乎「無」，未見氣、形、質；而太初、太始、太素，依次見氣、形、質，是為「有」，更具體的進階就是彌散之氣是「氣」的本原狀態，氣聚則成形，形成則質具。

二是將「氣」（有）視作宇宙本原並有參與宇宙生成過程。《管子》的「精氣」化生萬物說是其發軔；王充的「天地合氣，萬物自生」（《論衡・自然》）認為天地萬物都由元氣聚合生成，簡稱元氣自然論，是其發展；張載的「太虛無形，氣之本體；其聚其散，變化之客形爾」（《正蒙・太和》）認為太虛雖無形無相，但並非空無，而是布滿了氣，氣聚則為萬物，萬物散則為氣，復歸於太虛，氣是太虛（宇宙）的本原，這是氣本論或「氣」（有）說的進一步深化，且在實際運用中具有較好的解釋性。

而《淮南子・天文訓》的宇宙生成模式（見圖60）則將無中生氣，氣變而化生天地萬物的觀念逐步清晰與圖式化。

第二節 曆法之式

在一個以陰陽五行為基本架構的時代裡，曆法就是以古天文為基礎，按天道規律，依不同的需要，將年、月、日、時等時間單位或周期組合成具有陰陽五行特性規律的時間系統；這個時間數學模式又反過來為陰陽五行的計量化、規律化運用提供了合理範本，使之更具天地之道的特質。關於古代與醫學相關的曆法，學者馬文輝作了較系統的整理，介紹了其中五種[1]，現撮其要於下：

①**六爻曆**：六爻曆是最古老的曆法之一。周期特徵為：一年兩季六節十二支六十周三百六十日。其中六日為一周，三十日為一支，六十日為一節。

②**五運曆**：五運曆是夏代的古曆法，它是十干曆的基礎。周期特徵為：一年兩季五運十干三十六旬七十二候三百六十日。其中五日為一候、十日為一旬、三十六日為一干、七十二日為一運。

③**八卦曆**：它是建立在觀察、測量、計算「日影」基礎上的曆法。周期特徵為：一年四季四時八卦（風）三百六十日。其中十五日為一氣，四十五日為一風（卦），九十日為一時。

④**五運六氣曆**：也叫干支曆，是五運曆和六爻曆的複合曆。把干支相複合便產生了六十甲子記日法。這一曆法一直沿用數千年。

⑤**陰陽曆**：是六爻曆和八卦曆的複合曆。這一曆法的形成和完善是建立在觀察和實測基礎上

1 馬文輝，〈古天文曆法是中醫基礎理論的思辨框架〉，《中國中醫基礎醫學雜誌》，二〇〇三年，第九卷第七期，頁二八～三二。

> 的，它是最具生命力和特色的天文曆法。它既考慮了太陽視運動同氣候變化的內在聯繫，又考慮了月亮視運動月相變化同人們的夜間生產活動與潮汐規律的關係，創立了大小月和閏月的方法，使兩種周期巧妙地結合起來，形成了十二月、二十四節氣。

此外，尚有律呂紀月法，這是用古代音樂方面的律調名稱來紀月的方法。《禮紀・月令》對此有系統的記述。律和呂都是指古代校正樂音的器具，因為律呂共十二個音階，正好與曆法中的十二個月相同，古人便把兩者聯繫起來，用於紀月。十二律的排列次序由低到高，就把最低的音調配以正月，接下去依序配合，形成一套固定的紀月名稱。

對於地球時間周期的來源，古人與今人的認識是基本一致的：晝夜是地球自轉的周期，月是月亮繞地球公轉的周期，而節氣與四季則是由地軸與公轉軌道的夾角所造成。而以「推天道以明人事」為能事的醫學，實需對古曆法與其基本功用有一大致了解。關於不同曆法的具體應用，我們在〈時之篇〉或會因應需說明的具體內容作出恰當的展開。

關於「天道」，以人類的視角看，一言以蔽之，就是：宇宙自然規律，作用於地球生態系統的概括。

原醫之道

第一節 天人之道

如果說天人關係是中醫學探討的核心問題，那麼，「天人合一」就是其精髓所在，天人合一的視點是以天究人，以人驗天，天人互參，天人相應。而「天」與「人」所合、所感、所應就落實在「道」上。

（一）天人之應應於醫

天人之道的內核是「天人合一」，「天人合一」思想最終要落實在「天人相應」上才具可操作性，而「天人相應」的邏輯前提是「同氣相求」。

「同氣相求」的觀念先秦已有，《周易》乾文言云：「同聲相應，同氣相求。水流濕，火就燥，雲從龍，風從虎，聖人作而萬物睹。本乎天者親上，本乎地者親下，則各從其類也。」《莊子・漁父》曰：「同類相從，同聲相應，固天之理也。」《呂氏春秋・應同》謂：「類固相召，氣同則合，聲比則應。」

發展到西漢董仲舒則為「同類相動」，《春秋繁露・同類相動》說：「故氣同則會，聲比則應，其驗皦然也……美事召美類，惡事召惡類，類之相應而起也，如馬鳴則馬應之，牛鳴則牛應之。」既然「同類相動」，則天人關係中只要證明天人同類，就應能相互感應，於是就有了「天有陰陽，人亦有陰陽。天地之陰氣起，而人之陰氣應之而起；人之陰氣起，而天地之陰氣亦宜應之而起，其道一也」以及

《春秋繁露・陰陽義》的「以類合之，天人一也」之說。

再進一步將「類」精確化，則是天地法度與人之氣數相應的「人副天數」了。《春秋繁露・人副天數》曰：「人受命乎天也，故超然有以倚……物疢（灾）疾莫能偶天地，唯人獨能偶天地。人有三百六十節，偶天之數也；形體骨肉，偶地之厚也；上有耳目聰明，日月之象也；體有空竅理脈，川谷之象也；心有哀樂喜怒，神氣之類也；觀人之體，一何高物之甚，而類於天也……是故人之身，首坌而員，象天容也；髮，象星辰也；耳目戾戾，象日月也；鼻口呼吸，象風氣也；胸中達知，象神明也；腹胞實虛，象百物也……天地之符，陰陽之副，常設於身，身猶天也，數與之相參，故命與之相連也。天以歲終之數，成人之身，故小節三百六十六，副日數也；大節十二分，副月數也；內有五藏，副五行數也；外有四肢，副四時數也……於其可數也，副數；不可數者，副類。皆當同而副天，一也。」須注意，董仲舒討論的天人關係雖多以自然現象比類，但這裡討論的「天」是人格神的「天」，而「人」則為社會屬性的人，董仲舒所重視的是天有刑罰之威，強調「天」對「人」的德威並用，以此來提高王權，因此，在設計上將天人關係人格化與倫理化。

而真正以自然之「天」與自然屬性之「人」來探討天人同類與感應的是《黃帝內經》。《靈樞・陰陽繫日月》云：「黃帝曰：『余聞天為陽，地為陰，日為陽，月為陰，其合之於人奈何？』岐伯曰：『腰以上為天，腰以下為地，故天為陽，地為陰。故足之十二經脈，以應十二月，月生於水，故在下者為陰；手之十指，以應十日，日主火，故在上者為陽。』」《靈樞・邪客》云：「黃帝問於伯高曰：『願聞人之肢節以應天地奈何？』伯高答曰：『天圓地方，人頭圓足方以應之。天有日月，人有兩目；地有九州，人有九竅；天有風雨，人有喜怒；天有雷電，人有音聲；天有四時，人有四肢；天有五音，人有五藏；天有六律，人有六府；天有冬夏，人有寒熱；天有十日，人有手十指；辰有十二，人有足十指，莖垂以應之，女子不足二節，以抱人形；天有陰陽，人有夫妻；歲有三百六十五日，人有三百六十節；地有高山，人有肩膝；地有深谷，人有腋膕；地有十二經水，人有十二經脈；地有泉脈，人有衛氣；地有草蓂，人有毫毛；天有晝夜，人有臥起；天有列星，人有牙齒；地有小山，人有小節；地有山石，人有高骨；地有林木，人有募筋；地有聚邑，人有䐃肉；歲有十二月，人有十二節；地有四時不生草，人有無子。此人與天相應者也。』」《素問・氣穴論》亦有「黃帝問曰：『余聞氣穴三百六十五，以應一歲……』」等論述。

客觀地說，在「同氣相求」的正確前提下，進一步精確化的「人副天數」反由於其精確對應而存可商之處。《春秋繁露》不乏合理的類比，但牽強之處也不少見。《黃帝內經》的對應描述較為實用，卻也不能說毫無附會之處。但其中傳達出來的以氣為感應中介，以陰陽象、五行象等來劃類的「人與天地相參」的思想，對探討自然（尤其是醫學的天人關係）卻是大有啟發的。

（二）宇宙之模模示醫

對於宇宙的發生和發展，《素問・天元紀大論》是如此表述的：「太虛廖（寥）廓，肇基化元，萬物資始，五運終天，布氣真靈，總統坤元，九星懸朗，七曜周旋，曰陰曰陽，曰柔曰剛，幽顯既位，寒暑弛張，生生化化，品物咸章。」把宇宙的發生過程稱作「肇基」，即廣闊無限的太空是化生的基元，而五運及陰陽規律支配著元氣充滿天地而有星體運行、季節更移、生命活動的變化，生生化化而有了多姿多彩的世界。

而對「太虛」兩字的認定，王冰以「空玄之境」作注，稱其為「真氣之所充」；張志聰以「空無之境」作注，稱其為「大氣之所充」，此應為「道氣論」的體現。受此影響，醫家多持「氣」生宇宙說。當然，「氣」的無形特性容易體現其為宇宙本原，而「聚則成形」、「散則為氣」又使其成為有形與無形之間的一種聯繫，更具客觀實在性與機制解釋性而為醫家所用。而在宇宙的演化上，《素問・天元紀大論》的描述與《淮南子・天文訓》實是異曲同工，尤其重視氣—陰陽—五行的變化與運作。

古代宇宙模型中影響最大的「渾天說」是以地球為中心的視野來觀察宇宙，與天體測量學中的球面天文學的出發點基本一致，即假想地球正處一個「天球」中心，這樣才能用坐標表現出天體的方位及其視運動，從而量度天體的位置，計量天體的運動。渾天儀（見圖61）可以以精確的天文觀測事實來論證學說本身，而依據這些觀測事實來制定的曆法又具有相當的精度，使地球的季節更替，寒暑相移，萬物的生長收藏都有了節律依據。而球面坐標系，尤其是以六節和二十四節氣來標度太陽運行規律的黃道坐標系的採用，為五運六氣學說烙下了天文曆法背景之印。

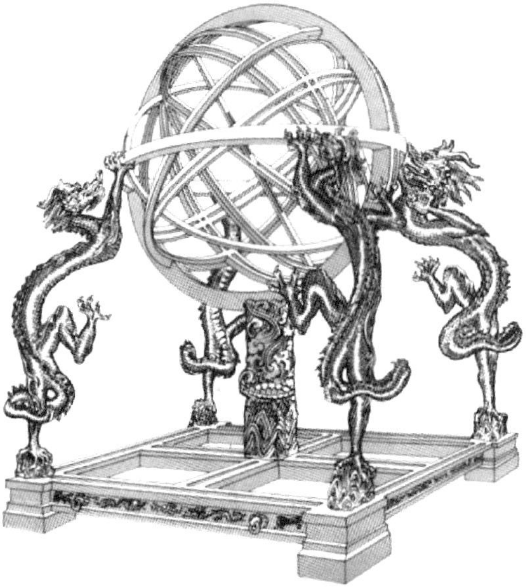

圖61　根據文字仿繪的渾天儀

（三）曆法之印印在醫

《素問・六節藏象論》說：「天度者，所以制日月之行也；氣數者，所以紀化生之用也。」《素問・

寶命全形論》亦說：「天有陰陽，人有十二節；天有寒暑，人有虛實。能經天地陰陽之化者，不失四時，知十二節之理者，聖智不能欺也；能存八動之變，五勝更立，能達虛實之數者，獨出獨入，呿吟至微，秋毫在目。」在「天人相應」思想指導下的中醫學無論架構還是醫療實踐都與天文曆法密切相關。曆法的出現使得醫道可從較易讓人產生凌空蹈虛感的觀念，落到這一周期性天地運行的數學結構模式的實處中。

關於古天文曆法對中醫思辨框架的影響，學者馬文輝有以下歸納：

> 對中醫陰陽學說的影響：寒暑、晝夜是形成陰陽學說對立交感的基礎；春夏秋冬四時是形成陰陽學說互根互用觀的基礎；六氣是形成陰陽學說三陰三陽循環恆動的基礎；八正、八風是形成陰陽學說時空統一觀的基礎。
>
> 對中醫藏象學說的影響：《黃帝內經》藏象學說是在天文曆法的先驗模式框架基礎上構建的，以四時藏象理論為代表。八卦藏象理論是在四時藏象理論的基礎上發展和完善的；五行藏象學說是在四時藏象學說基礎上根據五行屬性發展和完善的；六節藏象理論是在六爻曆的天文曆數模型基礎上構建起來的藏象學說；五臟六腑十一藏象理論是五運六氣曆圖式人體的產物。
>
> 對中醫經絡學說的影響：經典的六經十二脈完全是建立在六爻曆的六節或六氣（三陰三陽）十二月或十二支的天文曆法基礎之上的思辨框架。[1]

馬氏認為，由於中醫學的基本理論框架來源於天文曆數，因而中醫學從診斷到治療整個理法方藥無不深烙曆法的印記。

正所謂：「不知年之所加，氣之盛衰，虛實之所起，不可以為工矣。」（《素問・六節藏象論》）因此，曆法是「天人相應」在律上的表達，呈現出一定的「氣數」規律。

綜上所述，中醫學的特徵是天地與生命同構，著重天道與人道的契合，並推演天地法度與人之氣數相應。其理論與實踐是以氣—陰陽—五行自然規律為依據，以生命現象為關注重心。其內核是天人合一學說，其體現主要在天人交感的內容，五運六氣的運作以及天文、曆法、氣象、物候等學科領域與醫學的相參運用上。因此中醫學又可看成是天人一體的天地—生命科學。

《醫原・張星亙序》云：「道之大原出於天，凡道之所分寄，亦必探原於天。醫其一端也。蓋天之道，不外陰陽五行。稟陰陽五行之精氣而人生焉，感陰陽五行之戾氣而人病焉。」作為本原之道，中醫學傾向於以「氣」為道的「道氣論」；作為規律之道，中醫學更多的是參照陰陽、五行的規律與法則。種種自然與醫學現象的背後是兩千年來不變的氣—陰陽—五行宇宙觀共識，所有理論與實踐都或隱或顯地立足於一個氣—陰陽—五行化的天道中。

為證中醫之道與理，我們可分別從氣、陰陽、五行內容所蘊的道理來體會，看看中醫是如何「格物致知」的，看看中醫是否不講道理？是否有驗無理？是否懸空說理？還是大有道理？

1 馬文輝，〈古天文曆法是中醫基礎理論的思辨框架〉，《中國中醫基礎醫學雜誌》，二〇〇三年，第九卷第七期，頁二八～三二。

第二節 氣之道

(一)道以氣為本

「氣」是中國文化的最深層底蘊,「道氣論」將「氣」視作宇宙本原。天地萬物均由元氣聚合生成,氣以聚、散兩種基本形式存在,其中彌散之氣是「氣」的本原狀態,氣聚則成形。張載《正蒙・太和》謂:「太虛無形,氣之本體;其聚其散,變化之客形爾。」說的是太虛雖無形無相,但並非空無,而是布滿了氣,氣聚則為萬物,萬物散則為氣,復歸於太虛,故氣是太虛(宇宙)的本原。

以氣為基,氣可分陰陽、五行,則陰陽的本質是陰陽之氣,五行的本質是五行之氣。而陰陽之氣、五行之氣同樣具有或聚或散的不同表現形式。即《醫門棒喝・太極五行發揮》所云:「當知萬物化生,雖出陰陽五行之陶冶,實由渾元一氣之轉旋,氣凝而成質,質消還為氣。氣無形而質有形。」由於氣的本原性質,中國古代幾乎所有的學術領域都以氣為基來構建理論框架,百家之說也因此「元氣」而有了最根本的連接紐帶,可互相呼應,交織成一個整體。

從這個角度上看,「氣之道」就是中醫學的根本道。《素問・寶命全形論》的「人以天地之氣生,四時之法成」、「夫人生於地,懸命於天,天地合氣,命之曰人」說明元氣不但是構成宇宙的本原,也是構成生命的最基本物質。天人一體,首先是一此本原。《素問・五常政大論》的「氣始而生化,氣散而有形,氣布而蕃育,氣終而象變,其致一也」則指出「氣」運動不息,是化生萬物的本原。自然界的萬物生長、發育、繁衍和變更是與「氣化」的過程相一致的。《素問・天元紀大論》更提出：「故在天為氣，在地成形，形氣相感而化生萬物矣。」其天人相感之意更表露無遺。張景岳《類經・攝生類》云：「夫化生之道，以氣為本，天地萬物莫不由之。故氣在天地之外，則包羅天地，氣在天地之內，則運行天地，日月星辰得以明，雷雨風雲得以施，四時萬物得以生長收藏，何非氣之所為？人之有生，全賴此氣。」將天人一氣的觀念表達得淋漓盡致。

（二）元氣論VS原子論

在教學中，由於元氣論不像陰陽、五行學說那樣能方便地以規律或體系的形式呈現，例證又豐富多彩，其所涉的主要是宇宙本原這種抽象而沉悶、不太容易簡單說清道明的終極話題，兼之「氣」之一字在現代人印象中總有老土之感，故學習者對此論多不上心，甚至認為可有可無。然此論真的是食之無味，棄之可惜的雞肋嗎？

從學習的角度看，元氣論作為哲學背景，其在知識層面較突出的內容雖然沒有陰陽、五行學說明顯，但若對這個中國文化的最深層底蘊理解未透，不但大大影響對中醫體系內容的深度把握，更易在中醫學發展的路向上迷失。

若純粹就「氣」論「氣」，以現代人不太深厚的國學功底，確實難以理解得透徹，幸好關於世界的本原，古代西方也有一個與「元氣論」接近對等的學說，就是公元前五～前四世紀，古希臘哲學家留基伯（Leucippus）和他的學生德謨克利特（Democritus）主張的「原子論」。這裡，「元」與「原」同義，「氣」與「子」則可看作是基元單位的各自表述，這是在唯物本體論上兩者所見略同處。但兩說深層之異更值得品味，比較元氣論與原子論就是審視鑄就了東西兩大文化體系差異的文化基因。由於中醫學以元氣論為根，西醫學以原子論為基，是以這種剖析最容易把中西醫學體系的深層內蘊，諸如不同的思維風格、學術思想乃至具體內容以較清晰的方式呈現出來。

歸納起來，元氣論與原子論大抵區別如下，見表8。

表8　元氣論與原子論的區別

比較項	元氣論	原子論
世界本原	元氣	原子
存在形式	散則無形，聚則成形，有無間可轉換交流	原子有形，虛空為無，有無間不可轉換交流
形態預見	無限可分	最終物質
自然觀	有機論	機械論
作用形式	陰陽相互作用	原子在虛空中運動
動力源泉	內部陰陽矛盾	未有解
發生機制	分化	組合
注意中心	關係實在	物質實體
整體觀	元整體	合整體
研究方法	整體、宏觀、外拓	分割、微觀、深入
哲科意義	哲學與科學並具	初為哲學，後引入自然科學

以下為敘述方便，表中關聯性較大者以某項為中心作連帶討論，不逐項分割而探究，兩說又存深刻差異。

①**世界本原**：中國的「道氣論」視「元氣」為宇宙本原。《鶡冠子・泰錄》謂：「故天地成於元氣，萬物乘於天地。」西方則以「原子」為構成宇宙萬物的基元物質。著名哲學家張岱年先生將兩種本原之細微處表達得妙趣橫生：「西洋哲學中之原子論，謂一切氣皆由微小固體而成；中國哲學中之氣論，則謂一切固體皆是氣之凝結。亦可謂適成一種對照。」[1]表面看來，兩說均肯定了世界本原的物質性，所異僅因不同的文化背景與語言習慣而分別歸結為「元氣」和「原子」，雖異曲卻似同工。但若細究，兩說又存深刻差異。

②**存在形式**：元氣的本原狀態是無形而彌散狀態之氣，王夫之謂：「氣彌淪無涯而希微不形。」（《張子正蒙注・太和》）但氣聚則為萬物，萬物散則為氣，即有形實體是氣，無形虛處也是氣，有無之間可轉換交流。張載括之為：「太虛無形，氣之本體，其聚其散，變化之客形爾。」

由於陰陽學說的導入，陰陽特性之一是無限可分，因氣可分陰陽，據此邏輯，則氣也是無限可分的。換言之，在中國的宇宙構成觀中不一定存在某種最終物質。《莊子・天下》中惠施所說的「一尺之捶，日取其半，萬世不竭」大抵也是這個意思。事實上，現代科學直到現在也只能說發現一些基本粒子，尚不敢輕言最終物質。氣的無限可分性大大地增加了氣的變數以及說理上與時俱進的優點，譬如不管現代科學最微觀的物質單位發展到哪個層次，都可說未離氣的範疇，還預留了進一步細化的空間。

原子論認為世界的本原是原子和虛空。原子的存在形式是有形。「原子」（atomos）在古希臘文的含義為「不可分割」，因此，其所指的是最後的不可分的物質微粒或單位。據此，世界萬物都是由微細而不可分，具形質、質量的原子所構成。由於每個原子都是毫無空隙的，因此，它的基本屬性是「充實

1 張岱年，《中國哲學大綱》，北京：中國社會科學出版社，一九八二年，頁三九。

性」。與之相對的虛空的性質則是空曠，是絕對的無，僅給原子活動提供空間。原子與虛空之間不存在轉換與交流。因此，在本原問題上，虛空對原子僅起襯托作用，真正的萬物本原還是原子。

張岱年謂：「中國哲學所謂氣與西方〔哲學〕所謂物質是相當的，而也有差別。西方是以固體物為模式而提出物質概念的，物質的存在形態是原子、粒子。中國古代是以氣體物為模式而提出氣的概念的，可以理解為波粒的統一。中國所謂氣的概念沒有西方傳統哲學所謂物質的機械性，卻又表現為一種含糊性，應該正確理解。」[1]除波粒的統一外，再深究，由於古人也以氣作中介來解釋磁石吸鐵、日月吸引海水形成潮汐的現象，因此，「氣」亦應含現代物理「引力」及「場」等內涵。

我們再看看張岱年對「氣」特點的歸納：「總起來說，中國傳統哲學中所謂氣，有幾個特點：①氣凝聚而成為有形有質之物，氣是構成有形有質之物的原始材料；②氣是有廣度深度可言的，即是有廣袤的；③氣是與心相對的，是離心而獨立存在的實體；④氣是能運動的，氣經常在聚散變化過程中。從這些特點看，中國哲學所謂氣與西方哲學所謂物質，是基本類似的。但中國哲學所謂氣又有兩個特點：①氣沒有不可入性，而貫通於有形有質之物的內外；②氣具有內在的運動性，經常在運動變化之中。在中國古代哲學中，氣、形、質有層次之別。質是有固定形體的。（此質不是今日一般所謂性質之質。）西方古代哲學所謂原子，用中國傳統哲學的名詞來說，應云最微之質。而中國古代哲學則認為萬物的本原是非形非質的貫通於一切形質之中的氣。這氣沒有不可入性，而具有內在的運動性。這是中國古代唯物論的一個基本觀點。」[2]

關於最終物質問題，十九世紀英國化學家道爾頓（John Dalton）將原子論引入化學，說化學元素均由不可再分的微粒組成，這種微粒稱為原子，並以原子為據對元素作了一些規定，形成了近代原子論。但近現代的研究對此一直在修正中，如原子並非最小單位，而是由更小粒子（中子、電子、質子）構成。目前物理學認為的基本粒子可以分為夸克（quark）、輕子（lepton）、規範玻色子（gauge boson）

和希格斯玻色子（Higgs boson）四大類。由於科學的不斷發展，人類對物質構成與關係的認知逐漸深入，因此基本物質單位的定義也在與時變更，一般不輕言最終物質。當代物理界的兩大支柱理論——量子論與廣義相對論存在的不契合處，有望被當今物理學最前沿的弦理論或M理論整合，而這兩者用的都不是粒子模型而更像是波狀模型。因此，就最終物質問題或物質的不同表現形式等角度來看，元氣論明顯較原子論更具前瞻性。

③**作用形式**：由於元氣可以分陰陽，因此，其作用形式或內部動力就是在相互交感中的陰陽對立制約，互根互用，消長轉化，自和協調的內部矛盾。即《易》之陰陽在氤氳中的相推、相盪、相摩。

運動是原子固有的屬性，虛空為原子的運動提供了場所。形狀、體積和序列不同的原子互相結合，就產生了各種不同的複合物。原子分離，物體便煙滅。但原子為什麼自己能運動，德謨克利特卻沒能作出解釋，因此，原子雖在觀念上具自動之意，形式上卻又不得不在外部尋找動力之源。

④**自然觀**：由於氣本無形，氣細無內，大無外，亦無間隙，故無所不通。《管子・心術上》說：「無形則無所位赶，無所位赶，故遍流萬物而不變。」由於有形無形之間可轉換交流，故乍看互不相干的萬物可通過「氣」的中介而成為互有聯繫的整體。這樣，就構成了一幅形在氣中，氣在形中，形與氣融融相交的宇宙氣化圖景，由此導出的就是萬事萬物一氣相牽的有機聯繫自然觀。

原子有形，既然萬物均是由分散存在的「原子」組合而成，而原子與虛空之間又不存在轉換與交流，因此萬物均可分解，可以把整體分解為部分，再據需要把部分一層層分解為更小的部分，直到原子本身，由此導出萬物可以或應該分割來看的機械自然觀。

---

1 張岱年，《張岱年全集：第四卷》，石家莊：河北人民出版社，一九九六年，頁四六七。
2 張岱年，《張岱年全集：第四卷》，石家莊：河北人民出版社，一九九六年，頁四九〇～四九一。

⑤**整體觀**：由於中醫學強調整體觀念。因此，不少人以為整體觀是中醫特有並區別於其他醫學的特點。這裡似乎存在著理解上的某些偏差，其實元氣論與原子論都有整體觀，區別在於兩者質方面的差異。

「元氣論」的整體是一個「元整體」。即認為以元氣為基的宇宙是一個混元整體，萬物均由元氣分化而來；混元整體分化出其內部不可分割、相互聯繫的各個部分。就如宇宙逐級分化出星系—星球—地球—萬物—生物—人—系統—臟腑組織—精血津液—氣。其形式可為氣化氣、氣化形、形化氣、形化形，一切事物都處在氣化流衍之中。在這裡，整體是原生的，部分則派生於整體，故而整體決定著其內部的各部分，形成一個真正融會貫通的宇宙元整體。

更基於氣的運動性，這個元整體是處在不斷的動變過程中，在這個整體中，任何一個局部有形、無形的微細變化，都可因一氣相牽而引起整體的相關反應，這個整體的本質或基礎就是氣的變化流衍。因此，元整體具有不可分割性。整體若作分解，失去聯繫的各部分均不具完整性，整體亦失去混元之性。只有在天然的、不可分割的狀態下才可準確把握事物的完整本質，避免以偏概全的一孔之見。

「原子論」的整體是一個「合整體」。原子是構成宇宙的最終物質，萬物均由原子組成，原子—物質—小局部—大局部—整體就是其組合過程。因此，整體是由從小到大的各個部分綜合而成。部分是原生的，整體派生於部分，雖然部分可受整體背景影響，但作為邊界清晰的部分亦可離開整體而單獨存在，在方法學上就是部分可以分割研究。既然部分綜合成了整體，因此部分決定整體就言之成理了。

⑥**研究方法**：由於氣本無形，又無限可分，所以研究氣之「形態」在邏輯上來說應是徒勞無功的。故元氣論容易導向對形態研究和解剖分析的淡漠。又因氣不斷運動，有形與無形間又可交流潛通而具可入性，形與形、形與氣、氣與氣間沒有任何隔閡，整體以難以分割的不間斷狀態存在，萬事萬物由不同的氣聚散而成，更可因氣而建立聯繫，一切事物都處在氣的流衍及氣化氤氳之中，從而形成一個真正融

會貫通的宇宙元整體。因此，其關注的重心是關係實在而非物質實體，觀察視野偏於宏觀，研究方法更關注聯繫性及協調性，將部分聯繫成整體或置於整體中觀察。甚至以物我齊一，主客相融的方法來「直參造化」。正是基於元整體以天地人一體的最廣闊視野動態地看世界，中醫學形成了以氣相牽的天人相應、形神合一、臟腑—經絡—形體官竅一體的理論系統。

從原子論的視點看，由於萬物均由有形之「原子」組合而成，「原子」是最終物質，部分決定整體。且原子與虛空不存交流，萬物均可分解，只要技術跟得上，若將研究對象一層一層地降解，理論上應可還原到「原子」水平。最終物質的找到就意味著事物或現象的終極原因將會呈現。將此基本信念貫徹到科研中，就是把整體分拆為部分來觀察，以部分來解釋或組合整體，其關注的重心是物質實體而非關係實在，研究方法更關注於縱向深入，微觀分析。在這種不斷降解、深化的探微尋幽過程中，各自然學科得以延伸進步。不難看出，還原論思維或還原分析方法的哲學基礎就是原子論。在此觀念下，西醫學採用解剖方法，將人逐層分解以還原、分析，自是研究的必然途徑。

⑦**哲科意義**：古希臘的原子論僅具哲學意義，直到道爾頓將之引入化學才成為科學概念。元氣論從一開始就既具哲學意義，又深深地滲透到各傳統學科中而各具實際科學內涵。中醫即以此為根基建立理論體系，在派生的氣學說中又演繹出不同層級、不同用法的各種「氣」概念。

元氣論與原子論之辨將引發對現代中醫研究方法的反思，這一點，我們留待本節稍後處再作討論，屆時大家對中醫之氣當有較清晰了解。

（三）一氣貫中醫

1. 道—理以氣通

就「氣」而言，哲學主要關注的是天地萬物的生成本原及演化過程，討論的是天地自然之氣而具「道」的意義；醫學以人體之氣為重心，亦涉自然之氣，著重探討人體生命活動的各種功能，疾病的病因、病機變化以及天人之氣的相感、相應，是「道」——「理」相貫的學問。

從元氣論的自然觀出發，宇宙是個一氣混元的統一體，氣是構成宇宙萬物的基元，人處天地自然中，當然也就和宇宙萬物的構成同源，都是由氣構成的。故《素問‧寶命全形論》說：「人以天地之氣生，四時之法成。」「天地合氣，命之曰人。」在有形的生命體是由氣聚而成的基礎上，下一層次的人體臟腑組織等有形之體亦由氣聚而成。再進一步，人體生命活動所需的基本物質——氣、血、津液、精等也是由氣以不同的方式或聚或散而成。因此，中醫學「氣是構成人體的基本物質」的觀念實乃哲學之氣在醫學人體上的轉注。

至陰陽、五行、氣、血、津液、精等具體內容時，哲學之氣的內涵與人體生命活動的具體現象解釋再進一步相合。具體而言：

當基元之氣以「陽化氣」、「陰成形」的形式或陰陽不同功用的特徵呈現時，即為陰陽；以五行特性呈現時，即為五行。

當基元之氣凝為液態時，可據形質與功用不同再細分：清稀運速，以滋顯功者為津；稠濃運緩，以養為能者謂液；更稠而生養者為精；津滲於脈與營氣合，色紅而能養者為血。

當基元之氣以散在、無形、活動性很強，類似於自然界氣態形式，且以推動、氣化、防禦、溫煦、固攝等功能呈現時，就是狹義之氣。

由於以上物質的基元相同，因此，人體的氣血、精氣、津血、精血均可互相轉化。此即氣化形、形化氣、形化形、氣化氣等不同的氣化形式在人體的顯示。

人體從整體到臟腑組織，再到氣、血、津液、精等均可與自然之氣以「同氣相求」的方式相感、相應。

至此，哲學之氣向醫學科學之氣的轉化過程基本完成，自然之道與人體之理亦由此貫通。

再進一步，就是醫學之氣本身按需分領域及分層次的問題了。

2. 狹義之氣

就人體氣的來源分，不外自然界的清氣、水穀精氣以及先天精氣三類。

就組成、分布、功用而定，則有元氣、衛氣、宗氣、營氣之分。

一身之氣分布於臟腑經絡即為臟腑經絡之氣，此氣常以功能形式表現出來，其狀態則以相關功能的旺衰或障礙與否來判斷。

氣以物質實有言，則為對各臟腑、經絡起激發與推動作用的動力源泉或物質基礎的概括，通常表達為極細微物質。

故氣於人體是物質與功能的統一體。

氣的運動稱為氣機，氣機的表現形式是升、降、出、入。

氣之為病，或為虧虛，或為升降出入異常之氣滯、氣逆、氣陷、氣閉、氣脫。

與哲學之氣比較就不難看出，哲學之氣強調的是「通天下一氣耳」的「氣一元觀」，概括廣泛；醫學之氣要分析複雜的生命活動並兼顧與自然的互應，因而就需元氣、衛氣、宗氣、營氣、臟腑之氣、經絡之氣等專門而特定的劃分。

3. 氣、炁之辨

不時在一些古養生書上見一「炁」字，從語境與表義看，似與「氣」之義近，這兩個字是否同義？順帶一議。

「炁」音同「氣」，與「氣」的確義近，但若細辨則顯其異：「炁」是道家和養生學中常用的概念。「氣」為醫家、養生家均用，並有進一步的元氣、衛氣、宗氣、營氣之分。「炁」與「氣」若單獨出現，可各自表達，無須分辨；若在「氣」與「炁」同時出現的語境中，則「炁」指先天之炁，「氣」為後天之氣。

「氣功」一詞以現代內涵正式開始使用是一九五〇年代，但當時一般認為對「呼吸之氣」的調整是這一修煉形式的基本特徵，因此，「後天氣」取得了冠名權，即成了「氣功」。事實上，氣功是以古典哲學為思想指導，以調心、調息、調身共融為特徵，以增強人體體質、開發人體潛能為目的的身心鍛煉技能。

因調心、調息、調身的比重或技術要點不同，「氣功」就有了層次或名目之分：

若以「有為法」練之，如刻意以意識控制的呼吸吐納、導引，或設計動作配合呼吸的太極拳、八段錦等，並非純出自然者，是為「氣功」。

若往深練，調心（神）的比例及入靜要求就越來越高，當元神完全主事時，達到《金剛經》所云的「一切有為法，如夢幻泡影」、「凡所有相，皆是虛妄」之境；或《道德經．第十六章》所言的「致虛極，守靜篤」的練神還虛、練虛合道，返璞歸真、天人合一之界。所得之氣即謂「真氣」，故《素問．上古天真論》云：「恬惔虛無，真氣從之。」「真」者，先天本原也，此即為「炁」。所以，當練功進階到「元神」烹煉「元精」化為「炁」時，當為「炁功」。因此，養生學上「炁」的品質（或純度）遠高於通常意義上的「氣」，練功的人，也有「欲求難老，須求此炁」之說。

另外要說明的是：練「炁」以神與張岱年先生「氣是與心相對的，是離心而獨立存在的實體」之語並無矛盾，蓋張氏所言者是宇宙之氣，哲學之氣，此「氣」當然不以「心」的意志為轉移而獨立存在。而在形神合一的人體中，一切均受神的支配，氣（炁）自也不例外，這是自然之氣於人體之氣（炁）的運作區別之一。

4. 氣升降之道

前述作為本原之道，中醫學傾向於以「氣」為道；作為規律之道，中醫學更多的是參照陰陽、五行規律與法則。

由本原之道所演，天人合一、道—理相貫之氣在人體的運作，所循規律亦不離陰陽、五行法則，並主要體現在臟腑氣機的升降上。

（1）氣機升降圓運動

氣運動的基本形式是升、降、出、入。而氣的升降出入過程主要是通過臟腑的功能活動來體現。以一臟功能而言，常是升中寓降，降中寓升。如肺主呼吸，呼氣是升、出，吸氣是降、入；肝之疏泄，調暢氣機，以升為主，但其利膽與促進男子排精、女子排卵及排經卻又含降意；腎主水液，腎陽蒸津，濁中之清氣化上行是升，濁中之濁形成尿液排出體外是降。

以臟腑間的協調言，更常以升降顯示。如圖62所示，太極圖左陽右陰，左主升右主降，中間為升降之樞軸。應於人體臟腑，脾胃居中，一升一降，為氣機升降的樞紐。肝應春木，主疏泄，從左而升；肺應秋金，主肅降，從右而降，為氣機升降之圓的外翼。心火宜降，腎水宜升，水升火降，相互為用，即為既濟䷾。既濟者，水火之輪運轉，升降由此啟動。可見，人體的生命活動，無一不是臟腑升降出入的體現。

然上論仍簡，意猶未盡，個中意蘊於臨證思路之啟迪，尚可深論。

①**心腎相交升降啟**：心五行屬火，配離卦☲，居太極圖之上而屬陽；腎五行屬水，配坎卦☵，居太極圖之下而屬陰。兩者的關係主要表現為陰陽、水火、升降間的互制互用、平衡協調。從陰陽交感觀念看，位於下者，以上升為順；位於上者，以下降為和。所以，心火當下降於腎，腎水須上濟於心，這樣心腎之間的生理功能才能協調，心與腎若建立這種聯繫稱為「心腎相交」，亦即《易》所云的水火既濟卦䷾。此卦坎水居離火之上，上水能制約下火，下火能蒸騰上水，相互為用，故云「既濟」，如圖63。

「既濟」於人體言，喻心火能降於下而溫腎水，腎陽得心火之助則蒸水上騰以制心火，如是則水火既濟，心腎

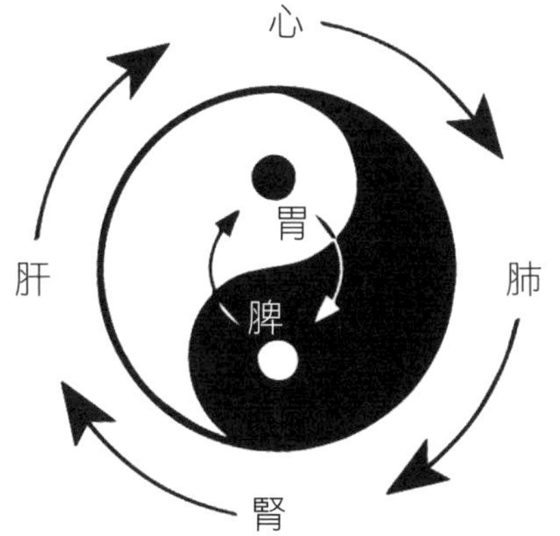

圖62　臟腑氣機升降圖

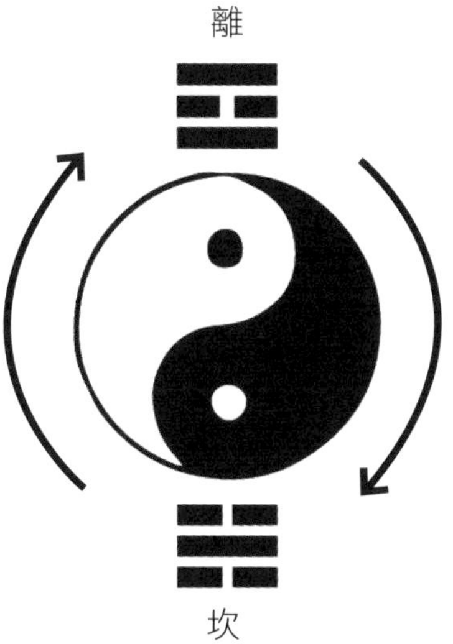

圖63　水升火降既濟圖

相交而相諧。

然心屬火，本居上，火性又炎上；腎屬水，本居下，水性又潤下，兩者易分不易合。因此水升需上達的動力，火降亦需下行之引子，即「既濟」是需要條件的，那麼條件在哪裡？我們再復習一下《周易》的知識。在〈易之篇〉八卦的基本知識中有卦主之說。《易纂言外翼》卷一云：「小成之卦八，震巽下為主，坎離中為主，艮兌上為主，此因乾坤交易而定也。」具體到坎、離兩卦，則卦主為坎☵中之陽爻與離☲中之陰爻，此即「坎離中為主」。坎配腎，坎中之陽即腎中之陽，火處水中，則易蒸津而使腎水上濟，此自然界「地氣上為雲」之象；水既上濟，即補離中之陰，離陰充足，其性降，仿若「天氣下為雨」，引領離火下溫坎陽，坎陽得離火之助，其力更充，蒸水化氣之功愈強，更助離陰帶動離火之降……如此不斷坎離互轉，水火既濟，呈良性的功能循環。此即《醫理真傳》卷一所言的「故子時一陽發動，起真水上交於心，午時一陰初生，降心火下交於腎。一升一降，往來不窮，性命於是乎立」之意也。

心腎相交的意義並不僅局限在兩臟間的功能協調，更是全身氣機升降的動力，然心腎兩者何為原動力？基於火性炎上原理，當陽居下位，其氣溫升方能煦及其上之臟腑，且陽性主動，故坎中之陽（腎陽、命火）當為人體升降的原動力，下降的離火則為其最大助力。如此，陰土得暖則脾升，和木得煦則肝升，啟動人體太極左半圓之溫升。此理置之臨床，如中氣下陷之證以補中益氣丸治之，若效不著者，可加腎氣丸少火生氣以助溫升；若不用丸而用補中益氣湯，筆者則常以李可的腎四味（補骨脂、淫羊藿、菟絲子、枸杞子）益之。若陽虛無力助肝升之證，同樣可以在疏肝、升肝基礎上以腎氣丸為助。

陽升至極則陰降，離中之陰（心陰）滋灑，燥金得潤，肺能順降；陽土受霖，胃方和降，旋轉人體右半圓之涼降。古方麥冬之用頗堪玩味，麥冬一味能滋心、潤肺、益胃，故滋陰或功兼滋陰的名方如麥門冬湯、沙參麥冬湯、百合固金湯、益胃湯、一貫煎、生脈飲、竹葉石膏湯、玉女煎……中屢見其身影，其道理或在於右半圓之涼降自心而降，方能甘霖遍灑。

朱丹溪《格致餘論・房中補益論》云：「人之有生，心為之火居上，腎為之水居下，水能升而火能降，一升一降，無有窮已，故生意存焉。」

②**脾升胃降樞軸轉**：脾胃共居中焦，脾主升清，運精微與津液上達；胃主降濁，降食糜與糟粕下行。葉天士《臨證指南醫案・脾胃》說：「納食主胃，運化主脾。脾宜升則健，胃宜降則和。」脾升胃降對於人體全身氣機的調節起的是中軸樞轉作用。黃元御於《四聖心源・勞傷解》中謂：「四維之病，悉因於中氣。中氣者，和濟水火之機，升降金木之軸。」彭子益的《圓運動的古中醫學・生命宇宙篇》承此意進一步論證：「中氣左旋則木火左升，中氣右轉則金水右降。轉者由上而下，旋者由下而上。中氣如軸，四維如輪。」即中土脾升胃降為一身太極的樞紐，在此樞紐的升降帶動下，肝木、肺金、心火、腎水四維均繞其周而旋轉，共同完成人體生命的氣化圓運動。

樞紐不是空談，臨證可法。譬如心腎不交的失眠，於清心益腎之同時，亦可旋轉脾胃樞機，以促水火既濟。南方人陽熱易偏於上、外而虧於下、內，因此心火旺、腎陽虛之心腎不交失眠者不在少數，筆者在臨床上常以交泰丸加龍骨、牡蠣、白朮、茯苓治之，效果頗佳。方中黃連清心火，味苦能降，不僅降心火，亦可降胃濁；肉桂溫腎陽，引火歸源，腎陽暖則脾土得溫而自能升。在《醫宗金鑒・刪補名醫方論》卷一「歸脾湯」集注中，羅謙甫云：「脾陽苟不運，心腎必不交。」南方不僅熱，而且濕，濕易傷脾，則白朮、茯苓一燥一滲，燥者溫化而升清，滲者利濕而降濁；黃連、肉桂、白朮、茯苓合而斡旋中州，運轉樞軸，使水升火降，交相既濟；龍骨、牡蠣鎮心安神，引浮陽下潛，則心腎益交。

③**肝升肺降外翼旋**：中醫向有左肝右肺之說，常遭詬病，這是以解剖學觀點，對中醫觀點斷章取義的一例。此說非言肝、肺的解剖位置分列人體左右，而是依太極之圓，以左右為路徑，肝從左升、肺從右降，協合為人體升降之外翼。

太極左升右降之說主要源於中國東南西北不同的地理陰陽環境。中國南方陽氣旺，日照時間長，《周易・說卦》曰：「聖人南面而聽天下，嚮明而治。」南面、嚮明即面向陽，主吉，於建築物則利於採光。所以，自古以來從帝王到普通老百姓住的房子都以坐北向南為習慣。此時，南在前，北在後，東在左，西在右。而東方（左）是太陽升起的方位，西邊（右）是太陽下山的方位，左陽右陰、左升右降的觀念由此產生。《素問・陰陽應象大論》曰：「左右者，陰陽之道路也。」中醫藏象學有著明顯的重功能輕結構傾向。肝主疏泄，以木氣之升發、條達、舒暢、宜升為生理特性，應於四季之春，一日之晨，方位之東，為少陽之處，故從於左；肺主肅降，以金氣之肅降、收斂為生理特性，應於四季之秋，一日之夕，方位之西，為少陰之處，故從於右。左肝右肺之說由是產生。至於肝、肺的解剖位置古人早有明述，並無錯位。

在這裡，我們還要明白一個道理，中醫所言的氣機升降並非垂直升降，而是太極圓轉的升降。圓，才有可能於旋轉之中升極而降，降極而升，升降相因，相反相成，相互協調。如果是垂直升降，則降將有礙升，升將有礙降了。是以肝氣的升發與肺氣的肅降升降相因，相反相成，成人體氣機升降之外翼，協調人體氣機保持升降平衡狀態。

對肝氣鬱結證，筆者一般以四逆散或柴胡疏肝散治之，多能奏效。偶若未果，則加一味前胡，於大隊疏肝、升肝之品中，微降肺氣，以使肝升肺降，相因相成，太極旋轉，一身之氣自轉，每能增效。柴胡與前胡本就常相須為用以協調升降。《本經續疏》卷四謂：「惟茈胡主腸胃中結氣，前胡主心腹結氣；茈胡主飲食積聚，前胡主痰滿胸脅中痞。足以見茈胡之阻在下，前胡之阻在上，在下則有礙於升，在上則有礙於降，去其阻而氣之欲升者得升，欲降者得降……夫在下之阻，必係陽為陰遏，茈胡之治，能暢陽而仍不離於陰，故陰亦得隨陽而暢；在上之阻，定因陰不從陽，前胡之治，能化陰而復不擾夫陽，故陽亦得同陰以化。陽暢則升，陰化則降。」

既為外翼，則肝升、肺降就不純粹是兩臟間的關係，他臟他腑亦可一借其力。如補中益氣湯以黃芪、升麻升中土之脾氣，然脾居太極之中，恐其升力有未逮，顧肝位太極之左，肝從左升，力矩較長，易於帶動力矩短的脾升，是以加一柴胡，從肝、從木、從少陽之升以助脾升。《雷公炮製藥性解》卷二謂柴胡：「補中益氣湯用之，亦以其能提肝氣之陷者，由左而升也。」《本經逢原・山草部》亦云：「柴胡能引清陽之氣，從左上升，足少陽膽經之藥。」肝升助脾升的藥有了，然則降肺以助降胃的藥有沒有？有！枇杷葉、竹茹可降肺亦可降胃，是一舉兩得之藥。

參考力矩作用，再考究力量，肝氣、肝陽易亢不易虛，肺之肅降有賴呼吸，而呼吸是可以自調的，則兩翼升降之力當較中軸為強，左半圓之升常依肝木之升，右半圓之降須賴肺金順降。

綜合而論，在人體氣機升降調節的功能配合中，心腎相交為一對，脾胃樞紐為一對，肝升肺降為一對，此配偶之功。腎、肝、脾，從左從陽而升，為一組；心、肺、胃，從右從陰而降，為另一組，此同心之力。腎、肝在下，在下者宜升；心、肺在上，在上者宜降；脾胃在中間，則一升一降，此交感之道。如此，各顯其功，各得其衡，人體氣機升降之圓運動自能相諧而旋。

若輪失其轉，多為配偶失諧，或同組離心，或交感不再，當察而調之。

（2）升降法時診治活

《周易・繫辭下》的「變通者，趣時者也」以及乾文言的「終日乾乾，與時偕行」中所倡的「變通趣時，與時偕行」觀是中醫法時理論的源頭。因此，《黃帝內經》有臟氣法時觀，再深化一步就是人體的升降法時。

升降法時理論在臨床應用中常體現在診、治兩個方面。

①**診**：若肝氣鬱結之證，如以氣機鬱為主者，到春天往往減輕，皆因得萬物復蘇，春陽舒展之氣

助，鬱氣易散，故證減；然以情志鬱為主者則未必盡然，因春陽之氣可助肝氣，肝氣更旺，而情志發於心，心情受社會因素影響當大於受自然因素影響，心情一鬱，被阻之肝氣不得升疏，所蓄之猛力四泄則易為害左鄰右舍，故以情志鬱為主者常於春天加重。再如心火旺之證多在夏季加重，皆因心陽升旺於夏，兩陽相疊故也。

②**治**：《古今醫統大全・脾胃門》云：「夫時禁者，必本四時升降之理，汗下吐利之宜。大法春宜吐，象萬物之發生，耕耨科斫，使陽氣之鬱者易達也。夏宜汗，象萬物之浮而有餘也。秋宜下，象萬物之收成，推陳致新，而使陽氣易收也。冬周密，象萬物之閉藏，使陽氣不動也。夫四時陰陽者，與萬物沉浮於生長之門，逆其根，伐其本，壞其真矣。」《侶山堂類辯・四氣逆從論》曰：「經云：升降浮沉則順之，寒熱溫涼則逆之。謂春宜用升，以助生氣；夏宜用浮，以助長氣；秋時宜降，以順收令；冬時宜沉，以順封藏。此藥性之宜順四時者也，而病亦如之。」但古人之論，多喜以年之春、夏、秋、冬大而化之而論，而臨床之證，未必都會經歷四季，因此，變之為晝、夜、晨、昏應更具實操性。如圖64。

夏天最熱，中午是一天中溫度最高、明亮度最大的時

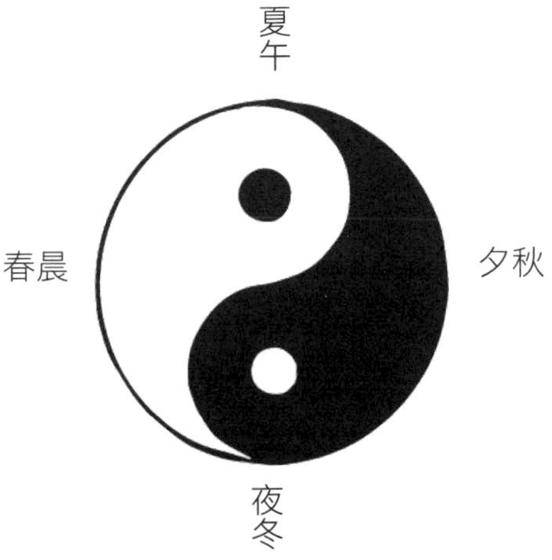

圖64　太極應時圖

間，均有陽氣最盛的特點，因此配太極圖陽氣最旺的太陽位；冬天最冷，夜半是一天中溫度最低、明亮度最小的時間，均有陰氣最盛的特點，因此配太極圖陰氣最重的太陰位；春天氣溫回暖，陽氣漸長，早上在一天中也是氣溫漸升，明亮度漸清之時，故處陽氣漸長而未盛的少陽位；秋天天氣轉涼，陰氣漸長，傍晚在一天中也是氣溫漸降，明亮度漸暗之時，故處陰氣漸長而未盛的少陰位。故夏與午同位，冬與夜同位，春與晨同位，秋與夕同位。對應到一歲，則為「春宜用升，以助生氣；夏宜用浮，以助長氣；秋時宜降，以順收令；冬時宜沉，以順封藏」。同理，對應到一日，則可改為「晨宜用升，以助生氣；午宜用浮，以助長氣；夕時宜降，以順收令；夜時宜沉，以順封藏」。

那麼升降法時在臨床上如何把握呢？下面以臨床一治驗為例：

曾接診一男性患者，三十一歲，主訴是腰酸痛一年，餘無明顯不適，舌略淡，脈兩尺略細，此腎虛無疑。患者無明顯寒熱表現，不難推斷——不是腎氣虛就是腎精虛。看過往治史，所開方大多為金匱腎氣丸或濟生腎氣丸加減之類，只是用時易丸為湯。方證應是合拍，然何一直未效？仔細詢問時，他的一句話引起了筆者注意：腰酸每發於早上五～七時，每因痛而醒。細思，卯時正當陽升之時，應於少陽。腎之精氣不足，於陽升之時當升而不能升，故氣憋鬱而痛。於是以金匱腎氣丸為底方加柴胡十二克、葛根三十克，七劑，囑晨起五～六時服藥。下周來複診，訴僅服一劑（含翻渣），腰痛即愈，一周未犯。後因他病來診，再詢問此患，回覆是一直未再犯。

本方所加柴胡、葛根兩藥，意在助其陽升，然升陽藥不少，何以選此兩味？柴胡較易理解，在太極圖中，卯時、春天、少陽均在東方、左邊，格局相同。《本草經疏》卷六謂：「柴胡稟仲春之氣以生，兼得地之辛味。春氣生而升，故味苦平，微寒而無毒，為少陽經表藥。」《本經逢原・山草部》曰：「柴胡能引清陽之氣，從左上升，足少陽膽經之藥。」是以柴胡之升，在於升少陽，可助鬱而不升之腎氣，於少陽之時借時而升。《本草思辨錄》卷一所說的「人身生發之氣，全賴少陽，少陽屬春，其時草木句萌以至毉茂，不少停駐。然當陰盡生陽之後，未離乎陰，易為寒氣所鬱，寒氣鬱之，則陽不得伸而與陰爭，寒熱始作。柴胡乃從陰出陽之藥，香氣徹霄，輕清疏達，以治傷寒寒熱往來，正為符合。鄒氏所謂毉鬱陽以化滯陰也」，可為筆者當時的用藥思路作注。

上說為常規之理。其實，當時筆者還有一個略深的想法，就是腰脊屬督脈所過，若從脊骨角度看，當屬督病。若把督、任兩脈放進太極圖，則為「陽脈之海」的督脈，當循左、循陽而升；為「陰脈之海」的任脈，當循右、循陰而降（道家「周天功」即法此升降）；既然督在左、在陽位，則與春天、卯時、少陽，在一定意義上也是同格局。見圖65。「類同則比」，這是取象比類的基本原則或內在邏輯，前人雖然沒有以柴胡升督之說，但既然格局相同，又安知柴胡不能因此而升督？不妨一試。

至於葛根之用，則循另一思路，腰疼於骨屬脊，於臟屬腎，若從經絡循行看，膀胱經所過正是腎臟所在，腎俞就是其對應穴，且腎與膀胱相表裡，表裡經互用是針灸常法。《本草崇原》卷中謂：「葛根延引藤蔓，則主經脈，甘辛粉白，則入陽明，皮黑花紅，則合太陽，故葛根為宣達陽明中土之氣，而外合於太陽經脈之藥也……起陰氣者，藤引蔓延，從下而上也。」葛根的作用正是升膀胱經之氣，當可助腎氣上達。

《孫子兵法・兵勢》云：「凡戰者，以正合，以奇勝。」「正」者，就是以「正兵」當敵，「正兵」者，就是在預期的時間、地點，以

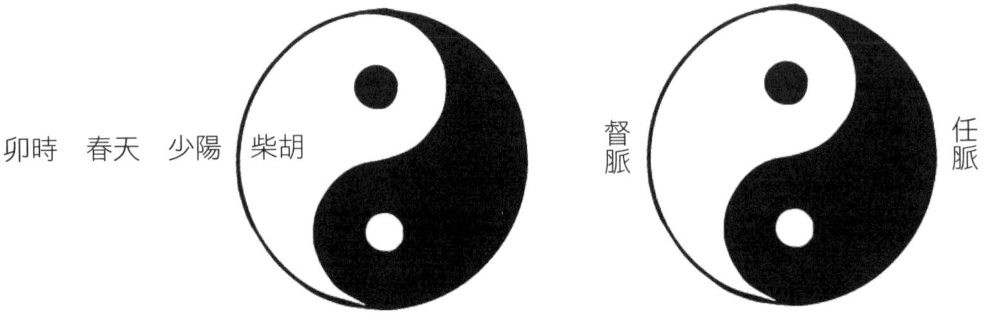

圖65　柴胡應時應位格局圖

預期的方式作戰，就如本例以金匱腎氣丸為底方，這是用兵的常法，也是遣方用藥的常法。但當守「正」不能完全奏效時，就得考慮「出奇制勝」了。「奇」者，於兵法上就是用敵人認為不可能的，超越常規的作戰方法，就如本例的柴胡、葛根之用，不屬常法，頗有出其不意的「奇兵」之效。但用藥之道，不能刻意為了翻新出奇而「奇」，「奇」也要「奇」得符合醫理、藥理。

然柴胡與葛根是否就是當時思路中的最佳藥物？並不盡然。當時筆者想到的可能最佳藥物是鹿茸。《神農本草經讀》卷四謂：「鹿為仙獸而多壽，其臥則口鼻對尾閭以通督脈，督脈為通身骨節之主，腎主骨，故又能補腎……督得其補，則大氣升舉，惡血不漏。以督脈為陽氣之總督也。」《神農本草經百種錄・中品》云：「鹿茸之中，惟一點胚血，不數日而即成角，此血中有真陽一點，通督脈，貫腎水，乃至靈至旺之物也，故入於人身為峻補陽血之要藥。又其物流動生發，故又能逐瘀通血也。」以通督、補腎、升陽治法之需言，鹿茸靡不相合，或為最佳。然終屬峻補之品，且藥價不菲，若柴、葛能解決問題就不必勞其大駕了，可作為柴、葛不效的後備之選。

囑患者晨起五～六時服藥，當然是借自然之氣與人體之氣於卯時的升勢以助藥勢了。這就是《孟子・公孫丑》所言的「雖有智慧，不如乘勢」。

升降法時，順時服藥是一法，如本例的卯時服藥；借藥物所含時象亦是一法，如本例借柴胡內含之少陽時象。

5. 如何參透氣化？

面對書本「氣化」二字，人們多習慣於粗略領會，懶作複雜理解。但若真往裡深究，又往往談氣色變，反映出中醫氣化理論的複雜性。的確，氣化並不簡單，並不僅僅局限在狹義之氣的變化中，常常呈現出多層次、多形式之變：氣分陰陽，則為陰陽變；氣聚五行，可以五行演。若以本態顯，在自然界為風雲，在人體為元氣、衛氣、宗氣、營氣、臟腑之氣、經絡之氣。若以聚態呈，在自然界為有形萬物，在人體為臟腑組織、精血津液。

在人體，氣的一個重要特徵是顯示為各種功能態。

氣本態之病：其行遲為滯，上行太過為逆，上行不及或下行太過為陷，散則為脫，不達於外為閉。

氣聚態（有形物質）之病：津液內停，據不同形質可分水、濕、痰、飲；津液少則為虧。血少為虛，血滯為瘀……

可見，不同的具體情況相應的就是不同的氣化組合，表現為不同的病象，再以不同的中醫名稱表述。我們可從以下一組症徵進一步體會：胸脅或少腹脹悶竄痛，情志抑鬱易怒，喜歎息；婦女見乳房脹痛，月經不調，痛經；舌淡紅苔薄白，脈弦。不須多言，這是肝氣鬱結證。肝氣鬱結的實質是「狹義之氣」這種無形而流通性很強的極細微物質停滯於肝經；若在此證基礎上再見梅核氣，或癭瘤、瘰癧，我們會判斷為肝氣鬱結兼痰凝，本質即為肝氣鬱結基礎上再兼可聚可散之「氣」聚成痰之形而表現為梅核氣、癭瘤、瘰癧，是氣變的另一種形式；若在此證基礎上再見脅下積塊，則是可聚可散之「氣」以血為形，以瘀為積，結於肝經，是氣變的又一種形式。此時，診斷當為肝鬱痰凝血瘀證。「肝鬱痰凝血瘀」六個字既是「證象」的概括，也是人體基元之「氣」多種形式變化的概括。

由於氣無限變化的特性，若以「氣」的視野看世界，人們看到的是萬物於氣的無窮變幻中呈現出來的動態之象，而不僅僅是構成實體的微觀粒子。自然萬象與人體的諸般變化，略之，不外「氣化」二字；詳之，則萬般變化，自有萬般模式，不過是內涵清晰的各種聚散形式不同之「氣」的排列組合而已。或詳或略可因應研究之需。只不過我們習慣了簡式、懶式、模糊式的「氣化」表達，而漸失對複雜性「氣化」內涵的表達習慣，反責「氣化」二字失於籠統。

上例「肝鬱痰凝血瘀」的概括，若以還原論來看，則滿目瘡痍，因為微觀指標有什麼改變沒有說清楚。但若以氣化觀視之，則頭頭是道，一清二楚，且一直在簡便有效地指導著臨床實踐。《景景室醫稿雜存・以藥治病關乎氣化說》謂：「我中華用氣化以醫病，其道本法乎天氣、地氣之變遷，病氣、藥氣之制伏。是藥之所以能治病者，其原理本乎四時陰陽而來，乃貫徹天人一致之學。若離乎陰陽之氣化而言治病，視人如器物然，縱解剖極細，何能攸往咸宜哉？」這就引出一問：我們花了那麼多的精力去找證的診斷指標或本質，有沒有可能是騎馬找馬？不是說「實踐為檢驗真理的唯一標準」嗎？已被中醫實踐檢驗過無數次的理論與行為模式，為什麼一直還在被不一定合適的工具與方法不斷檢驗？中醫從不拒絕合理的東西，關鍵是這個合理不但要合現代之理，更要合中醫之理，以此理來指導中醫實踐，真正行之有效才算是硬道理。

合適的才有可能是科學的吧。

掌握了道理還以為自己沒理，「反認他鄉是故鄉」，似未明在中醫學科，「氣」之理才是真正可循、可道、可法、可驗之根本理。他理、他術、他技或可參考、借鑒、輔助，但不應反客為主，更不能自失魂魄。

（四）中醫研究VS研究中醫

國醫大師陸廣莘在訪談中提出「中醫研究」和「研究中醫」是兩種不同的概念。目前時行的中醫相關研究，由於心態上唯恐「不科學」，因此，無論在方法學、應用儀器或檢測指標上多拚命地追新，以為越新就越科學。筆者揣摩若以陸老觀點為判，此大抵為「研究中醫」，而不是「中醫研究」。

竊以為真正的「中醫研究」，其方法的選擇，首要的不是「新」，而是合適。

流行的所謂新法，多半是建立在以「原子論」為奠基的「形態科學」上的還原分析方法，以之研究中醫，不能說全無借鑒之處，但面對以「元氣論」為基的中醫學術，其隔閡本應可想而知。但研究者對此所取的態度往往是視而不見，或天真地認為，只要儀器夠尖端，指標夠先進，一切問題均可迎刃而解。但是，作為支配研究方式、研究儀器、研究指標的方法論真的可以擱置到一邊，避而不談嗎？

我們不妨先看看自己要研究的對象是怎麼樣的。

中醫學建立在以「元氣論」為基的「元整體觀」上，強調的是以宇宙一體，天人合一，整體不容分割的大視野來看待事物的整體性。萬物由氣聚散而成，一切事物都在氣的動態流衍及氣化氤氳之中融會貫通，任何一個局部都是整體中的局部，不是獨立的部分。「牽一髮而動全身」，萬物因氣而建立聯繫，是以聯繫性及協調性是其關注點；整體、動態、聯繫、協調是其主要特點。因此，任何破壞或妨礙整體、動態、聯繫、協調的研究方法均難以窺其全貌，應屬常識。

以「原子論」為背景的還原分析方法非得把整體分拆為部分來觀察，非靜態、非切割、非降解不足以施其技。這種方法在「形態科學」這種大體合適的對象的研究上自有其優勢，比如對整體中的部分有著比「元氣論」方法更深入、細緻、微觀的認識，形成較精確、嚴謹的原理，建立形式邏輯更嚴密的概念體系。

但這種與「元氣論」恰恰背道而馳的研究方法的局限性也顯而易見。把複雜的事物通過還原、降解使之簡單化是此法的基本方式，但面對不應分解、不可還原的對象和內容，譬如「元整體」背景下的中醫學時，勉強地分解，實是對整體聯繫的破壞。複雜現象的複雜性機制是無法簡而化之的，須知「整體大於部分之和」無論在哲學上，還是在自然科學上都是一個常理。整體不是由其中多個部分簡單堆砌而成，而是各部分有效組合的一個整體，所以有機協調的系統整體大於部分的總和，無論這個整體是合整體還是元整體。即使是研究整體背景下的西醫學，還原分析方法其實也時顯力不從心，局部分解得越精細，越微觀，其在整體中的關係就越複雜，而處理複雜關係並非此法之所長。

有經驗的臨床醫生常有這種體會，以局部觀治病，若以局部機能或指標為評價的話，可能好得快而直接，但整體中一個局部的調整，就有可能影響到另一些局部，時不時就會出現蹺蹺板現象，一邊壓下去了，另一邊就蹺了起來，即治好了一個病，另一個病可能就出來了。而整體治療，本質上是整個人體生化內環境的調整，由於是整體之調，因此，其效果之顯不一定能如局部之調快。但它的好處是：一個病調好了，同樣生化環境背景下的另一個或一些病也有可能隨之而好轉，這種無心插柳柳成蔭的現象，在中醫的治療中是屢見不鮮的，如心脾兩虛而不寐者，求治的是失眠，以歸脾湯加減治之，則不但睡眠改善了，心悸、易驚、眩暈也減輕了，胃口也好轉了，大便也通暢了，月經也正常了，面色也好了，體力也足了，精神也旺了……可見以局部觀視點處理問題與以整體觀視野處理問題所得是不盡相同的。

中醫學天人間、人體內層層錯綜複雜的關係網特性比「形態科學」之西醫更為複雜。中國科學院朱清時院士對這個問題看得透徹：「以中醫為代表的傳統科學總是把複雜事物看作整體來研究，他們認為，若把事件簡化成最基本的單元，就要把許多重要信息都去除掉，如單元之間的連接與組合方式等，這樣做就把複雜事物變樣了。」[1]

還原分析方法本來建立在「原子論」的物質是「原子」態，現代進階為粒子態的物質實體基礎上，但隨著科學的發展，物質的存在形式並不僅以粒子的形式呈現。面對容含了粒子、波、場、引力等內涵的「氣學說」，還原分析方法無力把豐富的「氣」現象和規律完全還原為粒子現象和規律。

從邊界清楚的結構出發，發現功能是還原論方法之長；從邊界不清的功能出發，尋找相關的結構及其聯繫則是其短，而中醫學主要是功能系統。

因此，以還原分析方法來支解「元整體」的對象，試圖在還原出對象真相的同時而又不使信息丟失的想法是否一廂情願？

某日看《鏘鏘三人行》節目，嘉賓為陳丹青先生與查建英女士，以整容引出話題。學油畫出身的嘉賓陳丹青聊到西方人的面部輪廓分明，塊面清晰，立體感強，陰影易察，因此，以塊面、光線、重彩、雕塑感見長的油畫很適合畫他們；而中國人的臉部立體感沒那麼明顯，尤其是女性面部線條柔和，塊面不分明，陰影難察，使其至今仍在迷茫油畫能否畫好中國人的臉。而古代的人物畫以線條為主，色彩輕敷，卻很能表現出中國人的氣韻。這實際上是不同的審美對象導致不同的畫種或畫法產生，或者倒過來說，不同的畫法適合不同的審美對象。

話題再延伸，三人聊到西裝，感覺西方人穿起來，挺拔、立體、瀟灑；東方人穿起來則顯得頭大、身小、扁平，劣勢盡顯。一個身材再好的中國男士如果旁邊站著一個平常的西方男性，大家都穿西裝的話，中國男士很容易就被比下去了。道理很簡單，西裝並不是按照東方人的身材來設計的，但卻由於集體心理暗示作用，當大家都穿西裝時，穿西裝就成了美，這是一種從眾心理，是自主審美系統喪失的表現。

在三四十年前的中國是以工農兵的健康美，甚至健壯美為美，瓜子臉在當時是難以入選為演員的，這是當時的從眾。現在的審美觀則源於西方，西方年輕女性輪廓分明，塊面清晰，臉窄而較適合上鏡。西方電影電視看多了，於是就流行以瘦臉、窄臉、瓜子臉為美。中國人的臉，投射在這種審美系統裡，很容易就會產生自卑。有意思的是，陳丹青說畫油畫出身的自己心態上應該是崇洋的，但以畫畫人的眼光看，卻始終覺得溫婉細膩的中國姑娘才是最美的。但現在的中國人已失去自信，失去了以自己的眼睛看自己的能力。

這就引出一問：由於還原論方法在近現代科學中不斷取得成績，人們下意識地將之當作唯一的科學標準或潛在標準，是否也是一種從眾心理或集體心理暗示？同樣是失去了以自己的眼睛看自己的能力？

---

1 毛嘉陵，《哲眼看中醫》，北京：北京科學技術出版社，二〇〇五年，頁五。

學術界在引進西方科學的同時，首先淡忘了科學還包括人文社會科學，中醫具有人文社會科學與自然科學的雙重特性是人所共知的事實。其次，即使是自然科學本身也至少包括還原科學和系統科學。只是由於在近現代史上還原科學發展迅速，碩果累累，使不少人慣性地以為還原科學的準則就是衡量所有自然科學的標準。

其實科學如何劃界以及科學標準問題是西方科學哲學的最基本問題。上世紀以來，關於科學劃界問題的討論，在西方大體上經歷了邏輯主義的一元標準—歷史主義的相對標準—消解科學劃界—多元標準等階段，顯示出科學劃界標準從清晰走向模糊、從一元走向多元的傾向。這說明了什麼？至少說明了科學劃界難以找到普遍的、絕對的標準！為什麼？因為隨著文明的不斷進步，人們眼界已開始打開，越來越感受到大千世界的豐富多彩與複雜變化，面對複雜多變的世界，人們已從最初對還原論方法取得炫目成功的驚訝中逐漸冷靜下來，並不斷反思。線性、簡單性、分割性、靜態性思維難以完全解決複雜性系統問題，這一點在有識之士中也漸成共識。業界已開始正視到諸如系統論、資訊論、控制論、耗散結構論、突變論、泛系方法論、灰色系統論、系統動力學、運籌學、協同學、模糊數學、系統工程學、電腦科學、人工智慧學、知識工程學、物元分析、相似論、現代概率論、奇異吸引學、混沌理論、紊亂學、模糊邏輯學等系統科學在處理複雜系統時的優勢，其發展的新階段——複雜性科學正在興起，以彌補還原科學在處理複雜系統時的不足，而醫學研究的人體正是典型的複雜系統。既然還原論思維不可能完全認識複雜世界的所有層面，因此，以之作為判斷每一學科或思維方式是否科學的標準，其不合理性就顯而易見了。

回看中醫，若從還原論的角度看，中醫的確存在不少「問題」，但若從中醫研究或複雜性科學的視野看，這些所謂的「問題」實際上不一定是問題，大多僅是因視野、視角、文化表述或認知習慣的不同而被誤解。如果以歷史的、多元格局的眼光看中醫，則以「元整體」為背景的，道器合一的中醫自然是現代主流科學之外的另一種科學形態，一門以古貫今的複雜性科學。

朱清時院士對複雜性科學是如此認識的：「近一二十年人們理解到原來複雜性科學不能用還原論的方法，還得用中醫這種宏觀、整體的思維方法，還得經過反覆實踐、形成經驗、經過直覺或頓悟上升到概念或理論，這些概念或理論再到實踐中去驗證或修改，然後實踐證明它的正確性。這種思維方式是人類社會的一種基本思維方式，特別是對複雜性事物。」[1]

由於科學的發展是歷史的、動態的、各種形態互呈的，其內涵與外延在不斷地演變。因此，作為科學劃界的標準很顯然就應該是歷史的、動態的、相對的、多元的。

可我們今天評判中醫是否科學，用的是什麼標準？基本上是最原始、最剛性、最苛刻，也是被詬病最多，將科學理想化的邏輯主義的一元標準！人們所受的基礎科學教育是以物理、化學為代表的學科，出於慣性思維，就下意識地把物理、化學類學科當作唯一的科學形態，因此也以為科學有著唯一的劃界標準。當我們什麼都說與西方接軌時，不知為什麼，卻很少有人提到西方科學哲學界討論的科學標準原來已趨向於多元。也就是說，中醫界可能一直在畫地為牢，或為了自證「科學」而好高鶩遠地作繭自縛，拿一個與自己體系或科學形態並不完全相洽的標準來捆束自己。這就可歎了！為了適應這個一元的絕對標準，把本來可以多向發展之路，幾乎自我封閉成只有華山一條路。

中醫的長遠發展，自然離不開與現代或未來科學的結合，但正確的方法與切入點很重要，在未找到適合研究人體複雜性的現代方法前，踏踏實實地走好自己腳下的路才是最實際、最重要的。

---

1 毛嘉陵，《哲眼看中醫》，北京：北京科學技術出版社，二〇〇五年，頁一四。

第三節 陰陽之道

《易》云：「一陰一陽之謂道。」《春秋繁露・天地陰陽》說得更具體：「天意難見也，其道難理。是故明陰陽入出、實虛之處，所以觀天之志，辨五行之本末順逆，小大廣狹，所以觀天道也。」說明天的意志可通過陰陽五行之氣的變化規律顯現，人知其變化規律，就可測其潛隱的天意而效法。落實在醫學上，《素問・陰陽應象大論》說：「陰陽者，天地之道也，萬物之綱紀，變化之父母，生殺之本始，神明之府也。」《素問・上古天真論》云：「其知道者，法於陰陽，和於術數，食飲有節，起居有常，不妄作勞，故能形與神俱，而盡終其天年，度百歲乃去。」《素問・四氣調神大論》言：「夫四時陰陽者，萬物之根本也……故陰陽四時者，萬物之終始也，死生之本也，逆之則災害生，從之則苛疾不起，是謂得道。道者，聖人行之，愚者佩之。」說明陰陽的矛盾對立統一運動是自然界一切事物運動變化的規律及由來，人能從之，是謂得道。張景岳在《類經附翼・醫易義》中道：「乃知天地之道，以陰陽二氣而造化萬物；人生之理，以陰陽二氣而長養百骸。易者，易也，具陰陽動靜之妙；醫者，意也，合陰陽消長之機。雖陰陽已備於《內經》，而變化莫大乎《周易》。故曰：天人一理者，一此陰陽也；醫易同原者，同此變化也。」下面，就讓我們看看陰陽是如何由道入理，又由理證道的。

（一）太極圓通醫道顯

1. 太極內蘊

眾所周知，太極圖自披露以來，一直就用作闡述陰陽內容，說明陰陽變化的工具。

「太極」文字記載始見於《周易・繫辭上》：「易有太極，是生兩儀，兩儀生四象，四象生八卦。」

現今所見的太極圖來源，可謂眾說紛紜，未有確論。一說出於東漢方士魏伯陽《周易參同契》系列；一說出自宋朝道士陳摶，陳摶又各有所傳。而魏伯陽與陳摶之間也可能有些淵源。

關於太極，我們在〈易之篇〉曾有過簡要的介紹，這裡略為復習一下。若從文字「易有太極，是生兩儀」解，則太極是兩儀前的狀態，近似於「道生一」的「一」，即天地未判，清濁未分的混沌元氣狀態。此狀態若要用圖來表示，除了一個空白混沌的圓外，確實再難找到更合適的圖了，見圖66。此圖的另一解釋是表現從無極到太極的過程。

因此，朱熹《易學啟蒙》的「太極者，象數未形而其理已具之稱，形器已具而其理無朕之目」是對此圖的最好注解。其潛隱的意思是太極

圖66　太極圖[1]

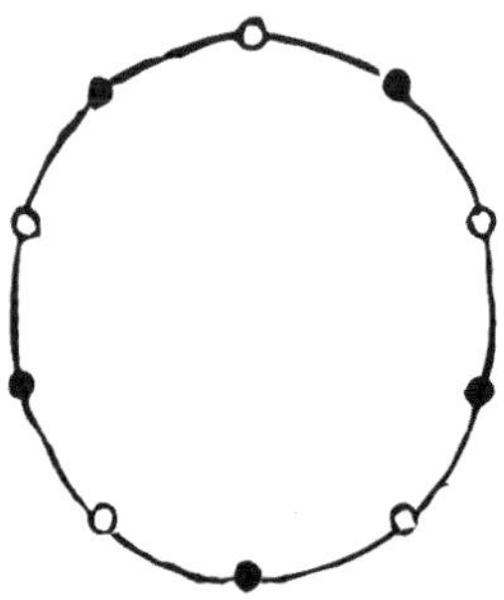

圖67　《易數鉤隱圖》卷上之太極圖

1 楊力，《周易與中醫學》，北京：北京科學技術出版社，一九九七年，頁七二。

無形，陰陽有象，無形者屬形而上，有象者屬形而下。但由於該圖一片空白，變化既可說太少，也可說其蘊無窮，均不便於說理，現已少用。

圖67表達的是太極生兩儀的過程，其中的白點代表陽氣，黑點代表陰氣。圖說：「太極無數與象，今以二儀之氣混而為一以畫之，蓋欲明二儀所從而生也。」

混沌元氣運動分化就產生出陰陽二氣，氣之輕清者上浮為天，氣之重濁者沉降為地，則為「一生二」。陰陽相推而生變化，紛繁複雜的大千世界由此而生。故《周易・繫辭上》曰：「一陰一陽之謂道。」於是又有了圖68、圖69等太極圖。這些圖陰陽已分，兩儀已立，若嚴格按「一生二」中的「一」為太極，「二」為陰陽算，這些圖當為兩儀圖，或太極兩儀圖。但自古沿襲的太極圖說法已深入人心，因此，本書仍按習慣稱之為太極圖。

圖68一般稱簡化太極圖。該圖直觀，簡潔，易描繪，用以說理方便、清晰，因而最為常見。說其標準，並不是因其內蘊，而是因其常用，大家都認識，就易於得到認可，認真來說，它其實是簡化太極圖。

古太極圖與簡化太極圖最大的不同處是陰陽魚的魚眼不在縱軸線上，而在橫線上，此圖當為日晷一年移動的軌跡圖，本著陰陽的自然變化而來，就陰陽變化的精確度而言，比所謂的標準太極圖更「標

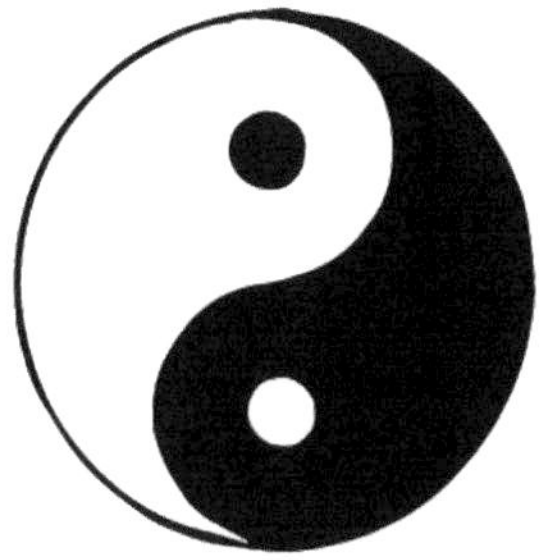

圖68　簡化太極圖

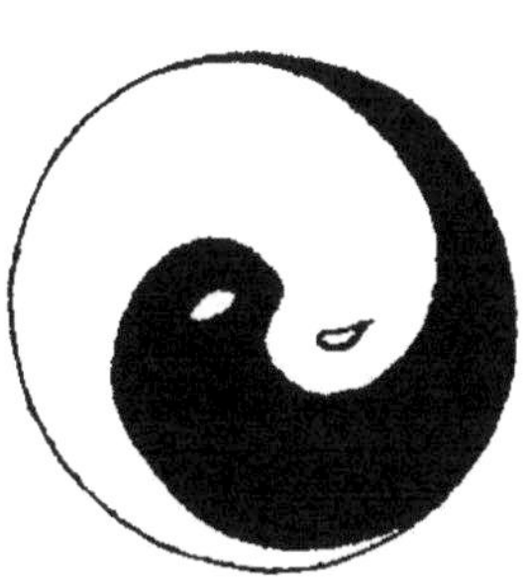

圖69　古太極圖[1]

準」，因此論道說理更為到位。或因其描繪難度較大，所以不太流行。

太極圖因應不同的需要而有很多種變形，本書為說理簡明，一般以圖68或圖69對應不同情況而為說。

我們先從「太極」一詞入手。「太」，通大，其大無外，大而能小，則其小無內；「極」，為極點、盡頭、無限。「太極」兩個字合起來看，其大無外、其小無內，極點、盡頭、無限，這不就是宇宙嗎？不就是從宏觀到微觀，其大無外，其小無內的「氣」象觀嗎？

「極」，亦有南北極之意，立極的目的是為了做參照標準。

「極」，又具變化的含義，極則必變，變則化，太極之道就是變化之道。

因此「太極」首先就是宇宙的氣化模型，立此極以參「天人之道」。中醫所本的，正是立足於從宏觀到微觀，其大無外，其小無內，窮極變化而又循規律的「氣」象觀。

2. 太極圖說

若想真正明瞭太極圖的意蘊，我們須將此圖的要件逐一拆開來分析：

（1）以圓為形

太極以圓為形，可有以下內蘊：

圓形既代表混沌元氣為一，也代表宇宙。混沌也好，宇宙也好，本來無形，但若一定要以一個圖形來表示，大家想想，還能找到有比圓形更合適的圖形嗎？況且古代占統治地位的宇宙模型「渾天論」有

1 歐陽紅，《易圖新辯》，長沙：湖南文藝出版社，二〇〇六年，頁一一九。

天球之說，球即圓。

自然物質很多以圓為形，我們可以「仰則觀象於天」，與人類關係最密切的地球、太陽、月亮均是圓形。亦可「俯則觀法於地，觀鳥獸之文，與地之宜，近取諸身，遠取諸物」，看看身邊，動物、植物的橫截面很多是圓形或近乎圓形，微觀的原子中的原子核與電子呈圓球形，DNA雙螺旋結構也隱含圓意。

圓形有循環、圓轉之意，體現為一種有規律的旋轉變化。從宏觀看，天體是渦旋的，地球、太陽、月亮的運行軌道是圓，地球除了公轉也自轉；從微觀窺，電子在一個圓的軌跡上繞著原子核周而復始地運行，DNA雙螺旋結構也在旋。春夏秋冬，四季流轉，晝夜晨昏，日月更替是個循環往復的圓；風寒暑濕燥火六氣順布是個旋動的圓；五行運轉，五臟應之仍是個圓；經絡流注、任督循環更是流動的圓；氣機升降是個動態的圓……中醫的道理背後，常有一隱身的圜道觀，均可援「太極」以為說。旋即圓的運動，因此，太極圖是動態的，也可旋轉著來看。

圓轉又有圓通、圓融、積極易變之意，深具「易道」的「變易」特徵。

相較於其他圖形，圓形是最簡單之形，與「大道至簡」之意合，又具「簡易」之意。

圓形雖呈動態變化，但均是循圓而行，動中有穩，表現出節律、規律的穩定性，此為《易》道中的「不易」，而其所涵的道理更是千古不易。

圓形、宇宙、元氣、圓轉、圓通、圓融、變易、簡易、不易，具這些特徵，當然就能通天人之際，盡自然之妙，而與「道」相通了。

（2）陰陽魚

太極圖中分別有一白一黑首尾交接的兩條魚形狀圖形，習慣就叫陰陽魚，分別代表陰陽兩儀，見圖

68。白魚代表運動、外向、上升、輕清、溫熱、無形、明亮、功能、推動、溫煦、興奮等陽性的事物與現象；黑魚代表靜止、內守、下降、重濁、寒冷、有形、晦暗、物質、凝聚、滋潤、抑制等陰性的事物與現象。陰陽的各種關係在兩條陰陽魚的互襯中表現得淋漓盡致。

①陰陽對立制約：陰陽魚一白一黑對峙而立，就所占位置而言，白多之處必定黑少，黑多之處必定白少，不但體現出陰陽對立，更進一步顯現出陰陽的對立是通過制約來完成的，見圖70。

譬如四季有春溫、夏熱、秋涼、冬寒的演變。春夏溫熱是其時陽氣的增長制約了寒涼之氣；秋冬寒涼是其時陰氣的增長制約了溫熱之氣。呈此消則彼長，此長則彼消的態勢。證諸病理，一方過強就會制約對方，而有「陰勝則陽病，陽勝則陰病」（《素問・陰陽應象大論》），此為制約太過；反之，若一方不足，制約不力，必顯對方的亢盛，而為陰虛則陽亢，或陽虛則陰盛，此為制約不及。

治療上的「寒者熱之」、「熱者寒之」、「虛則補之」、「實則瀉之」等正是利用這一原理。而氣滯則行氣、瘀血則活血、痰凝則化痰、食滯則消食等具體治法均是因制而治，本質上仍循此理。筆者曾治一位女性患者，手不自控地明顯顫抖十餘年，西醫檢查沒發現相關的器質性病變，詢及每於寒冷或情緒激動時易加重，面色稍白，脈弦細。辨其機與當歸血逆湯證的血虛寒厥相近。首先，血

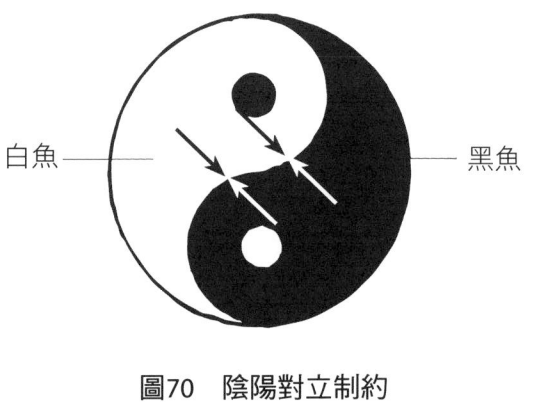

圖70　陰陽對立制約

虛不養筋，則虛風內動；而遇寒加重為陽不煦筋而收引故；情緒激動時易加重，是為肝氣不柔，肝主筋，筋以柔韌為用，今肝氣不柔，筋不得柔則化剛而動。治以當歸四逆湯加味，此方不但針對血虛受寒病機，且桂枝為枝，枝性條達舒暢，亦可疏肝；而白芍、當歸均可養血而柔肝，與該病病機完全相吻合。至於所加藥味，則循陰陽互制之思：顫抖為風動之徵，若按直線式思路當與蟲類熄風或天麻、鉤藤之類的常用藥。但本例加的卻是龍骨、牡蠣，所據為何？張景岳《類經附翼・醫易義》云：「動極者鎮之以靜。」即欲制動之過極，以屬性相反的靜來制之，陰陽互制，使之恢復平衡。該病顫抖為動，龍骨、牡蠣功用鎮潛，正合使動復歸靜之意。患者服此方一周，手顫抖減半，服兩周減八成，囑再服一周以善後。

說到以靜制動，最強的藥物不是龍骨、牡蠣，而是龜板。《本草思辨錄》卷四謂：「凡人靜則明生，龜居四靈之一而靜鎮不擾，故能收攝囂浮而靈明自濬。」《本草綱目・介之一》曰：「龜、鹿皆靈而有壽。龜首常藏向腹，能通任脈，故取其甲以補心、補腎、補血，皆以養陰也……乃物理之玄微，神工之能事。」龜板為烏龜的腹甲，觀龜之性伏，則精氣聚於板，此其一；質重而鎮潛，此其二；腹部正中為任脈所過，「龜首常藏向腹，能通任脈」，任脈總任一身之陰經，陰主靜，此其三；龜性「靜鎮不擾，故能收攝囂浮」，此其四，陰虛風動者最為適宜。本例不用龜板是因為病性偏寒，龜板之性亦寒，與病性不合，故捨龜板而用龍骨、牡蠣，此為機變之道。李時珍的「物理之玄微」中的「物理」二字，不完全是今天的「物理」之意，而是指天地萬物自然而然之理。取象比類以識藥是古醫藥家常用的「格物」手段之一，至於其法的得失利弊我們將在〈象之篇〉中詳論。

②**陰陽消長平衡**：太極圖的左半圓自下往上，白魚面積由小漸大，體現的是陽長陰消；右半圓從上而下，黑魚面積由小漸大，體現的是陰長陽消；在圖中黑白兩魚的總面積是一樣大的，顯示出陰陽的兩者在總體上的平衡，由於這種平衡是在陰陽兩魚互相消長中取得的，因此，這是一種動態平衡。見圖

71。

以圖71的四季輪替為例，左半圓從冬到春再入夏，陽氣漸長而陰氣漸消，故氣溫日增；右半圓從夏到秋再入冬，陰氣漸長而陽氣漸消，故氣溫日降。顯示陰陽雙方的量和比例不是靜止不變的，而是處在不斷地互為消長之中，此為量變。

一年之中，若從某一固定的時段看，陰陽的消長也許不平衡。但綜觀全年，以平均溫度為中值，則以溫度為代表的陰陽各自消長的量大致是平衡的。若結合某一地區，陰陽的消長範圍應有一個度，如廣州一年的常溫大概在攝氏二度至三十八度。如果廣州當年的氣溫是這個範圍內順時而變且沒有其他自然災害的話，廣州人會說，今年風調雨順，意為這一年的陰陽是處在一個有序的動態平衡之中。廣州地區若見氣溫達攝氏零度以下或四十度以上，則屬地區性的陰陽失衡，是為反常。

基於天人相應原理，人體內陰陽的消長與自然界的陰陽變化應該同步而行。當我們說某人是處在陰陽平衡的健康狀態，即陰陽調和時，並不意味著這個人的狀態一成不變。由於陽代表功能，而白天屬陽，晚上屬陰，因此其體力、精神往往會與日夜陰陽的消長同步相應而表現為白天的體力、精神好於晚上。這就是人體生理態的陰陽消長平衡，或稱動態平衡。

若在病理狀態，病勢的陰陽盛衰往往也隨自然界的陰陽消長

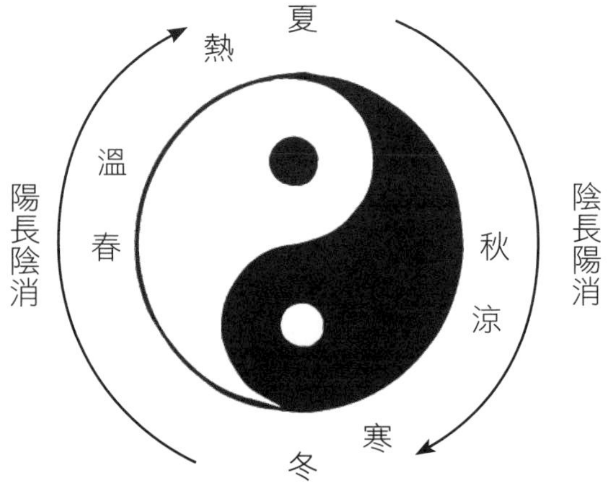

圖71 四季陰陽消長

而同步顯示。如陽虛患者，往往在一年中的秋冬、一天中的夜晚這些陰長陽消的時段病情加重。或者倒過來推，秋冬或夜晚加重的病，往往以陰盛或陽虛居多。因此就有了治療上的因勢而治，這類患者，若在一年中的春夏、一天中的白天這些自然界與人體均處在陽長陰消的時段來施行扶陽之法，這是順勢而為，每每事半功倍，符合經濟學原則；若於秋冬或晚上等助病勢而逆治勢的陰長陽消之時來補陽，則屬事倍功半，很划不來。當然，由於陽虛患者每於秋冬或晚上病情加重，不得不於此時用藥，則目的在於減輕痛苦，就與順勢或經濟學原則無涉了。

③**陰陽相互轉化**：當陰陽的消長達到極點，物極必反，事物就要向相反的方向轉化。圖72箭頭所指的太極圖頂端與底端分別是一年中的夏至與冬至，或一天中的午時與子時，正是一年或一天中陽長和陰長到極點之時，陽極則轉陰，陰極則轉陽，陰陽的轉化由此開始。但須注意，這裡僅僅是轉折的起點，而不是轉化的完成。從陽轉陰時，從圖上部的頂點開始，要順時針轉到太極圖的右下方，當陰的面積大於陽時，轉化才算完成；同理，從陰轉陽時，從圖下部的最底端開始，要順時針轉到太極圖的左上方，當陽的面積大於陰時，轉化才算完成。說明陰陽轉化是由其內部對立雙方的主次關係決定的，當

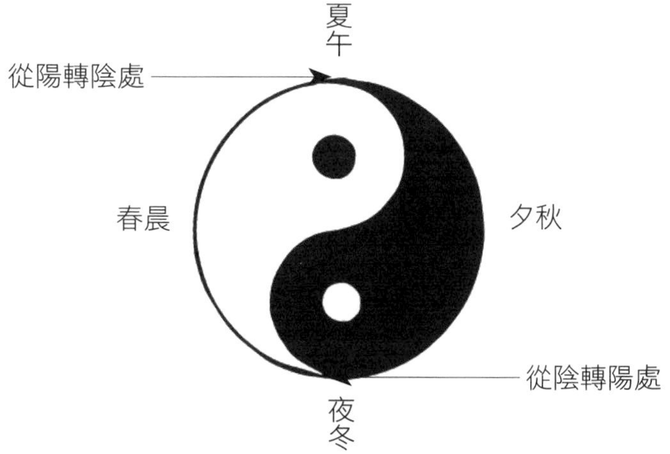

圖72　陰陽轉化

事物內部陰陽的消長發展到一定的程度，出現了陰陽的強弱互換時，該事物的屬性即發生了轉化，所以說轉化是消長的結果，這就是我們所熟悉的量變（消長）引起了質變（轉化）的哲學觀念。

陰陽轉化現象甚為常見，從四季交替看：夏季熱極之時，為陽盛至極，從圖72看，陽盛至極，正是陰生之始，隨著陰漸盛而及秋至冬，則為陽極轉陰；冬季寒極之時，為陰盛至極，同理，陰盛至極，正是陽生之始，隨著陽漸盛而及春至夏，則為陰極轉陽。從日月輪轉觀：太陽在中午達到了頂點，接下來就要西斜；月亮逢十五就圓，圓完就得缺。物極必反，盈不可久，道之必然，連天地日月皆如是，何況人事？

中國人的一個矛盾觀念或與此有關——追求完滿但又害怕完滿。完滿自然是好的，但中國人亦深知，完滿後就得面臨消損，亢龍有悔，盈不可久，又由此衍生出風不可使盡，勢不可用盡，做人做事須留有餘地的處世方式。

病理上陰陽的轉化則有兩類：

一類是陽證與陰證發展到極點時發生的相互轉化。如教科書常舉之例：熱盛病人，表現為高熱，面紅，汗出，煩渴，舌紅，脈數有力的陽熱實證。在極熱的情況下，由於流汗過多而散熱過快，致大量耗傷人體正氣，可突然出現面色蒼白，四肢厥冷，精神萎靡，冷汗淋漓，脈微欲絕等一派虛寒表現的陰證，即陽證轉陰，但這類病人實數少見。

另一類病證的陰陽雖有轉化，卻不見得是發生在極點。如感冒之初是惡寒重，發熱輕，無汗，頭痛，咳嗽，痰白，鼻塞，流清涕，苔薄白，脈浮緊，此屬外感風寒；常見的是一兩天後，在原症狀的基礎上，痰變微黃，涕變稠，口微渴，苔微黃，這是風寒開始化熱，或外寒未解，裡熱已生；若再演變，很可能就成了發熱，咳嗽，痰黃，涕黃，口渴，汗出，舌紅，苔黃，脈數的肺實熱證。此時寒證已完全轉為熱證，但其發展過程，似未見到極點的轉化，為何物未到極也可轉？竊以為這是體質同化、病機催化以及治療激化等共同作用的結果，並非純粹的自然轉化。

體質同化，譬如外感風寒者有著陽熱體質的底子，當風寒不太重的時候，則有可能邪從體質而轉化，常稱之為「從化」；病機催化則是外感風寒，寒性收引，腠理關閉而無汗，因無汗而陽氣不得外散，陽鬱於體內則化熱；而辛溫解表藥的過用則為治療激化。實際更常見的是上述諸因合而促化。

寒化熱者十餘年前多見，在古代更應常見，觀麻黃湯、大青龍湯、麻杏甘石湯之設，就可知張仲景當時是如何預測病演，再在治療上步步為營的。而近年見得多的竟然是熱證轉寒證。還以感冒為例，開始時往往是外感風熱，患者自述的起病模式都非常接近：無非就是感冒咽喉痛，或伴有扁桃體腫大，發熱，痰黃，口渴。經西醫抗菌、抗病毒處理，同時用中醫清熱解毒方藥後，就診時咽喉不痛而變癢，咳嗽不止，痰變白，口淡，舌淡。這顯然是中西醫共同用藥的激化或催化結果。抗生素若以患者用後反應為據，再以中藥四氣歸之，其性多屬寒涼，治療時再加清熱解毒方藥則是寒上加寒。現代人又常避陽光且不離空調，多具裡寒之體，則內寒體質再用寒上加寒藥物，焉有不從熱證轉寒證之理？臨床感冒咳嗽久治不愈者，十居七八屬這一類型。這本不足為奇，奇就奇在對這類病人的處理上，本來輕則一碗薑湯，重則小青龍湯、苓甘五味薑辛湯就能治好的病，在不少中醫師手裡照舊是清熱解毒方藥，同時，川貝枇杷膏、抗生素、激素、清開靈口服液、抗病毒口服液等照開不誤。結果是越服咽越癢，咳越重。如果這是由西醫開出來的處方，儘管對這一型咳嗽療效不好，但也不好說他們有何大錯，因為人家的理論是消炎，不過是循己理而治罷了。但中醫師開出這種處方就很難說是正常了，現在為數不少的中醫口頭上說的是辨證論治，實操中卻是以西醫之理統中醫之理，按病論治，中藥西用，將清熱解毒與消炎完全對應，一見「炎」字，即行清熱，須知西醫所言的炎症在中醫仍是要分清寒熱虛實而治的。若認真思過，知錯能改還不算太可怕，最可怕的是見「炎」而清熱效果不好時又不知自省，自身未悟中醫之真諦卻反責中醫不行而傾慕西醫。人說不撞南牆不回頭，現實是多少人撞了南牆也不知回頭？頭破血流還以為是勇敢而不是愚昧。這是否僵化、自矮的教育教出了僵化、自矮的學識與醫格？實在值得反思。

④**陰陽互根互用**：圖中陰陽兩魚既呈面對面的互相擁抱，同時陽魚的背部背負著陰魚的尾巴，陰魚的背部又背負著陽魚的尾巴，相互依存，相互纏繞，妙合而凝，很好地體現了老子「萬物負陰而抱陽」（《道德經．第四十二章》），陰陽分則為二，合則為一的互根意境，這種意象在古太極圖中表現得尤為明顯。

兩魚互纏，假設圖是旋轉的，則出現陰陽魚互相追逐的景象，陽後即陰，陰後即陽，後生次前生，生生不息，這就是「生生之謂易」。反之，若陰陽魚一旦分離，則「孤陰不生，獨陽不長」，陰陽離決，生生不息之機也就遭到了破壞。

互用，則是在陰陽互根基礎上，某些範疇的陰陽關係可以相互為用。自然界雲雨的形成就很好地體現了這種關係，在這裡，陽熱為陽，雨水為陰。我們都注意過這麼一個現象：陽熱充足的地區或季節，如中國的東南方、夏天或長夏，雨量就充沛；而寒冷地區或季節，如中國的西北方、秋天或冬天，雨量就稀少。為什麼呢？《素問．陰陽應象大論》云：「地氣上為雲，天氣下為雨；雨出地氣，雲出天氣。」這裡的地氣指的是地面與地下的水濕之氣，經陽熱蒸發則由水化氣而上升為雲，此為「陽化氣」；天上的雨雲（天氣）是水氣所聚，在高空的陰寒之氣作用下，則「陰成形」而為雨，雨重則下。因此，不難理解，陽熱（陽）充足，蒸發地氣就多，雨雲就多，雨量（陰）就充沛；反之，陽熱（陽）不足，蒸發地氣就少，雨雲就少，雨量（陰）也就稀少了。因此，陰陽互根互用常常是通過兩者間的此長彼亦長，此消彼亦消來體現的。如圖73，中間為正常太極圖，右邊為陰陽的此長彼亦長，故圖較大；左邊為陰陽的此消彼亦消，故圖較小。

陰陽的互根互用在醫學上可見多種體現：

就人體物質（陰）與功能（陽）互用而言：從氣血陰陽關係看，生理上氣能生血、血能養氣，陰陽互化，正與《素問・陰陽應象大論》所言的「陰在內，陽之守也；陽在外，陰之使也」相符；病理上則見氣不生血、血不養氣，陰損及陽、陽損及陰；治療上則有補氣以生血、補血以養氣，陽中求陰、陰中求陽。從臟腑體用看，肝主疏泄，作用為陽，肝藏血，本體屬陰，體陰而用陽；心主血（陰），藏神（陽），血是神志活動的物質基礎；腎藏精（陰），可化氣（陽）以為用等莫不是這種陰（物質）、陽（功能）關係的體現。

就本臟功能互用而言：肺主宣發，功能趨向是向上、向外（陽）；肺主肅降，功能趨向是向下、向內（陰），宣發與肅降，相反相成，相互為用，協調呼吸及水液的輸布排泄。肝主疏泄，動而剛；肝藏血，靜而柔，兩者協調，動靜相宜，剛柔並濟。

就臟與臟間功能互用而言：腎主藏精，肝主疏泄。肝氣疏泄促進男子排精、女子定期排卵，使腎氣封藏有度；腎氣封藏則可防肝氣疏泄太過，兩者一泄一藏，一動一靜，泄藏互用。心屬火，為陽中之太陽，腎屬水，為陰中之太陰，心腎相交，則水火既濟，陰陽互用。

就臟與腑間功能互用而言：脾與胃，納（陰）運（陽）協調，升（陽）降（陰）相因，燥（陽）濕（陰）相濟。

就物質與物質互用而言：水液在腎、肺、脾的共同作用，尤其是腎的氣化作用下，由水化氣，又由氣凝水，形式上有清中之清、清中之濁、濁中之清、濁中之濁。這是水（陰）氣（陽）的互化互用。

陰陽互損　　基礎太極圖　　陰陽互長

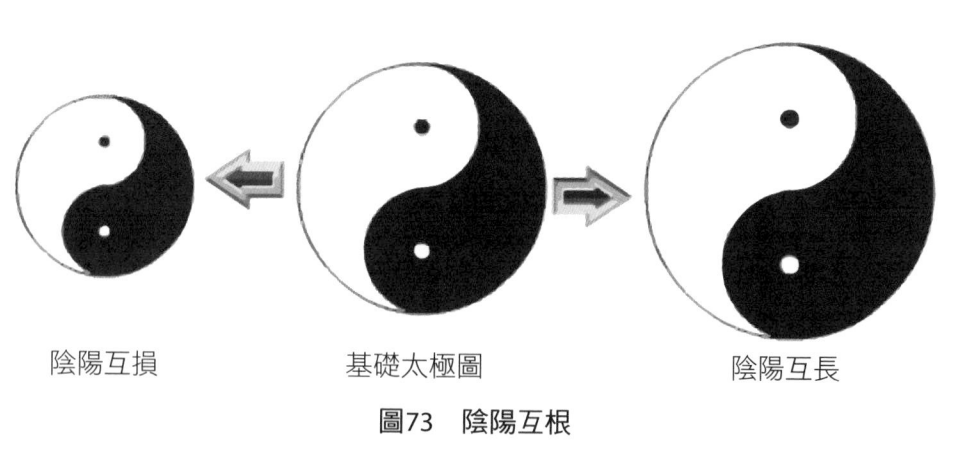

圖73　陰陽互根

⑤**陰陽相互交感：**所謂陰陽交感，是指陰陽二氣在運動中發生相摩相錯相盪的相互作用、感應交合的過程。

陰陽交感的原始理論出自咸卦。彖曰：「咸，感也，柔上而剛下，二氣感應以相與。」我們不妨復習一下〈易之篇〉的相關內容。咸卦䷞，其組成是艮☶在下、兌☱在上，兌為澤、為陰卦、為少女卦，柔而居於上；艮為山、為陽卦、為少男卦，剛而居於下。居於上之陰順自性而降，居於下之陽順自性而升，於是陰陽二氣相交而感應。此卦含有上下感、升降感、山澤感、男女感、剛柔感、陰陽感等豐富意象。

陰陽交感之意同樣可以用太極圖來表達，圖中兩魚互纏，交融在一個圓形之中（見圖74），彼此產生對立制約、消長平衡、互根互用、相互轉化的作用，即為有感而交，交而有為。一圓含陰陽，即一中有二，以一統二，對立的雙方在一個統一體中，二氣相感而交，相交而融，「沖氣以為和」（《道德經．第四十二章》）；對立統一，以一統二即為三，由此而有「三生萬物」。若在此圖中加入箭頭，交感的感覺就更明顯了，圖中陽魚之首伸出的箭頭融入陰魚之中，反之亦然，使太極圖形成了動態的態勢，表現出陰陽二氣在運動中互動互融的狀態。

中醫學對天地陰陽二氣的交感運動有著深刻認識。《素問．天元紀大論》曰：「故在天為氣，在地成形，形氣相感而化生萬

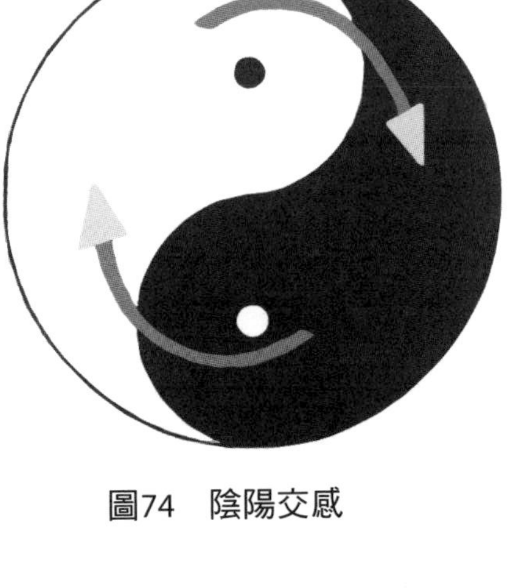

圖74　陰陽交感

物矣。」「天有陰陽，地亦有陰陽……動靜相召，上下相臨，陰陽相錯，而變由生也。」這裡的相感、相召、相臨、相錯，皆是指天地陰陽二氣之間的相互作用、相互影響、相互感應而交合之義。故可認為，天地陰陽二氣相互感應交合，是萬物生成和變化的肇始。

泰卦☷☰是天地氣交的代表卦，其卦下乾天☰、上坤地☷，天屬陽主升，地屬陰主降，就理而言，天地之形體是不可能相交的，但其氣卻可交。今乾在下，則陽氣升而與坤交；坤在上，則陰氣降而與乾交。《素問・陰陽應象大論》曰：「地氣上為雲。」故坤為地氣上升之後的結果，是以坤在上；地氣升後復變為雨，則「天氣下為雨」，故乾為天氣下降之後的結果，是以乾在下。坤上乾下後再各順自身的陰陽本性循環升降，天地之氣由是上下往復交感。故云「泰為上下之交通」（《類經附翼・醫易義》），即天地之氣交感而通應。

自然界中，天氣下降，地氣上升，陰陽二氣交合感應，形成了風、雲、雨、霧、雷、電等諸般自然環境，從而化生養育出萬物與生命，進而產生人類，這就是「天地合氣，命之曰人」。所以，陰陽交感是萬物及生命產生的基本條件。

陰陽交感的前提則是陰陽二氣的運動，如果沒有陰陽二氣的相互運動及相互作用，也就不會發生陰陽的交互感應。交感，即能相互作用，相互協調，就是一種和諧的、有生機的、沖氣以為和的狀態。

要使陰陽二氣處於有效的相對運動，就需要一個模式。正如天氣要下降，地氣要上升才能交感一樣，因此，在下的當升，在上的當降，才能形成交感。

「心腎相交」正是地之水氣上騰，天之陽氣下交這種天地之氣交感的意象在人體的呈現，相交則功能協調，沖氣以為和而有生機，故為生理常態；若「心腎不交」，意味著心腎間不能相互作用，便是病理狀態。交泰丸即為促交感之方，方由生川連、肉桂心兩味組成。藥方取黃連苦寒，入心以清心降火，不使其炎上，心火不熾則心陽自能下降；取肉桂辛甘熱，引火歸源，入腎以暖水臟，腎陽得助則腎水上濟自有動力；兩藥寒熱並用，水火既濟，交泰之象遂成。就如《中藏經・陰陽大要調神論》所云：「火來坎戶，水到離扃，陰陽相應，方乃和平。」

據交感模式，肝升肺降調節氣機也是一組交感，肝與肺相對，肝在下，其氣當升，肺在上，其氣當降，升降相因，方能太極運轉，氣機順暢。

人體之交感就是以臟腑功能趨向為代表的上下陰陽之氣的交泰，泰則通，通則安。

（3）魚眼

在陰陽魚中各有一個顏色相反形如魚眼者，習慣就稱「魚眼」。即「黑魚」之中嵌有一「白眼」，「白魚」之中嵌有一「黑眼」。太極圖中的魚眼表示的是陰中含陽，陽中含陰，陰陽互藏的意思。見圖75。

陰陽互藏有著以下義蘊：其一，表示陰陽每一深層次均存在對立的雙方。有些太極圖的魚眼是白眼內還有黑圈，黑圈內還有白點，而黑眼也是如此，呈現層層互藏之意。即在陰陽無限可分的前提下，每一層次都有對立的陰陽兩個方面。其二，顯示出太極圖變化的內在動因。我們想想，當白魚中的黑眼與黑魚中的白眼可擴大與縮小時，是不是也可以表現陰陽的或長或消？當白魚中的黑眼與黑魚中的白眼不斷擴大，以至黑眼的面積大於白魚身或白眼的面積大於黑魚身，是不是也可以表現陰

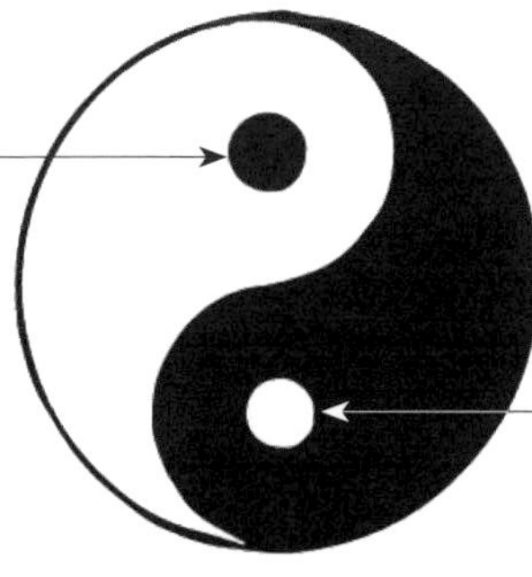

圖75　魚眼

陽的相互轉化？其三，表示陰陽交感的動力。陰中涵陽，陽蒸於陰，陰才能上升；陽中涵陰，陰凝而降，陽氣才能隨之而降，如此，才有「地氣上為雲，天氣下為雨」。其四，表示陰陽互根互用。陰中涵陽，即陰以陽為根而生，陰依陽而存；陽中寓陰，即陽以陰為源而化，陽依陰而存。其五，既然陰中尚含陽，陽中尚含陰，則物不使至極，凡事留有餘地，就是有智慧的處世方式。

陰陽互藏對中醫的啟示無處不在。如心為陽中之太陽，則心陰為陽中之陰；腎為陰中之太陰，則腎陽就是陰中之陽。王弼《周易略例・明彖》云：「夫陰陽相求之物，以所求者貴也。」於心、腎兩臟而言，心之陽旺，則心陰是心之所求；腎之陰盛，則腎陽為腎之所求。所以，心之病更關注心陰，這一點，溫病學家，尤其是吳鞠通玩得很好；腎之病更關注腎陽，玩得好的人就數不勝數了。

陰陽互藏觀念最常體現在治療中，張景岳《景岳全書・新方八陣》所言的「故善補陽者，必於陰中求陽，則陽得陰助而生化無窮；善補陰者，必於陽中求陰，則陰得陽升而泉源不竭」的治療方略深得其意。他所創的左歸丸、右歸丸就是貫徹此意而組。

左歸丸：重用熟地填腎精，補真陰，為君藥。山茱萸養肝滋腎澀精；山藥補脾益陰固精；枸杞補腎益精，養肝明目；龜、鹿二膠，血肉有情之品，峻補精髓，其中龜板膠通任脈而偏於補陰，鹿角膠通督脈而偏於補陽，在補陰之中配伍補陽藥，取「陽中求陰」之意，均為臣藥。菟絲子益精且陰陽並補，川牛膝益肝腎、強腰膝，俱為佐藥。諸藥合用，共奏滋陰補腎，填精益髓之效。

右歸丸：方中肉桂、附子大熱，大補元陽，加血肉有情的鹿角膠，強腰膝的杜仲，均屬溫補腎陽，填精補髓之類；熟地、山茱萸、山藥、枸杞、當歸俱為滋陰養血，補腎益肝之品，在補陽之中配伍補陰藥，此即「陰中求陽」之意。菟絲子陰陽兩補。諸藥配伍，共奏溫陽益腎，填精養血之功。

張仲景的金匱腎氣丸組合得就更有意思了。腎為陰中之太陰，腎氣、腎陽即為陰中之陽，相當於太極圖黑魚中的白眼。方由地黃、山茱萸、山藥、澤瀉、丹皮、茯苓、桂枝（現多用肉桂）、附子組成。

拆開來就是後世的六味地黃丸加肉桂、附子。方以大熱的附子合肉桂以溫陽，肉桂為樹身之皮，較桂枝性降而有引火歸源之效。方裡滋陰的六味地黃丸藥雖多，但其力終不敵附桂之熱，故為陰中求陽中的「陰」。六味之滋雖不敵附桂之熱，但亦可使其由熱轉溫而少火生氣，使陽得陰助而生化無窮。又由於附子性走，則以山茱萸斂其氣以下納，山藥厚其土以鎮藏，合引火歸源之肉桂則使火涵水中，藏而不露，水中有火，緩蒸化氣，是為腎中陽氣。全方溫而不燥，煦而能和，故能補腎中陽氣而通五臟六腑，養四肢百骸。若不用肉桂而用回原方桂枝，則方的溫性大減，其少火生「氣」的感覺就更覺微妙。此時，方效不是補陽而是補氣，「腎氣丸」三個字於此才算貨真價實。

學《易》求「道」當在活字上下工夫，陰中含陽，陽中含陰——陰陽互藏中的「陰陽」二字當可活解，寒溫既可為陰陽，則補瀉、升降、澀滲、進退、動靜、剛柔……無不可以為陰陽。

且看六味地黃丸，此係宋代錢乙從《金匱要略》的腎氣丸減去桂枝、附子而成。汪昂在《醫方集解・補養之劑》「六味地黃丸」注釋謂：「熟地溫而丹皮涼，山藥濇而茯苓滲，山茱收而澤瀉瀉，補腎而兼補脾，有補而必有瀉，相和相濟，以成平補之功。」費伯雄《醫方論》卷一云：「此方非但治肝腎不足，實三陰並治之劑。有熟地之膩補腎水，即有澤瀉之宣洩腎濁以濟之；有萸肉之溫濇肝經，即有丹皮之清瀉肝火以佐之；有山藥之收攝脾經，即有茯苓之淡滲脾濕以和之。」汪注之意為：溫而有涼，濇而有滲，收而有瀉；費注之意為：膩補中有宣洩，溫濇中有清瀉，收攝中有淡滲。總歸為補中有瀉，相和相濟。

如果我們稍加注意，就會發現，名方的組成多是補不純補，補中略帶瀉，以防膩滯，如腎氣丸、地黃丸；瀉不直瀉，瀉中略帶補，以防傷正。連以祛邪著稱的白虎湯都有炙甘草、粳米之護，其餘的祛邪方各人不妨自參。

治內臟下垂，補中益氣湯加枳殼效佳，這是升中略降，太極運轉，濁氣降則清氣易升；治大便祕結以植物諸仁、枳、朴加荷葉而功增，這是降中略升，太極如環，清氣升則濁氣易降。

陰陽互求不但用於方，也可顯於藥對與單味藥。

藥對分主次：麻黃伍杏仁，宣中帶降，剛中帶柔，燥中帶潤；桂枝配白芍，發中帶斂，疏中帶柔；附子和乾薑，走中有守。

單味藥更值一玩。鹿製品以北方為好，因鹿性溫，北方寒，北方之鹿則為陰中之陽。在鹿製品中若進一步「陰中求陽」，則又以鹿角膠（古名白膠）為好，《本經續疏》卷三云：「鹿角寸截，外削粗皮，內去淤血，浸滌極淨，熬煉成膠，浮越囂張之氣，頑梗木強之資，一變而為清純和緩，凝聚膠固，自然其用在中，收四出浮游之精血，鍊純一無雜之元氣，於以為強固之基，施化之本也。」此溫性（陽）藥物而具膠（陰）質，自是「陰中之陽」。再如人參氣溫，但生於北方，生處背陽向陰，《本經疏證》卷一云：「凡物之陰者，喜高燥而惡卑濕；凡物之陽者，惡明爽而喜陰翳。人薓（參）不生原隰汙下而生山谷，是其體陰，乃偏生於樹下而不喜風日，是為陰中之陽。」此外，核桃仁、肉蓯蓉、鎖陽性溫而油潤，性陽而質陰；海馬與蝦性溫而生長於水中，莫不屬「陰中之陽」藥。至於「陽中之陰」藥，則以枸杞子為代表，《本草思辨錄》卷四云：「枸杞子內外純丹，飽含津液，子本入腎，此復似腎中水火兼具之象。味厚而甘，故能陰陽並補，氣液驟增而寒暑不畏。」限於篇幅，這裡不再一一列舉，〈象之篇〉中有更詳的藥解與藥論。

方劑中的反佐更值思索。如《傷寒論》第三一五條的白通加豬膽汁湯，方中附子、乾薑為辛溫大熱之品，起回陽救逆之功，唯其所治並非一般的陽虛陰盛證，而是陰陽氣不相順接，陰格陽於外。故以中空之蔥白使陽通於陰，但三藥均屬辛熱之品，恐陰盛之體與大熱之藥相拒，難以一下接納藥物，於是大熱藥中佐以鹹寒之豬膽汁與童尿，以破陰陽格拒之勢，納陽藥入陰分，而奏回陽之功。再看左金丸，《醫方集解・瀉火之劑》謂：「此足厥陰藥也。肝實則作痛，心者肝之子，實則瀉其子，故用黃連瀉心清火為君，使火不剋金，金能制木，則肝平矣；吳茱辛熱，能入厥陰（肝），行氣解鬱，又能引熱下行，故以為反佐。一寒一熱，寒者正治，熱者從治（以熱治熱，從其性而治之，亦曰反治），故能相濟以立功也。」兩方均是陰中陽、陽中陰觀念活用的範例。

前述白魚中的黑眼或黑魚中的白眼可作為陰陽交感的動力，筆者臨床應用亦略有心得。如口渴一症，一般多認為是熱傷津液或陰虛不潤。然不少患者，以清熱生津或養陰潤燥之品治之，往往無效或僅獲短效，過後又故態復萌，甚至病情加重。仔細觀察，這類患者往往都見舌淡，顯非熱證而近寒證。然寒不傷津，如何引起口渴？析其理，無非就是陽不化津或陽不升津兩種可能。因此常以四逆湯為底方，以求溫陽化津或溫陽升津。但水往低處流，火往上部炎卻是水火兩者的本性，因此，溫陽化津與溫陽升津有一個前提，就是火須在下焦，陽處陰中，則水中有火，或水下有火，才能效「地氣上為雲」以蒸津上騰。此時有兩種操作法，一是效「火神派」之法，以大劑量的附、桂、薑、草，取「治下焦如權，非重不沉」（《溫病條辨・治病法論》）之意，以重藥直達下焦；另一則較為王道，即以常量的附、桂、薑、草加下潛之龍骨、牡蠣，使陽藥潛於下焦而起作用。又恐短期未效，往往又加葛根一味以升津上達，《本經逢原・蔓草部》云：「葛根輕浮，生用則升陽生津，熟用則鼓舞胃氣，故治胃虛作渴。」《本草思辨錄》卷二亦云：「葛根與栝樓根，《本經》皆主消渴。而葛根起陰氣，栝樓根不言起陰氣……栝樓根止渴，是增益其所無；葛根止渴，是挹彼以注茲。」若更見舌有齒印、苔膩，為兼脾虛濕阻，津敷不勻，則加白朮以補脾祛濕、茯苓以健脾利濕，濕去則津布，口渴自解。同時，茯苓為松樹樹氣納氣歸根長出的菌核，古人對無毒的菌類植物一般多認為是無中生有，氣化而成，因此茯苓還有增強氣化之功。此證輕者也可以濟生腎氣丸調之，濟生腎氣丸是在金匱腎氣丸的基礎上加牛膝、車前子而成，功用大同卻又有小異，一般言其更著重在溫補腎陽，利水消腫。若用於陽虛口渴，則另有一解，車前子喜長路旁，車前當道，故名之，雖善利水消腫，亦善通利水道，使津液勻布；牛膝可引火下行，更利於火藏水中，蒸津上達，與金匱腎氣丸比較，具有不易上火的優勢，此為該方的活用。

艾灸湧泉穴亦具溫陽化津或溫陽升津功用。湧泉穴位於足底，為腎經井穴，腎主水，井穴為脈氣所出之處，如水之源頭，如泉湧動。《靈樞・本輸》謂：「腎出於湧泉，湧泉者足心也。」該穴又為全身穴位之最下，即猶天一真水由地下湧出。艾灸湧泉一則火在水下，二則引熱下行又增火力，使至下之水被蒸而升。若艾灸得法，可覺滿口津液，當真如泉之湧。

人體肩上有一肩井穴，自然體位與足底湧泉穴恰成一條直線，二穴合看是「井」下有「水」，水可上湧，上下循環，陰陽相應，穴位命名，奧妙如斯。見圖76。

物不使極，是陰陽互藏的另一義。《傷寒論・辨可發汗病脈證並治》中的

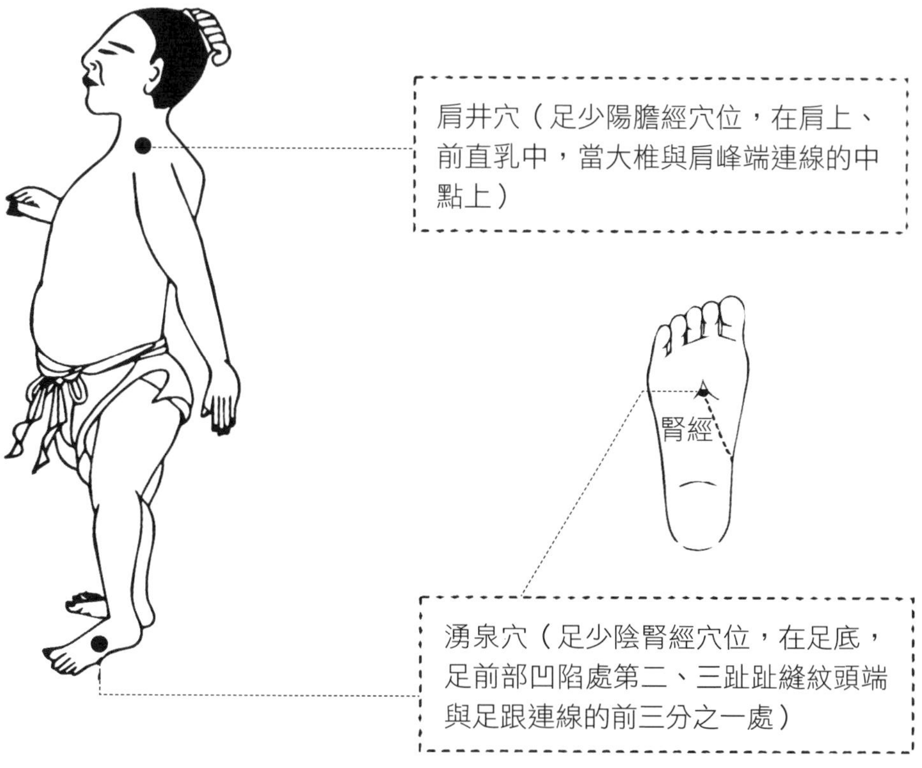

肩井穴（足少陽膽經穴位，在肩上、前直乳中，當大椎與肩峰端連線的中點上）
腎經
湧泉穴（足少陰腎經穴位，在足底，足前部凹陷處第二、三趾趾縫紋頭端與足跟連線的前三分之一處）

圖76　湧泉穴與肩井穴

「凡服湯發汗，中病便止，不必盡劑也」為治療時機與程度的把握。其與扶正不留邪，攻邪勿傷正的攻補原則，均屬治療上的留有餘地。

對於太極圖中的兩個魚眼，細細把玩，聰明如您，自可舉一反三，發現更有意思的東西。

（4）S形曲線

若太極圖是以一直線勻分陰陽，雖然也可構成兩儀，但陰陽的很多妙用卻難以一一盡顯。現在太極圖中為一S形曲線，有此曲線，陰陽魚的種種妙處才能彰顯。

①**陰陽對立制約**：制約是通過陰陽相互間的消長進退來體現，只有曲線才能將進退生出諸般變化。直線的最好功能是分割，而不是變化。

②**陰陽消長**：有此S形曲線則可顯示由多漸少或由少漸多的消長漸變過程。

③**動態平衡**：中間的S形曲線可使黑白兩魚的面積一樣大，但又不是沒變化的對比，而是每時每刻都處在動態的消長過程，於動態的均衡中顯出「和而不同」的和諧。

④**陰陽相互轉化**：S形曲線的盡頭，就是陰陽的極處，轉變由此而起。

⑤**陰陽互根互用**：由S形曲線形成的陰陽魚互纏，直接演示出「萬物負陰而抱陽」的互根互用意象。

⑥**S形曲線還有更多變化**：圓圈中一條S形曲線代表太極生兩儀。若要表達兩儀生四象，則太極圖又當如何畫法？很簡單，以簡化太極圖為例，圓圈中沿縱軸線畫一條S形曲線代表太極生兩儀，若在橫軸線上再畫一條S形曲線，則為兩儀生四象。同理類推，四象生八卦，則有四條S形曲線將圓圈平均分成八份；若以兩分法分至六十四卦，則有三十二條S形曲線將圓圈平均分成六十四份。若您按這個方法自己畫一遍，就會發現，圖中S形曲線越多，太極圖旋轉的感覺就越明顯，旋轉的速度就顯得越快。S

形曲線本就有動變意象，將之置於可旋的圓中，則動變的哲理就更顯了。見圖77。

太極拳以圓為形，各種動作一分解，無非就是各種旋動的大圈、小圈、正圈、反圈、斜圈以及S形曲線，而行拳的內在勁道中又有一種支配肢體作螺旋式纏繞進退的力稱為「纏絲勁」，如此外為圓、內纏絲，則內外皆旋。不妨從物理學上想想，一個旋動的圓對外應該是一種什麼樣的勁道？當旋轉加快時又是什麼勁道？何況太極拳的內蘊絕不僅僅體現在物理學。精練太極拳的人經常要抖大杆，他們練的是什麼？一是練身手合一、內外合一的旋勁；二是旋動大杆的離心力會引帶出身體的不平衡，則練者當於此不平衡中尋回自身的平衡；三是學會對動態的圓、旋轉的圓、彈跳的圓的控制。如果以為太極拳只能以柔克剛，四兩撥千斤，而不能「天下之至柔，馳騁天下之至堅」（《道德經・第四十三章》），可說仍未悟太極之理及太極之用。楊露禪被稱為「楊無敵」是以至柔與至剛相融打出來的名堂，並不僅僅是靠四兩撥千斤撥出來的名堂。陰中含陽，柔中藏剛，剛柔相濟才是太極拳的本來面目。

風水學有個原則叫「曲則有情」，大抵指的是氣路，或稱走道，直則氣沖，曲則有情。在這裡我們不討論風水學的是非曲直，僅僅以此為引把中國人對曲線的喜好當作一種文化現象來討論。古人善於仰觀俯察，遠取近取，以資類比。他們發現，自然形成的東西幾乎沒有不帶曲線的，仰望星空，天似圓穹，星系是渦旋的，天體運行的軌跡亦多近

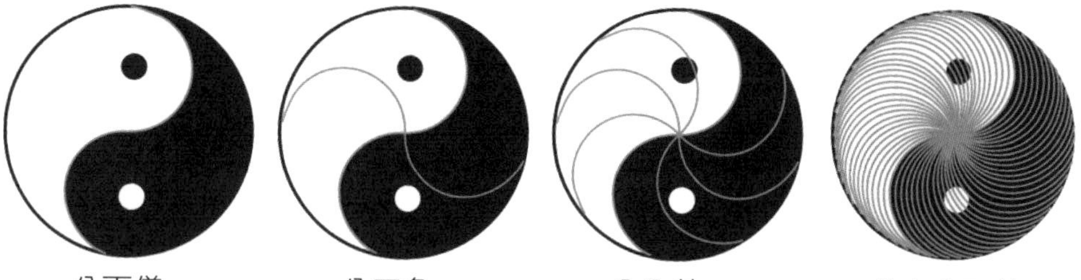

圖77　S形曲線分割的太極圖

圓；俯察地理，山脈是起伏的，河流是彎曲的；遠取諸物，植物——「木曰曲直」，曲而直，直而曲，而其橫截面多為圓或近圓；近取諸身，人體——曲線起伏，女性更要講究一個曲線玲瓏，人體各部的橫截面多為圓或橢圓。再反觀，人造之物多取直線，而天然物中自然而然長成直線的少之又少。因此，演繹出曲才是自然的，而自然是美的、自然是有情的這個結論。再將此意簡化為「曲則有情」四個字。

我們不妨從健康角度，以自身體感來印證一下。夏天開風扇，多數人喜歡調到自動左右擺頭功能，這是為什麼？身體告訴自己，當風扇不擺頭直吹時，短時間會覺得很涼快，但時間一長就不舒服了，敏感的人會有一種氣散而寒或全身收緊的感覺。而擺頭吹，風來無定向，則覺滿室生風，氣流曲而柔布，人就會很放鬆、很舒展，感覺真的是涼而爽。人與自然的關係是天地有氣，人亦有氣，人在氣中，氣在人中，天人之氣可以交感。或可這樣猜測，人體之氣，尤其是經絡之氣的運行是有一定速度的，當外環境（自然界）與內環境（體內）的氣流速度相近時，人就氣順而暢，自然就會感到放鬆、舒服；而當外環境的氣流速度大於內環境時，陽氣就易散而生寒；當外環境的氣流速度小於內環境時，就會因氣行不暢而感覺到憋悶。我們都有過這樣的體會，人在空曠之處易感寒，在通風不好的小房間則易氣悶。因此，所謂的「山環水抱必有氣」、「山環水抱必有情」就容易解釋了，山環水抱無非就是造成氣流回環，當氣流回環旋繞時，外環境的氣流速度與內環境大致接近，人的感受當然就好了。同時，回環之氣就是含蓄之氣，氣能含能蓄，不就是健康之所求嗎？太極拳為什麼能養生？其在人體內的氣行方式，不正應「曲則有情」嗎？

再往裡深探，山環水抱還有美學上的意義，遠處有山有水，曲曲彎彎，綿延有勢；近處曲橋回廊、曲徑通幽，則美感自生。如果更講究的話，山之曲要蜿蜒起伏，水之曲使流連忘返，路之曲蘊柳暗花明，橋之曲顯拱劵連珠，廊之曲如回腸千轉。若再有清風徐來，此時就不單是體感好，而是更進一步的心曠神怡了，心身俱爽，還能不健康嗎？

再看其他文化現象，文章不是不喜平直而講究跌宕起伏嗎？故事不是要曲折變幻才能吸引人嗎？生活不是要多姿多彩才算精彩嗎？人在生存環境中不是靈活融通更能如魚得水嗎？您能想像，尚崇直線、力量的西方會創出取法自然，隨曲就伸的太極拳嗎？

若與西方以還原論為指導、擅長線性分析的思維比較，您要說中醫是曲線式思維也不為過。即使是「寒者熱之」、「熱者寒之」這類貌似線性思維的治法，也在因人、因地、因時制宜的權變下帶出了曲，並進一步隨曲就伸去了。再想想，陰中求陽、陽中求陰的治法要西方人如何理解？按線性思維方式，陽虛直接補陽就好了。實驗如能找到陽虛證的相關指標，再觀察補陽藥能否改善這些指標就行了，至少在理論上是可以這樣設計的。但如果您告訴他，在補陽藥中略加補陰藥，叫「陰中求陽」，不但能增效，還能降低副作用，他一定會暈，因為按線性思維邏輯，補陽與補陰應該是相反而拮抗的，他會感覺這不是2+1=3，而是如2+（-1）=3一樣荒謬。如果您再進一步告訴他，長在北方、冬天、水中的補陽藥也有「陰中得陽」之效，這回他可能就得天旋地轉了；假如您心腸夠硬，再告訴他中醫還有反佐之用，如治療寒證時在熱藥中加點寒藥，一主一次，一熱一寒，熱者正治，寒者從治也能減毒增效。估計對方的反應是：瞪著一雙天真的藍眼睛，一臉無辜又一臉茫然地望著您。

筆者猜想，要說服他們，只能在他們驚魂甫定之時，使出撒手鐧，就是《孫子兵法》。該書〈軍爭篇〉云：「軍爭之難者，以迂為直，以患為利。故迂其途而誘之以利，後人發，先人至，此知迂直之計者也。」西方人對一個有著幾千年戰爭史的國家的兵法還是比較認同的，雖然兵法能否指導自然科學他們還得掂量，但抗拒之心或會略減，此時再以陳士鐸之言以對。真寒假熱證，陳氏擬一假寒方：附子、肉桂、人參、白朮（二碗水煎好，以冰水泡涼）、豬膽汁、苦菜汁。其言：「吾以假熱之藥，治假寒之症，以假寒之品，治假熱之病，是以假對假也……方中全是熱藥，倘服之不宜，必然虛火上沖，盡行嘔出。吾以熱藥涼服，已足順其性而下行，況又有苦菜汁、膽汁之苦，以騙其假道之防也。蓋上熱之症，下必寒極，熱藥入之，至於下焦，投其所喜，無奈關門皆為強賊所守，非以間牒給之，必然拒絕而不可入。內無糧草，外無救援，奈之何哉？吾今用膽汁、菜汁，以與守關之士，買其歡心，不特不為拒絕，轉能導我入疆，假道伐虢，不信然哉！」（《石室祕錄・假治法》）如果您再搬出「將欲歙之，必固張之。將欲弱之，必固強之。將欲廢之，必固興之。將欲奪之，必固與之。是謂微明」（《道德經・第三十六章》），估計他們在且信且疑之餘，或會嘆服中華文化的博大精深、東方智慧的深不可測，畢竟，老子在西方也是有名氣的。

3. 太極圖醫用

（1）天人太極相應

太極圖在中醫之用，首先涉及的是天人關係，故先從太極時空角度進行推演。我們以中國地理、氣象為模型建立太極時空坐標系於圖78。圖中上方為南、下方為北、左東右西。夏天最熱，中國的南方炎熱，中午是一天中溫度最高、明亮度最大的時間，均有陽氣最盛的特

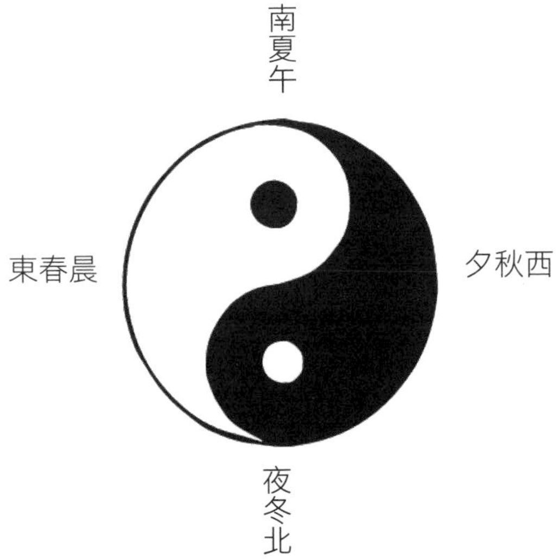

圖78　太極時空圖

點。因此空間的南方，時間的夏天與中午配太極圖陽氣最旺的太陽位。冬天最冷，中國的北方寒冷，夜半是一天中溫度最低、明亮度最小的時間，均有陰氣最盛的特點，是以空間的北方，時間的冬天與夜半配太極圖陰氣最盛的太陰位。

春天氣溫回暖，陽氣漸長；早上在一天中也是氣溫漸升，明亮度漸清之時；東方是太陽初升的方位而與太陽升出地平線的早上同一格局，故而空間的東方，時間的春天與早晨配陽氣漸長而未盛的少陽位。秋天天氣轉涼，陰氣漸長；傍晚在一天中也是氣溫漸降，明亮度漸暗之時；西方是太陽下山的方位而與太陽降入地平線的傍晚同一格局，故空間的西方，時間的秋天與傍晚處陰氣漸長而未盛的少陰位。

《靈樞・邪客》說：「人與天地相應。」人生活在自然環境之中，在適應自然環境變化的同時，也受自然環境的影響，形成內外環境的互動協調。時間上的春夏秋冬、晝夜晨昏呈節律性變化，空間上的東南西北與時間格局相配，也暗藏陰陽節律。於是這個太極時空坐標系就蘊含了「天道」的規律特徵，以之為則，就可「推天道以明人事」，落實到醫學，常以之簡明地推導或闡析人體的生理、病理、診斷、治療以及方藥等方面的機制。

這裡先要明確一個觀念，自然的古太極圖是日晷一年移動的軌跡圖，其參照的是以地球為視點的日地關係。地球是一個球體，換言之，太極圖的本來面貌應該是太極球，只是古代沒有三維技術，只能以二維平面的太極圖來代替，但我們牽涉到時空內容的思考時是需要把太極圖當作太極球來看的。

為簡便計，以下太極圖的使用，除須精確說明者採用古太極圖外，一般是採用簡化太極圖。

①**時間對人體的影響：**若論時間對人體的影響，最明顯的莫過於季節與晝夜節律。

以季節言：春天，陰漸消而陽漸長，氣溫由寒轉暖，萬物萌生；夏天，陽盛而極，天氣炎熱，萬物繁茂。當此之時，天人一體中的人又如何與之相應呢？我們把圖79當作太極球來看，若為球體則不但有上下左右之分，更有內外之別。春夏自然界的陽氣發泄，人體的陽氣與之相應亦發散於體表，氣血容易趨向於體表。由於「陽加於陰謂之汗」（《素問・陰陽別論》），陽氣在表，則易蒸津外泄而為汗，汗出則皮膚鬆，腠理開。若就陽氣的總量來看春漸旺而夏最盛，但從分布來看則不那麼單純。若依圖79東南方箭頭所指來看，陽在表在上，相對來說裡陽、下陽則不足，呈陽在外、在上，陰在內、在下的格局。《景岳全書・傳忠錄中・夏月伏陰續論》謂：「盛夏每多吐瀉，深冬偏見瘡疹。諸如此類，豈非冬多內熱，夏多中寒乎？」從陽氣總量來推病理，春夏應多見陽證、熱證，或陽證、熱證於春夏易加重；反之陰證、寒證較少見，或於此時減輕。但若從內外角度來看則另有乾坤，其中陰證、寒證中的陽虛未必就能完全減輕，因為陽虛是裡虛寒證，此時陽氣總量雖多，但大部是分布於體表，體內的陽氣反而偏少，總量多但內裡少，兩相對折，則陽虛之證在春夏的減輕應是有限的。治療上，陽、熱之證治當「熱者寒之」，若與秋冬所得的陽、熱證相較，用藥應偏重而療程偏長。寒證則須分表裡，表寒證發汗散寒，應考慮到此時陽氣發泄，腠理開，汗易泄，則發汗不可也不必太過，麻黃湯中的麻黃可減量或以發汗力較弱的「夏月之麻黃」——香薷取代。若為陽虛，此時補陽或可借助

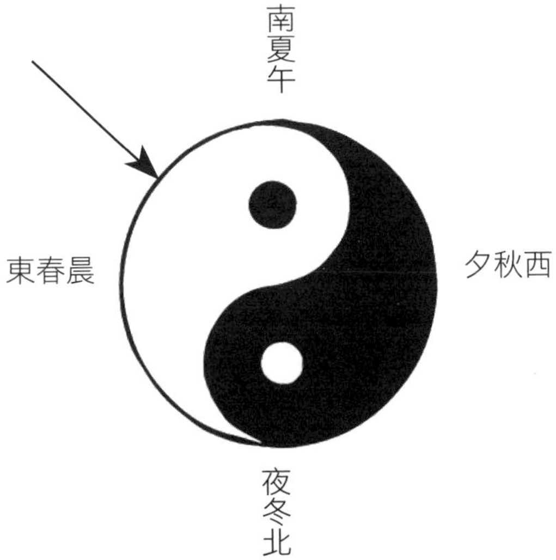

圖79　東南視野太極圖

自然界與人體陽氣總量皆盛之時勢，不必花費太大的力就可奏效，但前提是補陽藥要走裡而不走表，因為此時裡陽並不多，所以補陽時最好能加收斂或潛降之品，使陽氣得補並能內斂，方易見功。

秋天天氣轉涼，陽漸消而陰漸長，氣候涼而燥，以一年為生長周期的植物轉入收穫季節；冬天陰盛而極，氣候寒冷，萬物收藏，人亦應之。

秋冬自然界陽氣收藏，人體的陽氣亦相應收藏於體內，此時氣血趨向於裡，表現為皮膚腠理緻密，少汗而多尿等。若就陰氣的總量來看秋漸旺而冬最盛。而陰陽氣的分布，則可將圖80視作太極球，若依西北方箭頭所指來看，可見是陰在外而陽在內。從陰氣總量來推病理，秋冬應多見陰證、寒證，或陰證、寒證於秋冬加重；反之陽證、熱證較少見，或於此時減輕。但若從內外角度來看同樣是別見蹊蹺，其中陽證、熱證中的裡熱證未必就能明顯減輕，因為此時從總量看雖然陰多陽少，但陰氣大部分布於體表，體內卻是陽氣內藏，內藏之陽與裡熱相合，則裡熱證候如濕遏熱伏、瘀血發熱或氣鬱發熱者在秋冬的減輕應是有限的。治療上，陰、寒之證治當「寒者熱之」，若與春夏所得的陰、寒證相

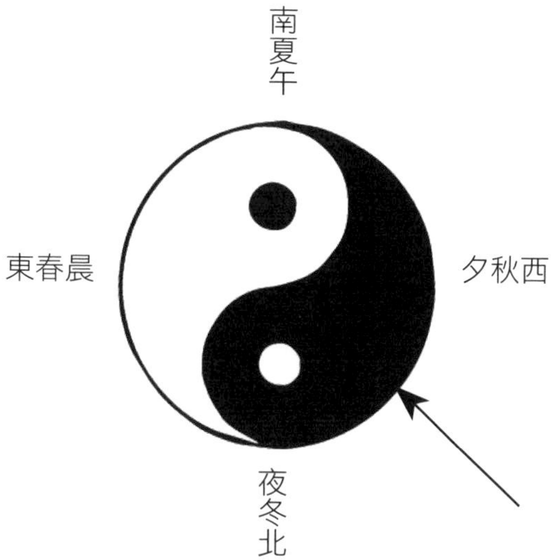

圖80　西北視野太極圖

較，用藥應偏重而療程偏長。如表寒證者，若處北方，用麻黃湯可放膽而行。至於陽虛患者，由於此時自然界與人體陽氣均自然內斂，補陽時反不必刻意加收斂之品，則陽氣可自內而外均勻敷布。裡熱尤其是鬱熱者，治當清法為輔，而以疏、散、揚為主，使裡熱外透而見功。

長夏在太極圖的夏秋之間，此時陽氣仍旺，但開始內收，陰開始萌生，氣溫高且炎熱下蒸，熱蒸濕動，地氣升為雲，接著是天氣下為雨，故又多雨，導致暑溫或濕溫之病多見。由於濕遏熱伏，治法不僅是清熱祛濕，還當外透其熱，方不致鬱伏。

在季節藥食之忌上，《素問‧六元正紀大論》的「用寒遠寒，用涼遠涼，用溫遠溫，用熱遠熱，食宜同法」為基本原則。

以晝夜言：白天，尤其是上午，與春夏的格局相近，仍可參照圖79。白天陽氣較旺，氣溫高於晚上，自然界陽氣發泄，人體的陽氣發散於體表，即陽在外，陰在內。外熱之證易加重，表寒證則減輕，若此時治療，治外熱用藥宜略重，治表寒則可略輕。若為陽虛，此時補陽可借助自然界與人體陽氣均多之勢，而事半功倍，若略加斂降藥，使陽氣得補並內斂，其效更顯。晚上則與秋冬格局相仿，可參照圖80。晚上陰氣較盛，氣溫低於白天，自然界陽氣收藏，人體的陽氣內斂，即陰在外，陽在內。陰寒之證易於此時加重，若此時治療，祛寒之品用藥宜略重；而陽虛之治則可仿秋冬格局的治法。若為裡熱證，由於入夜陰氣大部分布於體表，體內卻是陽氣內藏，內藏之陽與裡熱相合，如濕溫潮熱、陰虛潮熱、瘀血發熱或氣鬱發熱等多從午後陽氣入陰開始加重，治療在針對病機的基礎上當注意疏、散、揚的配合，使裡熱得以外透。

②**空間對人體的影響**：中國人常謂地大物博，地大則東南西北不同地區的氣候、陽光、雨量、地勢、土質、水質、生活習慣等均有所異，則其生理活動與病理變化亦有不同。常見北人南人誰的陽氣更旺之爭，若按簡單推論，南方陽氣旺，氣候炎熱；北方陰氣盛，氣候寒冷，這個問題似乎毫無懸念，當

然是南人陽氣旺。其實問題沒那麼簡單。

東南方氣候如春夏格局，仍可參照圖79，東南陽氣旺，夏長冬短，日照時間長，天地所長養，氣候多熱少寒易兼濕，按理說陽氣總量是較多。但是，由於自然的陽氣處於升散之位，人體陽氣與之相應則發散於體表與上部，其人腠理疏而汗多，汗孔又稱氣門，汗多則陽隨汗泄，講得白一點就是東南方人易漏氣。陽主要分布在表在上，就意味著裡陽、下陽的不足，即陽在外，陰在內。又因陽在上而易浮，常有上火的感覺，因此常飲涼茶吃冰凍食物，少沾辛辣，裡陽多傷而少助。若僅如此，也只能說陽氣有得（總量多）有失（裡陽少）。但近年來以白為美的審美觀流風所及，南方人怕曬黑，每畏補陽作用的陽光如虎，自動放棄地理上的陽光優勢，又貪空調涼爽，裡陽本就不足，今外陽又得不到補充，若說陽氣總量還有優勢就顯得可疑了。由於陽氣分布特點，東南方人的體質與病理特徵多見上熱下寒、外熱裡寒，現在的南方人雖常說自己上火，但幾劑涼茶下去就見泄瀉清稀或夜尿增多，便是這種格局的明證。醫生面對這種體質或病理格局用藥就特別頭疼，用熱藥他說易上火，用寒藥他說易敗胃。在南方，這種自稱既不耐寒藥也不耐熱藥的病人不在少數。

西北方氣候如秋冬格局，可參照圖80。西北陰氣盛，冬長夏短，日照時間短，天地所收藏，氣候多寒少暖而兼燥，按理說陽氣總量應有虧。但是，陰在外，其人腠理密，陽氣不易外泄；陽在內，陽氣收藏體內又不易耗損，由於天寒地凍，多嗜辛辣喜熱食，更助內在陽氣。陽氣失於外而得於內，實難言陽氣虧於東南方人。西北方人的體質與病理特徵多見外寒裡熱。在夏天南人必須涼席上陣時，北人還鋪厚褥即顯外寒之質，而冬天南人不敢吃冷食時，北人仍以大啖冰激凌為快則是裡熱明徵。

既然人的體質、病理特徵南北有異，則治亦當殊。以麻黃的使用為例，《醫學衷中參西錄・藥物》言：「陸九芝謂：麻黃用數分，即可發汗，此以治南方之人則可，非所論於北方也。蓋南方氣暖，其人肌膚薄弱，汗最易出，故南方有麻黃不過錢之語；北方若至塞外，氣候寒冷，其人之肌膚強厚，若更為出外勞碌，不避風霜之人，又當嚴寒之候，恆用七八錢始能汗者。夫用藥之道，貴因時、因地、因人，活潑斟酌以勝病為主，不可拘於成見也。」此段理、法、藥的關係一清二楚。證之臨床，確然如此，在南方，生麻黃是較少用的，解表常以香薷、荊芥、防風等溫性較小的藥物代之，且分量較輕。再看大黃之論，《本草崇原》卷下謂：「西北之人，土氣敦厚，陽氣伏藏，重用大黃，能養陰而不破泄。東南之人，土氣虛浮，陽氣外泄，稍用大黃，即傷脾胃，此五方五土之有不同也。」以往讀《傷寒論》的承氣湯常見對大黃的功效描述有「急下存陰」之說，從道理上是明白的，急下熱結，陰不被熱灼，即可救陰。但在南方，稍用大黃，即泄下過多，雖無熱灼陰傷之弊，卻見泄下傷陰之虞，為何？上段即為解。

上段還帶出了「西北之人，土氣敦厚……東南之人，土氣虛浮」這麼一個有意思的話題。此句如何理解？《素問・陰陽應象大論》有「天不足西北，故西北方陰也……地不滿東南，故東南方陽也」一語可參。從理論解：天屬陽，我們參看太極圖，西北方是陰最盛之處，陰盛則陽不足，故云「天不足」；地屬陰，太極圖的東南方是陽最旺之處，陽盛則陰不足，故云「地不滿」。再從中國的實際地勢看，呈現的是西北高而東南低。看山勢就更明顯了，西北，尤其是西部有多少崇山峻嶺，地高則顯天低，故云「天不足」。東南方雖然草木蔥蘢，但山勢一般卻不太高，以海拔幾百公尺的居多，且不說與崑崙山脈相較，即使與大小興安嶺比也只能叫做丘陵，你還真不好意思稱海拔，故云「地不滿」一點也不冤枉。天地人相應，地不滿於人就是脾不足，所以在廣東，病人舌頭一伸，舌淡邊有齒印、苔膩是司空見慣，幾成常態。這樣的體質，叫他如何能耐受得了常量的大黃？

從圖79看，東南方的太極圖陽氣趨於上與外，所以廣東人常說的上火，不見得都是實火，倒是「火神派」常稱的陽虛陽浮即上熱下寒者居其半。那麼是否「火神派」在廣東就大行其道了？從醫理上筆者認同陽虛陽浮這種病機確屬常見，也確實看過一些善用附、桂的醫生處方用藥。但要說「火神派」在廣東蔚然成風卻還談不上。以常見的復發性口腔潰瘍為例，反覆發作的病，肯定不是實證。因此清胃散之類只能清其浮火，但寒性藥物在清浮火的同時，也傷下陽，則呈陽更虛而火更易浮的態勢，三幾天後又見發作。這種情況用玉女煎也好不到哪裡去，玉女煎證的病機是胃火上炎兼腎陰虛，而不是陽虛陽浮。對陽虛陽浮之理不少人認為難以理解，總覺得陽虛應該只有「寒」這一種表現最合邏輯，其實此理不難，陽氣虛我們可以理解為陽氣少了，少則稀薄，陽氣本就具上升特性，陽氣一稀薄，當然就容易浮而上了。按此理，「火神派」大劑量的附、桂直達下焦，大補元陽，引火歸源應該是最合理的了。但在實操上卻會碰到不少問題：一是寒藥傷人其來也漸，症狀不是那麼明顯，而熱藥傷人馬上就有上火的表現，南方人最不能耐受的就是上火的感覺。若僅從量上考慮，欲使浮陽下潛一般須附、桂重用，因為輕用則藥性升浮而上走，於下寒無補，於上熱反增。但若重用附、桂就會帶來第二個問題，即醫生對附、桂用量與療程的把握程度是否精準，這又牽涉到用藥經驗問題。要把附、桂用得得心應手，非得有豐富的使用經驗與精準的辨證不可，這是要跟過明師才能大致心中有數的。三是現在附子的炮製並不完全規範，等級、批次等都心中無數。四是雖然藥典對附子量的規定可能有點保守，但藥典的禁忌還是懸在醫生頭上的達摩克利斯之劍（The Sword of Damocles），你說心中完全沒有陰影是不切實際的。因此，重病適應證者以大劑量附、桂，行霹靂手段，應屬情理之中。至於對復發性口腔潰瘍這類常見而又不太重的病，重用附、桂，或有立竿見影之效，但筆者與不少醫生交流過，他們中的大多數還是希望尋求更王道一點的治法。筆者的經驗是清上溫下同時進行，而清上的藥物在起效後漸減，則速效、穩效、無毒俱得。常用交泰丸加味：黃連、肉桂、牛膝、龍骨、牡蠣。其中黃連輕用，略清發作期之浮火，肉桂下溫元陽，引火歸源；牛膝、龍骨、牡蠣或引火下行，或引浮陽下潛。方意重在一個「潛」字，因為上火並非無用，引之下行也可補下陽。《道德經・第七十七章》云：「天之道，損有餘而補不足。」治療上則可變為「引有餘而補不足」。若發作期浮熱較重，也可輕加石膏，一般兩劑見效，有效後則去石膏，囑隔日一劑；服兩劑後，黃連減量；再囑隔三日一劑，服兩劑；再囑隔周一劑，服兩劑，一般可斷根。廣東患者常有兼濕，可加白朮、茯苓，一以健脾祛濕，二以斡旋中州，運轉樞軸，使水升火降，交相既濟。此方與之前治心腎不交失眠之方僅一兩味藥出入，緣於病機均屬上熱下寒或假熱真寒。若同時教患者自灸湧泉穴，引火歸源，效果尤佳。若後半程稍加濟生腎氣丸（注：現在一些廠家生產的中成藥金匱腎氣丸，其組方實際上是濟生腎氣丸），則療效更穩。

因此，對五方五土不同人的調治當順應其體質與病理特徵，東南方人一般以清上溫下、清外溫內為大體基調；而西北方人則以散寒清裡為常用。當然每人的具體病證不同，還須隨證變通。

（2）天物太極相感

朱熹謂：「人人有一太極，物物有一太極。」（《朱子語類》卷九十四）天人既可相應，天物當然也可相感。與中醫關係最密切的「物」就是中藥。且看中藥中的太極又是如何一個玩法。

吳鞠通在《溫病條辨・草木各得一太極論》中謂：「古來著本草者，皆逐論其氣味性情，未嘗總論夫形體之大綱，生長化收藏之運用，茲特補之。蓋蘆主生，幹與枝葉主長，花主化，子主收，根主藏，木也。草則收藏皆在子。凡幹皆升，蘆勝於幹；凡葉皆散，花勝於葉；凡枝皆走絡，鬚勝於枝；凡根皆降，子勝於根。由蘆之升而長而化而收，子則復降而升而化而收矣。此草木各得一太極之理也。」將本段文字圖像化即為圖81。

文中的蘆即芽，生之位在太極圖陽氣初升之處，陽主升，象徵萬物初生；長之位在太極圖的東與東南方，取春天萬物生長之意；化之位在太極圖的南方頂端與略西斜之處，取夏天與長夏萬物繁茂而化之意；收之位在太極圖的西方，取秋天天氣肅降、陽氣內收、萬物收成之意；藏之位在太極圖的北方，取冬天陽氣內斂、萬物貯藏之意。吳鞠通之論是否在理，我們可以一些藥物來印證。

如紫蘇一藥，其葉稱蘇葉，莖枝稱蘇梗，成熟果實稱蘇子。「幹與枝葉主長」，長則升發，故蘇葉、蘇梗均有辛溫發散、理氣寬胸的作用。但蘇葉為葉，「凡葉皆散」，故偏於解表散寒；蘇梗為莖枝則不以散為主，而以順氣為主，故長於理氣寬胸、止痛安胎。「子主收」，收即降，子質潤，故功偏降氣消痰、止咳平喘、潤腸。《本草備要・草部一》謂：「葉發汗散寒，梗順氣安胎，子降氣開鬱，消痰定喘。表弱氣虛者忌用葉，腸滑氣虛者忌用子。」《神農本草經讀》卷二云：「其子下氣尤速；其梗下氣寬脹，治噎膈反胃，止心痛；旁小枝通十二經關竅脈絡。」在這裡我們還意外讀出「旁小枝」可以枝走肢，而具類似桂枝的作用。

再如桂枝與肉桂。桂枝為樟科植物肉桂的嫩枝，肉桂為樟科植物肉桂和大葉清化桂的乾燥樹皮。雖然「幹與枝葉主長」，但還可細分，桂枝為枝，枝性上揚而外展，且味辛甘，性溫。故功為發汗解肌、溫通經脈、助陽化氣。陳承《重廣補注神農本草並圖經》曰：「仲景《傷寒論》發汗用桂枝。桂枝者，枝條非身幹也，取其輕薄而能發散。」桂枝又可以枝走肢，《本草備要・木部》引李東垣語：「桂枝橫行手臂，以其為枝也。」而肉桂為樹幹之皮，幹走軀幹，且味辛甘，性大熱。功主補火助陽、引火歸源、散寒通經、活血止痛。

《雷公炮製藥性解》卷五於桂的分別更細：「味辛甘，性大熱，有毒。其在下最厚者，曰肉桂，去其粗皮為桂心，入

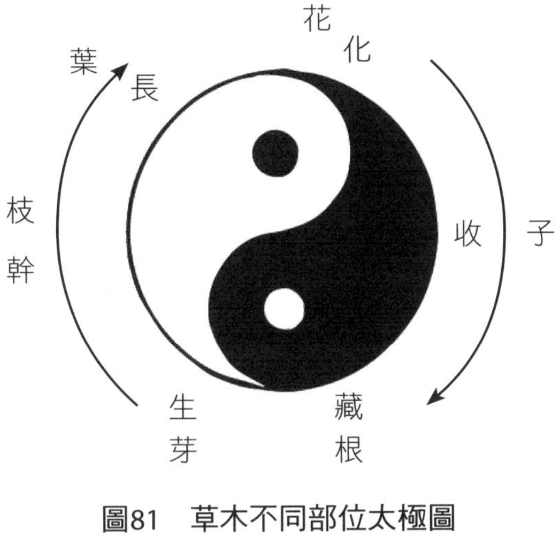

圖81　草木不同部位太極圖

心、脾、肺、腎四經，主九種心疼，補勞傷，通九竅，暖水臟，續筋骨，殺三蟲，散結氣，破瘀血，下胎衣，除咳逆，療腹痛，止瀉痢，善發汗。其在中次厚者，曰官桂，入肝、脾二經，主中焦虛寒，結聚作痛。其在上薄者，曰薄桂，入肺、胃二經，主上焦有寒，走肩臂而行肢節。其在嫩枝四發者，曰桂枝，專入肺經，主解肌發表，理有汗之傷寒。四者皆殺草木毒，百藥無畏。性忌生蔥。」這裡將肉桂按在樹幹分布的上、中、下位置與薄厚又細分為肉桂（含桂心）、官桂與薄桂，至於這三者的功效與所入臟腑為何不完全相同，其按：「肉桂在下，有入腎之理；屬火，有入心之火；而辛散之性，與肺部相投；甘溫之性，與脾家相悅，故均入焉。官桂在中，而肝脾皆在中之臟也，且經曰：肝欲散，急食辛以散之，以辛補之；又曰：脾欲緩，急食甘以復之，以甘補之。桂味辛甘，二經之所由入也。薄桂在上，而肺胃亦居上，故宜入之。桂枝四發，有發散之義，且氣、味俱輕，宜入太陰而主表。」我們大體可看出：由於火性炎上，因此，越在樹幹下部的皮，其所溫養的臟腑就越多；同時，就樹幹與人體軀體內臟腑的對應關係而言，有上對上、中對中，而下則可包攬上、中、下之意。《珍珠囊補遺藥性賦》卷二云：「氣之薄者，桂枝也；氣之厚者，肉桂也。氣薄則發洩，桂枝上行而發表；氣厚而發熱，肉桂下行而補腎。此天地親上親下之道也。」末句「天地親上親下」，語出乾文言的「本乎天者親上，本乎地者親下」，這裡又見《易》的意象了。

以上可說是植物藥不同部位功效特徵的基本規律，當然，每味具體的藥物還有自身特殊的性、味、形、色、生長季節、生長環境、生物特性，如「諸花皆升，旋覆獨降；諸子皆降，蔓荊獨升」等，難以一概而論，但基本規律應該還是存在的。

我們不妨復習一下中藥，植物的芽，如麥芽、穀芽等，絕不僅是消食導滯，而是兼具生發之用。鎮肝熄風湯用麥芽，其意就在鎮潛之中略舒肝氣，使順應肝喜條達而惡抑鬱的生理特徵，而無鬱遏之弊。幹莖的升降主要看具體藥物質地的輕重與氣味之厚薄。枝則多升而走四肢，如桂枝、桑枝。葉主發散，基本上是沒有太大疑問，但樹葉還有分說，凡葉的邊緣無齒者，發散力較弱，如竹葉、荷葉等；葉若有齒如桑葉、蘇葉等，則發散力較強，以其有四散之象。花則發散，如銀花、菊花、紅花等。子雖小，由於單位體積質量較重，故多降，如蘇子、萊菔子、車前子等。而根則不一定全為降，因為根為植物的最下端，位物極必反之位，可升可降，如前述的葛根能升津上達，亦能升脾之清氣，此為升；牛膝同樣是根，《神農本草經百種錄．上品》謂：「此乃以其形而知其性也。凡物之根皆橫生，而牛膝獨直下，其長細而韌，酷似人筋，所以能舒筋通脈，下血降氣，為諸下達藥之先導也。」其根直下，所以引火下行、引藥下行、引血下行、引水下行的功效就不難理解了。以上為藥之部位應太極。

冬蟲夏草則以生長部位與生長時間的關係來應太極之理。《本草綱目拾遺》卷五云：「物之變化，必由陰陽相激而成，陰靜陽動，至理也。然陽中有陰，陰中有陽，所謂一陰一陽，互為其根……夏草冬蟲，乃感陰陽二氣而生，夏至一陰生，故靜而為草。冬至一陽生，故動而為蟲。輾轉循運，非若腐草為螢，陳麥化蝶，感濕熱之氣者可比，入藥故能益諸虛理百損，以其得陰陽之氣全也。然必冬取其蟲，而夏不取其草，亦以其有一陽生發之氣可用。」該藥為蝙蝠蛾幼蟲被蟲草菌感染，死後屍體、組織與菌絲結成堅硬的假菌核，在冬季低溫乾燥土壤內保持蟲形不變達數月之久（冬蟲），待夏季溫濕適宜時從菌核長出棒狀子實體（子囊座）並露出地面（夏草）。按古之察，蟲與草（真菌子座類草），一為動物一為植物，動物動而為陽，植物靜而為陰。從冬至一陽生到夏至，是太極圖的左半邊，左屬陽，故動而為蟲；從夏至一陰生到冬至，是太極圖的右半邊，右屬陰，故靜而為草。一動一靜，感全年陰陽二氣之變而變。雖然冬至夏至之說未必如此精準，但其或蟲或類草的變化季節還是大致正確的。「冬取其蟲，而夏不取其草，亦以其有一陽生發之氣可用」正是《易》崇陽抑陰思想對醫學的折射。由於用蟲（陽）部分，而此藥又常見於海拔四千公尺的高山上，尤多見於具有積雪的高寒草甸。此為陽生陰地，屬陰中之陽藥。味甘，性平，故有補腎固本、助陽起痿、補肺實衛之功。

再看我們熟悉的甘草，又是另一種太極，《本經疏證》卷二云：「甘草春苗夏葉，秋花冬實，得四氣之全，其色之黃，味之甘，迥出他黃與甘之上，以是協土德，和眾氣，能無處不到，無邪不祛，此所謂主五臟六腑寒熱邪氣也。土為萬物母，凡物無論妍媸美惡，莫不生於土，及其敗也，又莫不歸於土。化為生生之氣，則所謂能解百藥毒，安和七十二種石，千二百種草也。人之氣猶物之氣，和順者，其妍美也；急疾者，其媸惡也，盡化急疾為和順，經脈自然通調，血氣自然滑利，於是肌骨堅，肌肉長，氣力倍矣。」《本草乘雅半偈》卷一從另一角度說：「先人……又云：青苗紫花，白毛槐葉，咸出於黃中通理之荄，土具四行，不言而喻矣。又云：土貫四旁，通身該治，是以土生萬物，而為萬物所歸。」甘草味甘，性平，其特色是土性極明顯。中國以農業立國，尤其重視土，土在五行中的地位特殊，萬物皆生於土，萬物均歸於土，因此，土載四行，土可以平衡其餘四行是不言而喻的。甘草的土性特徵之顯，一是甘味；二是色黃；三是「春苗夏葉，秋花冬實，得四氣之全」，土載四行，四氣俱全即具土氣；四是青苗紫花，白毛槐葉，咸出於黃中通理之荄，五色俱全即為土

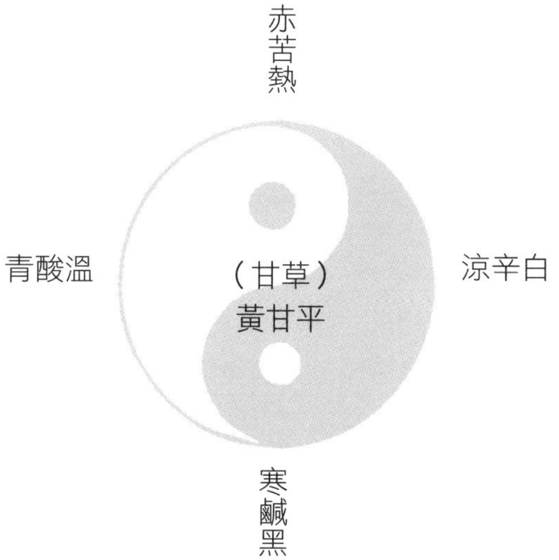

圖82　甘草以色氣味得中和之氣

所統。土載四行即意味著土能調和其餘四氣。辛鹹酸苦是五味之偏，甘為土味，能和之；寒涼溫熱是四氣之偏，土為平性，亦能和之。可見甘味為五味之和，平性為四氣之和，因此，調和諸藥是甘草的題內之意，參圖82。解毒者，毒含氣、味、質之偏，甘草和之，故云「能解百藥毒」。我們再看看，除甘草外常用以調和諸藥的蜂蜜也是味甘性平，就不難理解甘草之用了。甘草之甘入脾且具補益，黃色又歸脾，因此，補脾益氣自是不言而喻了。至於緩急止痛之功則可從「和順者，其妍美也；急疾者，其孅惡也，盡化急疾為和順」來理解。

佛曰：一花一葉一世界；醫說：一草一木一太極。四氣五味、升降浮沉、顏色、質地、生態、習性、生長時間、生長環境等無不是太極的某方面體現。自然、人體、藥物都可以在「太極」的本源上理相通、用相關、功相成。

（二）先天八卦陰陽演

1. 方位配卦說

先天八卦，又稱先天八卦方位，因《周易・繫辭下》有伏羲觀象作八卦之說，習慣又稱伏羲八卦圖、伏羲先天圖、伏羲八卦方位圖，如圖83。該圖見朱熹《周易本義》。關於圖的起源問題，流行的說法是據《周易・說卦》「天地定位，山澤通氣，雷風相薄，水火不相射，八卦相錯」這段文字而演，關鍵人物有兩個，宋代的陳摶與邵雍，從記載來看，圖自邵雍出，但後者可能傳承於前者。問題的複雜就在於傳先天八卦圖的邵雍並不承認先天八卦圖是自己所作，而認為此圖是自伏羲時代相傳下來的。這就產生了一個很大的疑團，是文字據圖而寫還是圖據文字而演，易學界一直存有爭議，各有論據，見仁見智。雖然在爭論中，圖據文字而演的觀點占上風，仍未能說這就是確論。但圖中卦的方位排列與文字描述對應這一點卻是基本得到公認。

「天地定位，山澤通氣，雷風相薄，水火不相射」這四句，每一句就是兩個方位相對的卦。

天地定位：乾為天居南，坤為地居北；

山澤通氣：艮為山居西北，兌為澤居東南；

雷風相薄：震為雷居東北，巽為風居西南；

水火不相射：離為火居東，坎為水居西。

從方位來看，先天八卦比較像是古聖賢以地球為中心觀察天地現象的圖像。以地球為觀察點，天在上，地在下，乾為天，坤為地，於是便置乾於上，置坤於下，此為「天地定位」；太陽總是從東邊升起，到西邊落下，月亮每天從西邊升起、東邊落下，離為火，可代表太陽，坎為水，可代表月亮，於是就把離置於東邊，坎置於西邊，此為「水火不相射」；東南西北四正位一放好，地球上最常見的自然現象或因素還有風雷山澤等，風雷常相伴，山澤常相依，於是形成「雷風相薄」、「山澤通氣」，也把它們畫成卦而排在四隅，就形成了先天八卦。

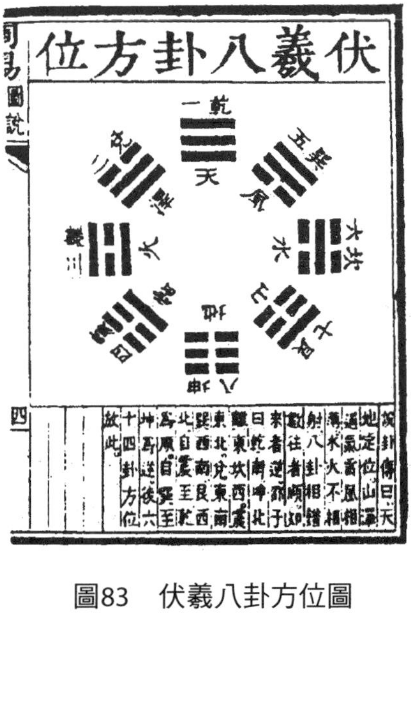

圖83　伏羲八卦方位圖

《易》以陰陽為道，先天八卦的排列與陰陽學說的基本內容有著莫大的關係。若將先天八卦與古太極圖合一，再來領會陰陽學說的基本內涵，又比以單獨的太極圖或八卦圖來演繹更為全面到位。如圖84，此圖為明代楊應春《皇極經世心易發微》所創。

而圖85就更有意思了，圖見明代趙仲全《道學正宗》。此圖以四條線貫通分割太極圖為八個磁區，則見八卦的卦形與各自正對太極圖磁區之間，是直接一一對應的關係。

南全陽對應乾卦純陽☰，北全陰對應坤卦全陰☷，此「天地定位」。

離正東，此區域若分成三份則為兩白（陰魚中的白眼算一白）夾一黑，對應離卦的兩陽爻含一陰爻☲；坎正西，此區域若分成三份則為兩黑（陽魚中的黑眼算一黑）夾一白，對應坎卦兩陰爻含一陽爻☵，此「水火不相射」（注：有些書認為「水火不相射」一句當為「水火相射」之簡誤）。

東北震，白一分（陽始生）黑二分，對應震卦一陽爻生於下，兩陰爻在上☳；西南巽，黑一分（

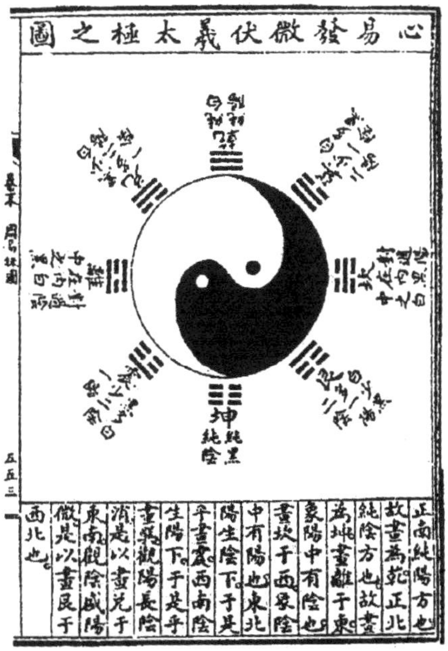

圖84　心易發微伏羲太極之圖

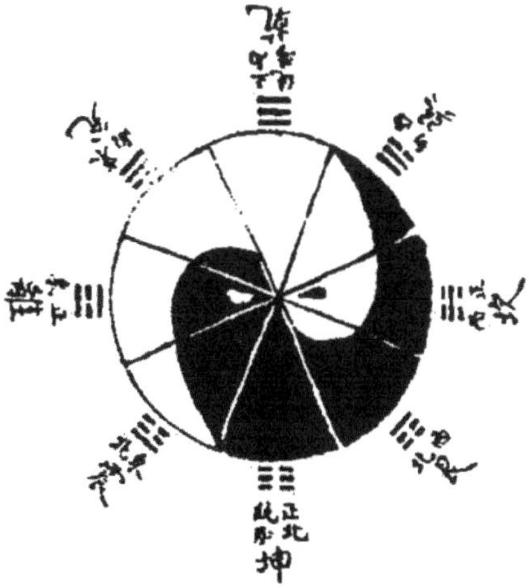

圖85　古太極圖

陰始生）白二分，對應巽卦一陰爻生於下，兩陽爻在上☴，此「雷風相薄」。

東南兌，白二分黑一分，對應兌卦兩陽爻在下一陰爻在上☱；西北艮，黑二分而白一分，對應艮卦兩陰爻在下一陽爻在上☶，此「山澤通氣」。

可見以先天八卦卦象的順次相連即得古太極圖。

2. 太極卦象解陰陽

陰陽的交感、制約、消長、轉化、互根、互藏之妙不僅可通過太極圖而演，若配合卦象分布，如圖83及圖84，則其內涵會表達得比單獨的太極圖更為豐富。

（1）陰陽的對立制約

從內裡的太極圖看，陰陽魚一白一黑對峙而立，且白多之處必定黑少，黑多之處必定白少，顯現出陰陽的對立是通過制約而完成的。

從卦的排列上看，方位上兩兩相對的卦，其卦的形象剛好相反：

其中乾南與坤北位置相對，乾卦三個陽爻☰，純陽之象；坤卦三個陰爻☷，純陰之象。

震東北與巽西南位置相對，震卦一陽爻居下，兩陰爻居上☳；巽卦一陰爻居下，二陽爻居上☴。

離東與坎西位置相對，離卦一陰爻居兩陽爻之中☲；坎卦一陽爻居兩陰爻之中☵。

兌東南與艮西北位置相對，兌卦兩陽爻居下，一陰爻居上☱；艮卦二陰爻居下，一陽爻居上☶。

以上四對卦，卦象相反，爻象也相反而成三爻卦的「錯卦」。相反相錯即呈陰陽對立制約特性。

（2）陰陽的消長平衡

①陰陽的消長：從內裡的太極圖看，左邊的陽魚從北而東而南，圖形漸大，示意陽長陰消的過程；右邊的陰魚從南而西而北，圖形漸大，示意陰長陽消的過程。

從卦的排列順序看，顯現出陰陽消長的量變過程。《易圖明辨》卷三云：「其環中為太極，兩邊黑白回互。白為陽，黑為陰。陰盛於北，而陽起薄之，故邵子曰『震始交陰而陽生』。自震而離而兌，以至於乾，而陽斯盛焉……陽盛於南，而陰來迎之，故邵子曰『巽始消陽而陰生』。自巽而坎而艮，以至於坤，而陰斯盛焉。」

震居東北，一陽爻居下，兩陰爻居上☳，代表陰極一陽生（從初爻而生），陽氣量為一，與所處太極圖東北方陽氣初生對應。

離居正東，兩陽爻中含一陰爻☲；兌居東南，兩陽爻居下，一陰爻居上☱，兩卦均為兩個陽爻，陽氣量均為二，代表陽長陰消，與太極圖所處位置陽氣漸長的面積對應。

乾居正南，三個陽爻☰，代表純陽，陽氣量為三，位處太極圖陽氣最盛的頂點。

即從震而離而兌而乾，陽氣量可以一陽、二陽、三陽來表示，顯示了陽氣漸長有量上的區別。

巽居西南，一陰爻居下，兩陽爻居上☴，代表陽極一陰生（從初爻而生），陰氣量為一，與所處太極圖西南方陰氣初生對應。

坎居正西，兩陰爻中含一陽爻☵；艮居西北，兩陰爻居下，一陽爻居上☶，兩卦均為兩個陰爻，陰氣量均為二，代表陰長陽消，與太極圖所處位置陰氣漸長的面積對應。

坤居正北，三個陰爻☷，代表純陰，陰氣量為三，位處太極圖陰氣最盛的底端。

即從巽而坎而艮而坤，陰氣量可以一陰、二陰、三陰來表示，顯示了陰氣漸長有量上的區別。

而卦的陰陽消長量的多少與圖中陰陽魚的大小恰好對應，較好地反映了陰陽的消長及量變規律。

②**陰陽的平衡**：從內裡的太極圖看，圖中黑白兩魚的總面積一樣大，代表陰陽總體上的平衡。太極圖陰陽線不以直線而用環抱曲線，象徵陰陽雖各半，但這種各半僅是相對的，而非絕對的，此時陽多陰少，彼時則陰多陽少，陰陽不是絕對平衡，而是在互為消長、互為制約中的相對平衡。

從卦的排列上看，相對位置之卦合看存在著互補平衡現象。

乾☰對坤☷，三陽爻對三陰爻，合而為三陰三陽爻。

震☳對巽☴，震一陽爻兩陰爻，巽兩陽爻一陰爻，合而為三陰三陽爻。

離☲對坎☵，離兩陽爻含一陰爻，坎兩陰爻含一陽爻，合而為三陰三陽爻。

兌☱對艮☶，兌兩陽爻一陰爻，艮兩陰爻一陽爻，合而為三陰三陽爻。

顯示了相對位置之卦在互補中獲得平衡。

相對位置之卦的先天數（見〈易之篇〉的「相摩相盪卦示醫」部分）疊加也很有意思，南乾1與北坤8，東北震4與西南巽5，東離3與西坎6，東南兌2與西北艮7，四組先天數相加均是9，同樣顯示出平衡的特點。

消長與平衡合看，則示意陰陽的平衡是在消長的過程中體現，故為動態平衡。

（3）陰陽的相互轉化

從內裡的太極圖看，在陽極盛的正南乾位，恰好就是陰開始萌生之處，顯示了陽極則生陰／轉陰；在陰極盛的正北坤位，恰好就是陽開始萌生之處，顯示了陰極則生陽／轉陽。再從圖中陰陽間合抱的S形曲線來看，顯示出陰陽之間的消長乃至轉變多是漸變而較少突變。

從卦的排列順序看：左邊自下而上，從震☳之一陽始，經離☲、兌☱之二陽，至乾☰之三陽，即到

「物極」階段，量變引起質變，從陽轉陰，始有巽☴之一陰。

右邊自上而下，自巽☴之一陰始，至坎☵、艮☶之二陰，到坤☷之三陰，此時又陰極轉陽，始有震☳之一陽……

卦之輪轉很直觀地昭示了從量變到質變的規律，以及「重陰必陽，重陽必陰」（《素問・陰陽應象大論》）的義理。

（4）陰陽的互根互用

從內裡的太極圖看，圓中兩條陰陽魚前抱後負，體現了「萬物負陰而抱陽」，陰陽分則為二，合則為一的依存關係。陰魚中的白眼，陽魚中的黑眼，則喻義陰中含陽，陽中含陰，亦有「陽根於陰，陰根於陽」之意。

從卦的排列上看，相對位置之卦合看存在著爻位與爻數的互補現象：

乾☰對坤☷，三陽爻對三陰爻；

震☳對巽☴，震一陽爻在下兩陰爻在上，巽兩陽爻在上一陰爻在下；

離☲對坎☵，離兩陽爻含一陰爻，坎兩陰爻含一陽爻；

兌☱對艮☶，兌兩陽爻在下一陰爻在上，艮兩陰爻在下一陽爻在上。

顯示出相對位置之卦，凡一方陰爻所居之處，必是對方陽爻所居之地，反之亦然，爻位存在互補現象。而兩卦相加，爻的總數均是三陰三陽，表現為爻數的互補，互補也是互根的一種體現。

（5）陰陽交感

從內裡的太極圖看，陰陽兩魚互纏，在一個圓形之中，互相產生對立制約、消長平衡、互根互用、相互轉化的作用，即為有感而交，交而有為。一圓含兩魚，即一中有二，以一統二，對立的雙方在一個統一體中，二氣交融，「沖氣以為和」即為交感。對立統一即為三，由此而有「三生萬物」。

從卦的排列上看，只要將天地、山澤、雷風、水火之卦，兩兩互相交錯組合成六爻卦，則陰陽交感意蘊昭然而顯。

「天地定位」釋泰卦：泰卦䷊，上坤☷（地），下乾☰（天），即為天地定位之組合卦。天地交泰之意。彖曰：「泰，小往大來，吉亨。則是天地交而萬物通也，上下交而其志同也。」觀此卦，上坤純陰，下乾純陽，陽主升，陰主降，天地、上下在陽升陰降中得以陰陽交通感應。《周易集解》卷四謂：「夫泰之為道，本以通生萬物。若天氣上騰，地氣下降，各自閉塞，不能相交，則萬物無由得生，明萬物生，由天地交也。」很好地說明了陰陽交感是萬物化生的根本條件。此卦從天地、陰陽、上下的角度揭示了陰陽交感之理。

「山澤通氣」釋咸卦：咸卦䷞，上兌☱（澤），下艮☶（山），即為山澤通氣之組合卦。交互感應之意。彖曰：「咸，感也。柔上而剛下，二氣感應以相與……天地感而萬物化生，聖人感人心而天下和平。」觀此卦，兌為少女卦，故言（陰）柔在上，艮為少男卦，故曰（陽）剛在下；陰之性自趨下，陽之性自趨上，則剛柔二氣相感而相親，謂之相與。又艮為少男，兌為少女，男女相感最深的莫過於少年，故取此象以明交感。《增補鄭氏周易》卷中云：「咸，感也。艮為山，兌為澤，山氣下，澤氣上，二氣通而相應，以生萬物，故曰咸也。」此卦從山澤通氣，男女感應，上下交通，剛柔相濟等方面闡釋了陰陽交合感應之象。

「雷風相薄」釋益卦：益卦䷩，上巽☴（風），下震☳（雷），即為雷風相薄之組合卦。增益之意。彖曰：「益，損上益下，民說無疆。自上下下，其道大光。」何謂「損上益下」？其損益的對象是誰？如果您還有印象，此卦我們在〈易之篇〉講過一次。益卦是由否卦損益而來的，我們比較一下兩卦，否䷋和益䷩。此為否卦上爻下移為益卦的初爻之變，否卦下坤上乾與泰卦䷊相反，泰卦是天地交通，否卦則是天地不交，今「損上益下」即損乾天益坤地。象徵君主為民眾服務，減損了自己的享受，而增益他的下屬。這種自上而下的施恩會讓臣民快樂滿意，也是上下溝通，君民交而有感的一種體現，可使政通令行，政道坦順，社會和諧，是眾望之益。所以「自上下下」的益之道，彰顯出為君之道的大義所在。

水火不相射釋既濟卦：既濟䷾，上坎☵（水），下離☲（火），即為水火不相射的組合卦。事既已做成之意。彖曰：「既濟，亨……剛柔正而位當也。」觀此卦，火居於下而炎上，能蒸騰上水為用，水居於上而潤下，能制約下火不致過亢，皆為成功之象，故為萬物既濟之意。又水（陰）降火（陽）升，亦現陰陽之交，萬事諧和之意。此卦以水火相交，陰陽相合，上下相召，而昭交感義理。

陰陽交感強調的是陰陽的和諧性。《老子・第四十二章》說：「萬物負陰而抱陽，沖氣以為和。」這裡的沖和之氣指的就是運動著的和諧之氣。觀上四卦，或天地交泰，或剛柔相應，或上下相臨，或陰陽相合，或君民溝通，或男女相悅，均充分體現出這種陰陽交感的和諧性。

從卦爻看，乾卦☰與坤卦☷，離卦☲與坎卦☵，兌卦☱與艮卦☶，巽卦☴與震卦☳，均是一卦陰爻所在，必是對立卦的陽爻所處，顯示一種和諧的互補。且兩卦相合，必是三個陽爻、三個陰爻，呈現的是平衡之互補，互補性即和諧性。

綜合而言，天地、山澤、雷風、水火、剛柔、男女、上下、君臣……皆可用陰陽以統括。故陰陽交感，是指陰陽二氣在運動中相互感應、相互作用、相互影響而交合，使對立的陰陽雙方處於一個統一體中的和諧過程。先天八卦布陳，相錯而成的泰、咸、益、既濟從圖上看是全方位的，從構象看是多層次的，在闡釋陰陽交感內蘊時，與單純的太極圖相較，能使人產生更立體的觀感，獲得更豐富的意象，從而加深對該內容的理解。

（三）十二消息卦參研

1. 說明陰陽學說基本內容

在易學體系中，還有一個對陰陽學說基本內容之解比先天八卦更直觀的十二消息卦圖。

（1）說明陰陽的消長與轉化

十二消息卦其實是從六十四卦中選出十二個陰陽消長順序意象明顯的卦，配屬與代表一年農曆十二個月、一天十二個時辰的陰陽消長變化，見圖86。《類經圖翼・氣數統論》謂：「故十一月建在子，一陽卦復；十二月建在丑，二陽卦臨；正月建在寅，三陽卦泰；二月建在卯，四陽卦大壯；三月建在辰，五陽卦夬；四月建在巳，六陽卦乾；五月建在午，一陰卦姤；六月建在未，二陰卦遯；七月建在申，三陰卦否；八月建在酉，四陰卦觀；九月建在戌，五陰卦剝；十月建在亥，六陰卦坤，是為一歲之氣而統言其月日也。」實際上，這個陰陽消長的量變過程同時也可體現陰陽轉化之質變。

圖左自下而上，從復卦到乾卦的六個卦配太極圖左半

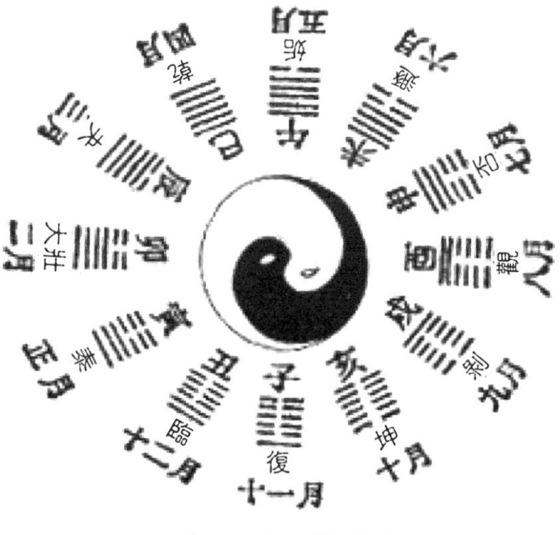

圖86　十二消息卦

邊屬陽，其中初爻為陽，上五爻皆陰者，為復卦䷗，代表一陽初生；下二爻為陽，上四爻皆陰者，為臨卦䷒，代表陽氣量為二；下三爻為陽，上三爻為陰者，為泰卦䷊，代表陽氣量為三；下四爻為陽，上二爻為陰者，為大壯卦䷡，代表陽氣量為四；下五爻為陽，上一爻為陰者，為夬卦䷪，代表陽氣量為五；六爻全陽者，為乾卦䷀，代表陽氣量為六。

從復到乾六卦，䷗、䷒、䷊、䷡、䷪、䷀，可看出陽氣量自下而上，從一陽到六陽漸長時，陰氣量則從五陰到陰盡而消，此為陽長陰消，或稱陽息陰消，消息之名由此而來。卦僅六個爻，至乾卦䷀六陽已全，物極必反，陽極則生陰，太極圖右半邊的姤卦䷫一陰開始萌生。

圖右自上而下，從姤卦至坤卦的六個卦配太極圖右半邊屬陰，其中初爻為陰，上五爻皆陽者，為姤卦䷫，代表一陰初萌；下二爻為陰，上四爻皆陽者，為遯卦䷠，代表陰氣量為二；下三爻為陰，上三爻為陽者，為否卦䷋，代表陰氣量為三；下四爻為陰，上二爻為陽者，為觀卦䷓，代表陰氣量為四；下五爻為陰，上一爻為陽者，為剝卦䷖，代表陰氣量為五；六爻全陰者，為坤卦䷁，代表陰氣量為六。

從姤至坤六卦，䷫、䷠、䷋、䷓、䷖、䷁，可看出陰氣量自下而上，從一陰到六陰漸長時，陽氣量則從五陽到陽盡而消，此為陰長陽消，或稱陰息陽消。

至坤卦䷁六陰已全，再物極必反，陰極而生陽，太極圖左半邊的復卦䷗一陽開始萌生。

通過上述十二個卦象的排列順序，很直觀地表達了從一陽到六陽的陽長陰消過程，再陽極轉陰，則見從一陰到六陰的陰長陽消過程，復物極必反，又從陰轉陽。

（2）說明陰陽對立制約、互根互用、自和平衡

如果我們將圖85中位置相對的六組卦：復卦䷗與姤卦䷫、臨卦䷒與遯卦䷠、泰卦䷊與否卦䷋、大壯卦䷡與觀卦䷓、夬卦䷪與剝卦䷖、乾卦䷀與坤卦䷁相參來看，不難發現以下現象：

①**對立制約**：方位上兩兩相對的卦，其卦象完全相反，呈對立之象。如復卦䷗一陽爻在下，五陰爻在上；對立的姤卦䷫則一陰爻在下，五陽爻在上，卦象相反。其餘五對卦亦如是。

②**互根互用**：兩兩相對的卦，其卦中之爻，若一卦是陽爻，則對立卦定是陰爻，反之亦然。如臨卦䷒是陽爻者，相對位置的遯卦䷠定是陰爻；臨卦是陰爻者，遯卦定是陽爻，你所缺者正是我所有，呈互補之象，互補即互用。其餘五對卦莫不如是。

③**自和平衡**：兩兩相對的卦若單看，陰陽爻數不一定平衡，但兩卦的陰陽爻相加定是六個陽爻、六個陰爻，互補而平衡。如大壯卦䷡四陽爻、二陰爻，對面的觀卦䷓則四陰爻、二陽爻，單看均不平衡，但兩卦相加則共有六個陽爻、六個陰爻，互補而平衡。其餘五對卦也如是。

十二消息卦的卦位排列與內裡的太極圖相應是嚴絲合縫，其理與先天八卦及太極圖之應一樣，故不贅述。

（3）陰陽交感之思

先天八卦的陰陽交感是通過相對位置的兩個三爻卦疊合而成泰、咸、益、既濟等具有交感意象的六爻卦來表達。然十二消息卦每個都是六爻卦，六爻卦兩兩疊合的話應該也能組合成具交感意蘊的十二爻之卦。但十二爻卦前人雖也演繹過，其總數為六十四卦乘以六十四卦，計有四千零九十六卦，由於卦數

太多，不符合「易簡」原理，也不能參《周易》卦爻辭，故難以推廣應用。

2. 十二消息卦應用舉隅

人的一生（生、長、壯、老、已）、一年（以一個月為一卦）、一日（以一個時辰為一卦）陰陽消長盛衰的轉換過程，可以十二消息卦表現。

其中卦與月、時之配已參圖86而述，其用我們將在〈時之篇〉中探討。

人的一生（生、長、壯、老、已）則可參圖87。《類經附翼・醫易義》謂：「前一世始於復之一陽，漸次增添，至乾而陽盛已極，乃象人之自少至壯；後半生始於姤之一陰，漸次耗減，至坤而陽盡以終，乃象人之自衰至老……左主升而右主降，升則陽居東南，主春夏之發生，以應人之漸長；降則陰居西北，主秋冬之收斂，以應人之漸消。」此段原為解說六十四卦圓圖應人之一生，移之為解說十二消息卦一樣絲絲入扣。

復卦䷗為人之初生，稟此一陽來復，生機萌發的勃勃生氣，人一輩子生長之速，無過於此時。「小兒為純陽之體」之說，當非言其如乾卦䷀之六爻全陽，而

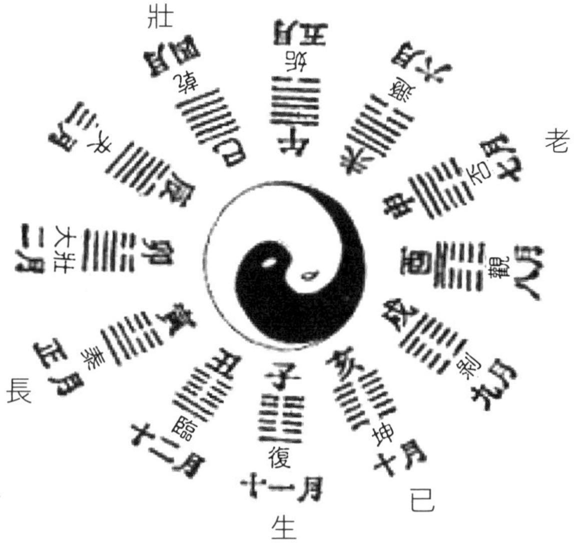

圖87　十二消息卦圖與人生相應

是此陽之質純粹，充滿生機，故小兒生長發育迅速；又因陽質純粹，故病易熱化。但從量上說，復卦僅得一陽，故屬稚陽，稚陽當需固護。由於陽主動，復卦䷗陽氣在下，下者腳也，故小兒陽動於腳，一天到晚蹦蹦跳跳，但陽氣尚少，下盤未穩，故每易摔跤。

由二陽的臨卦䷒漸長至三陽開泰的泰卦䷊，相當於處在植物茁壯生長，生機勃勃的春天。此時三個陽爻、三個陰爻，陰陽最是平衡。更難得的是下乾天☰陽升、上坤地☷陰降，乾下坤上各順自身陰陽本性循環升降，陰陽相交而協調，是人一生中如《靈樞・天年》所言的「血氣始盛，肌肉方長，故好趨」的意氣風發青少年期。然為何好趨？三陽爻在下，陽主動故也，豈不聞「春風得意馬蹄疾」？

經四陽之大壯卦䷡、五陽之夬卦䷪，陽漸長至剛陽全盛的乾卦䷀時，當人之壯年，大致相當於《靈樞・天年》之「三十歲，五藏大定，肌肉堅固，血脈盛滿，故好步」，《素問・上古天真論》之女子「四七筋骨堅，髮長極，身體盛壯」、男子「四八筋骨隆盛，肌肉滿壯」的全盛狀態。若病則多為有餘之實證。

全陽的乾卦後，陽極一陰生，為陽氣始收，陰氣初生的姤卦䷫，隨後陰漸興而陽漸衰，而有二陰之遯卦䷠，再到陽退陰進的三陰否卦䷋。此處雖也見三個陽爻、三個陰爻，貌似平衡，實則卻因乾天☰在上，位至高，陽氣又升，其上已無物與之交；坤地☷在下，位至低，陰氣主降，其下已無物能與之交，而呈「乾坤隔絕」。在人體不但代表生機的陽漸減、代表殺氣的陰漸增，且氣失升降交通，血水亦難流通。此當人生老年期，大致為《素問・上古天真論》之女子「七七任脈虛，太衝脈衰少，天癸竭，地道不通，故形壞而無子也」、男子「七八肝氣衰，筋不能動，天癸竭，精少，腎藏衰，形體皆極；八八則齒髮去」時期。動作上，由於陽浮於上，下肢欲動而乏力，故有《靈樞・天年》所云的四十歲好坐、六十歲好臥之態。百姓常謂：人老是從腿開始老的，大有見識。

再往後是四陰之觀卦䷓、五陰之剝卦䷖，這兩卦比否卦的狀態更差，因陽上陰下，陰陽不交與否卦無異，但其陽氣總量較否卦還少，尤其是剝卦，下五陰而僅剩上一陽，竟是殘陽欲剝盡之象，當為通脈四逆湯或白通湯之治。這兩卦，陽浮於上，陽主動，故常見頭暈頭脹，甚至頭搖；陰凝於下，陽氣不達四肢，四肢無陽而難自主，故現肢顫。久病或年老之人，一現頭重腳輕，頭搖肢顫，觀、剝病理居多。再進一步，陰長陽剝至全陰無陽之坤卦䷁，此時一生生機熄滅，即《靈樞・天年》所云的「五藏皆虛，神氣皆去，形骸獨居而終矣」。

此外，坤卦䷁為孕育，也可視為下一循環的胎兒孕育胎中。

如果我們將體質漸壯的前半生卦排列出來：復䷗、臨䷒、泰䷊、大壯䷡、夬䷪、乾䷀，很容易看出，這是一個陽氣自下而上漸增的過程。這裡就提示兩點：一，陽氣越旺則身體越壯；二，即使陽氣未盛之小兒或少年，如復䷗、臨䷒兩卦時期，由於陽氣在下，可以升而溫煦、推動五臟六腑，促進氣化，故量雖未足，但狀態仍然可觀。

再將體質漸弱，病變日多的後半生卦排列出來：姤䷫、遯䷠、否䷋、觀䷓、剝䷖、坤䷁，不難發現，這是一個陽氣自下而上漸減的過程。這裡還是提示兩點：一，陽氣越衰則身體越差；二，陽氣衰減自下部開始，從前五卦之象來看，漸少的陽均浮於上，陽主升，陽在上除出現上部熱象外，由於不能溫煦、推動五臟六腑，促進氣化，其於人體生理幾可說毫無作用。陽不下溫，則人體下部、內部就如前五卦下部以陰爻為主，一般常現陰寒之徵；當然推理上亦存因果倒轉的可能，即因陰寒據於下、內，而易格陽於上、外。正如《醫碥・發熱》所云：「陽虛謂腎火虛也。陽虛應寒，何以反發熱？則以虛而有寒，寒在內而格陽於外，故外熱；寒在下而戴陽於上，故上熱也。此為無根之火，乃虛焰耳。」

由年齡與卦的關係觀之，年齡越大者出現陽虛陽浮的可能性就越大。當然，由於現代人生活方式的改變，未老先衰者也不在少數，他們中的不少人亦可參此理而察。若言虛火只見於陰虛，實為大謬。陽虛陽浮之治：一曰扶陽，一曰潛陽。扶陽者大家都明白，然為何要潛陽者？道理很簡單，因為陽氣即使不足，只要處於下部，如復䷗、臨䷒兩卦者，則仍有可觀、可用之處。

十二消息卦不僅可作時間陰陽消長之據，前人也用以說明通任督的周天功法的運作。明代尹真人《性命圭旨・時照圖》謂：「人之元氣逐日發生。子時復氣到尾閭，丑時臨氣到腎堂，寅時泰氣到玄樞，卯時大壯氣到夾脊，辰時夬氣到陶道，巳時乾氣到玉枕，午時姤氣到泥丸，未時遯氣到明堂，申時否氣到膻中，酉時觀氣到中脘，戌時剝氣到神闕，亥時坤氣而歸氣海矣。」按照陰陽劃分，則子、丑、寅、卯、辰、巳等六時為「六陽時」，當進陽火，通督脈；午、未、申、酉、戌、亥等六時為「六陰時」，當退陰符，通任脈。不少武者內練時也常以此為參。然練功最講活求，此十二卦之應時應位，一般認為乃象徵之辭，不必太過拘泥。唯「申時否氣到膻中」一句中的否卦應膻中之位，卻引出了醫學上的一個有趣現象：否卦的「乾坤隔絕」轉注到醫學就是氣失升降，血水阻滯之痞證，然痞證發生在哪個部位最多？就是膻中，所謂的「心下痞」是也，這是必然還是巧合？

練養者於功理與時間利用上參的最多的是復、泰、乾、否四卦。

復卦䷗：練功有活子時之說，謂人高度入靜後，丹田氣氤氳發動，每以復卦喻之。說復卦一陽者，即言此陽為生氣之少火，以其一陽初生來象徵陽精初動，氤氳化氣。當此關鍵之時，練養者在技術操作上當進火以應。《悟真篇》卷中云：「若到一陽來起復，便堪進火莫延遲。」此活子時之論又慢慢演化成了與復卦相應的一年之冬至、一天之子時為練功最佳時間的觀念。因為此時一陽來復，此陽為純粹之陽，其質地之純柔有如嬰兒，正是老子所言的「載營魄抱一，能無離乎？專氣致柔，能如嬰兒乎？」（《道德經・第十章》）試想，嬰兒之氣是何等的純柔且生機勃勃，若能常得此氣，生理上該是一種什麼樣的景象？

泰卦䷊：其時雖云在寅，但一般從寅到卯均可應，是時陰陽均平，心態也平，易於入靜，且陽升過程自然而然，因此練養者多順其自然，在無為狀態下完成各自之修。

乾卦䷀：其時雖云在巳，但一般從巳到午均可應，是時陽氣最隆，人體經氣也最旺，最宜於疏通經絡，操作上或借動功而通，或可入靜而引。如果說子時所練在於求氣之質，則巳、午時所練在於借氣之量。

否卦䷋：其時雖云在申，但一般從申到酉均可應，是時陰陽之量也屬均平，所差者在陰陽不交，故謂否。但「否極泰來」之語實可作參，否、泰兩卦所異者在於陰陽之上下也，否卦乾上坤下，泰卦乾下坤上，故欲使否極泰來，行顛倒乾坤之法就是了。然乾坤如何顛倒？好辦！意守丹田或下盤即是。皆因意念屬火（陽），體內之氣也屬陽，練養者皆知，氣隨神行，意到則氣到，若意守於下，則陽氣自下，陽在下，則蒸陰而上，如此則成乾陽下坤陰上之泰卦。

既然談到練功，就順便一議養生。人有四態：泰為陰陽相協之常態；否為陰陽不交之病態；乾為修真者所求的純陽仙態，此處之乾不是常人所說的陽氣最旺之時，而是指陽氣既旺也純，才能稱為純陽；坤卦純陰，是什麼態？就不消說了。四態之中，純陰是另一界，可以不論；否卦之病態屬須修正而不是所欲求者；純陽仙態是理想狀態，但仙道難憑，凡夫俗子欲追實難；因此，最易有所作為的是陰陽相協之常態，即泰卦之態。觀其象䷊就不難明白，泰者，一為陰陽均衡，二為陽下陰上相交而協。這兩者，求陰陽均衡所需時日或多，求陰陽相交者，不管是採用站樁，意守於下，艾灸氣海、關元、腎俞、命門、湧泉，還是用藥之溫潛都不難辦到。陽在下的指徵有二：腎暖、下肢暖。腎暖者，五臟之陽在下也；下肢暖者，軀幹之陽在下也。陽在下則暖五臟、煦六腑，蒸津化氣而上，氣於上復化為津以灌五臟，溉六腑，如是則水升火降陰陽互用而漸衡。有此兩暖，泰已在握，祛病延年益壽之大局可定矣，在此基礎上，再因應不同具體情況而施各法，是為錦上添花。不妨說，養生愈病之道，主要就是以泰卦之理，求泰卦之效，得泰卦之道。或曰：太簡單了吧？答曰：大道至簡！

十二消息卦可純粹以理會之，《類經附翼・醫易義》云：「死生之機，升降而已。欲知升降之要，則宜降不宜升者，須防剝之再進；宜升不宜降者，當培復之始生。畏剝所從衰，須從觀始；求復之漸進，宜向臨行。此中有箇肯綮，最在形情氣味。欲明消長之道，求諸此而得之矣。」這一段話，有以上基礎作墊，就當作作業留給讀者自己參研意會吧。

十二消息卦亦可純玩其象，如從卦象應人體結構來看，復卦䷗最像人身中的脊柱，因為脊柱頸、胸、腰段均中空而通，就如復卦上面的五個爻，唯骶段封閉有如復卦之初爻。若以象會之，脊柱之病或應以通為務，其通之要又當在最下之陽爻做文章。觀強脊之品如鹿茸、狗脊、補骨脂、骨碎補、杜仲、續斷、胡桃仁、牛膝等不是補陽藥，就是性溫者，且都具溫下元之功，不會又是巧合吧？其餘各卦，就留給有心者自玩自悟、自娛自樂吧！

陰陽的對立制約、互根互用、交互感應、消長平衡及其相互轉化之間不是孤立的，而是互相關聯、彼此聯繫的。陰陽交感是陰陽關係的最基本前提，只有陰陽交感，陰陽兩者在一個統一體之中才能產生各種變化；對立制約是陰陽最普遍的規律，陰陽彼此的進退影響甚至決定著消長平衡；陰陽消長是陰陽運動在量上的變化形式，陰陽消長穩定在一定範圍內，就是動態平衡；陰陽消長又可發展為相互轉化，陰陽的相互轉化是陰陽消長達到極點而質變的結果；陰陽的互根互用說明了陰陽雙方彼此依存，是對立制約、消長轉化的前提。陰陽互藏顯示的是陰陽深層次的對立，也表達陰陽互根互用，同時也是陰陽變化的內在動因。

太極圖獨用，或結合八卦、十二消息卦的排列布陣，均較純文字表述，更能將陰陽學說的高深哲理和豐富內涵，以直觀、形象、量化的形式呈現，使人們能「就圖明理」。圖簡而意全，「易簡」之道由是更覺可親可感。

《周易》文本雖未見圖，但圖可看作易學的有機組成部分。

（四）陰陽相推道理衍

醫學研究的對象是天、地、人。在農耕社會中，天、地、人的關係特別密切，老子的「人法地，地法天，天法道，道法自然」應該就是先民的生活與觀察習慣，老子只是把它提升到哲學認識的高度。天地自然的規律最易彰顯的就是寒去暑來、四季交替、日升月落、晝夜往來這些現象。這實際也是天地之道運作的載體代表——日、地相互關係的呈現。而上述規律性現象的背後都可見兩種性質相反又相互依存的因素在起作用。於是參照日光向背現象，給這兩種因素命名為「陰陽」。由是人們在長期的生活實踐中遇到種種既相互關聯、相互作用，又屬性相對的事物或現象，如寒熱、明暗、晝夜等，就以日光的向背加以引申，向日的地方光明、溫暖，背日的地方黑暗、寒冷，於是古人就以光明、黑暗，溫暖、寒冷分陰陽。在此基礎上，取象比類，把向日所具有的種種現象與特徵抽象出來，歸屬於陽；把背日所具有的種種現象與特徵抽象出來，歸屬於陰。由是天地、日月、晝夜、水火、上下、升降、內外、動靜……相互關聯又相互對立的事物和現象，都以「一陰一陽」來概括。

陰陽除有屬性的劃分外，尚具普遍性的特性，即凡屬於相互關聯的萬事萬物，或同一事物的內部相關聯的內容，都可以用陰陽來歸類或分析，陰陽的對立統一是宇宙萬物運動變化的總規律。這就是人們通過對各種自然和社會知識的總結概括，發展而成的最一般規律的理性認識。這種認識，今人稱為哲學，古人稱之為「道」。至此，陰陽從一般的日常觀念上升到了「道」的範疇，故《素問・陰陽應象大論》曰：「陰陽者，天地之道也，萬物之綱紀，變化之父母，生殺之本始，神明之府也。」

陰陽是據參照系相比較而分，而陰陽中又復有陰陽，可不斷地一分為二，以至無窮的無限可分性，以及陰陽相互轉化等特質，又使陰陽具有相對性。陰陽的相對性又為陰陽之道的推演提供了合理的彈性空間。

據此，自然界的任何事物和現象都可以概括為陰和陽兩類，任何一種事物內部又可分為陰和陽兩個方面（普遍性），而每一事物內部的陰或陽的任何一方，還可以再分陰陽（相對性）。這種事物既相互對立而又相互聯繫的現象，在自然界是無窮無盡的。因此，以陰陽的相互作用就可概括自然界萬事萬物運動變化的規律。「陰陽之道」就成了醫學領域最常遵循的法則。

據天地自然而來的陰陽之道，經理性的推演與歸納，就得出了其基本內涵（對立制約、互根互用、消長平衡、相互轉化、交合感應）、基本特性（普遍性、相對性）、概念（陰陽是對自然界中相互關聯的某些事物或現象及其屬性對立雙方的概括，含有對立統一的觀念）及陰陽屬性的分類。

中醫對陰陽學說的應用，即循此基本概念、分類、特性及內涵而演。通過陰陽學說在中醫學上的運用，就可從中體會中醫是如何地論道說理。上述太極圖之用偏於闡道，以下內容更近說理，然道與理又可相互貫通。

1. 中醫的陰陽分類

陰陽既然有分類作用並可作為分類依據，中醫學當然也可據此以分類，即《素問・寶命全形論》所言：「人生有形，不離陰陽。」於是就有了以下之區分。

大體部位分陰陽，上部為陽，下部為陰；體表為陽，體內為陰；背部為陽，腹部為陰；四肢外側為陽，內側為陰；皮毛在外為陽，筋骨在內為陰。

氣與血分陰陽，由於氣無形，功能推動溫煦，為陽；血有形，功能滋潤營養，為陰。

內部臟腑分陰陽，由於六腑「傳化物而不藏」（《素問・五藏別論》，下同），主動，故屬陽；五臟「藏精氣而不寫（瀉）」，內守，故屬陰。

又由於陰陽的無限可分，陰陽中還可以再分陰陽，如五臟再分陰陽，則心、肺居於上為陽，肝、脾、腎居於下為陰。而每一臟還可再繼續劃分陰陽，如心有心陰、心陽，腎有腎陰、腎陽等。

望、聞、問、切四診則有色澤鮮明屬陽，晦暗屬陰；語聲高亢洪亮屬陽，低微無力屬陰；症狀特點熱、動、燥屬陽，寒、靜、濕屬陰；脈象數、浮、大、滑屬陽，遲、沉、小、濇屬陰。

八綱的表、熱、實證屬陽，裡、虛、寒證屬陰是陰陽分類在辨證方面的體現。正所謂：「善診者，察色按脈，先別陰陽。」（《素問・陰陽應象大論》）

藥物中寒涼藥屬陰，可治療溫熱病證；溫熱藥屬陽，可治療寒涼病證。

自然界春夏屬陽、秋冬屬陰；白天為陽，晚上為陰；東南屬陽，西北屬陰……

2. 陰平陽祕的生理

陰陽的理想狀態是「沖氣以為和」的中和狀態，中醫生理學認為人體的正常生命活動，是陰陽雙方在對立互根的基礎上達致協調平衡的結果，即「陰平陽祕」狀態。此狀態的內在物質基礎是精、氣、血、津液等的平均充盛，其功能體現就是臟腑經絡協調運作，而形、竅、志、液、華的表現則是內在物質充沛與臟腑經絡功能平衡協調的外顯。

3. 陽明失調的病理

基於人體陰陽雙方在對立互根的基礎上達致協調平衡，即「陰平陽祕」為生理狀態的邏輯前提，則各種因素導致體內陰陽失去協調平衡時，就屬於病態。因此陰陽失調可說是疾病發生、發展和變化的基本原理。

疾病的發生，與正氣和邪氣密切相關。正氣指的是人體的機能活動、抗病能力、康復能力，以及人對自然與社會的適應能力的總稱。據萬事萬物可以分陰陽的原則，正氣當可分陰陽。邪氣則泛指各種致病因素，邪氣也可分陰陽，如火、暑為陽邪，寒、濕、痰、瘀為陰邪等。

在正邪相爭中，正氣中的陽用主要對抗陰邪，陰用則主要對抗陽邪；而邪氣中的陽邪主要傷人體的陰液，陰邪則主要傷人體的陽氣。由於人體正氣有盛衰，正氣中的陰、陽比例不同，分布部位不同，而且陰、陽邪氣在侵犯人體時又各有自身一些更具體的致病特性，因此，邪正相爭過程中就可因不同的邪正組合而產生各種錯綜複雜的病象。表現為陰或陽的偏盛、偏衰，互損，格拒與亡失等。以下我們逐一分解，以窺其理。

（1）陰陽偏盛

即陰或陽的偏勝（多），多即有餘，有餘即實。然何者有餘？答曰：邪氣。即《素問・通評虛實論》所言的「邪氣盛則實」。換言之，陰或陽的偏勝，是陰邪或陽邪作用於機體所導致的以邪氣盛為主的實證。

不同陰陽屬性的病邪作用於人體，產生病理變化的陰陽性質多與病邪的陰陽屬性一致，即陽邪作用於人體可形成機體陽偏勝；陰邪作用於人體可形成機體陰偏勝。《素問・陰陽應象大論》說：「陰勝則陽病，陽勝則陰病。陽勝則熱，陰勝則寒。」此為陰或陽偏盛的病機與特徵定下了基調。

①**陽偏勝（盛）**：是指機體在疾病過程中由於陽邪作用而產生的一種陽盛有餘，臟腑機能亢奮，代謝亢進，陽熱過剩的病理狀態。此陽邪既可外感於六淫之火、暑陽邪，或感陰邪而從陽（體質）化熱，亦可內生於怒、喜、思、悲、恐五志過極化火，或氣滯、血瘀、痰濁、食積等鬱而化火。

由於是陽邪有餘所致，故屬實證。陽的特徵是熱，故為熱證。因此其病機特點為陽盛而陰未虛的實熱證。圖88中陽魚的虛線部分與陰魚構成正常太極圖，而陽魚虛線外的部分則為陽盛（多出來）的部分。

「陽勝則熱」，故其主要表現是發熱，或惡熱，面紅，目赤，舌紅，脈數有力等；據陰陽對立制約原理，陽多了，陰就會減少，落實到此證，即陽邪多了就會損傷人體的陰液，而出現煩渴、小便黃短、大便乾等傷陰的表現。此即「陽勝則陰病」。若傷陰嚴重，可再進一步發展成實熱兼陰虛證。

陽氣可代表功能，因此陽偏盛還可以表現出臟腑機能亢奮，除具上述基本症狀外，不同臟腑的熱可因各自功能及生理特性不同而有各自表現：

若肝火上炎，由於肝主疏泄，主升主動，肝火則表現為肝氣升動太過的上部熱象：頭暈頭脹，面紅目赤，舌邊紅；肝在志為怒，肝火旺則煩躁易怒；肝經布身側，肝火灼經則有兩脅灼痛；肝藏血，肝火旺則迫血妄行而出現各種出血；肝藏魂，熱擾魂動則見噩夢、夢囈、夢魘、夢遊等。

若胃火上炎，由於胃主受納腐熟水穀，現陽氣過盛，則腐熟水穀功能過亢，故見消穀善饑；熱灼胃脘，故胃脘灼熱或灼痛；火熱擾胃，胃失和降，故見胃氣上逆諸症，如噯氣、惡心、呃逆、嘔吐等；陽明經行於面頰及牙齦，胃火循陽明經上炎，可見痤瘡、口瘡、牙齦腫痛等。

如心火亢盛，熱擾心神，則見心煩、失眠、多夢，甚至發狂；心開竅於舌，火熱灼竅，可見舌瘡。

如肺熱壅盛，肺失宣降，則見呼吸氣粗，咳喘聲高；熱灼肺絡，故胸痛；熱灼液為痰，則見痰黃稠；若肺熱迫血妄行，則見咯血或痰中帶血。

②**陰偏勝（盛）**：是指在疾病過程中機體出現的一種陰寒過盛，機能障礙或減退，以及陰寒性病理代謝產物積聚的病理狀態。多因感受寒濕陰邪而

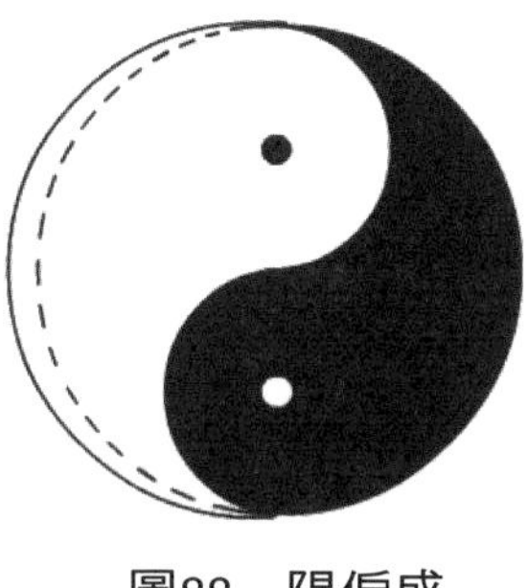

圖88　陽偏盛

成。

由於是陰邪有餘所致，故屬實證。陰的特徵是寒，故屬寒證。因此其病機特點為陰盛而陽未虛的實寒證。圖89中陰魚的虛線部分與陽魚構成正常太極圖，而陰魚虛線外的部分則為陰盛（多出來）的部分。

「陰勝則寒」，故臨床上表現為寒象，如形寒肢冷，局部冷感或冷痛，舌淡，苔白，脈遲或緊；據陰陽對立制約原理，陰多了，陽就會減少，落實到此證，即陰邪多了就會損傷人體的陽氣。陽氣具有氣化功能，今陽氣受損，氣化不足，則見分泌物、排泄物清稀，如泄下清稀、小便清長、流清涕、流清涎等，亦可見水、濕、痰、飲等陰寒性病理產物。此即「陰勝則陽病」。若傷陽嚴重，可再進一步發展成實寒兼陽虛證。

寒邪最易傷的臟腑是肺、胃、肝及胞宮。陽氣代表功能，由於「陰勝則陽病」，相應臟腑多表現出機能障礙或減退，除具上述基本症狀外，不同臟腑的寒可因各自功能及生理特性不同而有各自表現：

若風寒犯肺，肺失宣降，可見咳嗽或氣喘；肺失宣降，通調失司，水停為痰，則痰稀色白；鼻為肺竅，肺失宣發，故鼻塞；寒傷肺陽，其液失化與失攝，故流清涕；風寒犯表，皮毛閉塞，則無汗，衛氣鬱遏不得溫外則惡寒；衛陽被鬱，不得宣泄，則陽鬱發熱；寒性收引、凝滯，氣血不通則頭身疼痛；脈浮主表，脈緊主寒，故見脈浮緊。

若寒邪犯胃，胃陽受損，受納腐熟功能障礙，則見納呆；寒邪犯胃，氣血凝滯，不通則痛，故胃脘冷痛，得溫痛減，遇寒加劇；胃氣上逆，則惡

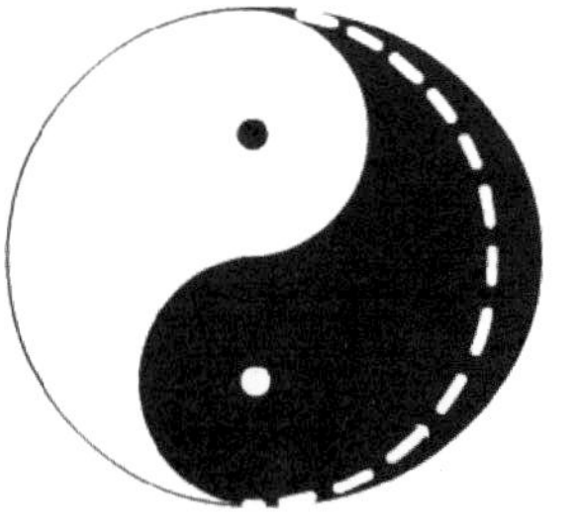

圖89　陰偏盛

心、呃逆、噯氣、嘔吐清稀；寒傷陽氣，氣化減弱，故口淡不渴或口泛清水。

若寒滯肝脈，由於足厥陰肝經繞陰器，抵少腹，上顛頂，寒性凝滯，氣血運行不暢，不通則痛，故見少腹牽引陰部墜脹冷痛，或陰囊收縮掣痛，顛頂冷痛，得溫痛減，遇冷加重。

若寒凝胞宮，寒性凝滯，則氣血運行不暢而成瘀，故見經色紫暗夾血塊；氣血凝滯，不通則痛，故小腹冷痛，得溫痛減，遇寒加重。

（2）陰陽偏衰

即陰或陽的偏衰（少），少即不足，不足即虛。然何者不足？答曰：正氣。即《素問‧通評虛實論》所言的「精氣奪則虛」。換言之，陰或陽的偏衰，是陰液或陽氣減少所導致的以正氣虛為主的虛證。陽虛則寒，陰虛則熱，則是陽虛與陰虛的病變特徵。

①**陰偏衰**：即陰虛，是指機體精、血、津液等物質的虧耗，使陰的滋潤、濡養、寧靜和制約陽熱的功能減退，以致陽氣相對偏亢的病理狀態。多因陽邪傷陰，五志化火傷陰，汗、下、吐耗液，或久病傷陰而成。

由於是陰液不足所致，故屬虛證；根據陰陽對立制約原理，陰不足，陽失制則顯相對亢盛，陽的特徵是熱，故為熱證。因此其病機特點為虛熱證。圖90中陰魚的虛線部分與陽魚構成正常太極圖，而陰魚外側實線與虛線間部分則為陰衰（減少）了的部分。

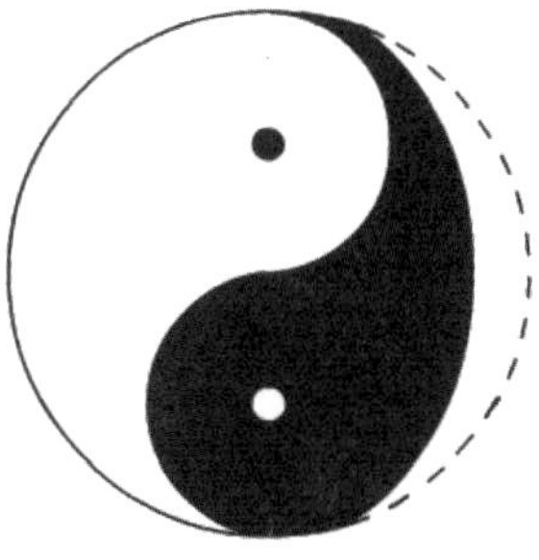

圖90　陰偏衰

「陰虛則熱」，由於此熱僅是因陰液不足，不能制約陽氣，使陽氣相對亢盛而致，而不是真正的陽盛有餘，因此其熱多低，表現為低熱、五心煩熱，甚至要借助時間因素：午後陽氣入裡，陽熱被鬱明顯，則自裡向外透，而見午後或入夜骨蒸潮熱；睡眠時，偏亢的陽氣入陰，自內蒸津，兼且此時體表沒有衛氣（衛已入裡）固攝，故見睡時汗出（盜汗），睡醒則衛氣出表而能固攝，故醒時汗止；陰虛則火旺，虛火上炎，當見面紅，但其火不若實熱之盛，故難致滿面通紅，而僅見顴紅，或借助時間之勢的潮紅；陰液不足，濡養功能減退則消瘦，滋潤功能減退則見口乾，小便短，大便乾，舌上少津；陰液不足，脈道充盈不足則見脈細；陰虛有熱則見脈數，舌紅。

陽氣代表功能，陽氣相對偏亢可致臟腑功能虛性亢奮，除具上述基本症狀外，不同臟腑陰虛可因各自功能及生理特性不同而有各自表現：

心陰虛，熱擾心神可見心煩、失眠、多夢。

肺陰虛，肺失濡潤可見乾咳無痰，或痰少而黏，或聲音嘶啞；若虛火迫血妄行，則痰中帶血絲。

腎陰虛，虛陽偏亢可見陽強；虛火迫精可見遺精；陰液不養腎府，可見腰酸。

肝陰虛，目失濡養可見兩目乾澀，視物模糊；筋失所養可見手足蠕動，震顫；陰不制陽，肝陽上亢可見頭暈頭脹痛，面紅目赤，煩躁易怒等。

陰虛的病機常表現為以下幾個方向：

陰虛則熱：表現如低熱、潮熱、五心煩熱。

陰虛火旺：多見上部或局部症狀，如虛火上炎的牙痛，咽痛，顴紅；虛火迫動的遺精，出血。

陰虛陽亢：一般出現在肝系統而見頭暈頭脹痛，面紅目赤，煩躁易怒。

陰虛失潤：如肺失濡潤可見乾咳；目失濡養可見兩目乾澀，視物模糊；筋失所養可見手足蠕動，震顫等。

「陰虛則熱」與「陽盛則熱」在病機與表現上均有區別，陰虛則熱是陽的相對多，虛而有熱，熱較輕，病勢緩；陽盛則熱是陽的絕對多，熱象更明顯，病勢較急。

②陽偏衰：即陽虛，是指機體陽氣虛損，機能減退，代謝活動減退，熱量不足的病理狀態。多因先天稟賦不足，或後天飲食失養，或勞倦內傷，或久病傷陽而成。

由於是陽氣不足所致，故屬虛證。根據陰陽對立制約原理，陽氣不足，陽不制陰，陰則相對偏盛，陰的特徵是寒，故為寒證。因此其病機特點為虛寒證。圖91中陽魚的虛線部分與陰魚構成正常太極圖，而陽魚外側實線與虛線間部分則為陽衰（減少）了的部分。

「陽虛則寒」，人體陽氣虛衰，熱量不足，則溫煦作用減弱，而見畏寒肢冷，或局部冷感、冷痛而喜暖，舌淡，脈遲無力等症；虛則局部喜按；陽虛氣化或運化功能的減弱可使津液停聚，形成水、濕、痰、飲；寒性凝滯、收引、血行不暢或脈絡攣縮則可成瘀；陽的興奮作用減弱，則精神不振，喜靜；陽氣的推動作用減弱，則見相關臟腑功能減退。

除具上述基本症狀外，不同臟腑陽虛可因各自功能及生理特性不同而有各自表現：

若心陽虛，對心的鼓動作用減弱，可見心悸或怔忡；陽虛推動無力，血不上榮，則面色白；心在液為汗，心陽虛不攝，則自汗出；心陽虛則寒凝心脈，心脈痹阻不通而見心痛。

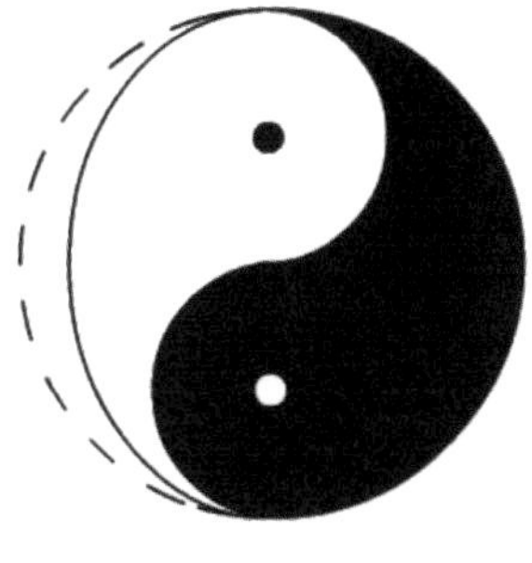

圖91　陽偏衰

若脾陽虛，陽虛失煦，則脘腹冷痛綿綿，喜溫喜按；脾陽虛衰，運化失職，故納呆腹脹，若水穀不化，下注大腸，則大便清稀或完穀不化；中陽虛衰，不能溫化津液，則口淡不渴；陽虛不運，水濕溢於肌膚，則肢體浮腫而尿少；脾虛水濕下注，則女子帶下清稀色白量多。

若腎陽虛衰，不能溫養筋骨、腰膝，則腰膝酸軟冷痛；腎陽衰憊，陰寒內盛，則本臟之色外現而見面色黧黑；腎陽為生殖的動力，腎陽虛弱，故性慾冷淡，男子陽痿，女子宮寒不孕；腎陽虛弱，固精攝尿之力減退，則尿頻清長，夜尿多，男子滑精早泄，女子白帶清稀量多；腎陽虛衰，火不生土，脾陽亦虛，則大便稀溏或五更泄瀉；腎陽不足，氣化失司，津停為水，泛濫肌膚，則全身水腫，小便短少；水性下趨，故腰以下腫甚，按之沒指。

「陽虛則寒」與「陰盛則寒」在病機與表現上均有區別，陽虛則寒是陰的相對多，虛而有寒，病勢緩；陰盛則寒是陰的絕對多，以寒為主，虛象不明顯，病勢較急。

（3）陰陽互損

陰陽互損，指陰或陽任何一方虛損到一定程度時，病變發展影響到相對的一方，從而形成陰陽兩虛的病理狀態。

生理上，陽化氣、陰成形，陽多以功能形式表現，陰多以物質形態呈現，陰陽互為根本，相互為用。病理上，基於互根原理，物質的虧耗，終會累及功能的化生；功能的不足亦會影響物質的化生，即一方的虛損就會導致另一方的虛損，從而出現「陰損及陽」或「陽損及陰」。如圖92，圖中大的太極圖是生理性的基礎太極圖，小的太極圖是互根不及，陰陽互損後的太極圖。

①**陰損及陽**：即陰虛到一定程度，精、血、津液等物質的虧耗影響及陽氣的化生，形成以陰虛為主的陰陽兩虛的病理狀態。如陰液虧虛的病變，可見五心煩熱，盜汗，口乾，舌紅，皮膚乾燥，肌肉消瘦

等證候；病至後期，累及陽氣的化生不足，又可出現畏寒肢冷，神疲乏力，少氣懶言，脈弱無力等陽虛症狀，即為陰損及陽證。

②**陽損及陰**：即陽氣虛衰太過，導致陰氣的化生不足，形成以陽虛為主的陰陽兩虛的病理狀態。如腎陽虧虛之證，可因溫煦不足而見形寒肢冷，腰膝酸冷；或氣化功能減弱而見小便清長，夜尿；由於陽不能化生陰精，或尿多傷陰，則陰精漸虧，在原證基礎上又可見皮膚乾燥，煩熱，口乾，脈細弱等陰液虧損的症狀，即為陽損及陰證。

陰陽兩虛尚有一些不易為人注重的表現，如冬天怕冷，夏天也怕熱，這是對外在陰陽環境的適應能力下降，意味著其對外環境調適的太極圖縮小；再如進食或服藥，既不耐寒，也不耐溫，這是對內環境自我調適的太極圖在縮小。人體太極圖的縮小，就是陰陽兩虛之徵。

（4）陰陽格拒

陰陽格拒是指由於某些原因使陰或陽中的一方盛極，或一方虛極，雙方盛衰懸殊，陰陽之間難以交感維繫，相互格拒，從而形成真寒假熱、真熱假寒等複雜的病理現象。

①**陽盛格陰**：是指邪熱極盛，深伏於裡，陽氣鬱結於內，不能外達肢體，而格陰於外的一種病理狀態。其特點為邪熱深伏，此為真

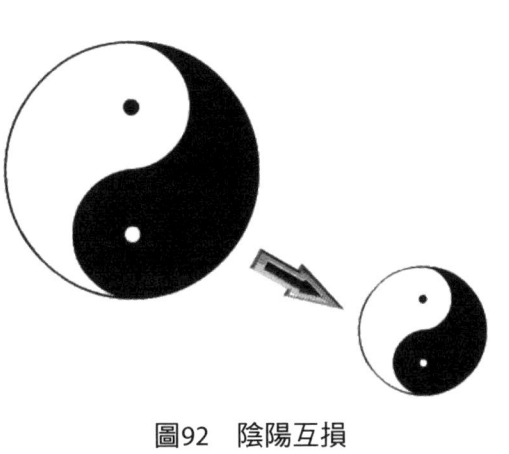

圖92　陰陽互損

熱；但由於陽氣鬱於內不能外達，則外現假寒。病機特點是內真熱、外假寒。本質上是較重的實熱證。如圖93，圖中內部的白圈代表深伏於裡的邪熱；外部黑圈則代表陽氣不能外達，陰占於外的情形。黑白圈之間不以太極圖中的S形線相連，表示陰陽間難以交感順接，相互格拒。

此證多見於外感熱病，邪熱熾盛，本見壯熱，面紅，目赤，煩躁，氣粗，舌紅，苔黃厚，脈數大有力等症徵，當熱越盛而陽越鬱時，由於陽鬱不達四肢，就會出現四肢厥冷，脈象沉伏等格陰的「寒象」，且呈現出「熱深厥亦深」的特徵。

②**陰盛格陽**：其本質多為陽虛，亦偶見於陰盛，陰盛格陽的名稱僅是為了與陽盛格陰對仗工整而用，這是古代文人的陋習，常至因詞損意，沿用於醫學，每易產生誤導。

本證多由陽氣虛少所致，陽氣虛少則稀薄而上浮或外顯，呈現出上部或外部假熱的症狀，而內裡由於陽虛不溫則見內寒或下寒之症；偶亦可見真正的陰盛於內，而逼迫陽氣浮越於外的情形，兩者均可形成真寒假熱的病理現象。如圖94，圖中內部的黑圈代表陽虛或陰盛於內，故陰占其位；外部白圈則代表陽氣外浮或上越。黑白圈之間不以太極圖中的S形線相連，表示陰陽間難以交感順接，相互格拒。

以往對真寒假熱的認識多認為見於極度虛寒病人，原本因陽虛而表現為面色蒼白，精神萎靡，四肢逆冷，畏寒喜靜，脈微細欲絕等症狀，當病變發展至陽氣被格浮越於外時，突然出現面色泛紅如妝，嫩紅帶白，游移

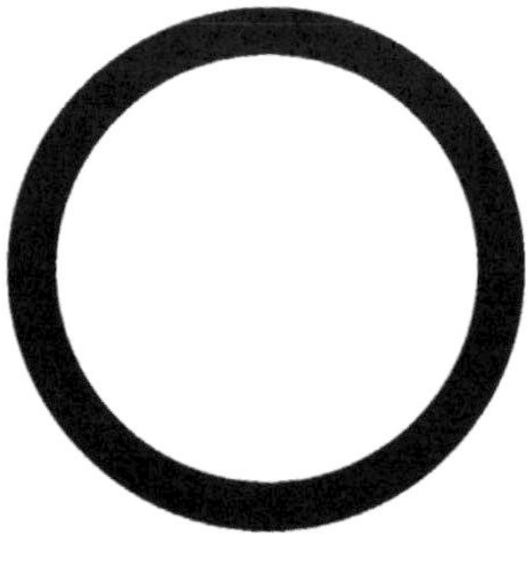

圖93　陽盛格陰

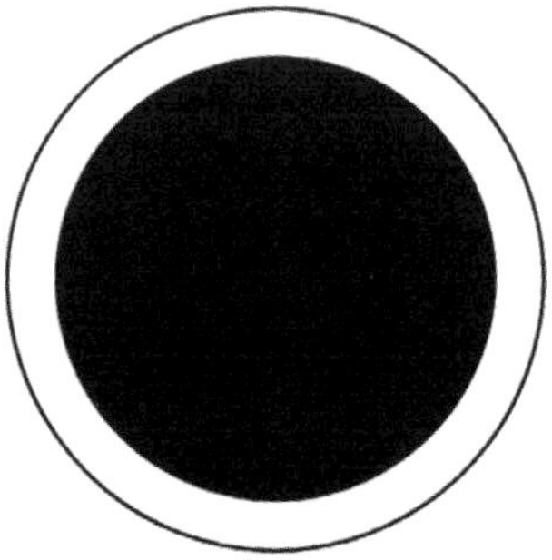

圖94　陰盛格陽

不定，本不欲言者突然多語，本不欲食者突然思食能食，煩渴但喜熱飲，脈大而無根等假熱之象。是陰陽即將離決的回光返照危候。其內寒之象是真，而浮陽被格於外之象則假。此或從張仲景白通湯、通脈四逆湯證而推，然此識太窄。

臨床的真實情況是，虛陽浮越而現假熱之象，不見得一定很重，如反覆發作的口腔潰瘍、舌瘡、咽微痛、頑固性失眠，以清熱滋陰無效的口渴，某些難治性高血壓病、糖尿病等，往往能見此證蹤影。此證實比想像中或教科書所言者多見。其假熱的症狀一般較明顯，也是患者的主訴重心，而真寒的表現若不留意則易被忽略，同時習慣思維一見熱就往陽盛或陰虛方向想，因此臨床醫生被這種情況蒙蔽的不在少數。臨床若見清熱、滋陰後反愈見熱，或發作愈頻者，就得注意是否此證了。「火神派」或善用附、桂者往往對此證的辨識較有經驗，但會否形成另一種思維定勢，凡見熱象就往這個方向靠，也須警覺。

（5）陰陽亡失

陰陽的亡失，指機體內的陰液或陽氣突然大量亡失而致全身機能嚴重衰竭，是生命垂危的病理狀態。

①**亡陽**：指機體的陽氣突然大量亡失，導致全身屬陽的功能嚴重衰竭，是生命垂危的一種病理狀態。

亡陽時，機體凡屬於陽的功能都會衰竭，尤以溫煦、推動、興奮、固攝等功能的衰竭最為突出。陽氣衰亡不能固攝則冷汗淋漓；不能溫煦形體則四肢厥冷；不能助肺呼吸則呼吸微弱；不能振奮心神則神志模糊或神昏；陽氣外亡，無力行血，血液不能外榮肌膚則面色蒼白；陽氣散脫，無力行血，脈道失充則脈微欲絕。

②**亡陰**：指機體精、血、津液等陰液突然大量亡失，導致全身屬陰的功能嚴重衰竭，是生命垂危的

一種病理狀態。

亡陰時，機體寧靜、滋潤、內守與制約陽熱等功能均會衰竭。滋潤功能嚴重衰竭則口渴欲飲；亡陰則陽熱失制而見煩躁不安，氣喘，手足溫，脈數疾；陽熱迫殘液外泄則熱汗如油。

由於陰陽之間存在互根互用的關係，陰亡，則陽氣無所依附而耗散；陽亡，則陰液無以固攝而亡失，或無以生化而衰竭。因此，亡陰可導致亡陽；亡陽也會引起亡陰，終因「陰陽離決」而死亡。

（6）陰陽轉化

先出現陽證，後轉為陰證是陽證轉陰；反之，先出現陰證，後轉為陽證是陰證轉陽。

4. 平調陰陽的治則

既然陰陽平衡是生理態，陰陽失去平衡協調的或盛或衰是病理態，則調整陰陽，損其有餘、補其不足，糾正陰陽的偏盛偏衰，恢復人體陰陽的相對平衡即為治療的總原則。

（1）損其有餘

損其有餘，即「實則瀉之」，適用於有餘的實證，即陰或陽任何一方偏盛有餘的病證。

①**瀉其陽熱**：用於陽偏盛而致的「陽勝則熱」的實熱證。此處有餘的是偏盛之陽，治宜清瀉陽熱，根據陰陽對立制約原理，陽熱證須寒涼藥以制之，此即「熱者寒之」之意。同時，由於「陽勝則陰病」，每易導致陰液的虧減，則清其陽熱時，亦須兼顧陰液的不足，即祛邪為主兼以扶正。

②**損其陰寒**：用於陰偏盛而致的「陰勝則寒」的實寒證，此處有餘的是偏盛之陰，治宜驅散陰寒，根據陰陽對立制約原理，陰盛證須溫熱藥以制之，此即「寒者熱之」之意。同時，由於「陰勝則陽

病」，每易導致陽氣的不足，則散其陰寒時，還須兼顧陽氣的不足，亦為祛邪為主兼以扶正之法。

（2）補其不足

補其不足，即「虛則補之」，適用於不足的虛證，即陰或陽任何一方虛損不足的病證。

①**陰陽互制之補虛：**不論陰虛還是陽虛，總是一方不足，導致對另一方的制約不及而使相對偏亢。治宜根據陰陽對立制約原理，補不足以制有餘。

「陰虛則熱」的虛熱證，其病機為陰虛不足以制陽而致陽相對偏亢。治宜滋陰以抑陽，即「壯水之主，以制陽光」的方法。

「陽虛則寒」的虛寒證，其病機為陽虛不足以制陰而致陰相對偏盛。治宜扶陽以抑陰，即「益火之源，以消陰翳」的方法。

②**陰陽互濟之補虛：**對於陰陽偏衰的治療，張景岳還提出了陰中求陽，陽中求陰的治法，他說：「故善補陽者，必於陰中求陽，則陽得陰助而生化無窮；善補陰者，必於陽中求陰，則陰得陽升而泉源不竭。」（《景岳全書・新方八陣・補略》）這實際是陰陽互根互用理念在治療上的運用。

③**陰陽並補：**對陰陽兩虛則可採用陰陽並補之法。但須分清主次而補。

或問：陰陽並補與「陰中求陽，陽中求陰」在操作上有何不同？

答曰：陰陽兩虛時按陰虛與陽虛不同的組合比例來補，如四比六、三比七等，謂之陰陽並補。而「陰中求陽」則用於單純的陽虛。即陽虛時，以補陽為主，略加補陰藥，一可制陽藥之溫燥，二可通過補物質（陰）以化生功能（陽），此陰陽互根互用之理；「陽中求陰」則用於單純的陰虛。即陰虛時，以補陰為主，略加補陽藥，一可化陰藥之滋膩，二可通過補陽氣（功能）以化生陰液（物質），仍是陰陽互根互用之理。至於補陽時須加多少補陰藥，補陰時須加多少補陽藥卻沒有一定之規，大多是意思意思就可以了。

④回陽救陰：亡陽者須回陽固脫。亡陽者，人體陽氣大量向外向上亡失，須以附子、肉桂、人參等峻補其陽，同時以收斂、鎮潛如山萸肉、龍骨、牡蠣等使陽氣內斂、下潛以歸位。同理，亡陰者須救陰固脫。然中藥中能急速救陰者不多，這裡可借西醫之力。

（3）寒因寒用，熱因熱用

對陰陽格拒者，須分清寒熱真假。

陽盛格陰的本質是內真熱、外假寒，治以寒因寒用，以寒涼方藥治療具有假寒徵象的病證，本質上仍是治（真）熱以寒（藥）。

陰盛格陽的本質是內真寒、外假熱，治以熱因熱用，以溫熱方藥治療具有假熱徵象的病證，本質上仍是治（真）寒以熱（藥）。

可見，陰陽學說在中醫學的說理過程，是在陰陽概念、陰陽分類、陰陽內涵確定的基礎上進行推演的。

先將人體的部位或功能分別陰陽，自然界也分陰陽，人與自然的陰陽自可相應。生理以陰陽平衡來闡明，病理則以陰陽失衡來解釋。陰陽失衡有多種表現，總不離陰陽的分類與內涵的運用。「陰勝則寒」、「陽勝則熱」是陰陽分類中某一特性（寒、熱）在病理上的體現，「陰勝則陽病」、「陽勝則陰病」是陰陽相互間對立制約太過；「陰虛則陽亢」、「陽虛則陰盛」是由於一方不足導致另一方的相對過亢，是制約不及；陰陽互損是互根不及；陰陽格拒是陰陽間失去交感維繫；亡陰亡陽是陰陽脫失，亡陰導致亡陽、亡陽導致亡陰是「孤陰不生，獨陽不長」；陰證轉陽、陽證轉陰是陰陽轉化。

治療上的「寒者熱之」、「熱者寒之」用的是對立制約原理，直接制約過亢的一方；滋陰以抑陽、扶陽以抑陰仍是對立制約，只是通過補不足來制約相對過亢的一方，有點曲線運用制約法則的味道；「陰中求陽」、「陽中求陰」既是互根互用，亦含陰陽互藏之理；「寒因寒用」、「熱因熱用」表面上是順應假象而治，實際上還是以寒藥治真熱（假寒）、以熱藥治真寒（假熱），走的還是對立制約的路子，目的是恢復陰陽的交感與平衡。

至於前述的從一草一木悟一太極，從地氣上升，天氣下降悟人體水火升降，以及天道與人道感應相合的因時、因地而治等則是道中含理，理通於道。

中醫不講理嗎？以上分析，哪一點不是建立在完整的邏輯體系上？其中有邏輯不通達之處嗎？就算拿現代人津津樂道的邏輯演繹三段論來檢驗以上用陰陽學說說明的各種內容，不論是從道的視野還是從理的角度，不都圓通無礙嗎？這種陰陽無處不在的應用普遍性無疑可使「一陰一陽之謂道」的道規律本質表露得一清二楚，且圓融剔透。

關於陰陽之道的運用，在後面的象、數、時、和等篇還有更多呈現。

第四節 五行之道

五行，本義是木、火、土、金、水五種物質的運動及其變化。但在實際運用中卻不是研究木、火、土、金、水五種物質本身，而是探討以木、火、土、金、水為分類標誌的五大系統的事物歸類、聯繫，以及類與類之間關係的學說。

五行歸類的邏輯前提是「同氣相求」、「同類相從」，正如《呂氏春秋・應同》所說：「類固相召，氣同則合，聲比則應。」

五行學說與陰陽學說本是各自獨立發展的學說，但在不斷的相合或交叉使用中，逐漸就形成了互助、互補、互證、互洽、互融的傾向，言陰陽往往及五行，論五行往往涉陰陽。如「太極生兩儀」，兩儀為陰陽，然五行有生克，生屬陽，而克屬陰，又何嘗不可以是陰陽兩儀？「兩儀生四象」，陰陽變則有太陽、少陽、太陰、少陰四象；生克變則有生我、我生、克我、我克四種關係，又何嘗不可以視為四象？四種關係只需要五系統就可滿足，這是數學常識。再進一步，太陽屬火、少陽屬木、太陰屬水、少陰屬金，陰陽與五行中的木、火、金、水四行，四象完全相對應，僅剩土這一行，又設多一個至陰與之相配。至此，五行與陰陽在說理論道上就可以互為補充、相互發明，見圖95，形成了氣—陰陽—五行的宇宙觀共識。

如果說「一陰一陽之謂道」，則說理時，此「道」在顯示陰陽規律的同時，其內蘊或相融的五行規律自然也在其中了。

與陰陽學說相較，五行學說涉及的因素略多，但要而不繁，其生克之說也利於闡明中國人擅長且喜歡的關係問題，因此，五行學說更利於構建框架。《素問・陰陽應象大論》說：「天有四時五行，以生長收藏，以生寒暑燥濕風。人有五藏化五氣，以生喜怒悲憂恐。」顯現出五行、四時（或五時）、五臟、五氣、五志的天人相應聯繫規律。這是古人認識宇宙萬物相互聯繫，揭示事物聯繫規律及相互關係的世界觀和方法論，而具有「道」的規律或法則特徵。

醫家融陰陽學說於五行架構中，推導與說明生理、病理，指導疾病的診斷、辨證、治療，構建起天人合一、系統條理、關係清晰、臨床實用的醫學體系。

（二）後天八卦時空現

五行架構及相關內容，業醫者都非常熟悉，但與之水乳交融，在說理上可相互發明的後天八卦對業界人士來說在感覺上可能就陌生多了。《易》之道既然無處不在，此圖又可強化與細化對五行的理解，故筆者樂於推介。

1. 卦位說

《周易・說卦》有「帝出乎震，齊乎巽，相見乎離，致役乎坤，說言乎兌，戰乎乾，勞乎坎，成言乎艮」之說。即從東方震

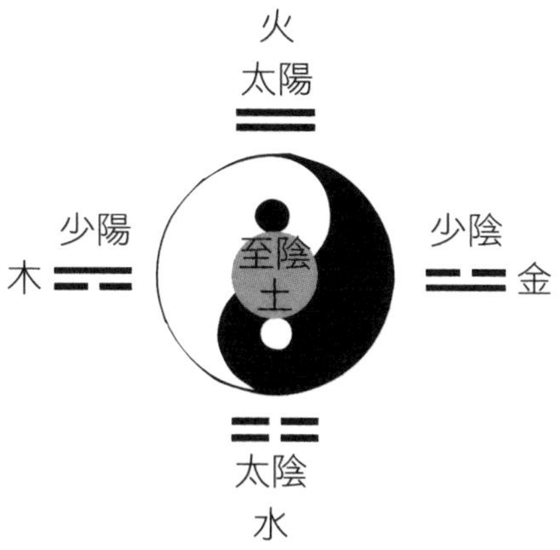

圖95　四象配五行圖

卦開始，順時針而漸次見巽、離、坤、兌、乾、坎、艮，與流傳的後天八卦圖（見圖96）方位一致。該圖見朱熹《周易本義》。這個圖的八卦分布排序與先天八卦明顯不同，本質上是一個時間流轉與空間分布的時空合一圖，至於各卦位置的分布存在什麼道理？且看以下分解：

「帝出乎震」，震☳居圖之正東，東方是旭日初升之位，充滿勃勃生氣，宇宙據此生氣以演化萬物；亦可理解為震為雷，東方的時空轉換則對應春天，驚蟄雷響，春氣盎然，萬物復蘇。

「齊乎巽」，巽☴居圖之東南，巽為風。齊之意，言萬物整潔齊一，日照東南，正是早上九點至十二點之間，此時陽光普澤，風吹萬物，順風而見欣欣齊整。

「相見乎離」，離☲居圖之正南，屬火，象徵光明，日正當午，為離照當空，萬物能見度最高之時；亦寓古聖先王南面聽政，嚮明而治之意。

「致役乎坤」，坤☷居圖之西南，正是一年之中的長夏土位，地理的西南則是雲南與「天府之國」四川，時與地均屬坤土旺之位，故萬物皆依賴坤地而獲

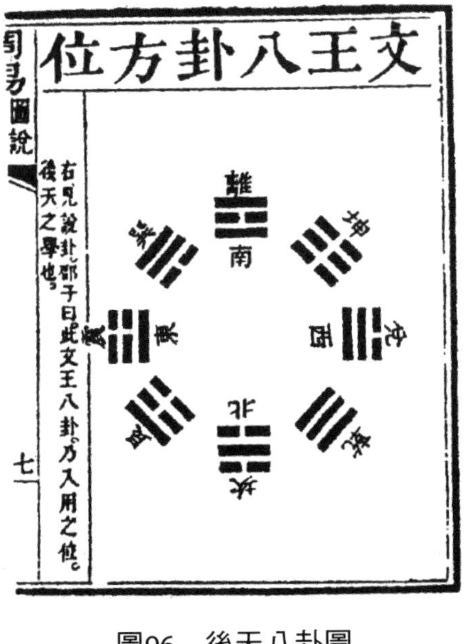

圖96　後天八卦圖

致養育。

「說言乎兌」，兌☱居圖之正西，於時為秋，兌又為悅，萬物至秋成熟而喜悅於收穫。

「戰乎乾」，乾☰居圖之西北，為一天中交夜之時，正是陰（黑暗）陽（光明）交相接戰的時候。

「勞乎坎」，坎☵居圖之正北，屬水，為一天中子夜之時，正是人勞作一天後以水洗具的時候。

「成言乎艮」，艮☶居圖之東北，艮為山、為止，正是萬物所成終結的地方，也是萬物即將開始的地方。

文義或顯於季節、時辰，或彰於地理方位。

這裡先討論時變：即在陰陽二氣的交感作用下，順次形成了春夏秋冬、晨晝昏夜的陰陽消長盈虛。正是：「日往則月來，月往則日來，日月相推而明生焉。寒往則暑來，暑往則寒來，寒暑相推而歲成焉。」（《周易・繫辭下》）

後人沿此意再發揮，就有了八卦與八節相配應而成的「八卦卦氣說」。八卦配八節，即震——春分，離——夏至，兌——秋分，坎——冬至，艮——立春，巽——立夏，坤——立秋，乾——立冬，反映出萬物春生、夏長、秋收、冬藏的因時規律，一年三百六十五天以整數論，取三百六十，卦有八個，則每卦各主天數為四十五天，其轉換點就表現在四正四隅的八節上。以經卦每卦三個爻，則八卦共有二十四個爻，應二十四節氣，便於推導按順時針方向運轉的卦氣。

而更詳細的推導則以六爻卦配八節，見圖97。

《易緯・是類謀》云：「冬至日在坎；春分日在震；夏至日在離；秋分日在兌。四正之卦，卦有六爻，爻主一氣。餘六十卦，卦主六日七分，八十分日之七。歲十二月，計三百六十五日四分日之一。六十而一周。」

在這裡，震、離、兌、坎四正卦與其餘六十卦所扮演的角色並不相同，四正卦對應春分、秋分、冬至、夏至，即二至二分，分主二十四節令；其餘六十卦則均分三百六十五日。

居東南西北正四方的四卦：震——東方、離——南方、兌——西方、坎——北方為四正卦，主四時，每卦有六爻，每爻主每年二十四節氣中之一氣。每卦從初爻至上爻所主如下：

坎卦䷜，初六——冬至、九二——小寒、六三——大寒、六四——立春、九五——雨水、上六——驚蟄；

震卦䷲，初九——春分、六二——清明、六三——穀雨、九四——立夏、六五——小滿、上六——芒種；

離卦䷝，初九——夏至、六二——小暑、九三——大暑、九四——立秋、六五——處暑、上九——白露；

兌卦䷹，初九——秋分、九二——寒露、六三——霜降、九四——立冬、九五——小雪、上六——大雪。

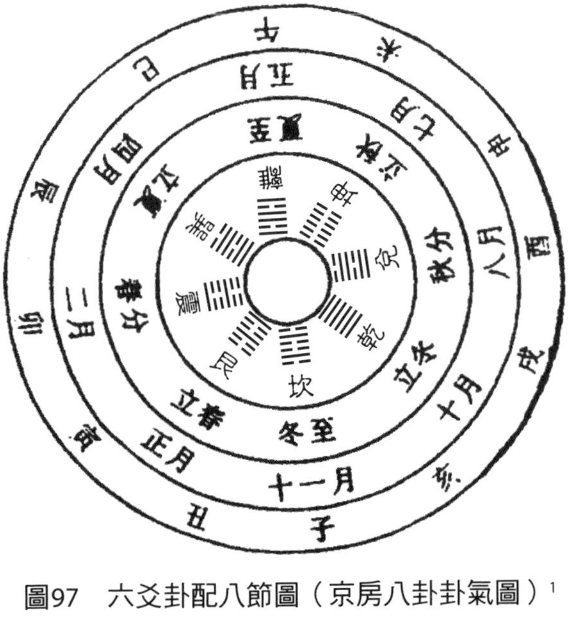

圖97　六爻卦配八節圖（京房八卦卦氣圖）[1]

1 張其成，《易圖探祕》，北京：中國書店，一九九九年，頁二五。

六十四卦，除此四卦，尚餘六十卦，每卦主六日七分（七分即一日之八十分之七）。另有將三百六十五天取整數為三百六十天，則每卦各主六日，此法雖不如前法精確，但由於簡便，符合「易簡」之意，反而使用較多。

這六十卦分配於十二個月，每月得五卦。此每月之五卦，《易緯・稽覽圖》更將其按等級分為天子、諸侯、公卿、大夫。其中復、臨、泰、大壯、夬、乾、姤、遯、否、觀、剝、坤這十二卦為十二月的天子卦，又稱辟卦，辟者君也，為十二月的主卦。究其原因，前面十二消息卦中已介紹，這是按一年陽長陰消從一陽到六陽，再陰長陽消從一陰到六陰順序而來。以這十二卦分配於十二月，以當年復卦十一月起至翌年坤卦十月止，表示一年中陰陽消息之象。

所以這十二卦為天子卦，又稱為十二消息卦（注：圖98中十二辟卦，靠近卦名之爻為初爻）。此即「卦氣」。至於其餘諸侯、公卿、大夫之分配，則未有如此明顯的規律。

這樣，一年四季、十二個月、二十四節氣、三百六十五天（或三百六十天）以及由計時單位——天干地支組合的六十甲子，就排列成一種和地球自轉、地球繞太陽公轉以及月亮繞地球公轉而形成的年、月、日周期相互同步的對應關係，且可與六十四卦對應配置。以表示一年內天地相對運動時陰陽之氣的消長規律與卦的變化同步而行，這就是卦氣。易學家們希望通過研究這些卦爻的變化來洞察天機時運，把握或窺探自然以及社會的變化發展規律。

因《易傳》對後天八卦的方位較先天八卦說得詳細而準確，一般認為後天八卦是先有圖後有文字，文字是據圖而記。而給〈說卦傳〉的文字方位正式命名為「後天八卦」或「文王八卦」的則是宋代的邵雍。

前述先天八卦時論及，一般認為，先天八卦是據文字而演，而現在的後天八卦則是據圖而記文。於是就兩圖產生的先後就有了「先天八卦不先」、「後天八卦不後」之說。但細究之，若說〈說卦傳〉中的兩段文字所據不同，一是據圖而記，一是無圖所據亦可演，假如是同一作者，則在引據習慣上易啟人疑竇，實情真是如此嗎？另外，先天八卦，陰陽要義盡在其中（前已論及）；後天八卦，含陰陽而顯五行（下將論及）。以《周易》主論陰陽言，若後天八卦圖早有，而主論陰陽的先天八卦圖反後於後天八卦圖似乎也於理不合。先天八卦吃虧主要在於文字描述沒有後天八卦方位那麼確定，但是否就能成為先天圖遲於後天圖的確據，還是先不忙著下定論為好。

宇宙是一個時空概念，剛才談的是時間，以下則主論空

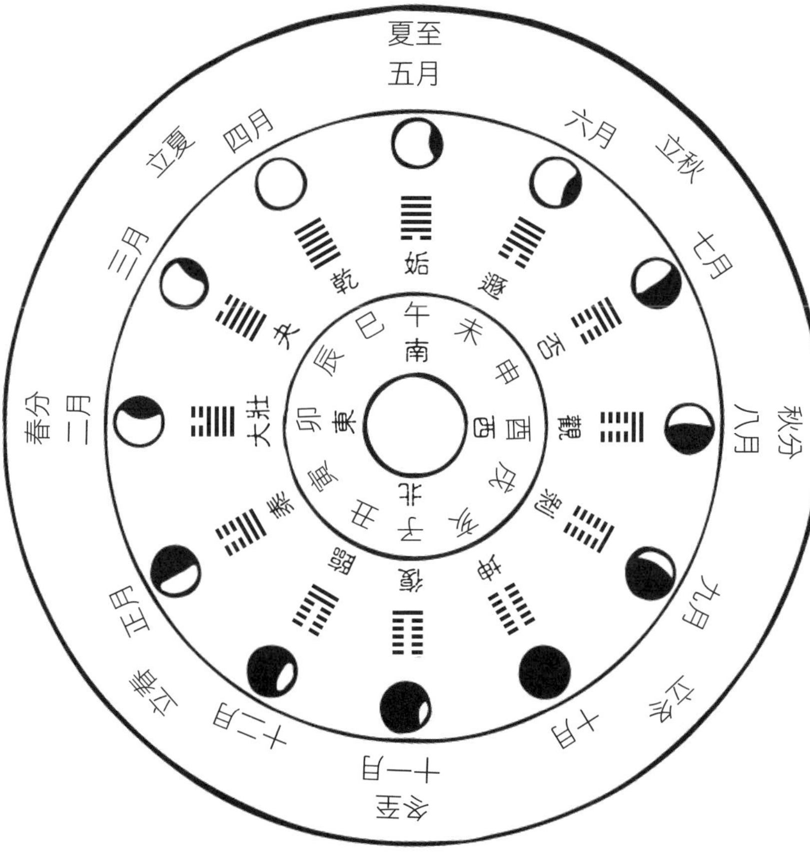

圖98　十二辟卦周年周月合用圖[1]

1 歐陽紅，《易圖新辯》，長沙：湖南文藝出版社，二〇〇六年，頁一三〇。

間。若以中國全境為太極圖，再以八卦所處的地理方位及卦義相配，您就會看到一種有趣的吻合。仍從震卦開始，順時針方位逐卦而觀。

東部配震卦☳，震為雷、為動，五行屬木。華東江蘇、浙江、江西、山東、安徽一帶植物繁茂，黃海一帶大的雷雨較多，居正東的山東人脾氣豪爽，但也多急躁。再往東是日本，資源不多卻地震不少。

東南為巽卦☴所主，巽為風，因此東南沿海風多；風性開泄，故東南方人多腠理疏鬆而易感風。巽五行屬木，東南方植物茂盛，生氣勃勃。

南方炎熱，火氣大，離為火，故南方配離卦☲。離中虛，卦象外陽內陰，南方人的體質多外陽內陰，外熱裡寒，內虛多。離者麗也，離又為目，南方人多雙眼皮，眼睛較大而好看。

西南為坤卦☷所主，坤為地、為眾，坤地四川為「天府之國」，盛產糧食，且人口眾多；雲南許多地方是黃土，類似中原一帶的土質特點，黃色為土之正色，土氣足則植物茂盛。

後天八卦中還隱藏著另一個坤卦，位於中央，所以中原為黃土地，其人體形多厚實。

西部為兌卦☱所主，兌卦則大有說頭：兌之本義為澤，雖五行屬金，亦含水意，是為陰金。長江和黃河均發源於青藏高原腹地，由大冰川融化的水匯成，這兩大河流的源區山水相連，稱為江河源區，約處後天八卦坤、兌間方位。冰川本為水，但水凝成冰，質固則有金意。且五行相生，水不自生，水由金生，金為水之源，正應金生麗水。《靈樞・經水》云：「手太陰外合於河水，內屬於肺。」張景岳於《類經・經絡類》注曰：「手太陰經內屬於肺，常多氣少血，肺為藏府之蓋，其經最高而朝百脈，故外合於河水。」這裡所言的「河水」者，黃河也。肺屬金，為水之上源，配的正是兌卦，天人相應在此又見。

兌上缺，西邊高原盆地非常多，應其上缺之象。

兌，五行屬金，中國之西主要是西藏及新疆的一部分。西藏地下礦藏十分豐富。現已發現的礦產達七十多種，而冰洲石、剛玉、水晶、瑪瑙等礦產亦帶金之特性。沙在五行屬金，或土金相混之物，中國沙漠總面積約七十一萬三千平方公里，其中新疆沙漠面積四十三萬平方公里，占比近六〇％。

西北為乾卦☰所主，乾五行屬金，為玉、為結晶體。西北包括陝西、甘肅、寧夏、青海及新疆的一部分，蘊有豐富的金屬礦藏，並有很多的結晶鹽，新疆、甘肅、青海盛產玉石。中國沙漠主要分布在西及西北地方。金氣肅殺，生氣不足則土不肥沃，荒涼而少人，大西北地域遼闊，面積共計三百零四萬平方公里，占全國陸地面積的三一・七％；人口約九千萬，僅為全國的七％。故前人有「春風不度玉門關」之歎。

北方寒冷，坎為水，水性寒冷，故北方配坎卦☵。坎中滿，卦象外陰內陽，北方人體質多外陰內陽，外寒裡熱，內實居多。

東北為艮卦☶所主，艮為山，為隆起。東北著名的山有長白山、大興安嶺、小興安嶺等。東北人個頭高，鼻子多高隆。艮五行屬土，東北的土很有特點，分布於中國松遼流域的黑土區，其土色黑應北方水色，艮應時為立春，又得東方春意之勃勃生氣，水氣生木，合東與北之利，是一種性狀好、肥力高，非常適合植物生長的土壤，正所謂：「黑土地油汪汪，不上肥也長糧。」

這樣，〈說卦傳〉八個卦的卦義與時間流轉及空間分布便有機地結合在一起，形成了一個時空一體的宇宙圖景。但在其實際運用中，有兩個走向是值得注意的。

其一是後天八卦在空間的應用似較時間為多，後世發展起來的一些起卦方法，如梅花易數，用的是先天數（卦序數），後天方位；在風水學中，尤其在看陽宅定地理方位，都是用後天八卦。比如一套房子，講究的是規整，如果不規整，就要看凹凸的方位，如果東北方凹了一塊，一般認為不利於家裡小兒子的發展，因為東北為艮位，艮為少男，凹為退、為不足，如果家中沒有小兒子，則為不利於家中最年輕的男性；再如西北方是陽臺，凸了出去，則利於家中父親事業，因為西北為乾，乾為父，凸為進，如此類推。這裡對風水學不判對錯真偽，只論其思路，這種思路無非就是把中國的地理山川形勢縮小到一片區域、一個單位、一座院落、一套房子或一間房子。即中國這個大八卦中嵌套了無數個小八卦，而這些大小八卦同氣相通，因此就可同格、同局相參。即「其大無外，其小無內」，「萬位皆有一八卦」。由於文化上的同源，中醫的方位參考很多用的也是後天八卦，《黃帝內經》的九宮八風實際上就是洛書配後天八卦。

其二是《周易》主論陰陽，在《易傳》雖初涉五行，但文字上陰陽與五行並沒有太多的交集，卻由於後天八卦的自然排布從時間到空間都與五行吻合，就使得陰陽與五行的結合在此找到了契機。

震☳在東屬木，順轉下一位巽☴在東南，仍屬木。

下一位離☲在南，屬火，是為震巽木生離火。

下一位坤☷在西南，屬土，為離火生坤土。

下一位西為兌☱，屬金；下一位西北為乾☰，也屬金。是坤土生兌乾金。

下一位北為坎☵，屬水，是為兌乾金生坎水。

以上卦位分布，呈現出五行的順時針相生格局。

再下一位艮☶屬土，艮為止，萬物所終，可以不計入五

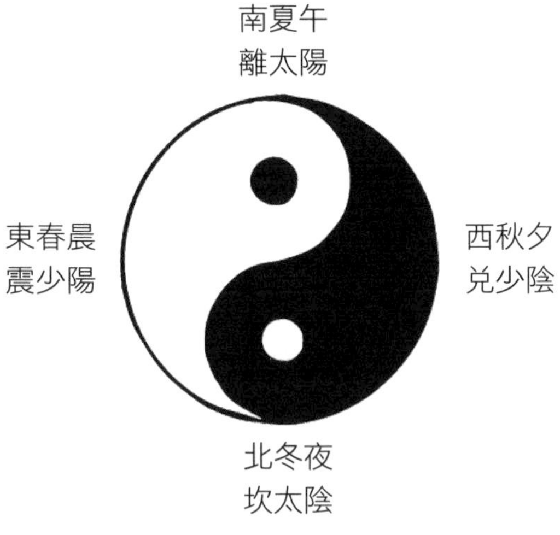

圖99　太極—四象—卦象—五行時空

行生克。如果要算，則艮應立春，為春陽出土，已含木性，就如東北黑土地特別肥沃，適合植物生長，內含水之色、木之生氣。可視為水生木的一種變化。

後天八卦的時空架構與之前學過的太極時空是一致的，我們以四正位之卦為例，見圖99：

震☳，方位在東，位少陽之位，五行屬木，時間應一年之春，一日之晨；

離☲，方位在南，位太陽之位，五行屬火，時間應一年之夏，一日之午；

兌☱，方位在西，位少陰之位，五行屬金，時間應一年之秋，一日之夕；

坎☵，方位在北，位太陰之位，五行屬水，時間應一年之冬，一日之夜；

後天八卦與太極圖都是中央為土，藏一坤卦☷，位至陰之位，時間應一年之四時——辰、未、戌、丑月或時（注：土應長夏並非主流說法，因土統四行，故土應四時論才是主流）。在這裡時空是一體的，陰陽、四象、卦象與五行也是一體的。

陰陽與五行雖重心不同，實可互相印證。

以地面為基準，木火位於地上，屬陽；金水位於地下，屬陰。

進一步細分：

木從土出，性生發，類似於太陽初出地平線，陽氣雖具而未盛，故屬少陽；

火可離土，天上的太陽之火更是離開地面而高懸，溫度、明亮度大，陽的特性較木明顯，故屬太陽；

金埋土中，質重而降，正如落日之降，此時陽消陰長又未至極，正是少陰；

水曰潤下，水往低處流，地下有水，可居至深之處，且其性寒，正當太陰之位；

土居木火（陽）、金水（陰）之中，正是交通陰陽的樞紐，故中醫曰至陰，至者到也，此為從陽到陰，從陰到陽的轉樞處。

隋代蕭吉在《五行大義・辨體性》中說：「木居少陽之位，春氣和煦溫柔，弱火伏其中，故木以溫柔為體，曲直為性。火居大陽之位，炎熾赫烈，故火以明熱為體，炎上為性。土在四時之中，處季夏之末，陽衰陰長，居位之中，總於四行，積塵成實，積則有間，有間故含容，成實故能持，故土以含散持實為體，稼穡為性。金居少陰之位，西方成物之所，物成則凝強，少陰則清冷，故金以強冷為體，從革為性。水以寒虛為體，潤下為性。〈洪範〉云：『木曰曲直，火曰炎上，土曰稼穡，金曰從革，水曰潤下』，是其性也。」

可見，陰陽與五行，可相互發揮，相互補充。因此，五行之道與陰陽之道實可互通，前面陰陽之道所論及的例證以五行之道解釋亦無不可，只不過說理的側重點略有不同而已。較為全面的解說應是陰陽與五行互補互證。

中醫由此形成了五時－五方－陰陽四象－五行－五臟的藏象模式。由於此框架的基本數字是五，因此人們對五行的熟悉程度就大於四象。儘管後天八卦含陰陽而合五行，但在實際應用時，人們卻多以較熟悉的五行來操作，故後天八卦在演變過程中五行的比重就逐漸大於陰陽。正如張景岳所云：「伏羲八卦，分陰陽之體象；文王八卦，明五行之精微。」（《類經附翼・醫易義》）這就是本篇將先天八卦置於陰陽之道，後天八卦置於五行之道來討論的緣由。

2. 卦位醫用

後天八卦在中醫常用於對人體各部進行分區診斷及治療，亦可配五臟以說明其在太極八卦中的位置及氣機升降的方位。這裡僅探討後天八卦對人體各部分區診斷及治療的意義，而五臟系統與卦之配及其應用將在〈象之篇〉中展開。

（1）面部望診

《素問・刺熱》曰：「肝熱病者，左頰先赤；心熱病者，顏先赤；脾熱病者，鼻先赤；肺熱病者，右頰先赤；腎熱病者，頤先赤。」這裡，肝屬木配震卦居左，心屬火配離卦居上（顏即額），脾屬土配坤卦居中，肺屬金配兌卦居右，腎屬水配坎卦居下（頤即下頜），見圖100。說明面部四正卦及中土坤卦病熱時的徵象，正與文王後天八卦的排列次序一致。後世將其外延為望診上的左頰候肝，右頰候肺，額上候心，下頜候腎，鼻子候脾，見圖101。

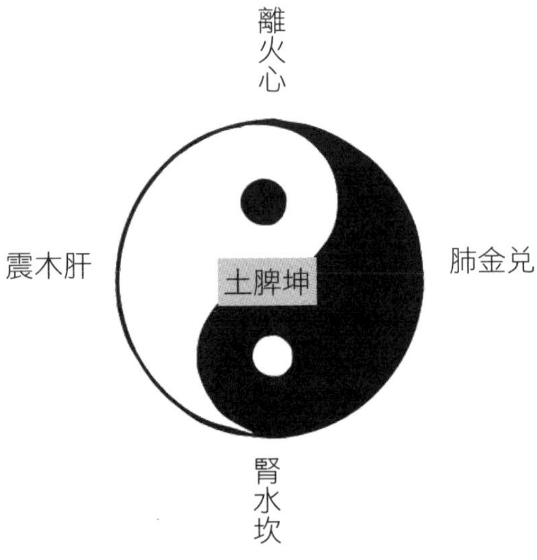

圖100　五行—五臟配卦

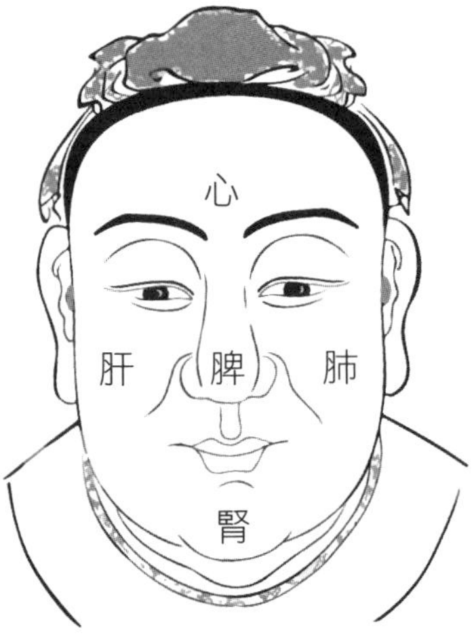

圖101　望面之候

（2）五輪八廓

眼科有五輪八廓之辨，中醫診斷學教科書僅介紹了五輪學說而未及八廓。五輪學說源於五行。《靈樞・大惑論》云：「五藏六府之精氣，皆上注於目而為之精。精之窠為眼，骨之精為瞳子，筋之精為黑眼，血之精為絡，其窠氣之精為白眼，肌肉之精為約束，裹擷筋骨血氣之精而與脈並為系，上屬於腦，後出於項中。」大體指出了眼的不同部位與臟腑的內在聯繫。

其中胞瞼屬脾胃為肉輪，內外兩眥屬心和小腸為血輪，白睛屬肺和大腸為氣輪，黑睛屬肝膽為風輪，瞳神屬腎與膀胱為水輪，合稱五輪。稱為輪者乃喻眼睛圓而轉動似車輪。辨證時可通過觀察各輪外顯症狀去推斷相應臟腑的生理、病理，強調了眼是臟腑生理、病理的外應。

八廓指水廓、風廓、天廓、地廓、火廓、雷廓、澤廓、山廓（《世醫得效方・眼科》），從八之數及其命名就可知八廓衍生自八卦，是將眼分為八個部位而分別與八卦及臟腑相配應的學說。明代王肯堂《證治準繩・七竅門・目》對八廓配八卦方位及其所屬臟腑進行了詳細論述：「八廓應乎八卦，脈絡經緯於腦，貫通藏府，達血氣往來，以滋於目。廓猶城郭，然各有行路往來，而匡廓衛禦之意也。乾居西北，絡通大腸之府，藏屬肺，肺與大腸相為陰陽，上運清純，下輸糟粕，為傳送之官，故曰傳道廓；坎正北方，絡通膀胱之府，藏屬於腎，腎與膀胱相為陰陽，主水之化源，以輸津液，故曰津液廓；艮位東北，絡通上焦之府，藏配命門，命門與上焦相為陰陽，會合諸陰，分輸百脈，故曰會陰廓；震正東方，絡通膽府，藏屬於肝，肝膽相為陰陽，皆主清淨，不受濁穢，故曰清淨廓；巽位東南，絡通中焦之府，藏配肝絡，肝與中焦相為陰陽，肝絡通血以滋養，中焦分氣以化生，故曰養化廓；離正南方，絡通小腸之府，藏屬於心，心與小腸相為藏府，為諸陽受盛之胞，故曰胞陽廓；坤位西南，絡通胃之府，藏屬於脾，脾胃相為藏府，主納水穀以養生，故曰水穀廓；兌正西方，絡通下焦之府，藏配腎絡，腎與下焦相為藏府，關主陰精化生之源，故曰關泉廓。藏府相配，《內經》已有定法，而三焦分配肝腎者，此目之精法也。蓋目專竅於肝而主於腎，故有二絡之分配焉。左目屬陽，陽道順行，故廓之經位法象亦以順行。右眼屬陰，陰道逆行，故廓之經位法象亦以逆行。察乎二目兩眥之分，則昭然可見陰陽順逆之道矣。」可見其八廓定位參照的是後天八卦，而卦與臟腑配屬則以卦的五行與臟腑五行相應為憑。左眼屬陽，陽道順行，故八廓之位法亦順行為正八卦；右眼屬陰，陰道逆行，故八廓之位亦以逆行為左右互換的反八卦（見圖102）。

至於八廓之用，明代傅仁宇《審視瑤函》卷一論曰：「夫八廓之經絡，乃驗病之要領，業斯道者，豈可忽哉！蓋驗廓之病與輪不同。輪以通部形色為證，而廓惟以輪上血脈絲絡為憑，或粗細連斷，或亂直赤紫，起於何位，侵犯何部，以辨何臟何腑之受病，淺深輕重，血氣虛實，衰旺邪正之不同，察其自病傳病，經絡之生剋順逆而調治之耳。」即言辨八廓之用是通過觀察輪上呈現的血脈絲絡的形狀、粗細、連續、中斷、亂曲、直線、多寡、色澤，以及從哪個卦位開始，向哪個卦位發展，以判斷疾病的虛實、輕重、氣血狀態以及臟腑定位等。

（3）掌八卦

手掌八卦圖也是以後天八卦配屬，可參考圖103，由於方便，診斷上掌八卦用得比較多。手有左右，左手屬陽為順，陽道順行，八卦順布，即以拇指方為左位，在八卦分布中：正南（上）離位候心病，正北（下）坎位候腎病，正東（左）震位候肝病，東南巽位候膽病，正西（右）兌位候肺病，西北乾位候大腸病，西南坤位候脾病，東北艮位候胃病，中宮是勞宮穴候心病。右手屬陰為逆，陰道逆行，八卦反布，即將圖103左右對調。

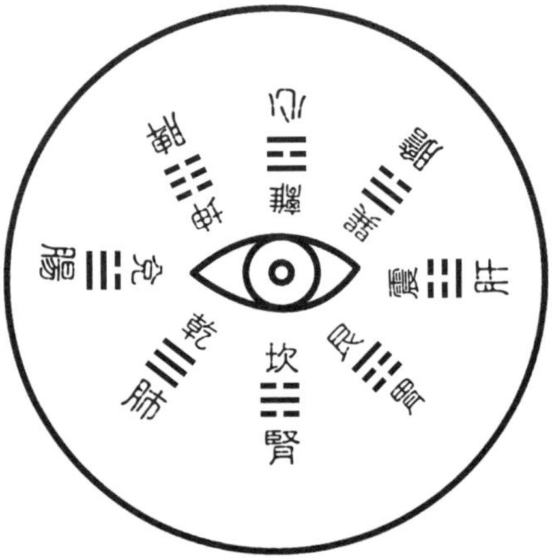

圖102　右眼八卦[1]

1 楊力，《周易與中醫學》，北京：北京科學技術出版社，一九九七年，頁二四一。

診斷時可以望診與按診結合，各卦部位一般以豐滿、皮滑、肉軟、色澤明潤為健康；以凹陷、肉薄、肉硬、粗糙、青筋暴露、紋理散亂、無光澤、顏色蒼白或晦暗、疼痛或不適感為有病。

以上手八卦，亦可用於治療，樊雲介紹了小兒推拿在操作手法上沿八卦的不同方向進行的運八卦：「運八卦有順運、逆運和分運之分。術者一手持患兒四指以固定，掌心向上，拇指按定離卦，另一手食指、中指夾持患兒拇指，拇指自乾卦運至兌卦（順時針），運一〇〇～五〇〇次，稱順運內八卦；若從兌卦運至乾卦（逆時針），運一〇〇～五〇〇次，稱逆運內八卦（運至離宮時，應從拇指上運過，否則恐動心火）。根據症狀，可按部分運，運一〇〇～二〇〇次，稱分運八卦。順運內八卦：寬胸理氣，止咳化痰，行滯消食。逆運內八卦：降氣平喘。分運：乾震順運能安魂，巽兌順運能定魂，離乾順運能止咳，坤坎順運能清熱，坎巽順運能止瀉，巽坎逆運能止嘔，艮離順運能發汗。」[1]

文中對順運八卦、逆運八卦、分運八卦的作用機制未作討論，筆者試以圖103卦之分布冒昧析之。

順運內八卦：這容易理解，循的是坎水、震木、巽

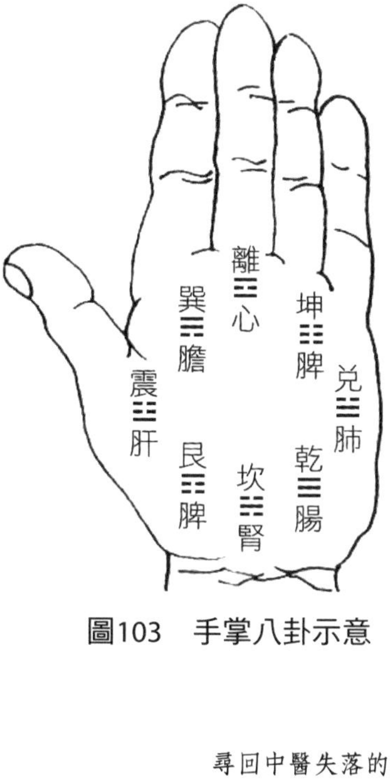

圖103　手掌八卦示意

木從左而升，離火、兌金從右而降之路，如此肝升、肺降，氣機運轉則能寬胸理氣，止咳化痰；氣機一旋，坤艮脾胃自轉則能行滯消食；水升火降按理還能交通心腎。

逆運內八卦：起於兌金肺，終於乾金大腸，肺與大腸相表裡，其意或為氣從肺而下大腸則能降氣平喘。

分運：「乾震順運能安魂」，肝藏魂，從乾金經坎水、艮土至震木順轉，一能升水以涵木，二能使肝氣生發條達而順肝之性，故能安魂。

「巽兌順運能定魂」，此句的「定魂」疑應為「定魄」。一者「安魂定魄」是一古代習慣用語，二者兌屬肺，肺藏魄，從巽木經離火、坤土至兌金是一個相生過程，也是一個氣機從上而下的降氣過程，肺得養得降，性順自然魄定。

「離乾順運能止咳」，從離火經坤地、兌金再到乾金，是一個從上而下的降肺氣的過程，當然能止咳。

「坤坎順運能清熱」，從坤土經兌金、乾金至坎水，越往下陰性越明顯，自能清熱。

「坎巽順運能止瀉」，從坎水經艮土、震木至巽木是一個上升過程，重心是疏肝，肝之疏泄有助脾運化之功，肝得條達則脾得升而健運，自然泄止。

「巽坎逆運能止嘔」，嘔為氣上逆，從巽而震而艮而坎之逆運是一個氣降的過程，能制氣逆自不為奇。

「艮離順運能發汗」，從艮土而震木而巽木而離火是一個升散的過程，故能發汗。

個人感覺推八卦不一定要左旋或右轉，應可卦與卦之間直接溝通，如從離火直下坎水，再從坎水直

1 樊雲，〈初探傳統易學思想在推拿療法中的體現〉，《甘肅中醫》，二〇〇六年，第十九卷第一期，頁四～六。

上離火，或可直接引心火下行，導腎水上騰而成水火既濟；艮位東北為胃土，坤位西南為脾土，脾胃兩者，生理上納運協調、升降相因、燥濕相濟，病理上常相互影響，艮坤兩者剛好在對角線上，因此，從艮而坤，再從坤而艮，來回推運，或能協調脾胃。總之，各臟腑間都有自具特點的功能關係，或可通過相應卦位的推摩溝通，達到功能的協調，運用之妙，存乎一心。

人體存在大小不同的八卦，有掌八卦、眼八卦，就可有腹八卦、足八卦、耳八卦等，其方位與臟腑對應關係多大同小異，不一一贅述。

（4）臟腑八卦

藏象的「象」源豐富，卦象是其仿象之一。臟腑配卦，主要是參後天八卦的方位、卦義及其所屬五行而配。其中肝五行屬木，配東方震☳、東南巽☴兩卦；心五行屬火，配南方離卦☲；脾胃五行屬土，脾配西南坤卦☷，胃配東北艮卦☶；肺五行屬金，配西方兌☱、西北乾☰兩卦；腎五行屬水，配北方坎卦☵。具體內容的發揮，見於〈象之篇〉的藏象部分。

八卦方位既可用於體內，也可用於體外，甚或內外合一。比如練氣功，一般多坐北面南，因《周易・說卦》有「聖人南面而聽天下，嚮明而治」之說，即古聖先王聽政時坐北朝南，面向光明而治天下。南方在後天八卦為離卦所在，離為火，象徵光明；先天八卦南方則為乾陽之位，故南方盡得天陽之德為八方之貴位。一般而言，練氣功欲增益的是陽氣，故多面南而向陽。但這並非一成不變的，面南只不過說明了面對的方向有可能影響氣功鍛煉的效果，因此練功時可據不同的環境與需要作出相應的變通。如早晨旭日東升則面東，正午日懸天中則面南，黃昏日落西山則面西，半夜明月高掛則面北。亦可結合個體五臟之需而調，肝虛者面東，腎虧者向北，心虛者朝南，肺虛者對西。

再次強調，後天八卦的時空與太極圖是完全一致的，只不過太極圖是以東南西北四正位加上中位與時間相配，與五行直接對應，也常配四象；後天八卦則更細一點，是以四正四隅八方與時間相配，亦與五行配屬。在具體使用上太極圖是時空均用，但似乎是時間因素如春夏秋冬、晝夜晨昏等用得較多；後天八卦則更重視方位。但這僅是習慣問題，並無一定之規。在使用頻率上，醫學應用太極圖更多，而術數類則太極圖與後天八卦圖均廣泛使用。

（二）五行變通以盡利

五行學說常被詬病之處是它的歸類時顯粗疏，關係流於呆板，但五行機制是否機械化的問題不一定出在系統本身，很可能是在應用者身上。五行歸類的粗疏並非無變通之法，只不過是我們誤以為教科書的五行學說就是五行的全部內容，「不識廬山真面目」罷了。故五行的拓展應與時俱進，使「變而通之以盡利」（《周易・繫辭上》）。

1. 臟氣法時須適變

（1）基本內容

天人關係是中醫醫道探討的核心問題之一，這種關係體現在醫學模式上就是以氣—陰陽—五行之道為指引，構建出氣—陰陽—五行—五時—五方—五臟系統這麼一個天人一體的藏象模型。

臟氣法時理論源於《素問・藏氣法時論》，這裡的「臟氣」，指的是以生理功能或病理變化為表現的五臟（五行）系統之氣，「時」，則指五行所配屬的季、日、時辰；「法」者，效法也，所法者，天地之氣也，意為五臟系統之氣當隨天地五行時氣運轉而產生可推測的盛衰變化，並可以此為據，對人體的生理、病理，甚至預後作出預見性判斷，從而指導臨床實踐。

之所以拿《黃帝內經》的臟氣法時來說事，是因為該理論在觀念正確的前提下，五行運轉在具體應用上可能存在呆板或粗疏之處，若能矯而正之，可為五行理論如何變通提供思路。

《素問・藏氣法時論》曰：「病在肝，愈於夏，夏不愈，甚於秋，秋不死，持於冬，起於春，禁當風。肝病者，愈在丙丁，丙丁不愈，加於庚辛，庚辛不死，持於壬癸，起於甲乙。肝病者，平旦慧，下晡甚，夜半靜……」內容為肝病在不同季、日、時的輕重演變。這段之後還有心、脾、肺、腎如何法時的相關描述，格局及原理一樣，因此，明白了這一條，就可舉一反三，讀懂其餘四臟了。

上文牽涉到較多五行配屬的基本知識，為方便解釋，現將相關內容列清單於下。見表9。

表9　臟氣應時五行配屬表

五行	木	火	土	金	水
天干	甲乙	丙丁	戊己	庚辛	壬癸
五臟	肝	心	脾	肺	腎
五季	春	夏	辰、戌、丑、未月（四季），長夏	秋	冬
時間	平旦、日出	日中	日昳（未時），辰、戌、丑、未時	下晡（申時）	夜半

上文注解於下：

①**以季論之**：病在肝，愈於夏。此以肝為我，肝屬木，夏屬火，肝病遇夏，此木生火。一般解作處於我生季，屬相生關係，故愈；或解作夏天火盛可克金，金則勢難克肝木，故愈。

夏不愈，甚於秋。秋天，金氣旺而克肝木，故甚。

秋不死，持於冬。冬水生肝木，故相持而病不發展。

起於春，禁當風。肝病至春是臟氣與季相應，故有起色；風氣通於肝，故凡有肝病者，必禁當風以防犯之。

②**以日論之**：「肝病者，愈在丙丁；丙丁不愈，加於庚辛；庚辛不死，持於壬癸；起於甲乙」。丙丁屬火，肝病遇丙丁日，與上段之遇夏同義；庚辛屬金，與上段之遇秋同義；壬癸屬水，與上段之遇冬同義；甲乙屬木，與上段之遇春同義。

③**以時論之**：「肝病者，平旦慧，下晡甚，夜半靜……」平旦屬木，與春天、甲乙同格局，「慧」者，有起色也，以其臟應其時；下晡屬金，與秋天、庚辛同格局，「甚」者，加重也，以其金克木；夜半屬水，與冬天、壬癸同格局，「靜」者，病安也，以其水生木。

這段經文的大意是：一臟有病，遇克我季、日、時加重，遇我生季、日、時好轉或痊愈，遇生我季、日、時則病安而不發展，在本臟所主季、日、時則有起色。我們參照表9內容看以下四臟的描述，不難發現其格局、原理及邏輯推演與上文肝之述如出一轍。

「病在心，愈在長夏，長夏不愈，甚於冬，冬不死，持於春，起於夏，禁溫食熱衣。心病者，愈在戊己，戊己不愈，加於壬癸，壬癸不死，持於甲乙，起於丙丁。心病者，日中慧，夜半甚，平旦靜……」

「病在脾，愈在秋，秋不愈，甚於春，春不死，持於夏，起於長夏，禁溫食飽食，濕地濡衣。脾病者，愈在庚辛，庚辛不愈，加於甲乙，甲乙不死，持於丙丁，起於戊己。脾病者，日昳慧，日出甚，下晡靜……」

「病在肺，愈在冬，冬不愈，甚於夏，夏不死，持於長夏，起於秋，禁寒飲食寒衣。肺病者，愈在壬癸，壬癸不愈，加於丙丁，丙丁不死，持於戊己，起於庚辛。肺病者，下晡慧，日中甚，夜半靜……」

「病在腎，愈在春，春不愈，甚於長夏，長夏不死，持於秋，起於冬，禁犯焠烄熱食溫炙衣。腎病者，愈在甲乙，甲乙不愈，甚於戊己，戊己不死，持於庚辛，起於壬癸。腎病者，夜半慧，四季甚，下晡靜……」

該篇的概括性條文是：「夫邪氣之客於身也，以勝相加。至其所生而愈，至其所不勝而甚，至於所生而持，自得其位而起。」即云邪客某臟，逢相克之時則病加。至我所生之時則愈；至我被克之時加重；至生我之時病相持不發展；至本臟當位之時而有起色。

《素問・藏氣法時論》強調五臟疾病的發生、發展、演變與預後在於病變與時間的五行制化關係，五臟之氣必與天時五行之氣相應，而察其臟氣盛衰，當法天時，堪為中醫時間醫學的鼻祖，可貴之處是使天人合一觀念落到了臨床操作實處，而不僅僅是一個淩空蹈虛的理念。

（2）可商之處

觀念的正確不等於具體推導方式不存漏洞，個人認為值得商榷的地方至少有二。

其一，心、肝、脾、肺、腎病是一個模糊籠統的概念，臟病有虛有實，以上推導的邏輯前提是不同時節之氣應於某臟，則某臟處於臟氣虛的狀態方能成立。但若邪氣客於身，可因「邪氣盛則實」而為實證，如是實證，可以說推導基本不成立，結論甚至可能是相反的。

其二，即使以某臟臟氣虛為據，其五行生克邏輯仍存可推敲之處。問題主要出在：「至其所生而愈」（至我所生之時則愈），「至於所生而持」（至生我之時病相持不發展）。即我生他時（愈）優於他時生我（持或靜），這顯然違反了五行相生本理，按理說，我生他時是我被耗損，他時生我是我得益。因此，我生它的狀況不應優於它生我，而應是它生我優於我生它。一些注解對「病在肝，愈於夏」（我生他時）以夏天火盛可克金，金受克則勢難克木，故愈來作解，表面看來好像有一定道理，但終難完全彌補自身生他人的損耗。說「減在夏」或可，說「愈於夏」這種最好的結果則不能無疑。因為以相同邏輯，則「夏不愈，甚於秋」，因秋天強金克肝木，故甚；是否也可加注為秋天雖然金克木，但金可生水，水可生木，木得水之救，病可不為甚了？因此，我生他時優於他時生我在五行相生的形式邏輯上是存在問題的。

上述兩點，均使其臨床指導性及實用性在一定程度上受到影響，因此，尋求變通之法就成為必然。

（3）變通之法

變通之法亦有二：

其一，五行邏輯變通。個人認為，於《內經》前後發展起來的五行休王理論或有借鑒、補充或校正作用。西漢劉安《淮南子•墜形訓》的「木壯，水老，火生，金囚，土死……水壯，金老，木生，土囚，火死」應是五行休王的雛形；東漢班固《白虎通•五行》的「木生火，火生土，土生金，金生水，水生木。是以木王，火相，土死，金囚，水休」是五行休王理論的定形；隋代蕭吉《五行大義•論四時休王》的「五行體休王者，春則木王，火相，水休，金囚，土死……冬則水王，木相，金休，土囚，火死」則將五行休王與季節掛鉤。

明代萬民英的《三命通會•論五行旺相休囚死並寄生十二宮》闡述了五行的「旺（王）、相、休、囚、死」五種狀態及其推演的內在邏輯：「盛德乘時曰旺。如春木旺，旺則生火，火乃木之子，子乘父業，故火相；木用水生，生我者父母，今子嗣得時，登高明顯赫之地，而生我者當知退矣，故水休。休者，美之無極，休然無事之義。火能剋金，金乃木之鬼，被火剋制，不能施設，故金囚；火能生土，土為木之財，財為隱藏之物，草木發生，土散氣塵，所以春木剋土則死。夏火旺，火生土則土相，木生火則木休，水剋火則水囚，火剋金則金死。六月土旺，土生金則金相，火生土則火休，木剋土則木囚，土剋水則水死。秋金旺，金生水則水相，土生金則土休，火剋金則火囚，金剋木則木死。冬水旺，水生木則木相，金生水則金休，土剋水則土囚，水剋火則火死。」

若將時間與五行休王規律聯繫，則其規律如下：

春天，或屬木的日、時——木旺、火相、水休、金囚、土死；

夏天，或屬火的日、時——火旺、土相、木休、水囚、金死；

長夏，或屬土的日、時——土旺、金相、火休、木囚、水死；

秋天，或屬金的日、時——金旺、水相、土休、火囚、木死；

冬天，或屬水的日、時——水旺、木相、金休、土囚、火死。

這裡，旺（王）、相、休、囚、死的排序，代表的是五行之氣從旺到衰依次下降的五種狀態。

旺為氣盛，是五行之氣與時令相當，如木（肝）處春天、平旦、甲乙時日；

相為氣生，是五行處於被生狀態，如木（肝）處冬天、夜半、壬癸時日；

休為靜休，是五行處於生別行狀態，如木（肝）處夏天、日中、丙丁時日；

囚為囚禁，為五行處於克別行狀態，如木（肝）處長夏、日昳，辰、戌、丑、未月時，戊己時日；

死是氣衰極，為五行處於被克狀態，如木（肝）處秋天、下晡、庚辛時日。

仍以肝病為例，以五行休王規律推之，則肝病（木）在春天或屬木的日時——旺，在夏天或屬火的日時——休，在長夏或屬土的日時——囚，在秋天或屬金的日時——死，在冬天或屬水的日時——相。

五行休王與《素問・藏氣法時論》經文相較，最大的不同就在於臟氣法時理論是我生他時（愈）優於他時生我（持或靜），而五行休王理論則是我生他時（休）差於他時生我（相），體現出我生他時——虧，他時生我——利的五行相生本理的內在邏輯。兩者的細緻比較，見表10。

表10 臟氣法時理論與五行休王理論的肝病不同時段狀態比較

方法	例	屬木時狀態	屬火時狀態	屬土時狀態	屬金時狀態	屬水時狀態
臟氣法時	肝病	次佳（起） 理：處本位	最佳（愈） 理：我生時	缺項 理：我克時	最差（甚） 理：時克我	中等（持） 理：時生我
五行休王	肝病	最佳（旺） 理：處本位	中等（休） 理：我生時	次差（囚） 理：我克時	最差（死） 理：時克我	次佳（相） 理：時生我

因此，臟氣法時所「法」之時，修正為五行休王之時應更合理。五行休王理論在後世雖然對術數影響較大，但醫家亦時有使用。邢玉瑞認為：「五行休王，是我國古代醫家認識自然界萬物生長化收藏規律及人體五行精氣活動節律的一種理論……以此可指導對疾病的診斷，判斷病勢的進退、轉歸和預後。」[1]

其二，病證相參變通。前述臟氣法時的具體推導是建立在「不同時節之氣應於某臟，則某臟處在臟氣虛的狀態」這一邏輯基礎上。「法時」之大觀念雖正確，但不辨虛實的具體理則顯疏漏，終影響其實施。如何變通？不僅參之以臟病（氣），更參之以證（氣），或是一法。

1 邢玉瑞，《中醫方法全書》，西安：陝西科學技術出版社，一九九七年，頁八。

張仲景之後，辨證論治形式漸興，至今已趨成熟。《素問・藏氣法時論》寫作的年代是以病為據來討論，若辨證論治為主流的今天還以肝病、心病等代入以指導臨床，無疑是膠柱鼓瑟，不得要領了。

以下不妨以具體證相參而論，看看與純就病而論，有何不同！仍以肝系病為例：

先看肝氣鬱結證。肝氣鬱者，至夏陽氣開散，其鬱應減，說「愈於夏」當屬有理；至秋天氣斂肅，肝氣既難舒展，亦不得升發，因此「甚於秋」有據；至冬，雖水能涵木，但寒性凝滯，對氣鬱似乎是利害參半，故「持於冬」勉強說得通，尚可接受；至春，木氣升發，條達舒暢，因此「起於春」理據十足。與《素問・藏氣法時論》條文一對照，幾乎天衣無縫。此時或會感歎，經典就是經典！但且慢，先別下結論，推多兩個證感覺可能就不一樣了。

再看肝火上炎證。肝火上炎者，至夏火氣更增，炎上更甚，還能說「愈於夏」嗎？恐怕應是「甚於夏」吧。至秋，秋氣涼降，一掃炎熱之火，一降上炎之勢，能說是「甚於秋」嗎？應是「減於秋」吧。至冬，天地寒冷，陽氣內藏，肝氣勢難升發，肝火勢難以旺，更有向愈之機，是「持於冬」嗎？應是「愈於冬」吧。至春，木氣升發，肝火上炎本就是肝氣升發太過，今又得木氣助升，豈非火上添油？還能說「起於春」嗎？應是「加於春」吧。幾與《素問・藏氣法時論》條文完全相反。

三看寒凝肝脈證。至春，春陽發動，但乍暖還寒，寒證或有減輕之機，但減輕有限，說「起於春」略見勉強；至夏，寒遇火即化，「愈於夏」正確；至秋，天氣轉涼，寒證略加，說「甚於秋」言過其實，最多說「增於秋」；至冬，寒證遇寒時，沒道理還「持於冬」，應是「甚於冬」了，此證對錯參半。

分析了三個證，得出三種結果，肝氣鬱結證之應時基本符合經文，肝火上炎證之應時與經文完全相反，寒凝肝脈證與經文對比，則對錯參半。

因此，在臟氣法時的觀念指導下，病證合參，具體病證的應時規律如上文般據病證的陰陽五行特性與喜惡來推定應是一種方法上的進步，或可使該觀念的應用有著更大的臨床實用性及可拓空間。

上文的討論是否意味著《黃帝內經》錯了呢？這恐怕不是一個簡單的對錯問題，而應以歷史的眼光來看。臟氣法時的觀念是完全正確的，此觀念在醫學領域很可能具原創性。以臟病為觀察單位，下意識地把臟病當作虛證，從當時的認識水平來說也不算大錯，因為形式邏輯本就不是古人所擅。至於生我、我生與後世的五行休王略有不同，也在可議範圍內。

筆者之所以拿《素問・藏氣法時論》的經文來討論，無非是想引出兩個話題：一，對中醫經典應如何看待？二，對其他學科知識應如何借鑒？

其一，對中醫經典應如何看待？現在有一個奇怪的現象。一提中醫，就是以《黃帝內經》、《傷寒雜病論》為代表的四大經典。以《黃帝內經》字眼所串的書名可說多如牛毛，但內裡與其相關的實際內容卻不多，對經典的過度消費與崇拜容易使人產生一種誤解，以為除了經典外，中醫界值得一提的東西就不多了。如果是這樣的話，整個中醫一兩千年醫學理論的提升、醫學經驗的積累、各家學說的發展豈不通通是白忙活了？《黃帝內經》與《傷寒雜病論》的確是中醫學發展過程中的兩座高峰，但中醫學的真正豐滿卻是後世。從以往的迷信動物實驗到重新重視經典，這本是回歸原味中醫的一種好現象。但現時一些矯枉過正的傾向也值得注意：一提經典就是「句句是真理」、「一句頂一萬句」，一有疑竇，或存可商之處，就只能往前人是正確的方向解，只講信，不講疑。為尊者諱、為賢者諱、為經典諱，本就是國人做學問的陋習，中醫界的表現也不落人後。這是重視經典還是迷信經典？一本書如果只能信，不能疑，那肯定不是自然科學的書，而是宗教書。但《黃帝內經》與《傷寒雜病論》是宗教書嗎？一門學科、一部經典可以被棒殺，也可以被捧殺的。

在這裡，筆者無意貶低經典的學術價值，但經典代表的畢竟是當時的認識水平，就算作者如何超卓，也僅僅是超越同代水平，不可能一直獨領風騷，如果真的是獨領了風騷兩千年，那是中醫學科的幸還是不幸？大家不妨想想。張仲景當時開方可參的藥物可能僅在以《神農本草經》為代表的中藥著作中的幾百味藥之內，如果在有近萬種藥物可選的今天，他開的方還會一樣嗎？腎氣丸中的桂枝如今不多改成肉桂了嗎？桂枝加桂湯現在所加的桂不也經常是肉桂，而不是原方的桂枝了嗎？這既是對張仲景的致敬，也是對仲景方的完善。在東漢，舌診應用並不普遍，聞診、問診也難說發育良好，如果在四診方法較完備的今天，張仲景再寫《傷寒雜病論》，難道水平不應該更高嗎？同樣，在《黃帝內經》寫作的年代已有臟氣法時的觀念，很了不起了，但書須活讀而不是死搬。《素問・藏氣法時論》的精髓就在「臟氣法時」這四個字上，而不是在其具體的模式上，模式是僅供參考的，您可以因病、因證、因見識而活用。

《黃帝內經》的偉大之處就在於構建起中醫學的框架，並建立了很多原則性觀念。後世醫家所做的就是在《黃帝內經》框架中添磚加瓦，豐富充實。但正如血肉不能替代骨架，骨架同樣也不能取代血肉一樣。骨架、血肉、臟腑、經絡、筋脈、皮毛俱全才是活生生的人。《黃帝內經》並不是中醫的全部，也不能說是中醫的最高峰。正如現在一個中學物理教師的物理水平肯定高於牛頓，但仍無損於牛頓在物理學界的地位及偉大一樣，因為他是站在牛頓這樣的巨人肩膀上了。《黃帝內經》與《傷寒雜病論》等經典，就是肩扛後人的巨人。既然如此，後人所做的就應該是站上去，而不是五體投地的頂禮膜拜。

因此學習經典，不應是「理解的要執行，不理解的也要執行」的死讀，而應是與時俱進，活學活用，以經典的思想、觀念、原則活解現今碰到的理論與臨床問題。通篇《周易》，一字以蔽之——「活」；中醫思維，一字以蔽之——「活」，活看中醫經典，中醫才能學得活泛。

其二，對其他學科知識如何借鑒？我們常常津津樂道的是中醫與天文、地理、氣象、農業、物候、兵法的結合，卻避而不談中國古代與中醫同一框架、同一說理方法的術數，唯恐沾上了術數的迷信色彩。事實上中醫發展與不同的術數門類一直存在或多或少的互動，卦氣學說對中醫因時制宜的運作不無影響，五行休王對臟氣法時可相互補充，中醫的各種診圖與術數的相應部位相圖多相互啟發。更由於術數類沒有類似於中醫藏象、經絡、氣血津液、病因等內容對陰陽五行的補充或填充的作用，其說理只能全憑陰陽五行，因此在方法學上被逼得只能將陰陽五行細化、深化以解說千變萬化的世事，其所算是否準確？不在本文討論範圍內，但其方法學上的細化與深化或許可供參考、借鑒，只要存合理之處，置於醫學，加以變通，應無不可。之前從五行休王借解就是一例，以下納音五行的介紹，則屬方法學上對中醫正五行的嘗試性補充與修正，不妨看看這到底是一種有害之術還是一種有益之助。

2. 納音五行援醫用

（1）理論介紹

納音五行，醫學對其引用極少，但不等於其對醫學就毫無啟發之處，以下就試援以為用，看看是否有些意思？

中醫學一般用的是正五行，正五行用作理論框架無疑是成功的。但若用之以說細理，從正面來說是簡潔，如從反面來說亦可云簡陋。一些事物的五行歸類多少有點勉強，甚至牽強。僅有的生克關係面對複雜的自然與人體亦稍嫌簡單與呆板。

其實，五行學說本身是不斷發展的，正五行外，還有將六十甲子和五音十二律結合起來，以六十甲子的每兩個年干支字代表一種特殊性質的演變五行，古人稱之為「納音五行」。如「甲子乙丑海中金」，即甲子年、乙丑年出生的人，其年命五行屬性是金命，而金有多種，海中金為其中一種，其餘仿此。納音五行有著自己的歸納與推演方式。見表11。

表11 納音五行歸納

地支＼五行	水行	木行	金行	土行	火行
子丑	丙子丁丑澗下水	壬子癸丑桑柘木	甲子乙丑海中金	庚子辛丑壁上土	戊子己丑霹靂火
寅卯	甲寅乙卯大溪水	庚寅辛卯松柏木	壬寅癸卯金箔金	戊寅己卯城頭土	丙寅丁卯爐中火
辰巳	壬辰癸巳長流水	戊辰己巳大林木	庚辰辛巳白蠟金	丙辰丁巳沙中土	甲辰乙巳覆燈火
午未	丙午丁未天河水	壬午癸未楊柳木	甲午乙未沙中金	庚午辛未路旁土	戊午己未天上火
申酉	甲申乙酉井泉水	庚申辛酉石榴木	壬申癸酉劍鋒金	戊申己酉大驛土	丙申丁酉山下火
戌亥	壬戌癸亥大海水	戊戌己亥平地木	庚戌辛亥釵釧金	丙戌丁亥屋上土	甲戌乙亥山頭火

不難看出，納音五行的每一行中，又分為特性和強弱不同的六種狀態。

木：大林木、楊柳木、松柏木、平地木、桑柘木、石榴木。

火：爐中火、山頭火、霹靂火、山下火、覆燈火、天上火。

土：路旁土、城頭土、屋上土、壁上土、大驛土、沙中土。

金：海中金、劍鋒金、白蠟金、沙中金、金箔金、釵釧金。

水：澗下水、井泉水、長流水、天河水、大溪水、大海水。

這裡，我們看到了什麼呢？就是木、火、土、金、水五行多了下一層次的分類，各有多種，可用於應變正五行所不能充分說明的問題，一定程度上避免了正五行分類上的勉強或牽強的尷尬。如身材瘦高的人，以正五行歸類，就是單純的木形人。但以納音五行，則瘦高而挺拔者，可為松柏木形，硬朗，雖瘦，但瘦得果然精神，多體健；若瘦高而形弱者，可為楊柳木形，多體弱。

尤有意義的是，正五行僅有正常態的生克、異常態的母子相及與乘侮關係，對於人體複雜的生理、病理的解釋常常顯得力不從心。而納音五行除生、克、乘、侮、母子相及外，還多了不生（我不生、不生我）、不喜生、過生、反生、不克（我不克、不克我），甚至喜克等關係。大大擴充了五行的解說空間，使之更趨靈活、實用，可因應更複雜的情況。

納音五行細分類中各自的特性及喜惡大致如下：

①**金類**：劍鋒金最為堅硬，此金是火鍛煉而成，所謂百煉鋼化繞指柔，繞指柔再經淬礪而成百煉劍，不但不畏火克，反而喜火來克；此金造化，需水以淬，非水不能生，又為水反生金。

釵釧金者，火煉而成，故不甚畏火，可謂不被克；此金為美容首飾，日間太陽火下顯，夜間覆燈火下耀，亦有喜火意味。

海中金在海水裡，除霹靂火可雷轟海底外，一般的火是克不著的，不被克中仍稍有制約；又金在水中，依水之潤以禦火，頗有水反生金之意。

白蠟金見火就融，十分忌火，這就不是一般的火克金，而成火乘金了。

沙中金之所生為流動之水，因沙地鬆而易滲，所以水很快就會被滲走，可謂不生；此金非爐火不能制，故除爐中火外，不畏他火，亦有不被克之意。

金箔金畏火，生水之力不太強，較缺個性。

釵釧金、金箔金、白蠟金因其質輕軟而少鋒銳，所以基本上都不能克木，是為不克。

②**水類**：大海水、大溪水波瀾壯闊，水勢極盛，尤其是大海水，除克不了天上火、霹靂火外，其餘的火均受其克，由於勢大，容易形成乘。

天河水亦善克火。

大海水和天河水，不怕土克，大海水是因其勢大，天河水即雨，則因其位高，水在天上，沛然作霖，土在地下，如何能克？此為不克；若天河水瀉，大海水漲，甚至可沖破土造之堤，可成反克（侮）。

大海水雖然量多，卻是鹹水，無法生木，此為不生。

潤下水能潤澤地表之物使之昌茂，極易生木；其水勢不大，湍湍流淌，所謂易漲易退山溪水，極易被土所克；其克火之力亦很孱弱。

井泉水其水清冽，汲養不窮，此水生於金而出於木，故善生木而喜金。

長流水就是一般的水，比較缺乏個性。

③**木類**：大林木、平地木因為數量多而不易受金之克，略有不被克之感，但仍怕最鋒利的劍鋒金。

松柏木不太畏劍鋒金，因為這是棟梁之材，不砍不成材。

大林木極易生火，一旦火起，易成燎原之勢。

而屈曲的桑柘木、石榴木所生的火勢就不會很大，此為生之不足；石榴木性辛如薑，略帶金氣，故不甚畏金，此為不被克。

楊柳木枝幹柔弱，最怕劍鋒金，一遇即折，這不是被克，而是被乘了。

④**火類**：就火勢而言，天上火、霹靂火最猛。天上火近似於太陽火，由於位置高，一般不怕水克，是為不克，但碰上不一般的天河水，還是怕的，因此，不克中亦不至於完全無制。

雷閃雷鳴往往伴隨著狂風暴雨，因此霹靂火反喜水，尤喜天河水，可助其勢，這是喜克。

山頭火可燃之物僅限山頭，因此火勢不旺。

山下火從下炎上，可燃之物較多，因此火勢旺盛持久，山下火另有熒火之意，不甚畏水。

覆燈火乃夜明之火，以木為心，以水為油，故喜木生，又以井泉水、澗下水為真油，略見喜水（克）之意；此火只有豆大火苗，對金的克制有限，基本上是不克，但白蠟金除外，仍有可克之物，聊以自慰。

爐中火個性不甚鮮明。

⑤**土類：**生金能力最強的是沙中土，為土之最潤者，土潤則生，且沙本來就是土金相合之物。

路旁土最有意思，平田萬頃，莊稼資生，是長養萬物之土，生金之力亦足。此土喜火暖之，為順生；喜水潤之，為反克變生；喜金（鋤具）相助，為反生。但由於是植物喜生之處，如夏枯草就喜生路旁，故極易被木所克或乘。

大驛土為大道坦途，通達四方，厚德載物，亦能生發萬物。

屋上土即瓦，與壁上土一樣，土氣很薄，均在不長植物之處所，所以不易被木所克，是為不被克，但亦難以長養萬物。

城頭土取堤防之功而克水力強。

（2）醫學試用

納音五行能否用於醫學？應該是不難回答的。如肝屬木，主疏泄，喜條達而惡抑鬱，功用類木，這是肝系統的主基調。但每個人的肝特性都一樣嗎？有些人肝火易旺，不就類大林木極易生火，一旦火起，易成燎原之勢嗎？有人肝氣易鬱，不就類屈曲的桑柘木嗎？有的人肝系統柔弱，不就如楊柳木的枝幹柔弱嗎？若以上三類人通通用一個「木」字來概括，則未免粗糙，但若以納音五行為替，個性即揚。因此，納音五行較之正五行更具個性，可對正五行形成補充、修正與細化作用應無疑義。如果說中醫的「辨證論治」是個性化治療的話，納音五行走的就可能是個性化分析的路子，兩者同軌。

理論的深化、細化或局部創新，總要在實際操作中驗證，看是否有可取之處。以下就試以納音五行來類比中醫的部分生理、病理：

①**相生**。

木生火：平地木易助山下火，就如肝疏泄，行氣機，可助心行血；肝藏血以濟心，可使心有所主，即肝木濟心火。

火生土：山下火可暖路旁土，如心陽溫脾陽以助運化，為心火溫脾土。

土生金：沙中土易生沙中金，如脾的健運、化生氣血可以益肺氣，即脾土助肺金。

金生水：海中金與大海水就是名實相副的金水相生，如肺氣清肅下行的是氣與水，則有助於腎的納氣及主水功能，即肺金滋腎水。

水生木：澗下水、井泉水、天河水（雨）可生所有的木，如腎陰可以滋肝陰，以濡目潤筋，使肝陽不亢，即腎水滋肝木。

②**相克**。

木克土：平地木可疏路旁土，使土質鬆而長養萬物，如肝升助脾升，肝疏泄助脾運化，即肝木疏脾土。

土克水：城頭土為堤防土，可防水泛濫，如脾運水濕可助腎主水，即脾土制腎水。

水克火：天河水可制山頭火、山下火、天上火，如腎陰升於上以濟心陽，使其不致過亢，即腎水濟心火。

火克金：爐中火可煉沙中金，如心陽的溫煦可以抑制肺氣清肅太過，即心火暖肺金。

金克木：劍鋒金可削平地木，如肺降可防肝升太過，即肺金制肝木。

③**乘**。

山下火遇大海水、大溪水即熄，如腎水泛濫，水氣凌心。

屋上土、壁上土怎承大林木？如肝旺乘脾，致脾失健運。

白蠟金逢爐中火，一見即化，如肺陰虛易被心火灼。

④**侮**。

金箔金、釵釧金怎制大林木？一碰就崩，好比肝火犯肺，木火刑金。

屋上土、壁上土遇大溪水、大海水則一沖即散，如腎水泛濫使脾土濕遏。

⑤**過生（不喜生）**。

大林木易助山頭火、山下火，如臨床常見的肝火引動心火。以木為我來看屬於過生（火），若以火為我來看則屬不喜（木）生。

⑥**不生**。

金箔金如何能生諸般水？如肺陰虛不能助腎陰，此我不生；路旁土逢覆燈火如何能倚其煦土生物？如心陽衰微不能暖脾土，此不生我。

⑦**反生**。

海中金藏於大海水，則水能潤金，如腎陰足則肺陰得滋，此為反生。尤在涇在《醫學讀書記》卷下就有反生之論：「木火有相通之妙，金水有相涵之益，故不特木能生火，而火亦生木；不特金能生水，而水亦生金。水之生金，如珠之在淵；火之生木，如花之含日。」

⑧**喜克**。

松柏木為陽木，喜金削其繁枝，以成棟梁之材。生理之肝類之，肝為少陽之臟，肝氣肝陽常為有餘，易升易動，喜肺之降以制之，且肺通調水道，如國之地勢西水東流以潤肝柔肝。

⑨**不克**。

金箔金怎克大林木？就如肺弱遇肝旺。以金為我來看是我不克木，若以木為我來看則是金不克我。

就五行的生克制化而言，明代郎瑛《七修類稿・生剋制化》的評述頗為精闢與獨到：「生剋制化，古今所言。然生、剋、化皆易見，獨制字則難明。蓋制者，緣生中有剋，剋中有用也。凡生中有剋者，謂如木生火，火盛則木為灰燼；火生土，土盛則火被遏滅；土生金，金盛則草木不生；金生水，水盛則（金）必沉溺；水生木，木盛則水為阻滯，蓋雖生而反忌，此所謂生中有剋。凡剋中有生者，謂如木剋土，土厚則喜木剋，是為秀聳山林；土剋水，水盛則喜土剋，是為撙節堤防；水剋火，火盛則喜水剋，是為既濟成功；火剋金，金盛則喜火剋，是為鍛鍊全材；金剋木，木盛則喜金剋，是為斧斤斲削，蓋因剋以為美，此所謂剋中有用。故稱之曰制者，乃不拘於生、剋之中也。」此解，以「不拘於生、剋之中」的變通，突顯了一般不太為人注意的「生中有剋，剋中有用」中的「過生」、「喜克」現象，外延了「制」的內涵。

讀者可能會產生疑問，除五行本有的生克關係外，現在又出現了不生、過生、反生、不克、喜生等關係，會否打亂了五行原本的邏輯架構？應該說，不會！生克仍是五行間最基本的關係，納音五行的不生、過生、反生、不克、喜生等不過是在正五行生克前提下的多種微調機制的體現：其一，就如乘侮理論就是在五行固有的生克關係基礎上發現力量對比可產生變化而發展出來一樣，不生、過生、反生、不克、喜生也是由於兩行間力量對比的變化而致。其二，在正五行生克關係基礎上，納音五行更細的分類賦予了下一級五行豐富的個性，這些個性也構成了對正五行關係的補充。不生、過生、反生、喜生是對「生」的豐富；不克是對「克」的完善，並沒有在「生」、「克」二字外另立關係，仍是在基本的生克邏輯下運作，但卻可因應較正五行更複雜、更立體的關係，應是一種方法學上的進步。

除說明關係的功用外，五臟生理病理也可借納音五行來體現，試以肝（木）為例：

大林木極易生火，一旦火起，易成燎原之勢，極似肝火上炎，此火電閃雷鳴，兼具霹靂火性。由於火性炎上而金性沉降；火性熱而金性涼，大林木本就不甚畏金，在這種情況下應反喜金。此木易生火之局更喜寒水潤之、制之。故臟氣法時，應在屬金水之季、日、時證減。

平地木亦易生火，但其烈度略遜於大林木，較類肝陽上亢。肝陽上亢者為水不足，故尤喜水潤，澗下水、井泉水能潤澤地表之物使之昌茂，極易生木而類腎陰，可為其助。陽上亢則喜金沉降，故不畏金而反喜金。故臟氣法時，應在屬金水之季、日、時證減，以水時尤佳。

肝氣鬱結頗類桑柘木之屈曲，氣機鬱伴隨情志鬱，桑柘木之質不堅，亦難成大林，故畏金克，金氣沉降收斂，不利於肝氣生發，舒展條達。臟氣法時，在屬金之季、日、時病甚，在屬木之季、日、時則肝氣得舒而病見起色。

肝血虛者類楊柳木，質柔而畏金喜水。臟氣法時，在屬金之季、日、時證增；在屬水木之季、日、時證或得生或得位而好轉。

正常之肝或類松柏木，松柏木為陽木，肝為少陽之臟，肝氣肝陽常為有餘；松柏挺拔，肝氣升發舒展，亦有挺拔之意。

亢龍有悔，物不可極，此《易》之意。中國的傳統習慣也告訴我們，做事（包括寫書）應留有餘地。因此，餘下的心、肺、脾、腎四臟內容就由讀者慢慢自品，看能不能品出一些新意來。當然，納音五行不是為醫學而設，因此，不可能完全與醫學絲絲入扣。但筆者認為，只要具啟發性，就值得研究。如果說「研究」兩字，太過嚴肅，那麼我們就慢慢把玩，在輕鬆氛圍中逐漸熟悉一種較陌生但或有用的說理工具吧！

相較之下，不難看出，正五行過於方正，方正則刻板生硬，缺乏圓通。同時，五行生克關係模式亦時顯簡單，不足以全面反映複雜事物間的複雜聯繫。納音五行因各具個性，將原來平面的五行關係，拓撲為立體模式，由於連環作用，關係更顯錯綜複雜，豐富多彩。人體是一個複雜的有機體，隨著中醫學的發展，生理、病理愈加複雜，分析工具就應與時俱進。中醫學的思維特徵之一就是取象比類，「象」詳則理細，係屬必然。作為工具，納音五行與正五行相較，具有少呆滯、多變通、形象、到位的特徵。尤其在討論關係時，用之，時有庖丁解牛之效。

宋代徐升《淵海子平・五行生剋賦》中有一段話，雖未能把五行的諸般變化一一盡括，但若能讀通，倒也能明瞭十之七八，從而使我們對五行的意象有更豐富的把握，對其關係有更複雜精準的考量。

假如死木，偏宜活水長濡；譬若頑金，最喜紅爐煅煉。太陽火，忌林木為讎，棟梁材，求斧斤為友。火隔水不能鎔金，金沉水豈能剋木。活木忌埋根之鐵，死金嫌蓋頂之泥。甲乙欲成一塊，須加穿鑿之功；壬癸能達五湖，蓋有並流之性。樗木不禁利斧，真珠最怕明爐。弱柳喬松，時分衰旺；寸金尺鐵，氣用剛柔。隴頭之土，少木難疏；爐內之金，濕泥反蔽。雨露安滋朽木，城牆不產真金。劍戟成功，遇火鄉而反壞；城牆積就，至木地而愁傷。癸丙春生，不雨不晴之象。乙丁冬產，非寒非煖之天。極鋒抱水之金，最鈍離爐之鐵。甲乙遇金強，魂歸西兑；庚辛逢火旺，氣散南離。土燥火炎，金無所賴；木浮水泛，火不能生。三夏鎔金，安制堅剛之木；三冬濕土，難堤泛濫之波。輕塵撮土，終非活木之基；廢鐵銷金，豈是滋流之本。木盛能令金自缺，土虛反被水相欺。火無木則終其光，木無火則晦其質。乙木秋生，拉朽摧枯之易也；庚金冬死，沉沙墜海豈難乎？凝霜之草，奚用逢金；出土之金，不能勝木。火未焰而先煙，水既往而猶濕。大抵水寒不流，木寒不發，土寒不生，火寒不烈，金寒不鎔，皆非天地之正氣也。然萬物初生未成，而成久則滅。其超凡入聖之機，脫死回生之妙，不象而成，不形而化。固用不如固本，花繁豈若根深。且如北金戀水而沉形，南木飛灰而脫體。東水旺木以枯源，西土實金而虛己，火因土晦皆太過。五行貴在中和，以理求之，慎勿苟言，掬盡寒潭須見底。

以上原文，乍看易眼花繚亂，且原非作醫學之解。但活看之下，大部分亦可作醫學解，只要有心揣摩，其實並不太難。這裡，筆者不逐句作解，只取或有啟發之語，以正五行、納音五行與陰陽學說結合發揮。讀者也可以因應自己的知識背景，作出自己的解讀。

「假如死木，偏宜活水長濡」：並無出奇之處，無非是水能涵木，楊柳枯木遇澗下活水或有生機，於醫學如肝陰、肝血虛者宜滋腎水以養木。

「譬若頑金，最喜紅爐煅煉」：雖云火克金，但頑金經紅爐火鍛則可成劍鋒金、釵釧金等有用之金。譬如風寒犯肺、寒邪束肺、肺寒留飲、肺陽虛證均不畏火而反喜火暖之，寒金遇火反成用，此為喜克。筆者臨床每因應具體證而分別選用麻黃湯、小青龍湯、苓甘五味薑辛湯、麻黃附子細辛湯等紅爐火以鍛頑冷之金。

「太陽火，忌林木為讎」：太陽火即天上火，本不忌木，此句意在大林木極易生火，一旦火起，易成燎原之勢，太陽火再加大林木生火，則成火上加火，火中添油。如本有心火，又見肝火來助，勢必燎原，此為母子相及，亦可理解為不喜生。應是龍膽瀉肝湯與導赤散之治。

「棟梁材，求斧斤為友」：木本畏金克，但棟梁材如松柏木須削去繁枝方能成材，正如肝木本易亢，需肺金來制，方不過亢，實為喜克，喜有制。如此則剛臟嬌臟互濟，肝升肺降，共同調理氣機，這是常態下的金克木。

「火隔水不能鎔金」：火被水乘而息微，如何能夠鎔金？正如水氣凌心，心陽虛衰如覆燈之火，又如何能夠暖肺金，則肺亦易寒。這是一個五行連環局之演，一臟被乘而弱，則不能克其所勝之臟。在臨床中，這種情況還可以有下文，肺寒失於宣肅則水停，寒水又可反侮於心使心陽更衰而成惡性循環。逢此狀況，筆者喜選少陰之局的四逆湯、真武湯加減。

「金沉水豈能剋木」：金沉水中即成海中金，金在海中又如何能克平地之木？金應制木，言的是生理，但若肺寒留飲，如金沉水中，氣機不降又如何能與肝相協而成左升右降之太極圓轉？這種種不克，實為無克之力。遇此境，小青龍湯、苓甘五味薑辛湯與理肝藥同用可應之。

「活木忌埋根之鐵」：即言木遇強金，如楊柳木遇劍鋒金，其根被伐，則生氣全無。五臟之中唯肺火易見高熱，高熱則灼陰，五臟之陰皆可被灼，陰即水，肝木最喜水，肝氣肝陽常為有餘，肝陰肝血常為不足，陰受損，尤其肝腎之陰受損，則如井泉水枯。對肝而言，就真是伐其根本了。強金伐木是為乘。制強金以白虎、瀉白之屬；活樹根或用一貫煎、杞菊地黃丸以滋。

「死金嫌蓋頂之泥」：土本生金，若肺金本弱而見痰聚飲留，宣肅無力，又遇濕阻於脾，脾失健運，水濕不運，則成「脾為生痰之源」、「肺為貯痰之器」的死金逢蓋頂之泥的格局。此為不生。見此局，自是陳夏六君子湯加減之治。

「甲乙欲成一塊，須加穿鑿之功」：甲乙均屬木而配肝膽，其中甲為陽木配陽腑之膽，乙為陰木配陰臟之肝。肝與膽相表裡，肝與膽功能聯繫的樞紐就是疏泄，肝氣能疏通發泄，則其氣自升而能調氣機，促進血與津的運行，調暢情志，促進脾胃運化，促進男子排精、女子排卵。肝氣疏通則膽氣自降，膽汁分泌、排泄自能正常。獨木不成林，肝與膽功能配合，就如大林木之間，根絡相連，疏通水土，方成一片互通生機，其「穿鑿之功」就落實在「疏泄」兩字上。

「壬癸能達五湖，蓋有並流之性」：壬癸均屬水而配腎與膀胱，其中壬為陽水配陽腑膀胱，癸為陰水配陰臟之腎。腎與膀胱相表裡，兩者的功能配合主要表現在水液代謝方面，其中主要靠腎陽的溫煦氣化作用，坎陽能化水，則水自長流，如大海水、大溪水，升則布五臟六腑以為用，此為「達五湖」；降則至膀胱為尿而外排，此為一臟一腑之水「並流」而下。

「樗木不禁利斧，真珠最怕明爐」：說的是弱木恐逢強金，弱金（真珠五行也屬金，但質不堅，其金氣之弱可見）恐遇猛火。弱木逢強金前已有例；弱金遇猛火則如肺陰虛者又逢心火旺，如爐中火灼白蠟金，結果可知，此言相乘之理。見此局，筆者每以黃連阿膠湯變通（入沙參、百合、麥冬等）應之。

「弱柳喬松，時分衰旺」：此句正印證了之前的臟氣法時說。《黃帝內經》僅有臟氣法時的觀念，對臟氣本身卻沒有強弱的假設。此句弱柳即楊柳木，可理解為肝虛；喬松即松柏木，可理解為肝強。肝虛者，「愈於夏」、「甚於秋」、「持於冬」、「起於春」雖存可商榷之處，但基本靠譜；肝強者如肝火上炎，則剛好相反，前已論證，應是「甚於夏」、「減於秋」、「愈於冬」、「加於春」，此即「時分衰旺」。當中蘊含的辯證思想顯然比《黃帝內經》寫作的年代又進了一步。

「寸金尺鐵，氣用剛柔」：金為軟金，其氣柔；鐵為硬金，氣性剛。不同的人，其肺氣有著或剛或柔之分，功能自然就有或弱或強之別，則其氣之剛、柔所帶來的生、克走向就完全不同了。肺氣剛強者，我生者（腎）強；生我者（脾）則須耗更多的力，易弱；我克者（肝）弱，此為乘；克我者（心）也須費更多的力而偏弱。氣柔弱者，生發無力，故我生者（腎）也弱，此為不生；生我者（脾）則兩看，從純邏輯角度看，生弱者並不費勁，應較易，但要把弱者生至平衡狀態，則又不易，所以須因應生他行者所求的最終目的而活看了。由於自身克制無力，因此，我克者（肝）強，此為不克，嚴重者甚至可反克（侮），如肝火犯肺；克我者不費勁，因此克我者（心）也強，此為乘。

「隴頭之土，少木難疏」：隴頭之土類似於屋上土、壁上土，土薄則植物不生，反過來又可至木不疏土，醫學上稱土（脾）虛木（肝）乘。當為逍遙散之治。

「爐內之金，濕泥反蔽」：土本生金，但蔽爐濕泥卻非生金之土，如脾虛有濕，濕成痰而貯於肺，肺反遭殃，此土如何能生金？此為不生。仍以陳夏六君子湯主之。

「雨露安滋朽木，城牆不產真金」：木已朽，病入膏肓，雖有雨露之滋，亦無濟於事；城牆土雖為土，卻非產金之土，譬如脾虛，自身虛尚未能自補，如泥菩薩過江，如何還能保佑他人？肺金自不能指望脾來生。兩句講的都是不生，但前句的不生，是生機全無；後句的不生僅是無力而生，程度不同。脾虛不生金者，四君子湯加山藥易建功。

「劍戟成功，遇火鄉而反壞；城牆積就，至木地而愁傷」：這兩句最適合以臟氣法時來論。劍戟之金，本不畏火，但此處應該是泛指一般的金，肺病（尤其是虛證），遇屬火的季、日、時，即為金遇火鄉，病多加重。城牆土本就薄，就如脾虛，遇屬木的季、日、時，即為土至木地，病亦加重。此為臟病逢乘己之時，真的是時運不濟了。

「甲乙遇金強，魂歸西兌；庚辛逢火旺，氣散南離」：這兩句不僅可看作臟腑關係異常，連相應的時空關係也被考慮到了。甲乙屬木，就如肝遇旺肺（強金），本就有克伐太過之虞，若再遇屬金的西方，屬金的兌卦（後天八卦居屬金的西方，或代表屬金的季、日、時），則金一強再強，肝魂能不離恨？同理，庚辛屬金，就如肺系遇心火旺，本就被戕太過，若再遇屬火的南方，屬火的離卦（後天八卦居屬火的南方，或代表屬火的季、日、時），則火上加火，肺金焉不氣散？

「土燥火炎，金無所賴；木浮水泛，火不能生」：這裡討論的已不僅是兩行之間的關係，而是三行之間的聯動效應了。火本生土，但若火成燎原，則土燥，此為過生。土性本濕，乾濕適中才能化生萬物，今土燥自然生金之力弱，就如心火過旺灼胃土，胃土過燥則難以生肺金，同時火旺還可以直灼肺金，肺金受火之灼，又得不到土之生，是為五行難救。何以救之？瀉心、清胃、涼肺，兼潤土以生金！何方為選？筆者喜以黃連阿膠湯合竹葉石膏湯應之。讀者或疑，這兩個方都不是為此證而設的，可以嗎？還記得〈易之篇〉所談到的「辨機論治」嗎？認真推敲一下，兩方相合，則瀉心有黃連、竹葉、連心麥冬，清胃有黃連、石膏，涼肺有石膏、黃芩，潤土以生金則有麥冬、雞子黃、阿膠，更有白芍合甘草酸甘化陰以增滋潤之功，甘草、粳米、人參扶正生津，並防石膏、黃芩、黃連傷正礙胃。還記得嗎？在氣機升降圓運動中我們談過，心、肺、胃均是太極從右從陰而降的一組，其用以降為順，這裡石膏以質重為降，黃芩、黃連以味苦為降，更有半夏善降右半圓之氣逆，方與病機不正絲絲入扣嗎？這就是

「治隨機變」，「辨機論治」在深度、靈活度上優於「辨證論治」於此再證。

水本生木，現在大海水灌，大溪水漲，洪水滔滔，則木連根拔起而漂浮水上，此為因過生而亡，譬如愛可利人，溺愛則是害人。木浮水上就是濕木，如何能夠生火？就如腎水泛濫，肝既得不到正常腎陰之滋，更得不到腎陽之煦，本身生機無源，如何還能生心火？同時泛濫之腎水又可直接凌心，心火被制，就如缺油之覆燈火，又得不到肝木之助，殘燈如何能不滅？遇此情景，真武湯或可盡人事，若以力量更強的李可破格救心湯應之，則說不定會重現生機。

「三夏鎔金，安制堅剛之木；三冬濕土，難堤泛濫之波」：上句言制可因時而解。金克木為常理，但若逢夏天，火盛克金，金被克就無力克木了。譬如肝鬱者，氣鬱多為有餘之證，視為堅木亦通，若自身肺金旺，則氣斂降之力強而易使肝氣不得升散，但若逢夏天，火可制金，金被鎔制，又安能克堅木，木於此可謂得時之助。下句所言之「堤」實可作「制」來解，然此制可因時而衰，土本制水，但冬天水旺土濕，濕土之堤，自不能防水之泛濫。如腎水泛濫又逢冬，脾之運化賴陽氣，逢冬則脾陽弱，自然克制無力。當此局，實脾飲為余心屬。

「輕塵撮土，終非活木之基；廢鐵銷金，豈是滋流之本」：輕塵撮土，如屋上土、壁上土豈能生物，此句之木不一定是指五行之木，更可能是泛指土應化生之物，若脾虛不能化生氣血，則難充「後天之本」之責；金本生水，但廢鐵銷金，則難成滋流之水，就如肺弱，通調水道失職，如何使水精四布？就更不用說下輸於腎以助益腎水了。此言弱則難生。兩種情況似乎都可以用四君子湯加味來解決。

「木盛能令金自缺，土虛反被水相欺」：金本克木，大林木雖畏劍鋒金，但若林太大，成莽莽原始森林，恐怕劍鋒金也得砍崩，此類醫學的已盛則「侮所不勝」，肝火犯肺是其典型。瀉白散合黛蛤散或其所適。土本克水，但屋上土、壁上土這些薄土如何能克盛水？反是盛水可沖走薄土，同樣是侮，卻因己虛，使己所勝「輕而侮之」。就如弱脾若逢腎水泛濫，不但無力克制，反可至水漫中原，水侮弱脾。

實脾飲、五苓散、參苓白朮散都是可選之方。這裡提示的是「侮」有「己盛」與「己虛」所致兩種模式。

「火無木則終其光，木無火則晦其質」：火不得木助能燃多久？其光易終；木用之一是燃燒，即因火而顯其質。此言相生關係者可相互彰顯，並不見得是單向之生。我們常說肝藏血，供心所主，為木生火；難道心主血脈，運血全身就無助於肝藏血？如若無助，則肝所藏之血又從何而來？正是木能生火，火顯木質，相得益彰。就如血虛時往往是心肝並補，為互益之舉。

「乙木秋生，拉朽摧枯之易也；庚金冬死，沉沙墜海豈難乎」：乙木即陰木，如楊柳木，弱柳逢秋金，不死一身殘，故云「拉朽摧枯之易」，與臟氣法時的肝虛者「甚於秋」同義。「庚金冬死」這句並非按正五行生克關係而論，若按正五行金應夏死而非冬死，此處從實際情況出發，作了一些權變。「庚金掌天地肅殺之權，主人間兵革之變。在天為風霜，在地為金鐵，謂之陽金……喜戊土而生，畏癸水而溺。長生於巳，巳中戊土能生庚金，乃陽生陽也；巳為爐冶之火，煅煉庚金，遂成鐘鼎之器，叩之有聲，若遇水土沉埋則無聲也，所謂金實無聲。至於子地，水旺之鄉，金寒水冷，子旺母衰，亦遭沉溺之患，豈能復生？故庚金生於巳而死於子。經云：金沉水底。正此謂也。」（《三命通會・論天干陰陽生死》）「子」即冬時，五行屬水，原來庚金至冬，則金沉水底，無聲無息。可見五行生克雖有常，但常中可變，正符合《易》之道的常中有變。變的依據是實際情形，絕不畫地為牢，作繭自縛。庚金為陽金，配臟腑為大腸，不妨看看大腸最常見的病證是什麼？西醫曰：慢性結腸炎。慢性結腸炎若按中醫辨證，脾（大腸）陽虛十居七八，或同時兼有濕熱。陽虛之本，至冬加重，豈非「金沉水底」？如果沒有「庚金冬死，沉沙墜海豈難乎」這一句，五行，終究還是機械循環之套，有了這一句，則在規則之外，尚可因變而變，實用多了，也可愛多了。正如法律不談人情，但定法本就有人之常情的考量。因此，有時也可說：法律不外人情，或法律不礙人情，後一句似更值欣賞。

「凝霜之草，奚用逢金；出土之金，不能勝木」：凝霜之草即嫩弱之木，不逢金也生機甚微，就如久病重病，多死於被克的季、日、時，但也不一定非死於被克的季、日、時不可，因為生機本微渺，隨時就可一縷香魂歸故里，此為不逢克也顯弱。剛出土之金，未經火煉，實質還是礦石，金之形質尚未具足，當然不能克木。此為弱不克強。

「火未焰而先煙，水既往而猶濕」：前半句是說凡事皆有先兆，就看您能否敏感地捕捉到，如陽熱體質就是熱證的發展基礎。這類人多易感熱邪，一旦發病，易往熱的方向發展或轉化。由於其平時熱象不是太著，僅是冬不畏寒而夏畏熱，或進食耐寒不耐熱，醫者一般不太會留意。醫者水平的高低，除了治效的評價外，有時還要看其能否看出火未焰前之煙而行未雨綢繆之舉。後半句是說事（物）過會留痕，如熱性病後多傷陰氣，寒性病後多伐陽氣，可提示醫者注意治療中的善後處理。

「大抵水寒不流，木寒不發，土寒不生，火寒不烈，金寒不鎔，皆非天地之正氣也」：水寒則成冰自然不流，就如腎陽虛衰，不能溫液化水，則水停為患，此真武湯之治；陽主生，陰主殺，木寒生機缺乏當然不發，就如肝陽不振，自不能疏泄生發，或為吳茱萸湯所主；土暖生物，寒則不生，就如脾陽虛如何能運化水穀，成氣血生化之源？此理中輩之屬；火性本熱，但若火不足，自然不烈，就如心陽不振，此四逆輩之選；金若寒則對沖了火之溫，自然難鎔，就如久寒束肺，速溫難效，此苓甘五味薑辛湯或麻黃附子細辛湯之擇。「火神」之說，多以陰陽為憑，其實五行之據也不難尋，這句不就是嗎？這裡整句所言的還是五行之變，謂五行可在特殊情況下均受制於同一行。

「固用不如固本，花繁豈若根深」：不就是固本培元的治則或養生理念嗎？

「且如北金戀水而沉形，南木飛灰而脫體。東水旺木以枯源，西土實金而虛己，火因土晦皆太過」：金本位於西，生北水太過則謂之「北金」，結果是「沉形」；木本位於東，生南火太過謂之「南木」，結果是「飛灰」；水本位於北，生東木太過謂之「東水」，結果是「枯源」；土本位於中，生西金太過謂之「西土」，結果是「虛己」；火本位於南，生中土太過，結果是「晦暗」。此言過生他行而致己虛。就如子生病，愛子心切，則捨己救子，終為子病及母。虛則補其母為對治之法。

「五行貴在中和，以理求之，慎勿苟言，掬盡寒潭須見底」：掬盡寒潭，其底為何？答案揭曉——「五行貴在中和」，「得中」是古代文化永恆的主題，如何得中？五行的平衡是在生克變幻中，在時空轉換中不斷求取的。如何知道是「得中」還是「失中」？以五行之理，以變化之道求之。

仍以該書原句作結：「大哉干支，生物之始。本乎天地，萬象宗焉。有陰陽變化之機，時候淺深之用。故金木水火土無正形，生剋制化，理取不一。」

以上之解，初看感覺或如觀萬花筒，眼花繚亂，複雜無比。但細細品之，卻又覺得真正到家的臨床思維可能比這些還要複雜。生、克、乘、侮、母子相及、不生、不喜生、過生、反生、不克、喜克，生中有克，克中有生，五行有救、五行無助、五行聯動，因時、因地、因勢而變化無窮。雖然繁複，但不就是討論關係嗎？中醫學本就是研究關係的學問，因此，我們可以充分發揮中國人善於搞關係的光榮傳統，把這些關係盡量搞得清爽明白。我執筆之人既可寫得自得其樂，您看的人也可當作一種思維遊戲，開心尋樂，玩得通達，道就在其中了。以上一大段如果您能完全看得明白，難道您不覺得對五行的理解與把握又上了一個層次嗎？

由於納音五行被廣泛應用於紫微斗數、子平術或堪輿等領域，一些人可能會不喜歡，甚至不認可，或覺得把這些東西引入中醫，可能會玷汙了中醫。但如果筆者現在告訴您，納音五行不一定是源於術數，就如正五行一樣，只是一種前人發明的研究關係的體系呢？據清代學者錢大昕考證，納音五行形成於漢魏時期，而非「唐以後」八字命理術的產物。作為說理體系或工具，術數可以用，醫學當然也可以用。這樣，怕中醫被玷汙了的人大概可以鬆一口氣了吧？但果真心存此見，筆者就會覺得奇怪了，為什麼說不源於術數就可鬆一口氣？不管納音五行起源如何，東西不還是那個東西嗎？難道內涵不重要，出身才重要嗎？不看內涵，只看出身，這跟文革的唯成分論有什麼區別？科學的探討應該是無邊界、無禁區的，只要研究態度認真，研究方式科學、合理就屬可行。在科學研究領域，如果還存唯成分論思想，還要以此來畫地為牢、作繭自縛或上綱上線的話，那就真的只能無語問蒼天了。

孫思邈《備急千金要方・論大醫習業》曰：「凡欲為大醫，必須諳《素問》、《甲乙》、《黃帝鍼經》、《明堂流注》、十二經脈、三部九候、五臟六腑、表裡孔穴、本草藥對，張仲景、王叔和、阮河南、范東陽、張苗、靳邵等諸部經方。又須妙解陰陽祿命、諸家相法，及灼龜五兆、《周易》六壬，並須精熟，如此乃得為大醫。若不爾者，如無目夜遊，動致顛殞。次須熟讀此方，尋思妙理，留意鑽研，始可與言於醫道者矣。又須涉獵群書，何者？若不讀五經，不知有仁義之道。不讀三史，不知有古今之事。不讀諸子，睹事則不能默而識之。不讀《內經》，則不知有慈悲喜捨之德。不讀《莊》、《老》，不能認真體運，則吉凶拘忌，觸塗而生。至於五行休王，七耀天文，並須探賾。若能具而學之，則於醫道無所滯礙，盡善盡美矣。」他提出大醫應當具備的素養至少有四：其一，深諳各種醫學典籍，具備深厚的醫學專業素養；其二，涉獵群書，通儒、釋、道、諸子百家，明仁義之道，知古今之事；其三，旁通天文地理等自然科學的相關學科；其四，探賾《周易》六壬、五行休王等術數。如此方能達到「無所滯礙，盡善盡美」之境。

關於術數本身是精華多於糟粕還是糟粕多於精華，不在本書討論範圍。但術數研究及其應用從不同方面拓展了陰陽五行的運用空間卻是不爭的事實，其理論的蔓衍有時較醫學更深廣而細緻。陰陽五行本就是認識世界與解釋世界的方法論，作為經完善後解釋空間更大、應變性更強的方法，術數可用，醫學取其合理或有啟發之處作為借鑒亦當無不可。近年的中醫理論研究多熱中於實驗方式的「研究中醫」，或多或少地忽略了本身內涵挖掘的「中醫研究」，除可能是不盡合理的評價體系引導外，不知是否與恐被「迷信」沾身的潛在意識有關呢？

3. 五行互藏生機展

五行互藏，就如陰陽互藏的「陽中有陰，陰中有陽」一樣，是指五行中任何一行可再含下一級的五行。即呈木（內含木、火、土、金、水）、火（內含木、火、土、金、水）、土（內含木、火、土、金、水）、金（內含木、火、土、金、水）、水（內含木、火、土、金、水）的二級架構。

（1）五行互藏源流

①**《黃帝內經》的五行互藏思想：**五行互藏的思想，在《黃帝內經》已顯。《靈樞・陰陽二十五人》在大類別的木、火、土、金、水五行人中，又細分出次一級的五個類型，如木形之人，又可分為上角、太角、左角、鈦角、判角五型；土形之人，又有上宮、太宮、加宮、少宮、左宮的不同等，五大類與次一級的五小型相乘，合為二十五型。這裡雖有五五二十五的框架，但仍未算真正的五行互藏，因為其次一級的分類並不是木、火、土、金、水。如角音就是木音，上角、太角、左角、鈦角、判角，無非就是在大類木的基礎上再把木本身細分成五種不同的木，在方法學上與納音五行的每一行再細分幾種不同特性的同行相類，仍未是一行中含次一級五行的正式五行互藏。

《靈樞・五色》所言的「明堂者，鼻也……明堂骨高以起，平以直，五藏次於中央，六府挾其兩側」則是在鼻是脾之外應，五行屬土的大類前提下，「五藏次於中央」，即鼻（土）還可以再細分五臟（五行）所轄，真正體現出五行互藏思想。

而將這種思想落到實處的則是《素問・刺熱》，其言：「肝熱病者，左頰先赤；心熱病者，顏先赤；脾熱病者，鼻先赤；肺熱病者，右頰先赤；腎熱病者，頤先赤。」這是在心其華在面，面屬火的大類前提下，再進一步細分為左（頰）肝木、右（頰）肺金、上（顏）心火、下（頤）腎水、中（鼻）脾土。即面在五行之中屬於火，但其自身又分別有下一級的五行結構系統。

相似的還有《靈樞・大惑論》的「五藏六府之精氣，皆上注於目而為之精。精之窠為眼，骨之精為瞳子，筋之精為黑眼，血之精為絡，其窠氣之精為白眼，肌肉之精為約束」。這是在目為肝之竅，五行屬木的大類前提下，以骨代腎水、筋代肝木、血代心火、氣代肺金、肌肉代脾土，大體指出了下一級五行所代在眼的不同部位及它們與相應臟腑的內在聯繫，為後世五輪學說的形成奠定了理論基礎。

②五行互藏思想發展：五行互藏的思想在中醫的發展過程中影響漸大，並體現在診斷、中藥、方劑、經穴以及藏象等方面。

舌診的發展明顯繼承了五行互藏以局部診全體的思路。心開竅於舌，故舌之整體五行屬火。但舌的不同部位可再與臟腑相對應，舌尖候心肺、舌邊候肝膽、舌中候脾胃、舌根候腎，形成了次一級的五行。見圖104。

這種思路在中藥的應用中也不乏見，《輔行訣臟腑用藥法要》曰：「經云：『在天成象，在地成形』，天有五氣，化生五味，五味之變，不可勝數。今者約列二十五種，以明五行互含之跡，以明五味變化之用。」明確了中藥的五味可有五中有五的互含之變。並輔例證：「味辛皆屬木，桂為之主，椒為火，薑為土，細辛為金，附子為水。味鹹皆屬火，旋覆〔花〕

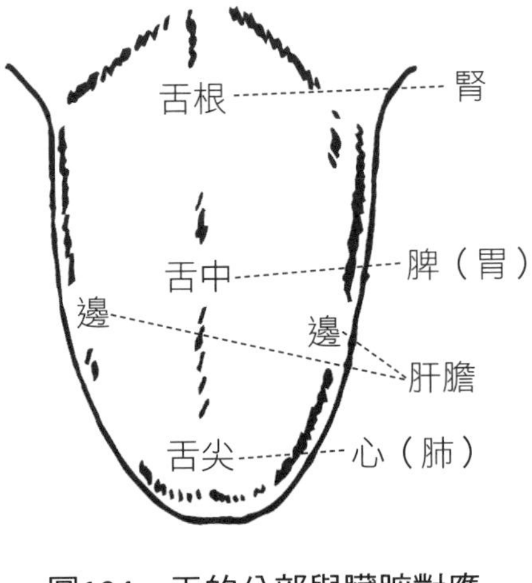

圖104　舌的分部與臟腑對應

為之主，大黃為木，澤瀉為土，厚朴為金，硝石為水。味甘皆屬土，人參為之主，甘草為木，大棗為火，麥冬為金，茯苓為水。味酸皆屬金，五味〔子〕為之主，枳實為木，豉為火，芍藥為土，薯蕷為水。味苦皆屬水，地黃為之主，黃芩為木，黃連為火，白朮為土，竹葉為金。此二十五味，為諸藥之精，多療諸五臟六腑內損諸病，學者當深契焉。」

可能不少讀者會被上文「味辛皆屬木……味鹹皆屬火……味甘皆屬土……味酸皆屬金……味苦皆屬水」的五行與五味搭配給弄糊塗了，因為這裡除了「味甘皆屬土」一句與原五行一致外，其餘的都與五行與五味的常規搭配不一致。何解？這裡的搭配應是以《素問・藏氣法時論》對五臟苦欲之治為據，「肝欲散，急食辛以散之，用辛補之，酸寫（瀉，下同）之」；「心欲耎（軟），急食鹹以耎之，用鹹補之，甘寫之」；「脾欲緩，急食甘以緩之，用苦寫之，甘補之」；「肺欲收，急食酸以收之，用酸補之，辛寫之」；「腎欲堅，急食苦以堅之，用苦補之，鹹瀉之」。這裡的補瀉之義，不是補虛瀉實的補瀉，而是就五臟本身喜惡而言，「順其性者為補，逆其性者為瀉」之補瀉。因此，其五味對五行並不是正五行的配屬，而是以五臟所欲，順其性者為補之配。

以上僅為釋疑，引用該文的重心所在，是中藥的五味分屬五行、五臟，又再有木、火、土、金、水的下一級之分。以味甘皆屬土為例，人參為土中之土藥，甘草為土中含木之藥，大棗為土中含火之藥，麥冬為土中含金之藥，茯苓為土中含水之藥。其潛在意思是調脾胃的藥物可以再進一步精確細分，分別對應的是脾胃中所含木、火、土、金、水功能的失調，則其潛在的邏輯就是五臟在具五行特性或功能的基礎上，還有下一級的五行功能，為五臟再藏下一級的五行建立了邏輯基礎。

《神農本草經百種錄・中品》論磁石道：「凡五行之中，各有五行，所謂物物一太極也。如金一行也，銀色白屬肺，金色赤屬心，銅色黃屬脾，鉛色青屬肝，鐵色黑屬腎。石也者，金土之雜氣，而得金之體為多。何以驗之？天文家言，星者金之散氣，而星隕即化為石，則石之屬金無疑。而石之中亦分五金焉，磁石乃石中鐵之精也，故與鐵同氣，而能相吸。鐵屬腎，故磁石亦補腎。腎主骨，故磁石堅筋壯骨；腎屬冬令，主收藏，故磁石能收斂正氣，以拒邪氣。知此理，則凡藥皆可類推矣。」這是在金行的大類前提下再分下一級五行來論證「鐵色黑屬腎」，然後再以石屬金，石之中亦分五金，磁石乃石中鐵之精，「故與鐵同氣，而能相吸。鐵屬腎，故磁石亦補腎」來展開磁石的功效推導。

方劑方面，清代高鼓峰《醫宗己任編・二十五方總圖》也有發揮：「足厥陰肝足少陽膽木主病變見五症用藥之法：肝與膽自病為正邪，用逍遙散瀉木中之木；之心病為實邪，用七味飲瀉木中之火；之脾病為微邪，用小柴胡湯瀉木中之土；之肺病為賊邪，用左金丸瀉木中之金；之腎病為虛邪，用滋腎生肝飲瀉木中之水。手少陰心手太陽小腸火主病變見五症用藥之法：心小腸自病為正邪，用歸脾湯瀉火中之火；之脾病為實邪，用遠志飲子瀉火中之土；之肺病為微邪，用龍骨丸瀉火中之金；之腎病為賊邪，用導赤散瀉火中之水；之肝病為虛邪，用養榮湯瀉火中之木。足太陰脾足陽明胃土主病變見五症用藥之法：脾與胃自病為正邪，用六君子湯瀉土中之土；之肺病為實邪，用四君子湯瀉土中之金；之腎病為微邪，用理中湯瀉土中之水；之肝病為賊邪，用建中湯瀉土中之木；之心病為虛邪，用香連丸瀉土中之火。手太陰肺手陽明大腸金主病變見五症用藥之法：肺大腸自病為正邪，用瀉白散瀉金中之金；之腎病為實邪，用生脈散瀉金中之水；之肝病為微邪，用生金滋水飲瀉金中之木；之心病為賊邪，用黃芪湯瀉金中之火；之脾病為虛邪，用補中益氣湯瀉金中之土。足少陰腎足太陽膀胱水主病變見五症用藥之法：腎膀胱自病為正邪，用六味飲瀉水中之水；之肝病為實邪，用疏肝益腎湯瀉水中之木；之心病為微邪，用八味丸瀉水中之火；之脾病為賊邪，用右歸飲瀉水中之土；之肺病為虛邪，用左歸飲瀉水中之金。」這裡在每一對臟腑經絡名稱所統下的「之心病」、「之脾病」、「之肺病」、「之腎病」、「之肝病」，就是五臟所藏的下一級五行之病的代稱。

經穴方面，每一臟腑都有一條相連的經脈，臟腑有五行，與之相配的經脈當然也有五行。在此大五行的前提下，每一經脈的井、滎、輸、經、合五輸穴又有木、火、土、金、水之分。《難經‧六十四難》曰：「《十變》又言，陰井木，陽井金；陰滎火，陽滎水；陰俞土，陽俞木；陰經金，陽經火；陰合水，陽合土。」因此五輸穴的作用之一，就是據自身五行屬性主治所屬臟腑經脈（大五行）中所藏相關五臟（下一級五行）的病證。我們舉個例子：脾經井（木）穴隱白，可治脾之肝病，如土壅木鬱、土虛木乘等；其滎（火）穴大都，可治脾之心病，如心脾兩虛；其輸（土）穴太白，可治本臟病證，如脾氣虛、脾陽虛、濕阻脾胃等；其經（金）穴商丘，可治脾之肺病，如土不生金的脾肺氣虛；其合（水）穴陰陵泉，可治脾之腎病，如脾腎氣虛、脾腎陽虛。五輸穴配屬五行不但是「五行互藏」在針灸的具體應用，還隱含了更具體的「五臟互藏」內蘊。見表12、表13。

表12　陰經五輸穴五行配屬表

經名	井（木）	滎（火）	輸（土）	經（金）	合（水）
足厥陰肝經（木）	大敦	行間	太衝	中封	曲泉
手少陰心經（火）	少衝	少府	神門	靈道	少海
手厥陰心包經（相火）	中衝	勞宮	大陵	間使	曲澤
足太陰脾經（土）	隱白	大都	太白	商丘	陰陵泉
手太陰肺經（金）	少商	魚際	太淵	經渠	尺澤
足少陰腎經（水）	湧泉	然谷	太谿	復溜	陰谷

表13　陽經五輸穴五行配屬表

經　名	井（金）	滎（水）	輸（木）	經（火）	合（土）
足少陽膽經（木）	竅陰	俠谿	足臨泣	陽輔	陽陵泉
手太陽小腸經（火）	少澤	前谷	後谿	陽谷	小海
手少陽三焦經（相火）	關衝	液門	中渚	支溝	天井
足陽明胃經（土）	厲兌	內庭	陷谷	解谿	足三里
手陽明大腸經（金）	商陽	二間	三間	陽谿	曲池
足太陽膀胱經（水）	至陰	通谷	束骨	崑崙	委中

五行互藏觀念雖自《黃帝內經》始，且一直在中醫各領域應用，但真正明確提出五行互藏概念的卻是明代醫家張景岳。他在《類經圖翼‧五行統論》中說：「第人知夫生之為生，而不知生中有克；知克之為克，而不知克中有用；知五之為五，而不知五者之中，五五二十五，而復有互藏之妙焉……所謂五者之中有互藏者，如木之有津，木中水也；土之有泉，土中水也；金之有液，金中水也；火之鎔物，火中水也……火之互藏，木鑽之而見，金擊之而見，石鑿之而見；惟是水中之火，人多不知，而油能生火，酒能生火，雨大生雷，濕多成熱，皆是也……土之互藏，木非土不長，火非土不榮，金非土不生，水非土不蓄……木之互藏，生於水，植於土，榮於火，成於金……金之互藏，產於山石，生諸土也；淘於河沙，隱諸水也；草有汞，木有蠟，藏於木也；散可結，柔可剛，化於火也……由此而觀，則五行之理，交互無窮。」不但明確了五行互藏的概念，同時也闡釋了其中道理。

（2）五臟互藏發揮

五行互藏在中醫學可發揮的領域甚多，基於五行系統是中醫的框架性結構，而該系統又是以五臟為中心的內外時空架構，因此五行互藏的核心內容應是五臟互藏，如五臟互藏理論能有所豐富或突破，使之更嚴密，當能更好地說明五臟功能，從而與中醫臨床結合得更緊密，或可帶動整個五行學說乃至中醫框架的升級、更新，成為五行2.0版本。老樹猶可發新枝，中醫這棵樹（木）雖老，但根深，只要土壤（土）肥沃，灌溉（水）得宜，陽光（火）充足，削去（金）殘枝，五行具足，揚棄得當，自當新枝繁茂，生機勃勃。

張景岳在《景岳全書・脈神章上・真藏脈》說：「所謂凡陽有五者，即五藏之陽也。凡五藏之氣，必互相灌濡，故五藏之中，必各兼五氣，此所謂二十五陽也。」即言每一臟既有本臟的主氣，也含他臟糅雜之氣，其體現主要有三：

其一，每一臟（行）功能並不表現為清純一氣，同時亦顯五行他氣特徵；

其二，每一臟（行）功能均受他臟（行）或多或少的影響；

其三，每一臟（行）均可以影響或調控他臟（行）功能。

這種據五臟間的實際關係而設的架構，可把五臟之間的聯繫拓展得更有深度、廣度，說理邏輯性更強，從而更具實用效應。

首先，中醫五臟的構建頗為複雜，應是以古代較為粗糙的大體解剖為雛形，不斷融入與之相關的活體觀察內容，並以精氣學說、陰陽學說，尤其是五行學說為說理或糅合工具，結合天人相應觀念，以及在漫長的醫學發展過程中不斷的臨床實踐印證或反證，然後去粗取精、去偽存真而建成。由於五行學說是其基本骨架，甚至有些功能，如肝主疏泄，就有將人體中具有屬木性質的功能貼入早已確定屬木的

「肝」這個生理病理符號，使之成為肝的主要功能的痕跡。當然其間還要經過活體觀察相關指徵，臨床印證的補充、修正、完善以及自洽過程，使理論逐漸成熟並成型。

因此，五臟中的每一臟功能或特性均「主要」表現在與其相應一行的特徵相吻合，這是無疑的。但藏象的來源並不僅是五行單獨起作用，其「象」源豐富，「主要」並非全部。因此，要正確並較精確地說明五臟的功能與特性，更精細的方式就有產生的必要，而互藏的五行對原來上一層級的五行無疑有著很大的補充、校正作用。且其所補充並不僅僅局限在源於五行的功用，幾乎各種不同「構象」方式而來的功能，都能得到較僅具一級的五行更合理的解釋。明代趙獻可在《醫貫・五行論》中指出：「五行各有五，五五二十五，五行各具一太極，此所以成變化而行鬼神也。」清代何夢瑤《醫碥・五藏生剋說》也說：「知五藏各具五行，則其互相關涉之故，愈推愈覺無窮，而生剋之妙，不愈可見哉！」以下就試以此「愈推愈覺無窮」之法分析：

以往的五臟互藏理論，多為「木之有津，木中水也；土之有泉，土中水也；金之有液，金中水也；火之鎔物，火中水也」等朦朧的描述，並未與具體生理功能或特性結合得太緊密，因此其參考意義有限，這裡嘗試以張景岳「凡五藏之氣，必互相灌濡，故五藏之中，必各兼五氣」的三點體現為憑，對五臟的功能與特性逐一分析，以圖進一步完善五臟互藏理論，但初步探討，疏漏難免。

①**肝**：肝五行屬木。木之本性主要表現在：肝主疏泄，調暢氣機，調暢情志，主生、升，喜條達而惡抑鬱等方面。這是肝系功能與特性的主基調。

木中之火：木能生火，古時還鑽木取火，則木中本含火之意已蘊。肝為剛臟，體陰而用陽，在志為怒，生理上已現火性；病理上肝氣肝陽常為有餘，木中火性則盡顯無遺。

木中之土：肝具生發之性，土具生化之功，植物生之在土、長之在土，木之生發亦賴土之生化；肝升有助脾胃樞軸運轉，脾胃樞軸運轉同樣也可助肝升，此木含土性。

木中之金：肝氣疏泄，促進膽汁分泌、排泄，促進男子排精以及女子排卵、排經，其疏泄方向並非如木本性之向上，而是向下，雖然用植物的根是向下長的亦可解，但究非木之本性，解釋上略顯局束。而向下卻是金的本性，此為金氣之隱。

木中之水：肝藏血，藏魂。植物春生、夏長、秋收、冬藏。藏者應冬，五行屬水，此水性之應。

他臟之氣糅：腎水養肝木，心主血於諸經而肝藏之，脾胃樞軸運轉有助肝升，肺降肝升則人體氣機太極運轉。

肝影響他臟：肝具生發之氣，五臟皆賴其氣生升啟迪。

②**心**：心五行屬火。心主血脈，這一功能雖從解剖而來，卻頗具火徵，火燃之象鼓翕，正如心之舒縮搏動；火性發散，心血四布；火色為赤，血色亦赤；火燃中空，五臟之中，唯心中空，內有心房與心室。

心藏神仍顯火性，神無形質，五行中唯火亦難言形質，形而上配形而上。神有識神與元神之分，識神是後天之神，有思有慮，為後天對客觀事物有所知、有所識，表現為由「任物」到「處物」的意識思維感應認知過程，是以自我意識為主體的思慮神，七情六欲生於茲。因此，識神易動難靜、難收、難制，每易外馳，其性類火，火性飛揚。

心為陽中之太陽，病理上，心為陽臟而惡熱，火性盡顯。

火中之土：識神為思慮神，思為脾之志，則識神不獨具火性，亦隱土性；心主血的另一解為心生血，然心對血之生僅表現為心陽化赤，而「脾胃為氣血生化之源」，故真正生血、化血以奉心者為脾胃土，心脾和，則血液充，此心藏土性。

火中之水：元神為先天之神，與生俱來，是主宰人體生命活動之神，為生命活動自存的內在機制及規律。《玉清金笥青華祕文金寶內煉丹訣》中指出：「元神者，乃先天以來一點靈光也。」張錫純認為它「無思無慮，自然虛靈」（《醫學衷中參西錄・醫論・人身神明詮》）。其性類水，水性清淨，在無思無慮，自然虛靈狀態下主宰和調節人體生命活動，此為火中水性。心主血，血屬陰，亦為火中之水。心為火臟，配卦為離☲，離中陰爻，寓陽中有陰，火中含水之意。

火中之金：元神的調節及對人體生命活動的主宰以清靜及內斂為前提，正所謂：「精神內守，病安從來？」（《素問・上古天真論》）斂者，金性也。

火中之木：心主血脈，喜通暢，體內行走最暢者莫過於氣，所謂氣行則血行，暢氣行者，肝之疏泄也，能說火中不含木氣？

他臟之氣糅：肝藏血以充心，肺朝百脈助心行血，脾化生血液充養心脈，腎水上交於心而成既濟。心影響他臟：《靈樞・邪客》謂：「心者，五藏六府之大主也，精神之所舍也。」《素問・靈蘭祕典論》曰：「心者，君主之官也，神明出焉。」此火耀四行，心以一臟御餘臟。

③**脾**：脾五行屬土。脾主運化，土性生化，則「化」為土之本性。然則「運」從何來？豈不聞「天行健」，坤土則「承天而時行」？在一年十二個月中，我們比較熟悉的長夏屬土並非主流的土所配的時間，主流或影響較大的配法是每個季節的最後一個月屬土，習稱季月，即一年中有四個月屬土，且平均分布，每間隔兩個月即有一個月屬土，體現出土載四行，四季輪轉的土「運」之性。脾主升清是天地交感中「地氣上為雲」的體現，仍為土象。脾統血可視為土制水之象。

土中之木：升清之「升」實有肝氣相助，肝升可助脾升，此土中含木。

土中之水：脾統血，血為液，則土中含水；脾為陰土，陰土者，濕土也，濕性類水，亦土中之水；脾藏意，藏者水性也。

土中之金：統血之「統」有攝納之意，內攝是金性之屬。

土中之火：脾為陰土而喜火，暖土才能生化萬物，其運化、升清、統血功能莫不賴陽氣，此土中之火。

他臟之氣糅：脾土運作賴腎陽以暖、心陽以煦、肝木以疏、肺氣以調、行水以潤。

脾影響他臟：脾為後天之本，氣血生化之源，諸臟莫不賴氣血充養；四季輪轉之土「運」亦示土統四行。

④**肺**：肺五行屬金。肺為華蓋，位最高，位高者，其氣降，此交感之理。肺主肅降，降則帶斂，金之本性；肺朝百脈，血朝內聚，亦顯金意。

金中之木：肺主宣發，向上、向外，如木性之升揚；肺主一身之氣，於自然界，氣常以風顯，風屬木。

金中之火：肺主宣發，向上、向外，除類木之升揚，亦類火之發散；肺主一身之氣，氣性溫，屬陽，類火；肺朝百脈，百脈者心所主。均為金中含火。

肺司呼吸。呼者宣發，木火性揚；吸者肅降，金性內寓。

金中之水：肺主行水，通調水道，「為水之上源」，金中水見；肺藏魄，藏者水性也。

金中之土：肺主治節，節者節奏，土載四行，四季輪轉節奏現，金中隱土。

他臟之氣糅：肝升肺降氣機自調，脾土可生肺金，心血可充百脈，肺腎之陰金水相生。

肺影響他臟：肺主一身之氣，主治節。諸臟莫不賴之推動、激發與調控。

⑤**腎**：腎五行屬水。腎藏精、藏志，水至冬則堅凝固密，故曰「封藏之本」，此水之本性；腎主納氣，納者藏也，亦水之本性；腎主水，水性更顯。

水中之金：腎主納氣，納者下納，互藏之金見。

水中之火：水者坎☵也，本義為水，兩陰爻中藏一陽爻，即水中藏火，水可蓄、可流、可化氣升騰，坎中之陽——水中之火功不可沒，故云：「腎為水火之臟。」

水中之木：腎主生長、發育與生殖，蘊木生發之力。

水中之土：腎主生長、發育與生殖，含土生化之功。

他臟之氣糅：心陽下煦方成既濟，後天脾可養先天腎，肺腎之陰互滋，肝腎精血互生，腎受五臟六腑之精而藏之。

腎影響他臟：腎氣、腎陰、腎陽是臟腑氣、陰、陽的根本。諸臟以腎為根。

（3）五臟所藏五行之藥

五臟既有互藏，亦應有相應藥物以調之。

①**五臟之土藥**：《本草思辨錄》卷三云：「土寄旺於四時，而人身之土亦然。天地生補土之物以為人用亦然。白朮補土，為補土之本宮，固醫無不知矣。竊

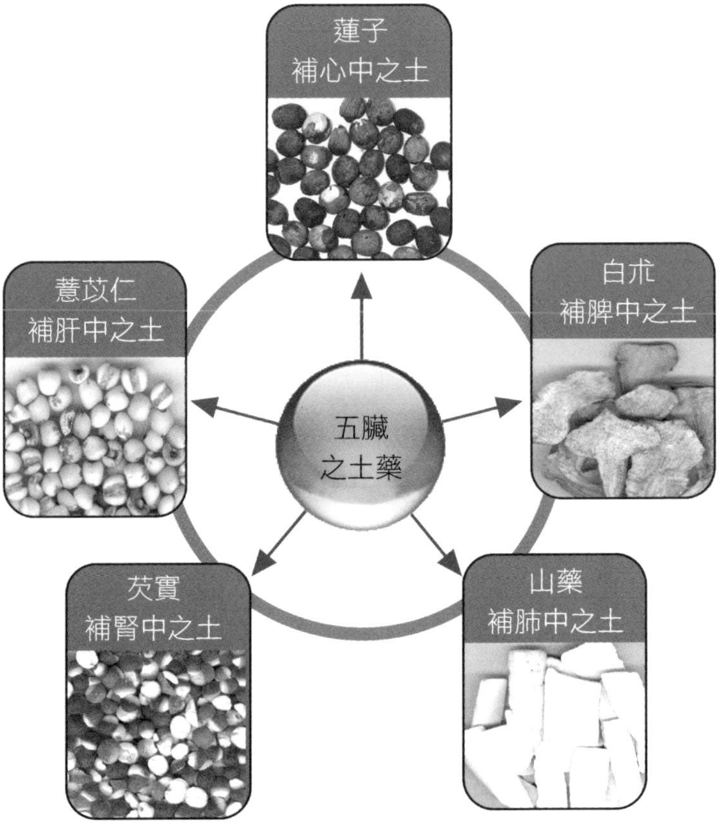

圖105　五臟之土藥

謂補心中之土者蓮實也，補肝中之土者薏苡也，補肺中之土者山藥也，補腎中之土者雞頭實也。白朮而外，四物皆飲饌之常品，可見心肝肺腎土有所歉，亦賴飲食以補之。」見圖105。白朮、蓮子、薏苡仁、山藥、芡實何以為各臟之土藥？以下試釋之：

白朮：脾為陰土，喜燥而惡濕，白朮補脾祛濕，最合脾宜，為補土之本宮。《本草求真》卷一曰：「白朮（耑入脾）。緣何專補脾氣，蓋以脾苦濕，急食苦以燥之，脾欲緩，急食甘以緩之（《內經》）。白朮味苦而甘，既能燥濕實脾，復能緩脾生津（濕燥則脾實，脾緩則津生）。且其性最溫，服則能以健食消穀，為脾臟補氣第一要藥也（五臟各有陰陽，白朮耑補脾陽，故曰補氣）。」

蓮子：《本草備要・菓部》云：「甘溫而濇，脾之菓也。脾者黃宮，故能交水火而媾心腎，安靖上下君相火邪（古方治心腎不交，勞傷白濁，有蓮子清心飲；補心腎，有瑞蓮丸）。」此藥既補脾止泄，又養心安神，故謂補心中之土。心脾兩虛者尤宜。

薏苡仁：《本草思辨錄》卷二謂：「薏苡之主治，肝居首，肺次之，胃以下皆其所遞及。方書胃病無治以薏苡者，蓋其補土，止補肝中之土，所謂五臟皆有土也。前人惟視薏苡為補中土之藥，故謂其力和緩，然用之中的，為效極速，何和緩之有哉？」余意以為薏苡仁之所以補肝中之土者，是因為其在健脾基礎上又能利水滲濕，水利則氣行，順肝的條達之性。且肝主筋，《神農本草經》卷一云：「味甘微寒。主治筋急拘攣，不可屈伸，風濕痹，下氣。」故肝膽濕熱有礙脾者，筆者喜用薏苡仁，一以去濕，二以疏泄，三以健脾。

山藥：《本經逢原・菜部》云：「山藥入手、足太陰，色白歸肺，味甘歸脾，大補黃庭，治氣不足而清虛熱。」補肺中之土意明矣。肺脾氣虛者，筆者必用。

芡實：雞頭實者，芡實也。《本經逢原・水果部》云：「芡生水中而能益脾利濕，觀《本經》所主，皆脾腎之病。遺精濁帶，小便不禁者宜之。」《本草新編》卷五謂：「夫補腎之藥，大都潤澤者居多，潤澤則未免少濕矣。芡實補中去濕，性又不燥，故能去邪水而補神水，與諸補陰之藥同用，尤能助之以添精，不慮多投以增濕也。」其功為補脾止瀉，固腎澀精，補腎中之土無疑矣。

《本草思辨錄》所述五臟之土藥，既有理，亦有趣，筆者欲仿此意，不揣淺陋，疏理出五臟之火藥、五臟之木藥、五臟之水藥、五臟之金藥，以就正於方家。

②**五臟之水藥**：水性滋潤，水者陰也，補五臟之水者，即補五臟之陰以潤之。熟地補水，為補水之本宮；補心中之水者，麥冬也；補肝中之水者，白芍也；補肺中之水者，沙參也；補脾中之水者，黃精也。見圖106。

熟地：《本草新編》卷一曰：「或問熟地入於八味地黃丸中，何

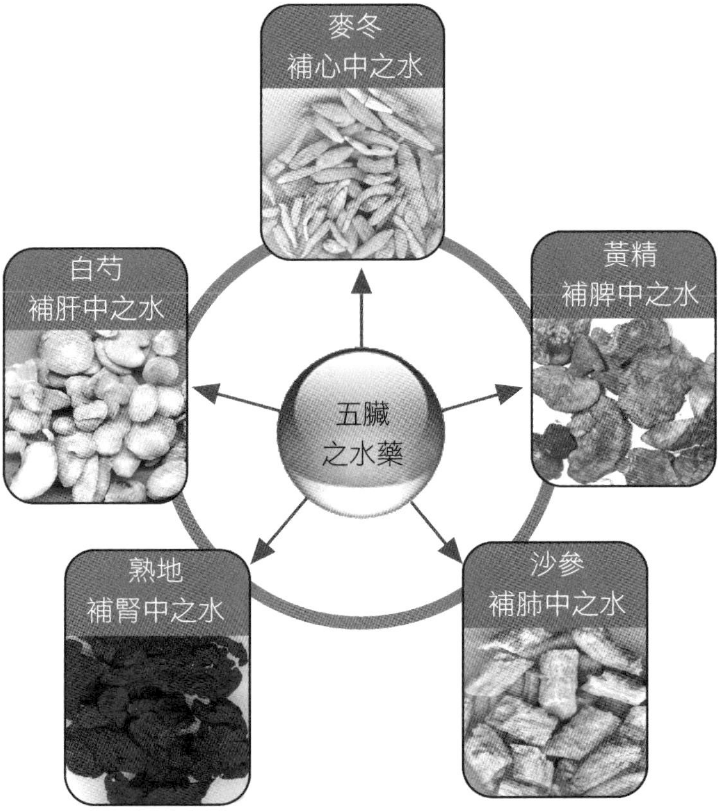

圖106　五臟之水藥

獨為君？蓋八味丸補腎中之火也。然火不可以獨補，必須於水中補之。補火既須補水，則補水之藥必宜為君矣。方中諸藥，惟熟地乃補水之聖藥，故以之為君。有君則有臣，而山藥、山茱佐之；有臣則有佐使，而丹皮、澤瀉、茯苓從之。至於桂、附，反似賓客之象。蓋桂、附欲補火而無能自主，不得不推讓熟地為君，補水以補火也。」其於八味地黃丸是否為君藥，大可見仁見智，但其於六味地黃丸、知柏地黃丸、杞菊地黃丸、左歸丸等補腎陰為主的方中多為君藥，無愧於「補水之聖藥」稱謂，故為補水之本宮。從這個功能上講，龜板可作為候補之藥。《本草綱目・介之一》曰：「龜、鹿皆靈而有壽。龜首常藏向腹，能通任脈，故取其甲以補心、補腎、補血，皆以養陰也。」《本草經疏》卷二十云：「腎為五臟陰中之陰，陰虛則火熱偏至，而為驚恚氣、心腹痛，此藥補腎家之真陰，則火氣自降而寒熱邪氣俱除矣。」《本經逢原・介部》謂：「龜稟北方之氣而生，乃陰中至陰之物，耑行任脈，上通心氣，下通腎經，故能補陰治血治勞。」龜板滋陰益腎，通任脈，其性靜，與腎性最合，唯名氣與應用率不及熟地，故只能屈居候補。

麥冬：《本草乘雅半偈》卷一云：「麥門冬，葉色常青，根鬚內勁外柔，連綴貫根上，凌冬不死，隨地即生。以白色可入肺，甘平可入脾，多脈理可入心，凌冬可入腎，長生可入肝，雖入五藏，以心為主，心之腎藥也。」麥冬的功效是養肺、胃、心之陰，麥冬有心，並可清心除煩，則可為補心中之水藥。候補藥物——百合。識者可比較兩者而自擇。

白芍：《本經逢原・芳草部》曰：「白芍藥酸寒，斂津液而護營血，收陰氣而瀉邪熱。」《本草新編》卷二云：「而滋肝平木之藥，舍芍藥之酸收又何濟乎？」《醫學衷中參西錄・藥物》謂：「味苦微酸，性涼多液（單煮之其汁甚濃）。善滋陰養血，退熱除煩，能收斂上焦浮越之熱下行自小便瀉出，為陰虛有熱小便不利者之要藥。為其味酸，故能入肝以生肝血；為其味苦，故能入膽而益膽汁；為其味酸而兼苦，且又性涼，又善瀉肝膽之熱，以除痢疾後重（痢後重者，皆因肝膽之火下迫），療目疾腫疼

（肝開竅於目）。」補肝中之水藥有力的競爭者是鱉甲、枸杞子、女貞子，然終因白芍以酸入肝，且柔肝之力著，更合肝陰之性而勝出。

沙參：《本草思辨錄》卷一云：「沙參生於沙磧而氣微寒，色白而折之有白汁。莖抽於秋，花開於秋，得金氣多。味微甘則補肺中之土，微苦則導肺氣而下之，金主攻利，寒能清熱，復津潤而益陰。故肺熱而氣虛者得之斯補，血阻者得之斯通，驚氣寒熱，咸得之而止。」《本草乘雅半偈》卷二謂：「色白而乳，肺金之津液藥也。」《醫學衷中參西錄・藥物》說：「味淡微甘，性涼，色白，質鬆，中空，故能入肺，清熱滋陰，補益肺氣，兼能宣通肺鬱。」養肺陰之藥雖然還有天冬、百合、麥冬等，但作為補肺中之水的競爭者，應非沙參之敵。

黃精：《本草綱目・草之一》謂：「黃精受戊己之淳氣，故為補黃宮之勝品。土者萬物之母，母得其養，則水火既濟，木金交合，而諸邪自去，百病不生矣。」《本經逢原・山草部》云：「黃精為補中宮之勝品，寬中益氣，使五臟調和，肌肉充盛，骨髓堅強，皆是補陰之功。」語中「戊己」者，土也，黃精色黃入脾，補脾之氣陰，故謂其補脾中之水，當無異議。但脾為陰土，喜燥而惡濕，脾陰虛較少見，故黃精在補水之品中不算熱門之藥。競爭對手——石斛，此藥在古代名氣不及黃精，但現代的使用率則高於黃精，其長在補胃陰，而胃為陽土，喜潤而惡燥，胃陰虛常見，因此較多用。此處選的是補臟陰而不是補腑陰之藥，故黃精勝出。

③**五臟之火藥**：火性溫熱，火者陽也，溫五臟之火者，即補五臟之陽以煦之，或散五臟之寒以暖之。桂枝補火，為補火之本宮；補腎中之火者，附子也；補肝中之火者，吳茱萸也；補脾中之火者，乾薑也；補肺中之火者，生薑也。見圖107。

桂枝：《本經疏證》卷四謂：「凡藥須究其體用，桂枝色赤，條理縱橫，宛如經脈系絡，色赤屬心，縱橫通脈絡，故能利關節，溫經通脈，此其體也……蓋其用之之道有六，曰和營，曰通陽，曰利水，曰下氣，曰行瘀，曰補中。」桂枝不獨走表，其色赤通心，辛甘化陽，亦善溫心陽、通心脈，與心主血脈、喜通的功能與特性完全相合，桂甘龍牡湯、炙甘草湯均用此意。逢心陽虛，筆者必用此藥。溫裡助陽藥中溫心的不多，附子也有奪冠之力，唯附子另有重任，本著不能兼職的原則，補火之本宮藥，桂枝當選。

附子：《本草備要・草部二》云：「辛甘有毒，大熱純陽。其性浮而不沉，其用走而不守，通行十二經，無所不至。能引補氣藥以復散失之元陽；引補血藥以滋不足之真陰；引發散藥開腠理，以逐在表之風寒（同乾薑、桂枝溫經散寒發汗）；引溫暖藥達下焦，以祛在裡之寒濕

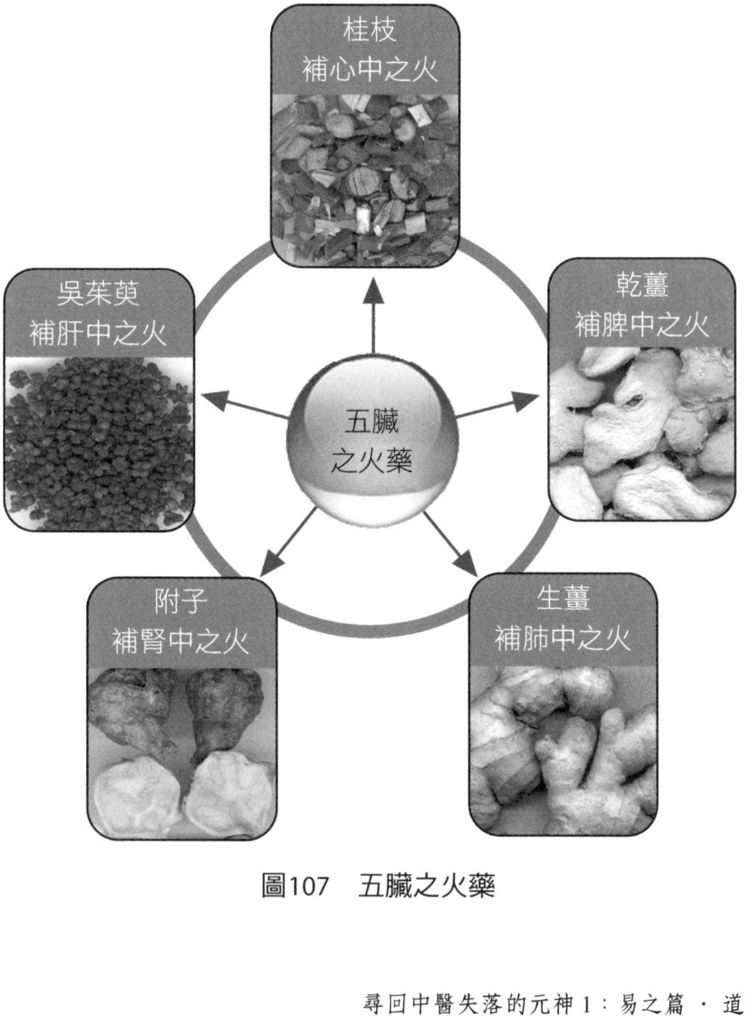

圖107　五臟之火藥

（能引火下行，亦有津調貼足心者）。」《本草求真》卷一曰：「附子（專入命門）。味辛大熱，純陽有毒，其性走而不守。通行十二經，無所不至，為補先天命門真火第一要劑。凡一切沉寒痼冷之症，用此無不奏效。」腎中之火即坎中之陽，就如油中之火，是為真火。且腎在下，火性炎上，腎暖則五臟六腑皆溫。唯走而不守，氣力雄壯的附子能擔此大任。不少補陽方雖然方解不以此藥為君，但實際上發揮最大效力的是它，真正有實力者，是如何打壓也打壓不住的，所以近年來附子之大火一把，不是沒有道理的。競爭者——肉桂。《醫學衷中參西錄•藥物》謂：「味辛而甘，氣香而竄，性大熱純陽。為其為樹身近下之皮，故性能下達，暖丹田，壯元陽，補相火。」桂、附均是「火神派」或持虛陽易上浮、易外現觀點的醫家的心頭之好，且常並用，但附子之用較廣，在幾個補陽代表方中的實力顯示，奠定了其不可動搖的江湖地位，肉桂只能屈居次席。

吳茱萸：《本草求真》卷四曰：「吳茱萸（專入肝，兼入脾、胃、腎、膀胱）。辛苦燥熱，微毒。專入厥陰（肝）、氣分，散寒除脹。」《本草思辨錄》卷三謂：「吳茱萸樹高丈餘，皮青綠色，實結梢頭，其氣臊，故得木氣多而用在於肝。葉紫、花紫、實紫，紫乃水火相亂之色。實熟於秋季，氣味苦辛而溫，性且烈，是於水火相亂之中，操轉旋撥反之權，故能入肝伸陽戢陰而辟寒邪。味辛則升，苦則降；辛能散，苦能堅；亦升亦降，亦散亦堅；故上不至極上，下不至極下，第為辟肝中之寒邪而已。」溫肝的藥物本就不多，即使有，大多功效也不強，像吳茱萸這樣性熱力猛之藥溫肝中之火，本就是實至名歸，而吳茱萸湯之名更使其地位無可爭議。

乾薑：《本草崇原》卷中云：「太陰為陰中之至陰，足太陰主濕土，手太陰主清金。乾薑氣味辛溫，其色黃白，乃手足太陰之溫品也。」《本草思辨錄》卷三謂：「乾薑以母薑去皮依法造之，色黃白而氣味辛溫，體質堅結，為溫中土之專藥，理中湯用之。」乾薑為太陰之藥，脾肺俱溫，但理中湯用之以溫脾已深入人心，四逆湯更用之以溫中土鎮附子之火於下焦，因此成為溫脾中之火的不二藥選。

生薑：《雷公炮製藥性解》卷六云：「生薑辛入肺，肺得所勝，則氣通宣暢，主宰精靈，故能通神明，神明通則一身之氣皆為我使，而亦勝矣。」《本經逢原・菜部》謂：「生薑辛溫而散，肺脾藥也。」其效解表散寒、溫中健胃止嘔、化痰止咳，定位以溫肺胃為主。本來乾薑溫肺之力也強，但溫脾之名更著，是以溫肺中之火的大本營就由生薑坐鎮。正是打虎不離親兄弟，上陣還須父子兵。

④**五臟之木藥**：木性疏達，調五臟之木者，即舒五臟之氣以順之。柴胡舒木，為舒木之本宮；舒心中之木者，薤白也；舒腎中之木者，沉香也；舒肺中之木者，紫蘇也；舒脾中之木者，陳皮也。見圖108。

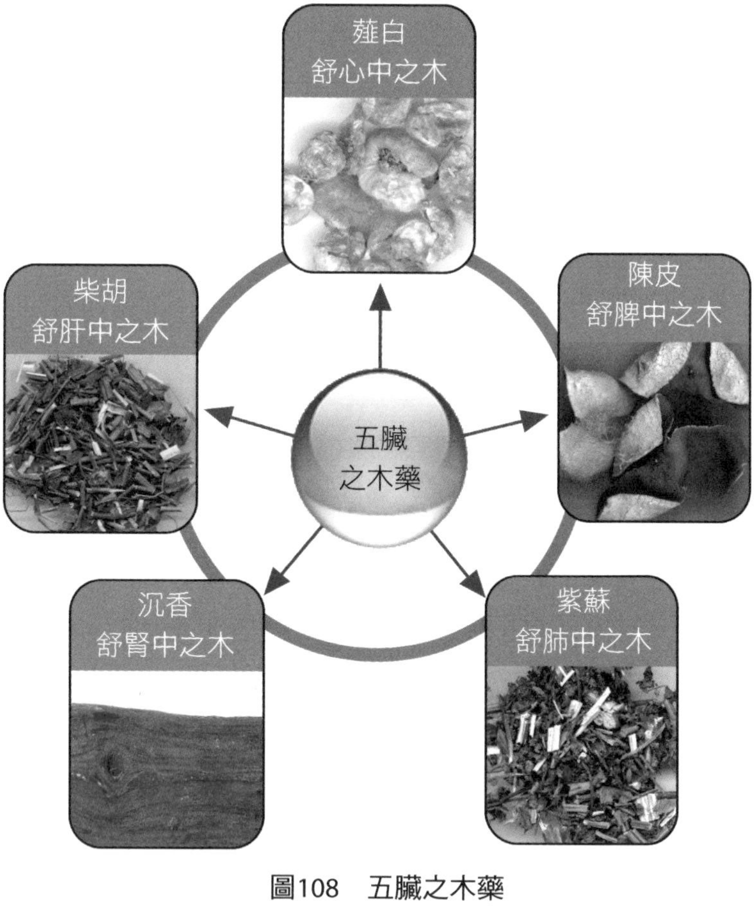

圖108　五臟之木藥

柴胡：《本草經疏》卷六謂：「柴胡稟仲春之氣以生，兼得地之辛味。春氣生而升，故味苦平，微寒而無毒，為少陽經表藥。」《本經逢原．山草部》說：「柴胡能引清陽之氣，從左上升，足少陽膽經之藥。」《本草思辨錄》卷一云：「人身生發之氣，全賴少陽，少陽屬春，其時草木句萌以至鬯茂，不少停駐……柴胡乃從陰出陽之藥，香氣徹霄，輕清疏達，以治傷寒寒熱往來，正為符合。」《醫學衷中參西錄．藥物》言：「味微苦，性平。稟少陽生發之氣，為足少陽主藥，而兼治足厥陰。肝氣不舒暢者，此能舒之；膽火甚熾盛者，此能散之；至外感在少陽者，又能助其樞轉以透膈升出之。」作為肝中之木藥，柴胡有一強而有力的競爭對手——香附。這是筆者所斟酌的諸藥中高下最難取捨的一對。我們先看看香附在氣藥中的地位。《本草綱目．草之三》謂：「香附之氣平而不寒，香而能竄。其味多辛能散，微苦能降，微甘能和。乃足厥陰肝、手少陽三焦氣分主藥，而兼通十二經氣分。生則上行胸膈，外達皮膚；熟則下走肝腎，外徹腰足。」李時珍甚至說：「大凡病則氣滯而餒，故香附於氣分為君藥，世所罕知。」女病鬱多，故女科稱香附為聖藥、仙藥。我們再看看朱丹溪用以治氣、血、火、食、痰、濕六鬱的越鞠丸，共有五味藥：香附、川芎、梔子、蒼朮、神曲，拎出來個個都是各自領域的大將，卻以香附為君。其在氣藥中的江湖地位幾乎無藥能撼。但事情往往壞就壞在「幾乎」二字，這兩個字一出，就意味著屠龍刀要逢倚天劍了。柴胡能壓香附一頭，自有其出奇制勝之處，說其「出奇」，奇就奇在柴胡在現代的中藥分類中連行氣藥都不是，其分類屬解表。至於柴胡何以能勝香附，不妨從以下幾個方面參詳。

以效論：柴胡勝在稟春之氣以生，少陽屬春，春氣生而升，春氣一至，萬物俱生，人身生發之氣，全賴少陽。則柴胡與香附較，不以力勝，乃以與肝生升之性相投而脫穎。以名論：柴胡之用，自張仲景始名，仲景為醫聖，香附雖也系出名門，但醫聖喜用者，在醫家就近乎於廟堂之藥了。且疏肝之名方，如四逆散、逍遙散、柴胡疏肝散等均奉柴胡為君。以藥緣論：柴胡配白芍，疏肝柔肝，正合肝體陰而用陽；配枳實，一升一降，調暢氣機；配黃芩，一疏少陽半表之邪，一清少陽半裡之熱，同入少陽肝膽，使樞機和暢。配桂枝，具有太、少二陽並治，解表退熱之功。更可畏的是柴胡還是引經藥，也就是說志同道合者以之為領頭大哥。香附雖也有與當歸、良薑等配，但配偶、兄弟、藥緣終不如柴胡。以交鋒論：在名方中，柴胡與香附同時現身於一個方並不多見，但還是有柴胡疏肝散之例，這裡光看方名就知道香附已屈居下風，誰為君，誰為臣也就心中有數了。至此，香附應該是敗得口服心服，不承想既生瑜、何生亮之憾在藥界也有。柴胡與香附之爭告訴我們：實力很重要，但與服務對象投緣更重要，合用，有時就是最大的能力；出身名門自然有利，但自己也要爭氣；人緣一定要好，良配、良朋是人生的大助力，當好好珍惜；有機會、有能力，又眾望所歸能做帶頭大哥時就別謙讓，謙虛是美德，矯情卻不是。這些都具備了，又能像柴胡一樣不霸氣、不張揚，有君子之風，那就真的是上境界了。

薤白：《本草思辨錄》卷三謂：「藥之辛溫而滑澤者，惟薤白為然。最能通胸中之陽與散大腸之結。故仲聖治胸痹用薤白，治泄利下重亦用薤白。」治胸痹有栝（瓜）蔞薤白白酒湯、栝蔞薤白半夏湯、枳實薤白桂枝湯。薤白通心中之木氣，當無疑義。候選一：檀香，《本草經疏》卷十二曰：「日華子云：檀香，熱，無毒。治心痛，霍亂，腎氣腹痛，濃煎服。水磨敷外腎，並腰腎痛處。」陳修園《時方歌括》卷下的丹參飲由丹參、檀香、砂仁組成，以化瘀行氣止痛為效，以心胃諸痛，兼胸悶脘痞為證治要點。檀香辛溫，在此方的作用是行氣，解結氣而除心痛。候選二：降香，降香是黃花梨的根部心材。《本草經疏》卷十二謂：「降真香，香中之清烈者也，故能辟一切惡氣不祥……上部傷，瘀血停積胸膈骨，按之痛，或並脅肋痛，此吐血候也，急以此藥刮末，入藥煎服之良。治內傷，或怒氣傷肝吐血，用此以代鬱金，神效。」《本經逢原・香木部》云：「降真香色赤，入血分而下降，故內服能行血破滯，外塗可止血定痛……又虛損吐紅，色瘀昧不鮮者宜加用之，其功與花蕊石散不殊。」現代用於治心臟病心血瘀阻證，從其色赤、取根部心材角度也與心合。檀香、降香之惜在藥貴而難尋。三藥中薤白的優勢不在於效強，而在於常用，蜀中無大將，廖化作先鋒，它是否就是最佳藥選，筆者沒十足把握，識者可自擇。

沉香：腎主蟄藏，腎之木藥須行氣不傷氣，疏中有藏，行中有納，最為難找，幸好有沉香。《雷公炮製藥性解》卷五云：「沉香屬陽而性沉，多功於下部，命、腎之所由入也。」《本草備要・木部》謂：「辛苦性溫。諸木皆浮，而沉香獨沉。故能下氣而墜痰涎……色黑體陽，故入右腎命門。暖精壯陽，行氣不傷氣，溫中不助火。」沉香的對手不多，也不強，砂仁或可勉而為之。《本草綱目・草之三》說：「韓悉《醫通》云：腎惡燥，以辛潤之。縮砂仁之辛，以潤腎燥。又云：縮砂屬土，主醒脾調胃，引諸藥歸宿丹田。香而能竄，和合五臟沖和之氣，如天地以土為沖和之氣。故補腎藥用同地黃丸蒸，取其達下之旨也。」《本草分經・足太陰脾》謂：「能潤腎燥，引諸藥歸宿丹田。腎虛氣不歸元，用為嚮導，最為穩妥。」砂仁雖然能「引諸藥歸宿丹田。香而能竄，和合五臟沖和之氣」，然此功知者似不太多，且其用終歸以脾胃為主，因此，沉香勝出，應無太大懸念。

紫蘇：其葉稱紫蘇葉，莖枝稱蘇梗，莖葉合用稱全紫蘇。此處入選的是全紫蘇，肺主宣發肅降，因此，肺之木藥最好是宣降皆備。《本草備要・草部一》云：「葉發汗散寒，梗順氣安胎……」《本草綱目・草之三》謂：「其味辛，入氣分；其色紫，入血分。故同橘皮、砂仁，則行氣安胎；同藿香、烏藥，則溫中止痛；同香附、麻黃，則發汗解肌……同桔梗、枳殼，則利膈寬腸……」全紫蘇之所以當選是因為蘇葉發散，善宣肺；蘇梗順氣，善降肺，莖葉合用則宣肅均具，為筆者所喜。他藥亦有寬胸行氣如薤白、枳殼等，終不如紫蘇之與肺性完全相投。

陳皮：功用理氣健脾、燥濕化痰。《本草崇原》卷上曰：「橘實形圓色黃，臭香肉甘，脾之果也。其皮氣味苦辛，性主溫散，筋膜似絡脈，皮形若肌肉，宗眼如毛孔，乃從脾脈之大絡而外出於肌肉毛孔之藥也。」《本草備要・菓部》云：「陳皮（能燥能宣，有補有瀉，可升可降）。辛能散，苦能燥能瀉，溫能補能和。同補藥則補，瀉藥則瀉，升藥則升，降藥則降。為脾肺氣分之藥（脾為氣母，肺為氣籥，凡補藥濇藥。必佐陳皮以利氣）。」對手——木香。《本草乘雅半偈》卷三曰：「木香，香草也。名木者，當入肝，故色香氣味，各具角木用。亦入脾，故根枝節葉，亦各具宮土數。入脾則奪土鬱，入肝則達木鬱。」句中所云的「宮土數」為五，源於河圖，即「五」這個數對應土，在人身則對應脾胃。《本草綱目・草之三》引唐代王懸河《三洞珠囊》：「五香者，即青木香也。一株五根，一莖五枝，一枝五葉，葉間五節，故名五香，燒之能上徹九天也。」李時珍用引文，說明並非親自觀察所得，然木香的根枝節葉是否均是五數，還是某一部分其數五，則須考究或存疑。但木香又名「五香」，則五數之說，恐非空穴來風。木香臨床所用確以行脾胃之氣為主，但無論如何，其用不及陳皮之廣，名頭也不如陳皮響，競爭不過陳皮是自然之事。

⑤**五臟之金藥**：金性斂降，調五臟之金者，即順五臟所藏之金氣以斂降之。五味子斂金，為斂金之本宮；斂心中之金者，酸棗仁也；斂腎中之金者，桑螵蛸也；斂脾中之金者，益智仁也；斂肝中之金者，山茱萸也。見圖109。

五味子：《雷公炮製藥性解》卷二謂：「性溫無毒，入肺、腎二經。滋腎中不足之水，收肺氣耗散之金，除煩熱，生津止渴，補虛勞，益氣強陰。」《本草乘雅半偈》卷三云：「五味俱全，酸收獨重，重為輕根，俾輕從重，故益降下之氣也。欬逆上氣者，正肺用不足，不能自上而下，以順降入之令。」《醫學衷中參西錄・藥物》說：「性溫，五味俱備，酸、鹹居多。其酸也能斂肺，故《本經》謂主咳逆上氣；其鹹也能滋腎，故《本經》謂其強陰益男子精。」此藥入選以其效雖泛但力強，且苓甘五味薑辛湯、小青龍湯已為其斂肺之功作了出色的廣告。有力競爭者——訶子，功效澀腸斂肺、降火利咽。《本草衍義補遺》曰：「下氣，以其味苦而性急喜降。經曰：肺苦急，急食苦以瀉之。謂降而下走也。」訶子備選，主要是其作用較專門，澀腸斂肺，肺與大腸相表裡，均屬金系統。近似功效的尚有罌粟殼，但由於眾所周知的原因，此藥終難廣用。

酸棗仁：《本草乘雅半偈》卷三說：「先人云：味酸入肝，色赤入心，心之肝藥也。」《景岳全書・本草正下・竹木部》謂：「其色赤，其肉味酸，故名酸棗。其仁居中，故性主收斂而入心。」棗仁生用味甘，性平，功效清肝膽虛熱、寧心安神；炒後增強醒脾補陰、斂汗寧心之功。酸棗仁既斂肝也斂心，唯斂肝之說，山茱萸已深入人心，棗仁亦難與之爭鋒。幸好，一顆紅心，兩種準備，失之東隅，收之桑榆。斂心之選反無強勁對手。

桑螵蛸：《神農本草經讀》卷二謂：「螵蛸，螳螂之子也，氣平屬金，味鹹屬水。螳螂於諸蟲中，其性最剛，以其具金性，

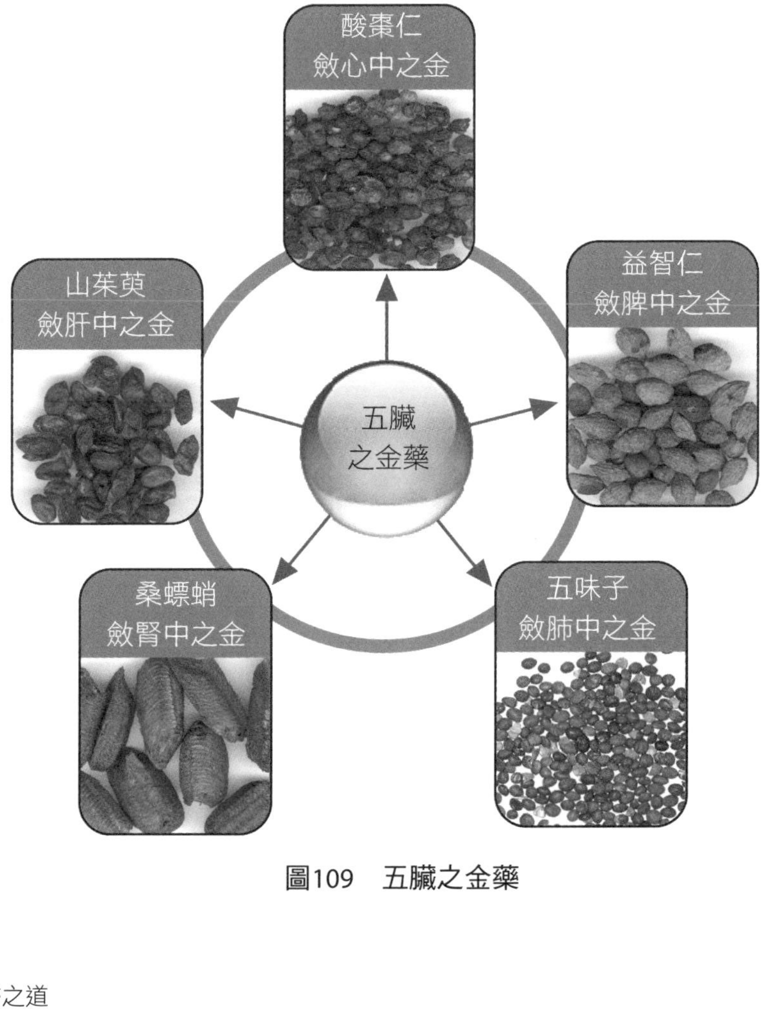

圖109　五臟之金藥

能使肺之治節申其權，故主疝瘕，女子血閉，通五淋，利小便水道也。又具水性，能使腎之作強得其用，故〔主〕陰痿，益精，生子，腰痛也。」《神農本草經百種錄・上品》云：「桑螵蛸，桑上螳螂所生之子也。螳螂於諸蟲中最有力，而其子最繁，則其腎之強可知。人之有子，皆本於腎，以子補腎，氣相從也。」其效補腎壯陽、固經縮尿澀精。選桑螵蛸者是因腎之不攝多由陽氣虛，此藥標本兼治。有力競爭者——沙苑子。嚴格來說，斂腎中之金，桑螵蛸與沙苑子均屬標本兼治之品，旗鼓相當，難分伯仲。筆者之所以選桑螵蛸是因古本草對其描述多於沙苑子，所據較足，且桑螵蛸在桑螵蛸散中為君藥，以當今評價體系視之，就如曾做過某一級項目的主持般，身分自然就提高了。

益智仁：《本草求真》卷四云：「益智（耑入脾、胃，兼入腎）。氣味辛熱，功耑燥脾溫胃，及斂脾腎氣逆，藏納歸源，故又號為補心補命之劑。」《本草備要・草部二》謂：「辛熱。本脾藥，兼入心腎，主君相二火。」《本草乘雅半偈》卷十曰：「顧莖發中央，綴子十粒，具土體之位育，土用之成數，昭然可徵矣……味辛氣溫，功齊火熱者，脾以陽為用也。」益智仁功效溫脾開胃攝唾、暖腎固精縮尿，脾腎雙斂，但以斂脾為主，不似補骨脂、菟絲子，雖也是脾腎雙斂，但以斂腎為主。同具斂脾之功的蓮子與芡實，因一補心中之土，一補腎中之土去了，不得兼職，益智仁勝出。

山茱萸：《神農本草經讀》卷三謂：「山萸色紫赤而味酸平，稟厥陰少陽木火之氣化，手厥陰心包、足厥陰肝，皆屬於風木也；手少陽三焦、足少陽膽，皆屬於相火也。」張錫純的《醫學衷中參西錄・藥物》云：「山萸肉：味酸性溫。大能收斂元氣，振作精神，固澀滑脫。因得木氣最厚，收澀之中兼具條暢之性，故又通利九竅，流通血脈，治肝虛自汗，肝虛脅疼腰疼，肝虛內風萌動，且斂正氣而不斂邪氣，與他酸斂之藥不同，是以《神農本草經》謂其逐寒濕痹也……山茱萸得木氣最厚，酸收之中，大具開通之力，以木性喜條達故也。」將山茱萸斂木中之金氣說得最是明白。現代醫家亦喜用大劑量的山茱萸來斂欲從厥陰脫失之元陽，李可的破格救心湯是其中運用的典範。古、近代醫家論述，現代醫家印證，使山茱萸獨孤求敗而不得，為無可爭議的冠軍。

關於五臟之金藥，另有一說。由於金石常並稱，古人往往有以石代金的習慣，則以五色之石入五臟為據，石膏色白，清肺泄熱，為肺中之金藥；朱砂色赤，清心安神，為心中之金藥；礞石色青，平肝墜痰，為肝中之金藥；禹餘糧色黃，入脾止瀉，為脾中之金藥；磁石色黑，納氣補精，為腎中之金藥。

至於方劑與互藏五行之配，在常用方中也能配個十之七八，仍餘二三則須刻意去找。但考慮到方與藥畢竟不同，方之意最宜活求，執死方不能治活病，活方須在臨床組，這裡就不作添足之舉了。

五行如卦，互藏似爻。五行互藏理論是五行學說的深化與延展，在方法學上揭示了事物的分類可從無限多的層次、角度劃分，以因應自然萬物與人體縱橫交錯複雜多變的關係。在醫而言，使得五行學說可在更深層次，以更多角度對醫之道、理、法、方、藥進行分類及推究學理、闡發奧義。正是：「愈推愈無窮，而生剋之妙，不愈可見哉！」

毋庸諱言，正五行在中醫的一些領域已漸有淡出之勢。但作為中醫學體系的主框架並有著天人內外五行相應規律的實用指導意義，它目前仍存未盡價值又是事實。有價值卻不得不淡出，這種矛盾是如何產生的？究其因，是該體系存在某些方法學上的局限而使它後期在醫學領域的發展趨緩。那麼，這種矛盾能否解決？這就要看它本身是否存在方法學上的發展與修正空間了，如果有，而我們又能充分利用，是否就意味著柳暗花明可期呢？因此，挖掘它、充實它、修正它、完善它，使它更具說理與應用效應，不就可讓它從淡出而轉身為重渲的濃墨重彩，再現亮色了嗎？這難道不值得嘗試？

中醫之海深且廣，只要願意下網，筆者想不應無所得吧？納音五行的介入，五行互藏的明晰化，就屬筆者的嘗試性下網。是否有得，交由讀者評判。由於是「試」，所以不成熟，甚至謬誤之處在所難免，一些內容將被非議也在意料之中，但不試又如何能知在中醫之源——傳統文化中尋找中醫發展的新動力，而使老樹發新枝有無成功的可能？事實上，從傳統文化的角度看，中醫這個領域可供深化、細化的空間實在是太大了，我們已經錯失了不少時機，中醫要發展，實在是時不我待，大家不妨想一想，只要真正的中醫人都能抱拳拳之心，不計名利得失，以自己的所長，紛紛在中醫之海中試水下網，中醫的發展前景又當如何？當這片海能真正地鬧騰起來而成為「熱海」時，中醫又何愁不能振興？

為醫當如何「法」道？

第一節 中道VS西學

中醫若要重歸「醫道」，揭示其道與學、理、術、技的關係，則思考東方悟道與西方達理這兩種思維模式的差異，將對中醫如何循自身內在規律發展大有啟迪和助益。而要討論這些問題，中道與西學的比較，就是前提。

在東西方不同的文化背景下，中華醫道體道明理、道器合一的道—理—學—術—技體系與實踐性方式，與西方醫學析理研器而不論道是幾乎完全不同的學科範式。東方著重的是在自然和生命的無限變易過程中尋找其本原與規律，復用於探索自然和生命更深的奧祕與原理；西方關注的是在有形的物質結構中尋找世界和人體的實質。雖然同觀一座山，但不妨一者橫看成嶺，一者側看成峰，各有所得，亦各有所略，視界角度不同，彼所得者此所略，此所得者彼所略，觀景互補，當更顯山色的瑰麗與層次的豐富。

問題就在於，當橫看的人多了，一方面由於集體心理暗示作用，使人們下意識地從眾；另一方面，也有些人以文化優越感與強勢話語權告訴您，山的實象只在橫看，側看是不對的，看山的視野及標準應該統一成橫看。同時，看山就應看山的石頭、泥土、樹木，以及構成它們的更微觀結構，那才是山的本質。而山的雄偉、秀麗、挺拔、孤險等種種氣韻以及輪廓起伏、山脈走向，春夏秋冬迭變，雲遮霧掩等均不是山的本質，山所處的自然背景與環境更與山無關。您會怎麼看？山僅僅是石頭、泥土、樹木以至於物質微粒嗎？景色是如何構成的？

但是現實往往就是這麼吊詭，當有人很認真——當然，也很強勢地告訴我們，物質結構是這個世界的唯一實象，還原分析是尋找自然真相的唯一途徑，這個世界存在著唯一的科學標準，不以此標準衡量、不以此途徑研究物質結構，就不是科學，就不是現代化，並以評價體系的形式將這種「認真」固化下來，於是，集體從眾心理發揮作用了，一窩蜂地去橫看石頭、泥土、樹木及其內部結構，去尋找山的本質。筆者不反對橫看，更不反對研究石頭、泥土、樹木及其內在結構，因為那確是山的部分實象，也可彌補側看的視野不足。但現在的問題是不少觀景者下意識地將部分當作了全體，並在實際操作中有意無意地試圖以還原論的方法支解元氣論的對象，以橫看視野全面取代側看的視角景觀。這種運作的潛臺詞很分明，側看不符合唯一。但科學的標準是唯一的嗎？我們在前面已經討論過，關於科學劃界問題在西方大體經歷了邏輯主義的一元標準—歷史主義的相對標準—消解科學劃界—多元標準等階段，顯示出科學劃界標準從清晰走向模糊、從一元走向多元的傾向。既然還原論思維不可能完全認識複雜世界的所有層面，因此，以之作為判斷每一學科或思維方式是否科學的標準，其不合理性就顯而易見了。當我們什麼都說與西方接軌時，不知為什麼，人們卻有意無意地忽略了西方科學哲學界所討論的科學的標準已越來越走向多元這個對學科發展有深遠影響的趨勢？

如果以西理驗中理僅是作為一種方向性的探討或嘗試，個人認為還是有益無害，這至少可以開闊我們的視野，看到探討自然與人體更多的可能性。那麼，這僅是一種方向性的探討或嘗試嗎？說其是唯一的體系評價價值觀或許武斷，但其他價值觀的聲音的確近乎「沉沒」而需要打撈。像劉力紅博士行「中醫研究」之路的《思考中醫》這樣的書，若置於現今的科研主流評價體系，其價值能否比得上一篇SCI論文是不消說的，甚至若以之申報職稱，能否抵得上一篇核心期刊論文還難說得很。因為沒有人能給得出「影響因子」（Impact factor）數據。但如劉博士之書對業界的觸動、影響，果真就比不上一篇SCI論文？《中醫思考》尚且是一個有影響力的例子，若研究的影響力不如此書，其結果就不用提了，行「中醫研究」之路的尷尬由此可見。

現代科學講究的是「合理」，中醫學關注的是「合道通理」，兩者的著力點是不同的，因此，如果僅以合理（還原分析之理）為科學標準，中醫顯然是落在了所謂的科學標準或語言陷阱中了，因為中醫之理是與「道」相通的自然之理，而不一定是實驗室之理。而且中醫在「理」之上還有一個「道」。因此，要解構或進一步重構中醫（這是近年來中醫各種「化」研究主要或試圖要做的事），首先就要證明循天地自然之道而來的理不是理，循此理指導了幾千年的醫學實踐很可能是虛幻的；當然，東方之道更不是道，同時還須證明還原分析之理是唯一的理，以此理來指導中醫臨床實踐優於現在的中醫之理，否則，所據何在？

作為現代人，筆者從小受的是現代科學教育，自然也喜歡現代化，但我們也應該清醒地看到，中醫現時的現代化，從思維到方式都不是從學科自身內源性上自然而然地生發出來的，而是一種外來的加附、嫁接或轉基因，明顯缺乏一個自然演化過程，這種加附、嫁接或轉基因如果以平心靜氣的態度讓其慢慢積累經驗，自然滲透，也難說完全沒機會摸索出一些對中醫有益的良性發展方式。

但我們看到更多的卻是以急功近利的浮躁之心，對中醫進行為「化」而「化」的各種非柔性插入、嵌入或零割，中道與西理缺乏一種真正有效的融合機制。原來主觀上的中學為體，西學為用，「西學」為「中體」服務的發展理念在實際研究中已逐漸反客為主，大多成了西學為體，中學為用。漸失本根的中醫不僅至今未被承認為「科學」，反而因「中道」的漸失而導致了自身理論某種程度的異化或弱化，軀幹雖在運作，元神漸已失落。本來天地萬物自然而然之理，真真是天經地義之理，但在現時的語境中，這「依乎天理……因其固然」（《莊子・養生主》）且經實踐印證的理已不算理，一定要以還原分析之法求理，捨此均不是理，不知這算不算被強勢奪了「理」？因此，中醫不是不講理，而是在當今中華文化失語的困境下被奪了「理」。國醫大師鄧鐵濤把這種現象稱作「泡沫中醫」，因為「在五顏六色的表象下面，已經沒有了中醫的內涵」。一語中的，診出病根。

我們老是說，中醫的發展應該是繼承與發揚並重，但實際上我們繼承了幾許？發揚的又是什麼？是循學科體系內在規律的發揚還是漠視科學與學科規律的科學「大躍進」？是循自然之道還是遵還原論規則來對元氣論對象進行揚棄？

或曰：科學的發展本來走的就是揚棄（aufheben）之路。這話沒錯，但關鍵是揚的是什麼？棄的又是什麼？

揚的是什麼大家心中有數，不少人只是扭不過體系慣性，面對現實難得糊塗一把罷了。說到棄了什麼呢？實在容易回答——棄的是中醫之道。因為「道」這東西沒法以指標求證，當然就不在「唯科學主義」思維下的所謂「科學」考量範圍內了。因此，現時的「研究中醫」方式，說其「離經」或許有些言重，但若其說「叛道」，卻無大冤枉。以仿效別人為發展方向，而且按大家心照的規則幾乎是唯一的方向，這幾乎等於讓中醫中途掉頭，重走西醫發展之路。而要融入西方主流科學體系，中醫就必須丟棄很多與西方認識論不一致的內容，譬如「道」。因為西方科學主觀上沒有求道的欲望，客觀上沒有求道的方法。但中醫如果沒有了「道」以及與之相通的理，它還是中醫嗎？把道不離器的學問當作純粹的器來研究，以原子還原元氣，以切割置換整體，以分析取代綜合，以時髦卻未必達意的名詞置換內蘊豐富且實用的術語，以細碎之理置換規律之道，以小聰明置換大智慧，真的划算嗎？不是說「實踐是檢驗真理的唯一標準」嗎？在科學的標準已越來越趨向於多元的今天，已經歷數千年實踐檢驗的中醫，有沒有必要主動把自己放在一個被審查、被仲裁的苦境之中？難道中醫的發展只有這華山一條路？中醫是不是該考慮建立與自己的學科內涵相匹配的評價體系了？

其實，有一個問題或需思考：若以英文來翻譯杜甫的詩，確可使杜詩大意或作者之名得以在西方流傳，但杜詩的內涵及意境經此翻譯就真的提高了嗎？還是實際降低了？以還原論方法對中醫內涵的解讀，是不是也近似於以英文來翻譯杜詩？我們所求的到底是中醫在西方世界的流傳或得到部分認可，還是中醫自身內涵的真正提高？這兩者誰屬剛性需求，誰屬柔性需求本來是很清楚的，但現行的評價體系卻似乎讓本來的剛者化作了繞指柔，而本來的柔者卻轉成了百煉鋼，誰解其中味？

中醫發展最可怕的結果是什麼？是學別人的東西學不到位，又把自己本原的東西丟棄了。如果是這樣一種情況，中國古代有一句話、一個成語可以形容。話曰：「畫虎不成反類犬。」成語謂：「邯鄲學步。」不倫不類的異化才真真可使本來包含科學內核的中醫變得不那麼科學了。因為如果中醫內部都不能自圓其說，還談何能令人信服？

以簡單的邏輯推算，中醫不管什麼「化」，如何「化」，其發展無非存在以下幾種可能：

一，以還原分析為代表的現代研究所得不能成功地融入固有的中醫體系，對中醫理論僅有部分佐證作用，中醫還是在原有的道理一體或道器合一體系下運作，看病有效。

二，以還原分析為代表的現代之理完全取代中醫的道—理體系，但以之來指導中醫看病，效果不著。

三，以還原分析為代表的現代研究所得有部分能成功地融入中醫體系，部分不能確定，部分的確不能，對看病的指導亦如是。

四，以還原分析為代表的現代之理完全取代中醫的道—理體系，以之來指導中醫看病，效果較原來的中醫體系更著。

因應以上情況，中醫應走的發展之路大抵如下：

當第一、二種情況發生的可能性更大時，則「中醫研究」當為自身發展的主徑，其他經檢驗為合適的科學形式可為輔。

當第三種情況發生的可能性最大時，則「研究中醫」應作為一條支線存在，主線應該還是「中醫研究」。

只有在第四種情況發生的可能性最大時，中醫科研才應按現時以「研究中醫」為主的方式繼續走下去。

上述哪種可能性更大？如果把我們之前的幾十年研究當作摸方向的預試驗來看的話，這個預試驗也應該有些傾向性結論了吧，只顧摸石頭而不管能否過河或難得糊塗的態度恐難說是對學科發展的負責。這個問題，每個中醫人，是否都該好好思考？

其實最現實的做法是，當我們無法把握兩種思維或運作模式是否可以水乳交融前，在相當漫長的一段時期內，當以各自挖掘自己的學科潛力，循自身內在規律發展為宜，不保守，也不冒進，如有水到渠成的一天，自然就會匯流。自然而然的發展，才是不違循規律的發展、健康的發展。國醫大師陸廣莘認為：「中醫研究和研究中醫，區別在於運用不同的理論和方法，不能互相代替，只能互補互滲。」中醫學有著自身的特點與發展內在動力，至少在目前，自主的、內源性的「中醫研究」應成為中醫繼承與發展的主流。

第二節 通道明理必由路

回到大家最關心的問題，就是中醫之「道」該如何去法？

從「道氣論」的角度，萬事萬物的本原是氣，在變化運作上是聚則成形，散則為氣，氣通有無，道貫始終。就「體」來說，「通天下一氣耳」，氣是統一的；就「用」來說，氣分陰陽，一陰一陽、一闔一闢、生生不息、剛柔相推、變化無窮。宇宙萬物的規律由此彰顯，於是就有了「一陰一陽之謂道」。有規律，就可效法。《素問・陰陽應象大論》說：「陰陽者，天地之道也，萬物之綱紀，變化之父母，生殺之本始，神明之府也。治病必求於本。」這裡說得明白，陰陽之道，就是可法之道。這些我們明明學過，但可惜的是，我們口中說陰陽是「道」，實際卻僅把它當作說理工具。此規律之「道」就在迎合現代西方說理的風潮中成了「理」，「理」還嫌不夠自矮，再進一步淪落成工具。容涵天、地、人的陰陽由此縮略成了陰虛、陽虛、陰盛、陽盛，寒者熱之、熱者寒之等容易學習把握的醫學知識。於是當代一批批的中醫就在這大大縮小了內涵的說理工具指導下，去應對本應是「道」才能完成的醫學實踐。

《韓非子・解老》說：「道者，萬物之所然也，萬理之所稽也。」即言天下萬物的具體規律（理）都在「道」中。「道」在醫中的體現主要有二：其一，「天人合一」的整體觀；其二，萬理均合於道。

天人合一的邏輯前提是同氣相求、相感、相動、相召。然後以天究人，以人驗天，天人互參，天人相應。此「應」是以氣為感應中介，而「氣」又可具體落實為陰陽氣、五行氣與卦氣。在天地與生命同構、天道與人道契合的觀念下，以陰陽同氣相求，異氣則相互交感、互根互用、對立制約、消長平衡、相互轉化、相互涵藏為前提建立的推導邏輯即為「陰陽之道」；以五行同氣相求，異氣間生克制化為前提建立的推導邏輯即為「五行之道」。《類經圖翼·太極圖論》對這個道理解釋得到位：「夫既有此氣，則不能無清濁而兩儀以判；既有清濁，則不能無老少而四象以分。故清陽為天，濁陰為地，動靜有機，陰陽有變。由此而五行分焉，氣候行焉，神鬼靈焉，方隅位焉。河洛布生成之定數，卦氣存奇偶之化幾……渾然太極之理，無乎不在。所以萬物之氣皆天地，合之而為一天地；天地之氣即五物，散之而為萬天地。故不知一，不足以知萬；不知萬，不足以言醫。理氣陰陽之學，實醫道開卷第一義，學者首當究心焉。」

而「推天道以明人事」則是「道」之為用的具體運作。在這裡，天地規律為「推」的依憑；道「通」理「明」，踐而無礙則為「推」的結果。

「陰陽之道」的推演以內蘊陰陽時空意義的太極圖與先天八卦圖為常用。

「五行之道」的推演則以內蘊五行時空意義的太極圖與後天八卦圖為常用。

陰陽時空太極圖與五行時空太極圖又可互為補充、相互發明，兩種圖的時空是一體的，陰陽四象與五行也是一體的，陰陽與五行規律可以互證，從而形成了氣—陰陽—五行的宇宙觀共識。這一思維模式的特徵就是整體性、聯繫性、普適性以及功能性，中醫學廣泛用之於體系內的各領域。

太極圖與八卦圖無非就是四正時空與四正四隅時空的差別，兩者的四正時空是一致的，而四隅時空僅是對四正時空的補充。因此，從方便角度，多以太極圖推演；若需嚴謹思考，則以八卦圖推演。邵雍《皇極經世書·觀物外篇》言先天圖謂：「圖雖無文，吾終日言而未嘗離乎是，蓋天地萬物之理盡在其中矣。」先天圖如是，後天圖與太極圖亦當如是。由於「天地萬物之理盡在其中」，所以，憑此模型，天地萬物均可推演。

由於常用的八卦圖一般多內蘊太極圖，更由於太極圖圓通而在變中可見韻律、可顯規律，形簡而盡顯「大道至簡」，深合於「道」。因此，太極圖就成了最常見的通天人之際，盡自然之妙的推道明理模型。雖然悟道未必一定要用圖，但用圖卻肯定是最方便的法門。上文以太極、八卦推導的例子不少，讀者可再回味，後續之篇仍有不少活用，讀者可再加體會。

由於氣、陰陽、五行之理均是從天地規律中提煉而來，因此，只要在氣—陰陽—五行的宇宙觀內討論問題，則萬理無不合於道。陰陽學說、五行學說既可說理，亦可通道，道與理的區別無非就是道簡而理詳。前述陰陽道理在中醫生理、病理、診斷、治療的推演，納音五行、五行互藏在中醫應用的探討，目的雖在於明理，或使理更細化實用，但理中無不彰顯「道」的規律。臟氣法時更見「道」與「理」的相通。可見條分縷析是理，貫通妙悟是道，中醫既可以道推理，也可知理悟道，走的是學進乎道、術進乎道、技進乎道的路子，由此而達道通、理明、學廣、術深、技精之境。

醫學史上的大醫，無一不是深具傳統文化底蘊者。《圖注八十一難經・徐昂序》曰：「徒通乎醫者，庸人也；兼通乎儒者，明醫也。」此處所言的「儒」，就是具備傳統文化素養及思維方式的人。他們都是在把握中醫學、理、術、技的基礎上，憑其深厚學養及體道之心，對「道」有著深刻感知與妙悟的得「道」者。〈易之篇〉中所列的研《易》之醫，有哪一個不是大家？名醫秦伯未曾言：「醫非學養深者不足以鳴世，書非選抉嚴者不可以為法。」（《清代名醫醫案精華・序》）學養，就是中醫人體道運真，更上層樓之基。

孟今氏在《醫醫醫・自敘》亦謂：「醫之為道，廣矣大矣，精矣微矣……非探天地陰陽之祕，盡人物之性，明氣化之理，博考古今，隨時觀變，滙通中外，因地制宜，而又臨事而惟澄心定靈，必不能語於此！」

為醫者當自問：業醫能知醫而不知「道」乎？

參考書目

郭楊，《易經求正解》，南寧：廣西人民出版社，一九九〇年。
毛嘉陵，《哲眼看中醫》，北京：北京科學技術出版社，二〇〇五年。
南懷瑾、徐芹庭，《白話易經》，長沙：岳麓書社，一九八八年。
孫廣仁，《中醫基礎理論》（第二版），北京：中國中醫藥出版社，二〇〇七年。
楊力，《周易與中醫學》（第三版），北京：北京科學技術出版社，一九九七年。
張岱年，《中國哲學大綱》，北京：中國社會科學出版社，一九八二年。
張其成，《中醫哲學基礎》，北京：中國中醫藥出版社，二〇〇四年。
張錫純，《醫學衷中參西錄》，太原：山西科學技術出版社，二〇〇九年。
張益民、張韜，《中華醫易全書》，太原：山西古籍出版社，一九九四年。
朱伯崑，《周易知識通覽》，濟南：齊魯書社，一九九三年。

國家圖書館出版品預行編目資料

尋回中醫失落的元神. 1, 易之篇.道之篇 / 潘毅著.
-- 初版. -- 臺北市：積木文化出版：家庭傳媒城邦
分公司發行, 2019.08
面；　公分
ISBN 978-986-459-191-6(平裝)

1.中醫

413　　108010357

尋回中醫失落的元神 1：易之篇・道之篇

作　　者／潘　毅
特約編輯／陳穗錚・鄭秀娟

總 編 輯／王秀婷
主　　編／洪淑暖
版　　權／張成慧
行銷業務／黃明雪

發 行 人／凃玉雲
出　　版／積木文化
104台北市民生東路二段141號5樓
官方部落格：http://cubepress.com.tw/
電　話：(02) 2500-7696　傳　真：(02) 2500-1953
讀者服務信箱：service_cube@hmg.com.tw
發　　行／英屬蓋曼群島商家庭傳媒股份有限公司城邦分公司
台北市民生東路二段141號11樓
讀者服務專線：(02)25007718-9　24小時傳真專線：(02)25001990-1
服務時間：週一至週五上午09:30-12:00、下午13:30-17:00
郵撥：19863813　戶名：書虫股份有限公司
網站：城邦讀書花園　網址：www.cite.com.tw
香港發行所／城邦（香港）出版集團有限公司
香港灣仔駱克道193號東超商業中心1樓
電　話：852-25086231　傳　真：852-25789337
電子信箱：hkcite@biznetvigator.com
馬新發行所／城邦（馬新）出版集團
Cite (M) Sdn Bhd
41, Jalan Radin Anum, Bandar Baru Sri Petaling,
57000 Kuala Lumpur, Malaysia.
電　話：603-90578822　傳　真：603-90576622
email: cite@cite.com.my

美術設計／唐亞揚
製版印刷／上晴彩色印刷製版有限公司

《寻回中医失落的元神1：易之篇・道之篇》，ISBN 978-7-5359-5778-8

2019年8月27日 初版一刷　　Printed in Taiwan.
售 價／580元
ISBN　978-986-459-191-6